TRAITÉ

DE PHARMACIE

THÉORIQUE ET PRATIQUE.

Cet Ouvrage se trouve aussi chez MM. les Libraires suivans ;

SAVOIR:

BERGERET	à Bordeaux.
CURET	à Toulon.
DEIS . . . . }	à Besançon.
GÉRARD . . . . }	
FRÈRE aîné . . . . . . }	
RENAULT . . . . }	à Rouen.
VALLÉE . . . . }	
GILLE	à Bourges.
LE CHARLIER	à Bruxelles.
ROUSSET et Comp.ie . . .	à Clermont-Ferrand.
SEVALLE	à Montpellier.
VANACKÈRE	à Lille.
VIEUSSEUX	à Toulouse.
MAIRE . . . . }	à Lyon.
PÉRISSE frères . . . . }	

TRAITÉ

DE PHARMACIE

THÉORIQUE ET PRATIQUE,

Contenant les élémens de l'Histoire naturelle de tous les Médicamens, leurs préparations chimiques et pharmaceutiques, classées méthodiquement suivant la Chimie moderne, avec l'explication des phénomènes, les propriétés, les doses, les usages, les détails relatifs aux arts qui se rapportent à celui de la Pharmacie, et à toutes les opérations.

On a joint partout les comparaisons des nouveaux Poids et Mesures, une nouvelle Nomenclature avec les dénominations anciennes, des Figures explicatives, et un grand nombre de Tableaux.

Par J.-J. VIREY,

Pharmacien en chef a l'Hôpital militaire de Paris, Membre de plusieurs Sociétés savantes, etc.

TOME PREMIER.

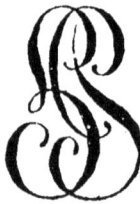 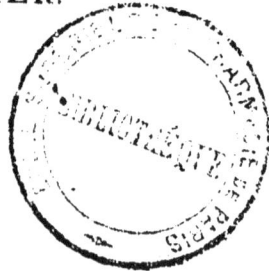

A PARIS,

Chez
{
RÉMONT, Libraire, rue Pavée, n°. 11, près du quai des Augustins;
FERRA aîné, Libraire, rue des Grands-Augustins, n°. 11.
}

M. DCCC. XI.

IMPRIMERIE DE H. PERRONNEAU.

DISCOURS
SUR L'ART DE LA PHARMACIE.

Tout art, toute science s'égarent s'ils marchent sans règles et sans principes. Il faut donc s'attacher à ceux-ci, lorsqu'on desire de parcourir avec fruit quelque carrière que ce soit dans la vie. Quoique les diverses conditions humaines paraissent, au premier coup-d'œil, très-inégalement partagées, soit en biens de fortune, soit en pouvoir, soit en éclat de renommée, nous croyons que chaque état a ses plaisirs et ses avantages, comme ses peines qui égalent à-peu-près tout dans le monde. Combien de laboureurs ont été réellement plus heureux que des rois! mais aux yeux du vrai sage qui ne se laisse point séduire par une vaine apparence, combien un honnête et habile artisan est supérieur, même dans sa pauvreté, à ces puissans de la terre qui n'ont d'autre mérite qu'une grande fortune dont ils mésusent! Que le peuple se crée des idoles et les traîne ensuite dans la fange : c'est le sort éternel des grandeurs qui ne sont pas assurées sur la base de l'estime et du vrai mérite. Mais ces arts utiles, qu'un poète a cru *muets* et *sans gloire* (1), ont pourtant traversé les siècles, et nous verrons des héros et des rois se faire honneur de les exercer; car si la véritable gloire consiste à faire du bien aux hommes, quelle profession mérite plus de considération que celle qui soulage nos peines et qui fournit des remèdes à nos maux ?

Le vrai pharmacien honore son art et il en est honoré; il en connaît les principes et les suit. Intel-

(1) *Et mutas agitare inglorius artes.* Virg.

LIGENCE, ORDRE, EXACTITUDE, telles sont les maximes
fondamentales de toute sa conduite ; car, nous comprenons, sous le nom d'*intelligence*, non-seulement
tout ce qu'il doit savoir nécessairement, la physique
générale, la chimie, la connaissance des médicamens
tirés de tous les règnes de la nature, la minéralogie,
la botanique, la zoologie, mais encore l'art de mêler,
de composer industrieusement ces médicamens, ou
plutôt la science de leurs principes constitutifs, et les
moyens de les administrer convenablement. Nous en-
tendons aussi, par *exactitude*, cette probité scrupu-
leuse qui ne se permet aucun changement de quantité,
aucune substitution de matières ; ce soin religieux dans
les préparations, qui donne des produits toujours réguliers et uniformes. Cette maxime est comme l'ame de
la confiance et de la bonne-foi, non moins nécessaires
dans le commerce que dans la pratique médicale. C'est
encore par l'*ordre* que se conservent toutes choses ;
sans l'ordre, tous les genres d'erreurs sont possibles,
toutes les drogues mêlées, confondues, n'offrent que
des résultats infidèles ou dangereux ; tout se corrompt
ou se dégrade, et ne présage que malheur et que ruine.
Enfin la propreté est le plus puissant moyen de déter-
miner la préférence en sa faveur ; elle fait supposer les
autres qualités. Quoi de plus révoltant que d'ajouter à
ce que les drogues ont déja de repoussant, le dégoût
de la malpropreté ! Mais au contraire, lorsqu'on prend
toutes les précautions pour éviter à l'être souffrant les
idées de déboire, lorsque la netteté, le soin, l'ornement
tournent l'imagination sur des objets agréables, quoi de
plus propre à nous concilier le plus d'avantages ? Et ce
moyen est encore le seul qui prévienne une foule de dété-
riorations dans les médicamens, lesquelles n'ont souvent pour cause que le défaut de soin et de surveillance,

Qui ne possède aucune de ces quatre grandes qualités que nous exigeons ici, ne doit point songer à devenir un bon pharmacien ; il traînera une existence ignoble et méprisée ; confondu dans la foule obscure des manœuvres, sans industrie, sans soin, sans mérite, il sera tout au plus un marchand de drogues, ignorant, ou peut-être un de ces charlatans subalternes, un de ces fléaux publics qui spéculant sur la crédulité du peuple, vivent, comme les misérables, de fraudes et de turpitudes ; l'opprobre de son état et la risée des honnêtes gens. Combien le portrait du vrai pharmacien est différent ! Il est l'homme estimable et instruit qui tient son rang dans la société ; il est celui que l'on consulte le plus souvent, je ne parle point pour la santé seulement, mais pour toutes les opérations de la vie ordinaire ; lui seul peut répandre de vraies lumières sur la salubrité publique. S'il y a un vin frelaté, une eau mal-saine, un air méphitique, un aliment dangereux, à qui peut-on mieux s'adresser qu'au pharmacien-chimiste pour y remédier ? Un minéral contient-il des substances métalliques ou des sels qu'on puisse exploiter ? telle plante est-elle utile pour aliment, pour teinture, pour médicament, pour les arts, etc. ? Comment extraire de tel fruit ou de telle racine du sucre, ou une fécule nourrissante ? Comment neutraliser tel poison, analyser telle liqueur ? Qui se connaît mieux dans les arts ou la technologie que le pharmacien ? Sans les recherches des premiers chimistes qui n'étaient rien autres que des pharmaciens, la métallurgie, et tous les instrumens qu'elle fournit à l'industrie, auraient laissé les sociétés humaines dans une longue enfance ; enfin l'une de ces découvertes qui changent la face de l'univers, celle de la poudre à canon, n'est-elle pas sortie du laboratoire de pharmacie et d'alchimie du moine Berthold Schwartz ou de Roger Bacon? Quels arts, quelles autres découvertes la pharmacie n'a-t-elle pas enfantés? Sans elle l'agriculture seule eût peu étudié la botanique, et sans elle il n'y aurait pas de chimie, cette science aujourd'hui si belle, si utile et si profonde. La pharmacie a droit de revendiquer ces sciences et beaucoup d'autres dont elle a été la mère.

Si nous recherchons l'origine de l'art pharmaceutique, il faudra confesser qu'il remonte, comme la médecine, au premier berceau du monde. Le premier homme qui fut malade ou blessé dut être son médecin, son chirurgien et son pharmacien. Ces trois professions furent longtems réunies dans la même personne qui s'adonnait à l'art de guérir, non qu'un homme d'alors en valût trois d'aujourd'hui, mais parce qu'à peine la science était au tiers de ce qu'elle est devenue depuis. Les Egyptiens (1), les Indiens (2), nés sur une terre féconde en remèdes, paraissent avoir les premiers reçu l'art de préparer quelques médicamens, soit d'Hermès trismégiste, soit des mages et des enchanteurs (3); aussi les anciens historiens ont dit que les peuples de l'Égypte étaient tous médecins et qu'ils abusaient des remèdes.

Cet empirisme passa d'abord dans la Grèce; les femmes même l'exerçaient, et la poésie nous a raconté les *sorcelleries* de Médée et de Circé (4). Dans ces âges antiques, les demi-dieux Esculape et Hercule,

---

(1) Plin., hist. nat., L. XIII. Clément d'Alexandrie, Strôm., L. II. Hérodote, hist., L. II. L'art d'embaumer les corps est né parmi eux.

(2) Aussi les Chaldéens, les Assyriens, selon Hérodote, L. I; Strabon, L. XVI.

(3) Sortes de sorciers et de jongleurs, comme il y en a encore chez les peuplades sauvages d'Amérique, d'Asie et d'Afrique.

(4) Voy. aussi la *Pharmaceutria* de Théocrite, et Virgil. *Eclog.* 8.

ou les héros, tels qu'Achille, Podalire, Machaon, Mélampe, Chiron, Pœon, s'honoraient de guérir les maux des hommes et de préparer eux-mêmes les remèdes. Parmi les Grecs devenus savans et polis, Hippocrate portait encore des médicamens avec lui lorsqu'il était appelé pour la guérison de Démocrite. Les plus fameux philosophes se livraient à la médecine pharmaceutique; Aristote en faisait même profession dans sa jeunesse. Théophraste, son disciple, fut le père de la botanique et traita de quelques compositions médicamenteuses.

Chez les Romains, la pharmacie resta d'abord aussi bornée que la médecine; le chou fut, pendant six siècles, presque le seul médicament dont ils firent usage (Plin., *Hist. nat.*, liv. 28, chap. 1) et que Caton l'ancien recommanda. Cependant, dès que les Romains pénétrèrent dans l'Asie, la matière médicale s'augmenta. Les livres de recettes que le grand Mithridate avait recueillis, les antidotes que ce roi-médecin avait composés furent apportés à Rome par Pompée; aussi, dès le premier siècle de notre ère, on trouve le roi Agrippa, auteur d'un onguent qui porte son nom; Moschion, Philon, inventeurs de divers électuaires, et sur-tout Andromaque et Nicander qui, du tems de Néron, composèrent la thériaque. A cette époque parut Dioscoride qu'on peut regarder comme le fondateur de la matière médicale. Au deuxième siècle vécut Galien qui donna le premier des formules précises pour la pharmacie appelée *galénique* de son nom. Ensuite Aëtius au cinquième siècle, sous Constantin et Théodose, remplit ses ouvrages de la polypharmacie des Égyptiens. Il fut suivi, au septième siècle, par Paul d'Égine, au tems de Constantin-Pogonate, ou le barbu; vers cette époque, un Étienne, d'Athènes, donna le premier quelques essais de préparations chimiques. Telle fut la première période de la pharmacie. Des médicamens d'abord simples, sont compliqués ensuite avec plus de profusion que de choix et de connaissances ; on s'imaginait qu'en mettant presque de tout dans un électuaire, il guérirait aussi de tout, comme si tant de propriétés contraires ne réagissaient pas entre elles et ne neutralisaient pas ainsi mutuellement leurs efforts !

La seconde période qui commence vers le huitième siècle et au tems de l'élévation des Arabes, est l'époque véritable de la polypharmacie, et pourtant celle où l'on vit poindre les premiers rayons de la chimie. L'Arabe Geber paraît être le premier qui enseigna l'art de distiller. Les mots *alambic*, *alcool*, *julep*, *sirop*, *alcali*, *etc.*, sont dus à la langue arabe. Vers le neuvième siècle, Jean Mesué, qu'on a nommé l'évangéliste des pharmaciens, et Jean Sérapion, le meilleur pharmacologiste de ce tems, ont donné à l'art la forme qui lui convenait, parce qu'il commençait à se séparer, seulement alors, en une branche particulière de la médecine. Rhasis, au dixième siècle, et Avicenne au onzième, tous deux persans, enrichissent la matière médicale de médicamens de l'Inde, et surtout d'aromates précieux. Abenbitar, Averrhoës de Cordoue, Abenguefit, Alchindi, dans le douzième siècle, publièrent divers écrits sur les médicamens et leurs préparations ; par eux, tous les remèdes de l'Orient ont été connus en Europe, et tel est l'empire de l'opinion que, depuis le tems des Croisades, on n'a point cessé d'en faire usage préférablement à ceux de nos propres contrées qui pourraient les égaler.

Malgré la barbarie du moyen âge, la pharmacie comme la médecine obtint des privilèges et des avantages , parce que l'amour de la vie est le dernier sentiment qui abandonne le cœur de l'homme , même le plus sauvage. Myrepsus , J.-B. Sylvaticus , Arnauld de Villeneuve , Raimond Lulle., Cuba , Platearius , Hermolaus Barbarus , au treizième siècle , transportèrent chez nous les connaissances des Arabes , mais les étendirent peu. Une foule de commentateurs expliquèrent ensuite les écrits des anciens sans perfectionner la science.

Elle serait restée stationnaire , comme parmi les Chinois , sans l'alchimie dont les semences avaient germé pendant cette époque de superstition et de ténèbres. C'est vers la fin du quinzième siècle que toutes les sciences et tous les arts éprouvèrent une commotion générale ; l'imprimerie multipliant leurs lumières , la découverte du Nouveau-Monde et le passage du cap de Bonne-Espérance ouvrirent à l'histoire naturelle médicale , en quelque manière , les portes des deux Mondes. Les esprits vivement frappés de tant de merveilles tentèrent des efforts inouïs : on tourmenta la nature par de nouvelles expériences ; les *philosophes par le feu* , ne parvinrent point à faire de l'or , mais du milieu de leurs bisarres tentatives , il jaillit de nouvelles découvertes auxquelles ils ne s'attendaient pas. Le fameux Paracelse , tête ardente , et fou plein de génie , inventa des remèdes chimiques très-actifs , des préparations mercurielles , des acides. Basile Valentin avait travaillé sur l'antimoine ; Van Helmont , sur l'eau , la fermentation , les gaz , etc. La liste des pharmacologistes est nombreuse depuis Matthiole , Fuchs , Clusius , Ruelle , Gesner , Dodonée , Lonicer , Daléchamp , Cordus , Monardès , Jacques Sylvius de Leboë , etc. , jusqu'à ceux du dix-septième et du dix-huitième siècle.

C'est en effet dans ces deux siècles que la pharmacie acquit ses plus grands développemens ; auparavant on faisait des mélanges hasardés et téméraires ; on entassait drogues sur drogues. Mais bientôt les vapeurs de l'alchimie s'étant dissipées, laissèrent luire l'aurore de la vraie science chimique ; on connut un peu mieux ce qu'on faisait. Après les essais imparfaits de Lefebvre, Beguin, Bauderon, Jacques Lemort, parurent en France Lemery, Boulduc, Charas, Géoffroy, Homberg ; en Allemagne, Otto Tachenius, Kerkring, Ruland, Maurice Hoffmann, Schroeder, Glauber, Juncker, Glaser, Kunckel, Wedelius, Dippel, et sur-tout l'illustre Stahl, le savant Boerhaave, qui portèrent le plus grand jour dans la pharmacie chimique, et mirent en usage beaucoup de nouvelles et meilleures préparations. Les autres parties de l'art ne furent pas moins bien étudiées. Quercétan et Nonnius examinaient la nature de nos alimens ; Chesneau, Pomet, Chomel, Manget, Simon Pauli, Paul Hermann, J. Burmann, Jacques Petiver, Valisneri, Breyn, Seba, Dale, et une foule d'autres, enrichissaient l'histoire naturelle et la matière médicale. C'est alors qu'on vit paraître plusieurs excellentes pharmacopées, des dispensaires, des *codex*, à Wittemberg, à Londres, à Edimbourg, à Vienne, à Strasbourg, à Augsbourg, à Madrid, à Paris, etc.

Il faut l'avouer, la pharmacie et la chimie paraissent avoir été bien mieux cultivées, avoir reçu plus de lumières dans les pays du nord de l'Allemagne, surtout dans les parties protestantes, que dans l'Europe méridionale, car la plupart des pharmaciens y sont encore plus instruits que partout ailleurs, soit parce que les autres sciences physiques y sont aussi fort répandues, soit que les travaux des mines y multiplient les connaissances en minéralogie, en docimasie, soit parce que les confréries des Rose-Croix et les alchimistes ont longtems pullulé dans ces contrées.

La révolution que l'illustre Linné fit dans l'histoire naturelle établit la matière médicale sur ses vraies bases; car on connaît aujourd'hui l'origine de presque toutes les substances employées dans la médecine ; et une observation précieuse d'A.-L. Jussieu confirme cette vérité déja entrevue, que les végétaux du même genre et de la même famille possédaient à-peu-près les mêmes propriétés médicales. Les ouvrages de Linné , de Murray, de Bergius et de quelques autres, laissent peu de lacunes à remplir sur ces objets. La chimie pharmaceutique , cultivée avec cette nouvelle ardeur qu'excitent toujours les découvertes, prenait, entre les mains de Margraff, de Pott, de Cartheuser, de Neumann, de Model, de Spielmann, des Rouelle, de Baumé , de Bayen , de Machy, de Bucquet , et sur-tout des célèbres Macquer, Bergmann et Schèele, les plus brillans accroissemens.

Bientôt on vit s'élever la chimie pneumatique qui, renversant les bases anciennes de la science , s'établit sur de nouvelles expériences. Dès ce moment, la pharmacie reçut des changemens importans; elle fut beaucoup simplifiée. Les opérations auxquelles on n'arrivait que par une longue suite de détours, mieux connues, mieux raisonnées, devinrent plus faciles. L'inutilité d'une foule de complications médicamenteuses démontrée , on les réduisit beaucoup , et trop peut-être d'abord ; car telle substance dont l'action chimique n'est point prouvée , peut bien produire cependant des effets considérables dans le corps , quoique la raison en soit difficile à connaître. Tout ce qui semble inerte à nos sens ou dans un vase , ne l'est pas pour cela sur les membranes sensibles de l'estomac ou des autres organes.

Dans cette période, nous devons citer avec honneur

les noms de Klaproth, de Westrumb, de Wiegleb, de Trommsdorff, de Proust, de Deyeux, de Parmentier, de Vauquelin, et de plusieurs autres que l'envie elle-même, qui s'attache à tout ce qui est voisin de nous, ne saurait méconnaître. Les plus habiles chimistes de nos jours n'ont pas dédaigné de rendre d'éminens services à l'art pharmaceutique, de s'associer même à ses travaux ; tout lui présage d'heureuses destinées, si l'aveugle empirisme, si le charlatanisme effronté sont toujours écartés avec soin des officines, si les pharmaciens, jaloux de s'instruire et d'honorer leur état, ne se bornent pas au simple rôle de manipulateurs et de marchands ; et si, mettant le mérite avant la fortune, ils sont toujours, suivant leur institution primitive, une des classes les plus éclairées et les plus estimables de la société.

Indépendamment des hommes célèbres que nous venons de nommer, nous voyons aujourd'hui une foule de pharmaciens recommandables que je ne puis pas tous citer ici. Plusieurs des plus célèbres chimistes se sont formés à leur école ; et dans tout autre pays, leur instruction les placerait dans les premiers rangs. Je me plais à le reconnaître d'autant plus, que n'ayant aucune liaison particulière qui puisse influer sur mon jugement, je leur rends un témoignage désintéressé et sincère. Mais on ne saurait nier aussi qu'il n'en existe, sur-tout dans les lieux éloignés des grandes villes, qui croupissent dans une honteuse ignorance, et qui mériteraient d'être repoussés du corps honorable où ils se sont introduits : vice commun, du reste, à tous les états et à toutes les conditions.

Pour nous, que le sort a placé dans un rang médiocre, nous avons cru devoir occuper le peu de momens qui nous restent à des travaux utiles, sans mendier de plus hauts titres , ni supplier la fortune. Le plus fatal obstacle aux progrès des sciences , c'est que ceux qui les cultivent, ou doivent se condamner à l'obscurité , ou sont obligés de perdre un tems précieux, soit pour obtenir des protections afin d'avoir les moyens de s'avancer dans l'étude , soit pour solliciter des récompenses de leurs travaux ; car aux yeux de la plupart des hommes , on n'a jamais de mérite ou de célébrité, du moins pendant sa vie , qu'à proportion de sa fortune.

Vues sur le perfectionnement de l'art pharmaceutique.

Cet art, non plus que beaucoup d'autres , n'est point parvenu à son dernier période de perfection. Pendant ces derniers tems , il a suivi , quelquefois devancé, et souvent éclairé la marche et les progrès de la chimie, sur-tout dans le règne minéral ; mais nous sommes obligés de confesser , qu'à plusieurs égards , il est demeuré stationnaire.

Bien des fois on s'est plaint de cette foule de *compositions galéniques* dont le vain fatras et l'échaffaudage semblent plutôt encombrer et surcharger l'art, que de servir utilement l'humanité. On a cru qu'il suffisait d'émonder ce grand étalage de drogues et ces longues formules pour perfectionner la science. Il est sans doute facile de simplifier et de détruire ; on peut porter la coignée même à la racine , et réformer , par une entière suppression , presque tous les électuaires composés , les confections , les emplâtres , onguens ; etc. , etc. , et ne se servir que de drogues simples. Il est même beaucoup plus facile de rejeter entièrement une composition que d'en réformer plusieurs ingrédiens. De même que dans les anciens bâtimens ruineux, pour peu qu'on enlève quelque partie qui ne sert plus, tout le reste du bâtiment menace de s'écrouler; de même, si vous supprimez quelques drogues à la thériaque et à d'autres compositions semblables, vous détruisez non-seulement la confiance dans cet ancien électuaire, mais encore les autres ingrédiens s'y trouveront proportionnellement plus considérables ou plus voisins, et agiront différemment sur l'économie animale, comme on en a l'expérience. De plus, telle substance que vous supprimez comme inerte et qui l'est en effet, peut servir à tempérer des médicamens trop actifs, à s'interposer dans leurs molécules; elle peut agir chimiquement dans l'agrégé et produire des effets encore inobservés. C'est pourquoi la plupart des grandes réformes, tant de fois proposées n'ont point prévalu, quoique plusieurs soient évidemment utiles. Nous les avons adoptées, mais en indiquant les matières sur lesquelles elle portent, afin que le praticien les connaisse. Les médecins anciens qui ont imaginé ces compositions étaient trop peu familiarisés avec les connaissances physiques et chimiques, et souvent trop livrés à un aveugle empirisme pour ne pas entasser, dans leurs bisarres formules, des mélanges extravagans; mais l'essai de ces mélanges étant fait, leurs propriétés étant connues, si on les change, même en bien, on forme un nouveau médicament dont les qualités diffèrent quelquefois beaucoup des précédentes.

En général, l'analyse des végétaux et des animaux est encore trop peu avancée, la réaction de leurs *principes immédiats* les uns sur les autres, encore trop faiblement observée, pour qu'on puisse bien connaître ce qui se passe dans un mélange de plusieurs drogues de propriétés diverses. On ignore quels principes se neutralisent, quels s'exaltent, quels se transforment; et jusqu'à ce que le progrès des connaissances chimiques et naturelles ait dévoilé la nature des différens corps organisés sur lesquels on agit, les réformes seront prématurées. Il est un tems de maturité pour chaque art, comme pour les productions des fleurs et des fruits. Les élémens plus simples des substances minérales, ont permis de pénétrer plutôt et plus facilement dans leur étude ; aussi, la chimie minérale a subi les changemens les plus salutaires ; mais il y a beaucoup de probabilité que ceux de la chimie végétale et animale seront plus lents, à cause de l'extrême complication des principes qui constituent les corps organisés ; il faut de plus que l'histoire naturelle vienne au secours de l'art chimique.

Un autre obstacle est l'opinion ou la confiance du public et des médecins dans les anciennes compositions, revêtues de l'autorité du tems et éprouvées dans nombre de circonstances. Le pharmacien, qui n'est que trop souvent marchand, se contente de faire ce qu'on demande, comme l'ont fait ses maîtres et les anciens ; et peut-être que les simplifications de son art lui font peur, ou doivent en diminuer et l'importance et le produit. Il est probable, au contraire, que l'art exigerait alors plus d'instruction et d'habileté pour l'exercer, et que la quantité des prescriptions remplacerait leur complication.

Des études propres au pharmacien.

Lorsqu'un jeune élève se destine à l'exercice de l'art pharmaceutique, il lui est indispensable d'avoir reçu une éducation libérale, de connaître les langues latine et même grecque, d'avoir des notions, plus ou moins étendues, de physique, de géographie et de mathématiques.

I.   *b*

Il a besoin d'un jugement sain, d'une logique sûre, d'un caractère exact, avec plus ou moins de sagacité pour observer, avec un grand fonds d'amour pour le travail et l'instruction; car dans cet état comme en tout autre, il n'y a point de limites à la perfection; et de même qu'en chaque condition, l'honneur est toujours dû aux meilleurs.

On se plaint, avec raison peut-être, qu'on ait initié le vulgaire peu instruit dans l'art pharmaceutique, en publiant des écrits en langue française sur ce sujet; mais si l'on doit en jeter la faute sur quelqu'un, ne serait-ce pas sur les premiers qui, n'entendant qu'imparfaitement les dispensaires latins, ont senti le besoin, pour éviter des erreurs et les suites qu'elles entraînent, qu'on leur parlât dans un langage plus clair? Le goût des études pour les langues anciennes s'était beaucoup affaibli en France dans le dernier siècle. Au reste, des ouvrages en français sur la pharmacie ne dispensent point le pharmacien de la connaissance du latin, langue dans laquelle il faut étudier la botanique, dans laquelle sont écrits de savans ouvrages, et dans laquelle enfin les médecins les plus instruits écrivent leurs prescriptions. Quant au grec, il serait honteux au pharmacien de ne pas connaître l'étymologie même de son titre, et d'une foule de substances qu'il emploie à chaque instant.

Il n'est pas besoin de montrer la nécessité de la physique pour le pharmacien; la plus simple opération, celle d'allumer du feu, la lui fait sentir. La manière d'exciter l'inflammation, de diriger la chaleur et d'en obtenir le plus avec le moins de combustible, l'art d'appliquer convenablement ce calorique, sont des objets qui intéressent le pharmacien sous tous les rapports. On ne peut pas se livrer d'ailleurs à la chimie sans connaître la physique.

La géographie paraît, au premier coup-d'œil, moins nécessaire ; mais si l'on fait attention combien il importe de savoir si un médicament vient d'un pays plutôt que de tel autre, on n'en sera pas surpris. Les scammonées de Smyrne et d'Alep sont souvent données l'une pour l'autre par plusieurs pharmaciens qui n'y remarquent presque aucune différence. Il y en a cependant une grande : celle d'Alep contient, d'après l'analyse de MM. Vogel et Bouillon-Lagrange, 0,60 de résine, gomme 0,03, extractif 0,02, débris de matières végétales 0,35 sur cent ; celle de Smyrne, qui est plus dense, ne donne que 0,29 de résine, gomme 0,08, extrait 0,05, débris 0,58. Il s'ensuit qu'elles purgent bien différemment, à la même dose, soit par solution aqueuse, soit par l'intermède de l'alcool (1). Les quinquinas diffèrent prodigieusement selon leur pays natal ; les tamarins d'Amérique ne valent pas autant que ceux du Levant ; le castoréum d'Europe est préférable à celui du Canada, etc. Nous dirons plus loin les principales causes de ces différences.

Quant aux mathématiques, on ne peut pas s'en passer pour les poids et quantités, pour les proportions des diverses substances d'un composé. Il faut un peu de géométrie même, pour reconnaître les figures cristallines des sels ; et, par exemple, lorsqu'on fait de l'émétique (tartrate de potasse et d'antimoine), les cristaux tétraèdres ou octaèdres qu'on obtient sont bien de ce sel, mais ceux qui cristallisent en prismes quadrangu-

---

(1) Cette différence tient à la diversité des plantes qui donnent ces sucs concrets. *Voyez* à la Matière médicale, famill. plant. 39 et 43.

laires avec les extrémités coupées en biais, ne sont que
du surtartrate de potasse. qu'il faut séparer, et qui ne
s'est pas combiné à l'oxide d'antimoine.

On voit donc la nécessité de toutes ces connaissances, et il serait superflu de prouver l'utilité des
autres qualités que nous demandons à l'élève.

Après ces instructions préliminaires, il s'agit d'étudier les diverses substances qui nous environnent, ce
qui devient le sujet de l'histoire naturelle proprement
dite. L'on ne peut pas contester la nécessité de connaître les médicamens, leur origine et leur substance
propre, mais il faut avoir pour cela des notions plus
ou moins étendues sur la zoologie, la botanique et la
minéralogie; il est même important, pour tout homme
au-dessus du commun, de jeter des regards philoso-
phiques sur le monde que nous habitons et sur sa
constitution ; rien n'agrandit plus le champ des idées,
rien ne nous découvre tant de vérités utiles dans les
sciences physiques et même morales, que cette noble
étude. Le médecin y verra combien les climats, les
saisons, les températures influent sur les maladies ;
c'est le meilleur commentaire qu'il puisse faire du
fameux Traité d'Hippocrate *De aëre, locis et aquis ;*
le pharmacien chimiste y étudiera toutes les différences
que ces mêmes causes apportent aux productions qu'il
emploie, qu'il décompose ou compose.

De la Nature et des corps naturels.

Si nous considérons abstractivement l'ensemble de
tous les corps, de toutes les propriétés et de tous les
principes de l'univers, nous aurons une idée de la
matière ; c'est un mélange hétérogène des propriétés
les plus dissemblables, des élémens les plus ennemis,

des objets les plus disparates , des principes de vie et des semences de mort , enfin de toutes les contrariétés de la nature Il est donc nécessaire de classer et de séparer ce chaos en substances similaires et homogènes entre elles. Ces matières regardées comme simples sont les *élémens* , non pas ces quatre grandes classes de subs-tances que l'ancienne physique désigna sous les noms de *terre* , d'*eau* , d'*air* et de *feu* ; car on a découvert que ces prétendus élémens étaient encore composés de corps plus simples qui sont peut-être encore un mélange d'élémens plus subtils , sans que nous en puissions trouver le terme extrême.

Les premières de toutes les lois qui semblent inhé-rentes à la matière , bien qu'elles soient un présent de la nature , sont celles de l'attraction et de la pesanteur. Tantôt agissant à de grandes distances , elles font circuler les mondes autour du soleil et déterminent l'étendue de leurs ellipses ; tantôt circonscrites dans les bornes des affinités chimiques ou des agrégations , la masse des corps entre comme élément , et doit être évaluée dans la somme totale des forces ; ainsi ces lois s'étendent généralement dans toute la matière de l'univers.

La seconde loi est celle de la raréfaction qui con-trebalance sans cesse la précédente , en écartant les molécules des corps que l'attraction tend toujours à rapprocher. La chaleur ou le feu est le principe de cette force universellement répandue dans le monde. Peut-être se lie-t-elle par des rapports inconnus aux premières lois de la matière , et devient-elle le germe secret de la vie des corps organisés. Au moins elle semble se confondre avec la lumière , le fluide élec-trique et le magnétique qui jouent sans doute un très-grand rôle dans l'univers , qui pénètrent la terre , la

vivifient, et sont les principaux instrumens des métamorphoses de tous les corps.

Les autres lois générales de la matière sont celles
du mouvement. Par la première, *chaque corps per-
sévère de lui-même, et par sa propre inertie, dans
son état de repos ou de mouvement rectiligne uniforme, à moins que des causes étrangères ne le forcent
à changer de direction ou d'état de repos.* Dans la
seconde loi, *tout changement qui arrive dans le mouvement est toujours proportionnel à la force qui le
produit, et agit dans la direction suivant laquelle
cette force opère.* Par la troisième loi, *la réaction
est toujours contraire et égale à l'action,* ou pour
s'exprimer avec plus d'exactitude, *les actions de deux
corps l'un sur l'autre sont mutuellement égales et de
directions contraires.* Enfin, les propriétés générales
de toute matière, outre celles dont nous avons parlé,
sont la divisibilité, la porosité, la condensabilité, la
compressibilité et la dilatabilité.

On a divisé tous les corps du globe terrestre (excepté
l'air, l'eau, le feu, etc.), en trois grands règnes,
et l'on a dit : *les minéraux croissent, les végétaux
croissent et vivent, les animaux croissent, vivent et
sentent.* Cette distinction ne paraît réelle que par rapport à notre manière de voir ; mais en envisageant la
nature sous un point de vue plus général, nous recon-
naîtrons que sa marche est plus grande, et que ces
règnes, ces étroites limites dans lesquelles nous la
circonscrivons, ne sont que des moyens qu'emploie
notre intelligence pour faciliter nos études, comme
ces cercles que les astronomes supposent tracés dans les
cieux.

La nature est une ; elle n'admet point d'interruption
dans la série de ses œuvres ; elle s'avance par grada-

tion, sans saut brusque ; tous les êtres se tiennent par une chaîne d'analogies. L'homme tient au règne animal, celui-ci au règne végétal qui se rattache à son tour aux minéraux.

La distinction la mieux fondée qu'on puisse établir est celle entre les corps organisés, vivans, et les substances inorganiques; celles-ci subsistent par elles seules ; chacune de leurs molécules intégrantes est indépendante du tout, se suffit à elle-même, et porte dans elle la raison de son existence et de son état. Les modifications qu'elle subit lui viennent du dehors, et ses métamorphoses sont amenées par des causes étrangères à son être. Un atôme de terre, de fer, de soufre existe, par sa propre nature, et resterait toujours le même jusqu'à la fin des siècles, si rien d'extérieur ne sollicitait un changement dans ses qualités. L'être brut est fixe ; ses forces sont régulières, susceptibles d'être calculées; les lois chimiques et mécaniques suffisent pour expliquer les phénomènes divers qu'il présente. L'invariabilité de ses forces tient à la nature simple et élémentaire de sa substance; car plus les êtres sont composés, plus ils éprouvent de modifications, comme il arrive dans les corps organisés où un principe de vie également actif et changeant fait varier sans cesse leur état.

Aussi la nature a-t-elle travaillé dans les corps organisés sur un plan différent de celui de la matière brute, inanimée. Dans ceux-ci, les molécules de chaque individu ne sont point indépendantes et subsistantes par elles-mêmes ; elles ne vivent que par rapport au tout ; elles ne sont rien sans l'ensemble et changent de nature quand on les sépare; elles n'ont qu'une existence corrélative; tout y tient à tout; le corps vivant n'est qu'un assemblage d'harmonie, un cercle où chaque partie s'enchaîne, où les rapports sont réciproques et continuels.

Une autre preuve est que les substances minérales peuvent exister sans les animaux et les végétaux, tandis que ces derniers ne peuvent pas se passer des premières. Ainsi, notre globe subsisterait, quand même tous les êtres vivans et végétans périraient à sa surface.

Cette considération témoigne que nous ne sommes que les parasites de la terre, et que notre existence tient à un état susceptible de modifications et de changemens. Si notre globe a jamais changé de température et de constitution physique, les êtres vivans qui tenaient essentiellement à son état primitif, ont dû subir des altérations profondes, ou périr, lorsque le changement s'est opéré. Les êtres organisés sont donc subordonnés au tout, et leur vie est relative à une foule de combinaisons qui leur sont extérieures. C'est principalement la chaleur et le froid, la sécheresse et l'humidité, l'abondance ou la disette d'alimens, la nature de l'air ou des eaux, etc., qui apportent les plus grandes variations dans l'habitude des corps animés, dans la taille, la couleur, la saveur, l'odeur, la vivacité, la force des espèces ou des individus; aussi le climat, l'âge, le sexe, et plusieurs autres causes moins connues, influent plus ou moins profondément sur les races qui s'y trouvent le plus exposées.

Si nous recherchons la disposition des productions vivantes sur la terre, nous les trouverons, en général, placées en zônes parallèles à l'équateur. Quelquefois elles entourent le globe dans leur immense ceinture; c'est ainsi que les plantes aquatiques de nos climats, telles que l'*acorus* (ou *calamus aromaticus*), se trouvent aussi en Chine et dans l'Amérique septentrionale sous le même parallèle qu'en Europe. Cependant, l'élévation des montagnes, la disposition des continens, influent beaucoup sur les lieux originaires des productions vivantes. On peut établir en principe, que la même température, toutes choses d'ailleurs égales, est capable de nourrir les mêmes plantes et les mêmes animaux. Aussi, ces êtres vivans suivent moins, dans leurs habitations, la même zône, qu'ils ne cherchent le même degré de température, comme l'a remarqué Zimmermann (1). Ce sont donc principalement la chaleur et le froid qui apportent les plus grands changemens dans les corps animés; ainsi l'accroissement, le développement des facultés sont plus rapides, plus complets, la vie est plus énergique sous les climats ardens des tropiques, que sous les zônes glacées des pôles. C'est par la même raison, que des végétaux vivaces dans les pays chauds, et qui s'y développent beaucoup, comme le *palma christi*, ne sont plus qu'annuels et assez faibles, lorsqu'on les cultive dans nos contrées ; pareillement, quelques-unes de nos plantes potagères bisannuelles, transportées sur le sol brûlant de nos colonies, y sont devenues vivaces et ligneuses, et ont perdu, par cette cause, de leur qualité comestible. Au contraire, la pêche qui devient purgative et trop sapide en Perse, s'est adoucie et n'a pris qu'un parfum et un goût délicats en Europe, sous un ciel plus tempéré. L'on aurait donc tort de croire qu'il suffit d'employer, pour l'usage médical, une substance végétale ou animale désignée, sans s'inquiéter du lieu qui l'a fait naître.

L'action que la lumière exerce sur les corps naturels, est l'une des principales causes de ces différences.

---

(1) *Zoolog. geogr. Introd.*

On connaît les effets de l'*étiolement* des plantes, lorsqu'on les fait croître à l'obscurité ; elles y deviennent
pâles, fades, humides ou molles ; elles s'alongent pour
chercher la lumière : elles ne développent, sans elle,
ni fleurs, ni graines. Elles ne fournissent à la médecine que des sucs mucilagineux, presque insipides,
sans odeur, sans saveur, sans couleur ; elles ne sont
nullement propres aux préparations pharmaceutiques.
On ne fait subir cette dégénération à des herbes alimentaires, que pour les rendre plus tendres, leur enlever
des saveurs ou des odeurs trop fortes et désagréables,
comme à la chicorée, aux cardons, etc. Les animaux
souterrains, les individus casaniers éprouvent une
dégénération analogue dans leurs forces et leur constitution. La vive lumière, au contraire, donne aux
végétaux des couleurs d'autant plus foncées, qu'ils y
sont plus exposés ; elle donne aussi plus de densité à
leur tissu, plus de concentration et des propriétés plus
énergiques à leurs sucs, des odeurs plus intenses ;
de là vient que les aromates croissent presque tous
sous des climats ardens, et plus l'année est chaude
et sèche, plus les plantes fournissent abondamment
des huiles essentielles. Les végétaux vénéneux prennent
aussi beaucoup plus d'énergie sous un soleil brûlant ;
l'opium, la ciguë de nos climats, n'ont pas autant
de force que sous un ciel plus méridional. On sait
combien la lumière influe sur la maturité des fruits ;
que ceux d'Italie ou d'Espagne sont bien plus sucrés,
plus suaves que ceux d'Angleterre ou de Suède : que
le raisin et les figues de Provence sont hors de compa-
raison avec ceux de Normandie. La chair même des
bœufs en Espagne, fournit un tiers de plus d'extrait
nutritif que celle des bœufs d'Allemagne, selon Senac ;
mais la chaleur contribue sur-tout à la succulence et

aux autres propriétés des substances animales et végétales. C'est ainsi que plus la canne à sucre est cultivée dans un pays chaud, plus elle produit un sucre solide et pur. Les baumes, les médicamens précieux et actifs du règne végétal, se tirent aussi des pays chauds.

Les lieux froids paraissent favorables, au contraire, à la production des arbres résineux, toujours verts, de la famille des conifères. Les huiles animales des poissons, la potasse, en viennent encore; mais ces climats donnent des végétaux inertes. Linné a même vu, en Uplande, de jeunes pousses d'aconit mangées en salade, sans causer le moindre mal.

Il faut observer que tout corps organisé devient plus grand, plus volumineux, plus mou dans les lieux abrités, profonds, humides et chauds; plus grêle, plus dense, plus velu, plus sec dans les terrains arides, éventés, sabloneux. Par exemple, les vents froids sont propres à développer les poils dans les animaux et les plantes; aussi ces êtres sont plus velus sur les hautes montagnes et dans les climats du Nord, que dans des lieux de nature opposée.

On voit par là pourquoi les plantes des montagnes qu'on cultive dans les jardins, y deviennent glabres, plus procères et plus molles; c'est parce qu'elles vivent dans un terrain plus humide, plus *gras*, plus abrité, que dans leur sol natal. De là vient aussi que leurs propriétés ont moins d'énergie, parce que leurs parties sont plus humides, leur constitution est plus muqueuse.

L'abondance de la nourriture augmente donc le volume des êtres organisés, mais non pas leurs propriétés. Cependant la disette ne forme aussi que des avortons

qui ne jouissent point de toute l'énergie de leurs
facultés.

L'influence des âges est non moins remarquable.
Tous les êtres marchent par une progression journa-
lière de l'humidité au desséchement des organes, ou
de la flexibilité à la rigidité, d'un prompt accroissement à la langueur vitale, etc. On n'extrait point d'une
plante jeune, et avant sa floraison, la même nature
de sucs qu'après cette époque. Par exemple, les palmiers à sagou sont presque épuisés de cette fécule,
après avoir porté des fruits pendant plusieurs années.
La canne a moins de sucre avant qu'après sa floraison,
et, si on la cueille trop jeune, on n'obtient que du
mucoso-sucré peu ou point cristallisable : de même
les chairs des animaux, après la gestation ou le coït,
sont coriaces et presque sans sucs.

Au contraire, quelques fruits deviennent meilleurs,
lorsqu'ils sont produits par d'anciens végétaux ; c'est
ainsi que la séve, mieux élaborée dans les grands
et vieux ceps de vignes, que dans de jeunes sarmens,
donne des raisins plus sucrés et plus suaves. Il en est
de même de plusieurs arbres à fruit, et la greffe semble
produire le même effet en filtrant diversement les
sucs du végétal. Les vieux arbres produisent aussi des
fruits plutôt mûrs, parce que la séve descendante,
arrêtée par l'endurcissement des parties, reflue vers
les organes de la fructification ; et l'on produit le
même effet en empêchant, au moyen de la compression, la descente de cette séve.

Les sexes ne sont pas non plus indifférens à la qualité
des substances naturelles. Les avantages du sexe mas-
culin se font sentir, par exemple, dans les chairs
de plusieurs animaux, tandis que, c'est pour d'autres,
un désavantage qu'on évite par la castration : ainsi

la chair des taureaux, verrats, coqs, etc., serait désagréable sans cette opération. Parmi les végétaux dioïques, les femelles ont la supériorité, en ce qu'elles portent les fruits ou graines, et se multiplient de bouture plus aisément que les mâles; elles sont donc, en quelque manière, le centre de l'espèce. Les individus mâles, parmi les animaux, ont des odeurs, des saveurs plus fortes; les femelles sont plus humides et plus grasses.

Ce que nous prenons pour un agrément, les fleurs doubles, ne sont que des monstruosités dans le règne végétal, et elles n'ont point autant de vertus que les fleurs simples; car cette exubérance de production ne s'opère dans les roses, par exemple, qu'au détriment des étamines, qu'un excès de nutrition fait croître en pétales : aussi ces fleurs sont stériles. Mais celles qui n'ont pas cet excès de sucs et de séve, ont des propriétés plus actives, et sont préférables. De même chez les animaux, la polysarcie ou l'extrême embonpoint n'a souvent lieu que par suite de l'affaiblissement des facultés génératives.

Considérations sur la matière médicale indigène et exotique.

Ce n'est pas d'aujourd'hui qu'on se plaint, avec raison, de la préférence que nous accordons aux remèdes étrangers sur les indigènes. C'est une disposition naturelle de l'esprit humain, qui est porté à plus estimer ce qu'il ne possède pas, ou ce qui est rare et cher, ce qui attire tous les regards, que ce qu'il possède, ou ce qu'il voit croître à ses yeux. Il n'est donc pas étonnant que les étrangers fassent plus de cas de nos productions, que nous n'en faisons; car nous avons la même opinion par rapport aux leurs; ce qui entretient les liaisons du commerce entre les différens membres de la grande famille du genre humain, mais ce qui peut être nuisible à chaque nation, en les rendant tributaires les unes des autres. Les Chinois achètent notre petite sauge, comme nous achetons leur thé; les Orientaux recherchent notre cumin, notre angélique, tandis que nous leur demandons le senné et la casse. Il ne suffirait, pour déprécier les meilleures choses, que de les multiplier dans notre propre climat, comme il est arrivé à la pomme-de-terre. « On fait « à Liége grande feste des bains de Lucques, et en « la Toscane de ceux de Spa, » dit Montaigne :

Quod licet ingratum est, quod non licet, acriùs urit.

Mais nous ne croyons pas que la nature ait tellement disposé les choses, qu'elle ait mis la fièvre en Europe et le quinquina en Amérique, ou séparé les maux de leurs remèdes. Avant la découverte du Nouveau-Monde, avant l'emploi d'un grand nombre de nouveaux médicamens, il est permis de douter que la mortalité fût plus grande qu'actuellement. Des maladies étaient peut-être plus longues, moins bien traitées, mais certainement les productions de nos climats pouvaient suffire à nos maux. Ce n'est pas qu'on doive rejeter le mieux quand on le trouve; et, par exemple, le quinquina, contient certainement plus de principe fébrifuge, astringent, que la gentiane, la germandrée, etc; mais un injuste dédain nous fait souvent aussi négliger nos propres biens. Les feuilles et les pédoncules du cerisier noir, en infusion, ne cèdent en rien aux qualités du thé, et il ne manque que l'habitude pour y trouver un pareil agrément. Les Chinois regardent le ninsin comme une panacée qu'ils nous vendent au poids de l'or, mais ce n'est qu'une espèce de chervi, qui ne l'emporte nullement sur notre espèce.

Il est vrai, toutefois, que les contrées ardentes de la terre font croître des végétaux bien plus sapides, plus aromatiques et bien autrement actifs que les nôtres, comme ils font naître des poisons plus violens, des venins plus délétères. Mais il est probable que la nature approprie, dans chaque climat, la nature de ses productions à celle des êtres qui l'habitent. Certainement, lorsqu'elle multiplie les antiscorbutiques, le cochléaria, le cresson, le raifort, dans les lieux froids et humides où le scorbut est endémique; lorsqu'elle fait croître le *calamus aromaticus*, qui est stomachique dans les lieux marécageux, où l'estomac est débilité; lorsqu'elle fait mûrir les fruits acidules et rafraîchissans dans les saisons ardentes; lorsqu'elle couvre de végétaux émolliens et mucilagineux les régions brûlantes et arides de l'Afrique, il paraît bien qu'elle a pris soin des êtres vivans. Les animaux euxmêmes ne sont point oubliés dans sa sollicitude; l'instinct naturel indique au chien de se purger en mâchant des gramens qui picotent son estomac, et l'excitent à vomir; on dit que l'ours sortant, au printems, de sa tannière, mâche de l'arum pour ranimer ses viscères engourdis, et s'il est trop gras ou dégoûté, il dévore des fourmis, dont l'acide le réveille. Ce qu'on raconte des belettes, qui mangent de la rhue pour se garantir du venin des serpens qu'elles attaquent; ou des cerfs et chamois qui se guérissent des blessures par des plantes vulnéraires, comme le dictamme; ou des singes, qui couvrent leurs plaies de baumes d'arbres et de feuilles mâchées; ou de l'ibis, qui s'injecte dans l'anus des clystères, avec son long bec;

ou de l'hippopotame, qui se baigne en s'ouvrant la peau sur la pointe aigue des roseaux : tout nous annonce qu'il existe une médecine naturelle; et qu'en instruisant chaque être de ce qui convient à sa santé, la nature a mis le remède auprès du mal.

Les recherches que MM. Coste et Willemet ont fait sur les végétaux d'Europe ou de France, capables de servir avec autant d'utilité que les végétaux exotiques dans les maladies, ont prouvé, depuis plus de trente ans, que l'on pouvait remplacer avantageusement les remèdes étrangers par les indigènes. Nous en citons une multitude d'exemples dans notre *Matière médicale.*

Il est vrai cependant, que les grandes relations de tous les peuples entre eux, et le nouvel état de société qui est résulté en Europe, de cette étendue de commerce dans toutes les parties du monde, a mêlé le sang, les générations, a développé le germe de nouvelles maladies inconnues aux anciens, comme la petite vérole, le rachitisme, le scorbut, la maladie vénérienne, etc. L'usage dans nos alimens, du sucre, du caffé, du thé, des eaux-de-vie et liqueurs, des aromates et épices des deux mondes, celui du tabac, enfin tous les raffinemens du luxe et de la sensualité, ont bien certainement changé notre constitution, altéré ou modifié l'état originel de nos organes, augmenté parmi nous les affections nerveuses et catarrhales, etc. Nous ne pourrions plus nous en tenir à l'austère simplicité de nos pères. Pour prix de ces nouveautés, nous avons acquis de nouvelles infirmités qui nécessitent, par cette raison, l'emploi de nouveaux remèdes; nous avons mis à contribution les trois règnes de la nature; le mercure, l'antimoine, inusités des anciens dans leur médecine, sont devenus nécessaires à la nôtre, et même spécifiques en plusieurs circonstances.

Nous voyons par là de quelle nécessité est au médecin, au pharmacien, au chimiste, l'étude de l'histoire naturelle ou des propriétés de ses productions. Elle n'est pas seulement utile pour eux, mais encore pour la vie sociale, par les avantages qu'elle procure, les secours qu'elle promet dans toutes les circonstances où l'on peut se trouver, et dans les maux imprévus. Ainsi, lorsqu'éloigné de tous moyens, il survient des accidens funestes à l'homme ou aux animaux, le médecin, le pharmacien naturaliste trouvent, dans les objets qui les environnent, de quoi parer les coups de la maladie, ou du moins de quoi calmer sa violence.

Du droguier et de l'étude de l'histoire naturelle.

Le premier qui examina la propriété qu'a le succin frotté, d'attirer les pailles, ne devinait pas tout ce qu'on trouverait un jour sur l'électricité; qu'on expliquerait par là la nature de la foudre, qu'on la ferait descendre à son gré sur la terre, et qu'on établirait des paratonnerres pour lui défendre, en quelque sorte, d'éclater sur nos édifices.

Celui qui s'amusait à poser sur un pivot de petites aiguilles aimantées, se serait-il imaginé qu'il donnait par là le moyen de découvrir l'Amérique?

Comment saura-t-on profiter de tout ce que nous offre la nature, si l'on en dédaigne l'étude, et si l'on en ignore les propriétés? C'est à l'homme qu'il appartient de harponner la baleine, d'aller chercher le poivre aux Indes, l'or au Chili, le caffé dans l'Arabie, de naturaliser en son pays le maïs, la pomme-

I.

de-terre, la poule d'Inde, le mûrier, etc. Sans la connaissance des productions naturelles, nous serions encore sauvages et barbares ; nous recueillerions le gland et la faîne pour notre nourriture ; l'eau fraîche nous désaltérerait, comme au tems de Saturne, tems que les poètes ont nommé l'*âge d'or*, mais qui, pour nous, ne serait en effet, que le siècle de fer.

Il faut donc commencer par rassembler un droguier composé des substances les plus utiles ou les plus intéressantes, afin de les examiner et de les bien étudier. Ce n'est pas que la curiosité doive passer avant l'utilité ; et nous n'approuverions pas qu'on perdît son tems à approfondir l'histoire de quelques insectes, ou des mousses, ou des raretés parmi les coquillages, etc. ; toutefois il faut connaître les minéraux, les plantes et la plupart des animaux de nos climats. On peut faire un herbier, mais nous ne conseillerons nullement de passer sa vie à empailler des oiseaux. Nous ne devons donner à chaque chose que l'importance qu'elle mérite pour son utilité, ou pour une solide instruction. Ce n'est point d'ailleurs la seule science que doive étudier le pharmacien, et l'on doit être économe d'un tems précieux, lorsqu'on desire d'atteindre son but.

Des échantillons de minéraux, des substances sèches de la matière médicale végétale, comme les bois, écorces, racines, fruits, semences, gommes, sucs desséchés, resines, etc., étiquetés, placés dans des bocaux hors de la poussière ; un herbier contenant la plupart des plantes usitées, quelques productions animales, sont des objets sur lesquels l'élève doit s'instruire. Mais comme il n'est pas possible souvent de se procurer tous les objets utiles, ni même de les voir, il convient d'étudier la matière médicale, soit en suivant les cours des professeurs, soit en lisant de bons livres sur cet objet. Sur-tout l'essentiel est de bien observer par soi-même les phénomènes qui se passent autour de nous, et que l'habitude de les voir, sans réflexion, rend indifférens aux stupides regards du vulgaire.

Chaque production de la nature est pourvue de quelque propriété utile, soit à l'homme, soit aux êtres dont il se sert. Les poisons eux-mêmes sont utiles, et ne sont pas des poisons pour tous les animaux. La ciguë est dangereuse pour l'homme; cependant les chèvres la recherchent avec plaisir, et n'en sont point incommodées. D'ailleurs on peut se servir avec un grand avantage de quelques poisons, soit comme remède héroïque pris à petite dose, soit pour se défaire des animaux nuisibles. Par exemple, l'aconit s'emploie pour empoisonner les loups, qui craignent peu les autres poisons, et qui ne meurent pas même de l'arsenic. Cependant les chevaux mangent l'aconit sans danger. Les mulots se détruisent aisément, en leur offrant à ronger des pois infusés dans une décoction d'hellébore blanc (*veratrum album*). L'agaric attire les belettes et les putois dans les piéges. Si l'on veut allécher les loups-cerviers, l'on emploiera l'herbe au chat (*nepeta cataria*), ou le *marum* (*teucrium*). On empêche les cochons de labourer les terres ensemencées et les prés, en leur fendant le groin; et l'on fait périr, par le moyen du poivre, les sangliers qui dévastent les champs.

Le pharmacien n'est pas étranger à l'économie rurale ou domestique; plusieurs objets sont du ressort de ses études, et ne doit-il pas chercher à étendre sa sphère et à montrer que l'homme instruit n'est déplacé nulle part?

Veut-on connaître ce qui convient le mieux aux bestiaux ? il faut consulter sans cesse l'histoire naturelle. Par exemple , il est avantageux de savoir que les chevaux ne peuvent supporter, dans leur nourriture, le feuillage du merisier (*prunus padus*); que le petit charanson (*curculio paraplecticus*), qui vit sur le *phellandrium*, espèce de ciguë aquatique, les fait, dit-on, mourir de la paraplégie, lorsqu'ils l'avalent ; que l'œstre nasal , sorte de mouche , dépose souvent ses œufs dans leur nez , pendant l'été, et les fait périr si l'on n'a pas eu le soin de les en débarrasser. Vous apprendrez que les chèvres ne peuvent souffrir des terrains bas et humides , où elles périssent de maladies ; tandis qu'elles trouvent , sur les lieux élevés , les lichens , les muguets , l'arnica et autres plantes dont elles sont très-avides.

Les collines sèches , découvertes et exposées au vent , conviennent très-bien aux brebis, ainsi que la *festuca ovina* qui y croît ; tandis que les vallées profondes et humides les rendent hydropiques, leur donnent des vers (*fasciola hepatica*) dans le foie, et des hydatides ; mais avec le sel on fait périr ces vers. Les lieux marécageux n'offrent d'ailleurs que des plantes vénéneuses aux moutons, comme l'anthéric ossifrage, la renoncule *flammula*, la *myosotis aquatica*, la prêle, etc. D'ailleurs , leur laine y devient extrêmement rude et grossière; et je suis persuadé qu'on aurait dans nos climats des moutons à laine presque aussi fine que ceux d'Espagne, si l'on savait ce qui convient le mieux à nos troupeaux.

Les bestiaux savent choisir les plantes qui leur conviennent, il est vrai ; mais lorsqu'on les conduit dans les lieux où ces végétaux ne croissent pas, la faim oblige ces animaux à manger ce qui leur répugne et ce qui les rend malades. Voilà souvent la cause de ces épizooties qui désolent les campagnes et ruinent tout un pays; ce qu'on éviterait aisément par les connaissances d'histoire naturelle.

Les bœufs se plaisent dans les lieux bas et les prairies grasses et fertiles, où ils deviennent prodigieusement gros, et où les vaches donnent une grande quantité de lait, comme en Hollande. Mais l'aconit, la ciguë, l'anémone des bois sont mortels pour ces animaux. Les bords de la mer, où ils trouvent le gramen *triglochin* qu'ils aiment beaucoup et qui les engraisse, leur sont très-avantageux. Les veaux rejettent la reine des prés, *spiræa ulmaria*, dont les chèvres s'engraissent et font leurs délices.

Il en est de même pour les oiseaux; les poules, par exemple, sont couvertes en hiver de poux qui les rongent; mais qu'on détruit avec du poivre. Si l'on veut élever des paons, il faut se garder de les laisser avaler des fleurs de sureau, qui les feraient périr, comme les baies de cet arbrisseau font périr les poules. Les jeunes dindons ont besoin qu'on mêle des orties et des oignons hachés dans leur pâtée. Quiconque connaît le tems du passage des oiseaux voyageurs, sait en profiter pour en faire de grandes captures. C'est ainsi que dans le Brabant on prend des milliers de pinsons à leur émigration d'automne dans les pays chauds. Les harles et les plongeons qui passent en grandes caravanes sur les lacs qu'ils dépeuplent, deviennent la proie de ceux qui connaissent leur tems d'arrivée.

Veut-on faire fuir les serpens d'un canton? il suffit d'y planter de la livêche (*ligusticum levisticum* Linn.); et on peut manier impunément ces animaux quand on s'est frotté les mains de cette plante odorante, qui semble les faire tomber en léthargie.

Quiconque étudie l'histoire naturelle, sait quand les poissons arrivent sur les côtes de la mer ; quand les harengs, les esturgeons paraissent, et les lieux qu'ils fréquentent de préférence. Ainsi le saumon cherche les embouchures des fleuves dont le fond est de craie ; la brême préfère les rivages couverts de gramens ; la perche, les rochers et les cailloux. Il faut connaître le tems, la saison, les jours, les heures ; sans ces observations, on aura beau jeter ses filets, on ne prendra rien. Il faut savoir comment les anguilles s'enfoncent sous la vase, comment elles passent d'un lac dans un autre en sortant de l'eau dans les ténèbres. Si l'on ignore que la flamme éblouit les brochets pendant la nuit, de manière qu'on peut alors les percer d'un fer ; si l'on ne connaît pas les principes sur lesquels on doit construire un vivier, et que l'eau de fontaine ne convient pas aux poissons, on perdra son argent, son tems et ses peines.

Pour les insectes, n'est-il pas utile de savoir que la carotte récente et l'écorce de peuplier font fuir les grillons ? que la fumée du poivre de Guinée (*capsicum annuum*), l'infusion de la dentelaire (*plumbago europæa*), le ledum, l'acorus, le chenevis et les fourmis tuent les punaises : enfin que la *cimicifuga fœtida*, leur est très-contraire ? On ne saura jamais bien élever les abeilles, les vers à soie, sans étudier leur histoire. Les puces, les poux, les charansons, et mille autres insectes nuisibles ne peuvent être détruits que lorsqu'on aura bien connu leur nature et les choses qui leur sont contraires.

Qu'un navigateur aborde dans une île nouvelle, s'il ignore l'histoire naturelle, il n'ose toucher à aucune plante, à aucun fruit, à aucun poisson inconnu, de crainte de s'empoisonner. Mille objets précieux se présentent à sa vue, sans qu'il sache en profiter. Combien de choses perdues par ignorance ! Sans l'observation, nous n'aurions pas la pomme-de-terre, qui vient de la Caroline, qui nourrit un quart des Européens, et devient si utile dans les tems de disette. Si les hommes qui voyagent, si les commerçans n'étaient pas quelquefois si peu instruits en histoire naturelle, souffrirait-on qu'une seule nation pût conserver le monopole de la canelle, du girofle, de la muscade et des autres aromates ? Ceux-ci ne peuvent-ils pas croître dans nos colonies américaines, lorsqu'on sait prendre les soins convenables ? Sans Witsen, le caffé serait encore le trésor des seuls Arabes; et l'arbre à pain, le canellier n'auraient pas été si tard transportés à Cayenne par les Français, sans cette négligence d'étudier l'histoire naturelle.

On reconnaît de jour en jour la nécessité de réparer nos forêts, de faire de nouvelles plantations où elles ont été détruites ; mais nos agriculteurs ne connaissent, pour la plupart, ni le tems propre à recueillir la semence des arbres, ni l'exposition qui leur convient pour les faire élever, ni les soins qui leur sont nécessaires pour les empêcher de périr jeunes. Ils ne savent pas tous combien la mousse est nécessaire pour garantir les jeunes plants du froid, des pluies, des grandes chaleurs, des vents, etc.

Les prairies basses ont souvent leurs foins tout rongés par les chenilles de la *phalœna calamitosa;* mais les botanistes enseigneront aux laboureurs qu'en semant ces prés d'*alopecurus pratensis*, on n'a point à craindre cet insecte, et que ce foin est très-recherché des bestiaux.

Par le tems auquel les plantes sont en fleurs, on connaîtra le moment le plus propre à la moisson, aux semailles, à la fenaison, etc.

Pourquoi l'arbre du thé n'est-il pas introduit en Europe? La Corse est assez chaude pour qu'il n'y périsse pas. On peut s'en procurer des plants ou des semences en Chine; cet arbuste, naturalisé dans nos climats, y croîtrait aussi facilement que le seringa sorti des mêmes contrées de l'Asie orientale.

Le lin est originaire des terrains inondés de l'Égypte, ce qui nous enseigne que le sol le plus convenable à cette plante est un marais desséché. C'est ainsi que toutes les cultures des végétaux dépendent de la connaissance de leur station naturelle, car il n'y a aucune plante qui ne naisse spontanément quelque part.

Quiconque veut empêcher les chenilles de monter sur les arbres pour en dévorer le feuillage, doit envelopper leur tronc d'un linge imbibé d'huile de poisson rance. D'ailleurs, les larves des carabes font une grande destruction des chenilles, sans toucher aux végétaux.

Des houblonnières ne peuvent produire des semences; le houblon s'y moisit et se sèche, en se couvrant d'une sorte de rosée mielleuse. Celle-ci vient de petits pucerons nichés dans ses feuilles. Ces pucerons ne naissent que sur le houblon languissant, et celui-ci ne devient malade que lorsque les larves d'une phalène rongent ses racines. Mais dans les lieux pierreux, cette phalène ne les attaque point; de sorte que le houblon ne languit point, n'est pas couvert de pucerons, et il porte des semences. Ainsi une petite mouche (*musca frit*) gâte en Suède plus de cent mille tonnes d'orge par année, et on ne peut espérer de réparer ce dommage sans connaître l'histoire de cet insecte si nuisible.

Une multitude de végétaux pourraient nous donner de nouveaux alimens, si nos agriculteurs voulaient se livrer à leur étude. Combien on tirerait plus de parti de ce qu'on a, si l'on savait mieux ce qui convient à chaque chose ! C'est ainsi que le froment préfère les terres fortes et argileuses ; le seigle, les fonds pierreux ; l'orge, les terrains meubles ; l'avoine, un sol sablonneux. Le moyen de rendre un état florissant, riche, agricole et commerçant, serait d'y introduire l'amour des connaissances naturelles, de ces sciences bienfaitrices du genre humain, qui apprennent à le soulager dans ses maux, qui l'accompagnent dans toutes les occasions de la vie, qui le vêtissent, le réchauffent, le nourrissent, et fournissent à tous ses besoins, comme à tous ses plaisirs.

> *O fortunatos nimium, sua si bona norínt !*
>   Virg. *Georg.* 2.

Des méthodes en histoire naturelle.

L'expérience a fait voir que l'étude de l'histoire naturelle et des autres sciences, ne nous présenterait que chaos et qu'obscurité, sans le fil des méthodes. Les premiers hommes qui se livrèrent à ces études, n'avaient d'abord que peu d'objets à comparer ; ils se bornaient à remarquer ce qui les environnait ; ils ne les considéraient que par rapport à leurs besoins, pour se nourrir, se vêtir, ou se guérir. Il empruntaient aux animaux leur instinct pour reconnaître la vertu des plantes que la nature leur a indiquées. Jetés nus et dans l'ignorance, au milieu du monde, ils tournèrent leurs regards sur la nature entière, pour lui demander des secours ; il leur fallait distinguer le fruit salutaire, du poison qui croissait auprès ; ils avaient besoin de tout apprendre pour calmer les infirmités d'une vie misérable et précaire.

Mais à mesure que leurs observations se multiplièrent ; que la société, augmentée, répandue sur la surface de la terre, connut de nouveaux objets ; que les arts s'enrichirent de découvertes, il fallut transmettre à l'homme naissant le dépôt des connaissances anciennement acquises ; autrement la société serait retombée dans l'ignorance primitive, s'il avait fallu que chaque individu n'acquît aucune lumière que par lui-même. C'est pour cela que les animaux, qui ne se transmettent rien, que leurs facultés et leurs instincts primitifs, ne se perfectionnent en rien et demeurent dans un état toujours également brute. Mais l'homme jouit, au contraire, des moyens de transmettre les connaissances de ses aïeux à ses descendans, par la parole et l'écriture. C'est ainsi que les travaux de nos ancêtres ne sont point perdus pour nous, et que ceux de notre tems serviront à nos descendans pour élever l'édifice des sciences jusqu'au faîte de la perfection. Et l'on reconnaît ainsi la nécessité d'étudier les travaux anciens, puisque la vie bornée de chaque individu ne suffit pas pour tout voir par soi-même, ce qui a été vu et découvert, soit par le hasard, soit par les recherches et les méditations des autres hommes.

Mais il ne suffirait point d'entasser en sa mémoire une multitude innombrable de faits : il est un art d'enchaîner ces connaissances dans un ordre méthodique ; ordre qui multiplie la science, qui fait que chaque chose vient se ranger en son lieu suivant le degré de son utilité et de son importance ; ordre lumineux qui fait qu'une observation aide à l'explication d'une autre, qui abrège même les études, et dispense souvent de recherches ultérieures et de la perte d'un tems précieux. Quelle difficulté n'aurait-on pas à trouver une plante dans tout le règne végétal, sans une division en classes, ordres, genres, espèces? De même dans une armée, il y a différens corps, légions, cohortes, régimens, compagnies, etc., ou dans une grande ville, il y a des quartiers, des rues, des numéros; par ce moyen l'on trouve la maison, l'individu qu'on cherche.

Mais les divisions arbitraires, ou par de simples nombres, peuvent bien conduire à un être individuel, mais n'en indiquent ni la nature, ni la qualité. De là vient qu'il y a des méthodes seulement *conductrices*, et d'autres *instructives :* l'on doit préférer celles-ci. Par exemple, on pourrait encore, à l'exemple des premiers naturalistes, ranger les lézards et divers reptiles parmi les autres quadrupèdes; les cétacés avec les poissons; les coraux avec les plantes, etc. : à toute force on reconnaîtrait encore les individus, pourvu qu'ils fussent décrits exactement. Mais qui ne voit pas que c'est tout confondre? que c'est donner les idées les plus fausses, les plus inexactes des êtres? Quelle instruction peut-on tirer, et quelle induction servira d'un être à un autre, en rassemblant des espèces si disparates? De même, connaître un végétal d'après le nombre de ses étamines; un minéral d'après sa couleur ou quelque autre apparence extérieure, n'est connaître ni une plante, ni un minéral, ni leur nature et leur famille, ni leurs propriétés et leurs principes constituans.

Les vraies méthodes sont donc celles fondées le plus possible sur la nature intime des êtres, sur les élémens qui les composent. Il est bien plus important d'examiner ce qui distingue le reptile du mammifère, ou le cétacé du poisson, que tel ou tel individu de ces classes d'animaux : parce qu'en connaissant les caractères et la nature de la classe entière, nous acquérons une science de principes applicables à tous les individus; tandis qu'en étudiant chaque individu en particulier, nous n'acquérons souvent que des notions partielles, séparées et vagues. De même, si nous connaissons bien la famille naturelle d'un végétal et les qualités distinctives de cette famille; si nous savons quelles substances composent tel minéral, et en quelle proportion, nous aurons une science bien plus exacte, bien plus précieuse, que celle du nombre des pistils d'une fleur, ou des angles et des faces d'un cristal. Ce n'est pas à dire cependant que nous devions dédaigner cette étude aussi; mais il est évident que sa moindre utilité doit la placer au second rang.

Des méthodes de zoologie (1).

C'est ce qu'avaient compris les anciens, et en particulier Aristote, dans l'*Histoire naturelle des animaux;* aussi ne nous ont-ils laissé aucune classification méthodique. Mais le célèbre philosophe de Stagyre a établi les bases de la science zoologique et de l'anatomie comparée dans son Traité des anim. x.

C'est d'après ces principes éclaircis, multipliés par les observations des modernes, qu'on a pu former les divisions en classes naturelles et en ordres dans le règne animal. Élien, Pline, ne nous ont guère transmis que des descriptions de mœurs et d'habitudes des animaux. Au rétablissement des sciences, Conrad Gesner, Pierre

---

(1) Ζωον, animal, λόγος, discours ou traité.

Belon, Ulysse Aldrovande, firent refleurir la zoologie; d'autres observateurs vinrent après, tels que Swammerdam, Redi, Lyonnet, Réaumur, De Géer, Bonnet, Latreille, pour les insectes; Lister, d'Argenville, Poli, Lamarck, pour les coquillages; Rondelet, Willughby, Artedi, Bloch, Lacépède, pour les poissons; Belon, Albin, Brisson, Buffon, Latham, pour les oiseaux; Ray, Brisson, Buffon, Pennant, Pallas, Camper, Vicq-d'Azir, Cuvier et plusieurs autres, pour les quadrupèdes.

Avant Linné, personne n'avait bien entrevu les divisions naturelles du règne animal, si ce n'est l'Anglais Jean Ray. Mais l'imperfection des connaissances sur les animaux à *sang blanc* (ou sans vertèbres), n'avait pas permis au savant Suédois de les classer dans l'ordre convenable; ce n'est même que depuis peu d'années qu'on a reconnu les véritables limites de leurs classes ou familles. Linné divisa le règne animal ainsi qu'il suit :

ANIMAUX.	Cœur à deux ventricules ou biloculaire et à deux oreillettes, sang rouge et chaud.	Vivipares.............	*Mammifères.*	1.
		Ovipares.............	*Oiseaux.*	2.
	Cœur uniloculaire, à une oreillette, sang rouge et froid.	ayant des poumons qui respirent à volonté....	*Amphibies.*	3.
		des branchies extérieures.	*Poissons.*	4.
	Cœur uniloculaire, sans oreillettes, humeur blanchâtre, froide, au lieu de sang.	ayant des antennes......	*Insectes.*	5.
		ayant des tentacules.....	*Vers.*	6.

Il établit en cette sorte ce qu'il nomme le *vivier de la nature*, d'après six caractères principaux.

Les *mammifères*, velus, marchent sur terre et *parlent*, (ou ont des voix.)

Les *oiseaux* emplumés, voltigent dans l'air et chantent.

Les *amphibies* à peau coriace, rampent dans la chaleur humide et sifflent.

Les *poissons* écailleux nagent dans l'eau et marmottent.

Les *insectes* cuirassés sautillent dans les lieux secs et bruissent.

Les *vers* écorchés (ou à peau molle) s'étendent dans l'humidité et sont muets.

Il donne encore pour caractère à chacune de ces classes :

Aux *mammifères*, des poumons, des mâchoires se mouvant du haut en bas, garnies de dents à la plupart, cinq sens, une verge; des femelles vivipares et allaitant; quatre membres (excepté aux cétacés qui manquent de ceux de derrière), une queue à la plupart;

Aux *oiseaux*, des poumons, des mâchoires nues, cornées, sans dents, ou un bec; une verge courte, des femelles ovipares et des œufs à test calcaire, couvés; cinq sens (l'oreille sans conque externe); deux pieds et deux ailes; un croupion;

Aux *amphibies*, des poumons celluleux respirant à volonté, des mâchoires de haut en bas; une verge double à plusieurs, des œufs à coque membraneuse à la plupart, cinq sens; quatre membres aux uns, deux à d'autres, point à d'autres;

Aux *poissons*, des branchies extérieures qui se compriment sous des osselets, des mâchoires de haut en bas, point de verge (excepté aux chondroptérygiens), des œufs sans albumen; cinq sens, s'ils ont l'odorat (et ils l'ont en effet), des nageoires à rayons;

Aux *insectes*, des trachées latérales (pour respirer

par des stigmates), des mâchoires latérales (non de haut en bas), des verges entrantes ; femelles ovipares ; pour sens, la bouche, les yeux, les antennes servant au tact, point d'oreilles, ni de narines (cependant ils ont l'odorat, et peut-être l'ouie); à tous des pieds articulés, à plusieurs des aîles.

Aux *vers*, des organes respiratoires peu connus (les mollusques ont des branchies), des mâchoires ou des suçoirs, etc., variables selon les genres, des organes sexuels souvent hermaphrodites ou androgynes à sexes réunis; pour sens, des yeux à plusieurs, point d'ouie ni d'odorat, des tentacules pour le tact; pour couvertures, à plusieurs un test calcaire, point de pieds, ni de nageoires.

Les divisions ultérieures de ces classes suivent assez l'ordre naturel dans le système Linnéen, sur-tout pour les oiseaux et les insectes. Quant à la division des poissons, elle est toute artificielle depuis Artedi ; personne, que je sache, ne les a distribués dans un ordre purement naturel.

Dans ces derniers tems l'histoire naturelle des animaux a subi une heureuse révolution, et nous pensons que désormais elle ne peut éprouver que des perfectionnemens; les divisions de ses principales classes sont établies d'une manière fixe et en quelque sorte irrévocable.

Nous avons ajouté à la division des animaux en vertébrés, et à ceux sans vertèbres, la considération du système nerveux (dont les vertèbres et la boîte du cerveau ne sont que l'enveloppe), et qui est le fondement de l'animalité. Ainsi l'on partage le règne animal, comme il suit : *voyez* Nouv. Dict. d'Hist. nat., tom. I, pag. 432.

ANIMAUX

- **à deux systèmes nerveux: le cérébral, le sympathique, des vertèbres.**
  - Cœur à deux ventricules, deux oreillettes, sang chaud.
    - Homme et Mammifères.
    - Oiseaux.
  - Cœur à un ventricule, une oreillette, sang froid.
    - Reptiles.
    - Poissons.
- **à un système nerveux, entourant l'œsophage: le sympathique, sans vertèbres.**
  - Un cœur, sanie blanche et froide.
    - Mollusques ou Coquillages.
    - Crustacés.
  - Point de cœur, quelques vaisseaux.
    - Insectes.
    - Annélides.
    - Vers intestinaux.
- **à molécules nerveuses: zoophytes.**
  - Animaux solitaires.
    - Radiaires.
      - Échinodermes.
      - Hydres.
    - Infusoires.
  - Réunis en polypier.
    - Coraux.
    - Madrépores, etc.

AnimAUX à vertèbres. Les caractères particuliers de chaque classe sont :

1°. Pour les *mammifères*, voyez ceux donnés par Linné, qui sont très-bons. Ces animaux ont le cerveau différent de celui des oiseaux, par la présence des corps calleux, de la voûte et des tubercules quadrijumeaux; leur vue est moins étendue que chez l'oiseau ;

2°. Pour les *oiseaux*, mêmes caractères que ceux de Linné, etc. ;

3°. Pour les *reptiles*, on ajoute aux caractères Linnéens, des branchies accompagnant quelquefois les poumons, dans le jeune âge, chez la famille des batraciens ;

4°. Pour les *poissons*, mêmes caractères que les Linnéens.

AnimAUX sans vertèbres. Doués d'un système nerveux distinct, ayant des vaisseaux sanguins ou un vaisseau dorsal.

5°. Les *mollusques* ont un système nerveux à ganglions, des branchies formant une sorte de manteau de figure variable; habitation aquatique; des coquilles univalves ou bivalves à la plupart; hermaphrodisme et accouplement aux univalves qui ont les deux sexes; androgynisme et fécondation sans accouplement aux bivalves; celles-ci sans yeux; les autres en ont.

6°. Les *annélides* ou vers; corps cylindrique ayant des muscles annulaires, des branchies, point de pattes articulées, une moëlle épinière noueuse, des vaisseaux sanguins, non un cœur. Vivent dans l'humidité, s'accouplent, sont privés d'yeux.

7°. Les *crustacés* ont des vaisseaux sanguins, une moëlle épinière noueuse, dix pattes articulées, des

I.   *d*

branchies, un corps recouvert d'une coque calcaire, des yeux portés sur un pédoncule, plusieurs mâchoires. Animaux aquatiques, à sexes séparés, s'accouplent; double verge aux mâles.

8°. Les *insectes* manquent de vaisseaux sanguins, excepté un dorsal, ont une moëlle épinière noueuse, des trachées qui s'ouvrent au dehors par des stigmates aux côtés du corps pour respirer; six pattes articulées au moins, et dans tous les individus ailés, qui forment le plus grand nombre, deux (ou rarement quatre) antennes, yeux sessiles à plusieurs facettes. Sexes séparés, ovipares avec accouplement.

9°. Les *vers intestinaux*, manquent de vaisseaux sanguins, excepté le dorsal, ont une moëlle épinière noueuse peu visible, point de pattes; des trachées ou stigmates peu apparens. Vivent toujours dans d'autres animaux, se nourrissent de leurs humeurs; espèces parasites, ovipares, androgynes ou hermaphrodites.

ANIMAUX *sans vertèbres, sans système nerveux apparent*, sans vaisseaux quelconques, se nourrissant par imbibition; chair gélatineuse non fibreuse; forme radiaire ou rayonnante, une cavité centrale servant d'estomac. Reproduction ou par bourgeons, ou par division, point de sexes. Des tentacules. Vie végétative.

10°. *Radiaires.* . . . .

Il y a, pour cette dixième classe, une considération importante à faire. Les autres animaux présentent un corps qui a une partie supérieure et une inférieure, sur laquelle ils marchent ou rampent. Dans les *radiaires*, au contraire, il y a ni dessus, ni dessous; leur corps est rond, affecte la forme d'une fleur ou d'un végétal. Il se place également en tout sens, et même dans les polypes, hydres, il peut se retourner comme le doigt d'un gant. La cavité intérieure qui servait d'estomac, devient la surface extérieure, et la surface ou peau extérieure retournée, devient estomac, en fait les fonctions. (Tremblay, *Observ. sur les Polypes d'eau douce*, etc.) Les animaux qui habitent les coraux, les éponges, et qui les forment, sont de cette nature.

Ces connaissances, dira-t-on, sont-elles utiles au pharmacien et à l'art qu'il exerce? Sans doute; il serait honteux d'ignorer la nature des substances qu'on emploie, et leur origine; car au moyen de ces connaissances, on ne rangera plus les coraux parmi les pierres ou les plantes, et l'on trouvera la cause des substances animales qu'ils fournissent. Les sciences s'éclairent mutuellement entre elles; leur lumière réfléchie rejaillit sur l'art, et en l'éclairant, elles le rendent plus honorable et plus éclatant, plus digne de l'estime et de la confiance des autres hommes.

Des méthodes de botanique.

Linné appelle, avec raison, *hétérodoxes*, ceux qui traitent des animaux et des plantes sans méthode quelconque, ou d'après des arrangemens arbitraires, comme par l'ordre alphabétique, ou par les propriétés, ou d'après leurs lieux, leurs tems, etc. Il ne reconnaît comme orthodoxes que ceux qui suivent des méthodes fondées sur les organes les plus fixes, comme ceux de la fructification dans les plantes et de la manducation, ou des sexes, etc., chez les animaux.

Parmi les anciens, la botanique était peu cultivée; on se bornait à connaître les végétaux les plus indispensables à la nourriture de l'homme et des animaux domestiques, et les plantes médicinales les plus communes. Tel fut pourtant le prix des premières découvertes en ce genre, que les anciens Grecs donnèrent aux plantes le nom de ceux qui en reconnurent les propriétés. C'est ainsi que la centaurée vient du centaure Chiron ; l'achillée millefeuille , d'Achille ; les asclepias sont attribués à Esculape ; l'héracléum à Hercule ; l'adonis au favori de Vénus ; le pied d'alouette (et non l'hyacinthe), au jeune Hyacinthe. Les noms des princes, que l'effort des tems effaçait, sont conservés dans de simples fleurs, et transmis d'âge en âge, chaque printems , comme des témoignages subsistans de leurs bienfaits. Telles sont les plantes l'eupatoire, la gentiane, la lysimachie , le téléphium , le teucrium, la valériane , le philadelphus , le pharnacéum , l'artémisia , l'althæa , etc. Les Dieux même prenaient, selon la nation poétique des Grecs , les arbres et les fleurs sous leur protection ; Minerve avait l'olivier, Jupiter le chêne , Vénus le myrte , Mars le laurier, etc.

Il nous reste cependant d'autres monumens de la science botanique des anciens. Les célèbres Traités de Théophraste, *des plantes* et *des causes des plantes ;* les deux livres attribués , à ce sujet, à Aristote ; enfin les œuvres de Pline , de Dioscoride ; ce que Columelle a laissé sur les végétaux utiles dans son *Traité des Choses champêtres,* nous donne l'idée de leurs connaissances en cette partie. Les botanistes qui ont le plus examiné ces ouvrages , y trouvent à peine cinq cents plantes nommées. Il est vrai que les conquêtes d'Alexandre dans l'Asie, l'Afrique , et celles des Romains , ont ouvert de nouvelles connaissances. On acclimata en Europe plusieurs végétaux ; la Médie donna le citron (déja connu du tems des Argonautes) ;

la Perse , sa pêche ; l'Arménie, l'abricot ; Carthage , la grenade ; la Natolie , sa cerise ; la Carie , une espèce de figue ; le Pont, l'Arménie , diverses variétés de prunes , de melons ; l'Égypte , son lin , ses dattes , ses pastèques, etc.

Mais les anciens n'ont fait aucune description exacte des végétaux, ne les ont point classés, soit qu'ils en connussent un trop petit nombre pour saisir les rapports des genres et des classes , soit que leur génie fût peu tourné vers cette sorte d'étude , quelque attrayante qu'elle soit.

Après eux vinrent les Arabes, qui ont introduit une multitude de substances dans la matière médicale. Tous les médicamens de l'Orient nous sont connus par eux. Ils ont pris plaisir à accumuler les drogues dans les compositions. La polypharmacie fut chez eux le sublime de l'art. Ils ne virent, dans les plus brillantes fleurs , que des *drogues* pour des apozèmes , des opiats et des onguens : elles n'avaient de prix à leurs yeux qu'à proportion de leurs propriétés , ou purgatives, ou autres.

Les médecins qui ont le mieux traité de la *matière médicale* , des végétaux , sont , après Dioscoride et les Arabes, Simon Paulli, dans son *Quadripartitum ;* Kœnig, *Regnum vegetabile ;* Valentini, *Museum museorum ;* Dale , *Pharmacologia ;* Murray , *Apparatus medicamentorum*, etc. Les meilleurs observateurs sont : Geoffroy, dans son Traité de matière médicale; Paul Hermann, *Cynosura ;* Bœrhaave, *Histor. plantar. ;* Haller, *Synopsis stirp. helvetic. ;* Linné, *Materia medica* , etc.

Les premiers botanistes méthodistes sont : Césalpin , Morison, Ray, Rivin, Knaut, Bœrhaave. La méthode de Joseph Pitton de Tournefort, est celle-ci :

FLEURS.	D'HERBES....	simples......	pétales....	monopétales....	régulières..... { 1. Campaniformes. / 2. Infundibuliformes.
					irrégulières..... { 3. Personées. / 4. Labiées.
				polypétales.....	régulières..... { 5. Cruciformes. / 6. Rosacées. / 7. Ombellifères. / 8. Caryophyllées. / 9. Liliacées.
					irrégulières..... { 10. Papilionacées. / 11. Anomales.
		composées......	apétales (sans pétales).....		12. Flosculeuses. / 13. Semiflosculeuses. / 14. Radiées.
					{ 15. A étamines. / 16. Sans fleurs. / 17. Sans fleurs ni fruits.
	D'ARBRES....	apétales........			{ 18. Apétales. / 19. Amentacées.
		pétales........	monopétales.....		20. Monopétales.
			polypétales.....	régulières.....	21. Rosacées.
				irrégulières....	22. Papilionacées.

Ces vingt-deux classes entrent dans huit divisions, qui sont fondées, comme on le voit, sur la présence ou l'absence des corolles, leur forme régulière ou irrégulière, le nombre de ses pétales, la simplicité ou la composition des fleurs. L'ingénieux auteur prend les divisions de ses classes, ou ses sections, du fruit, qui est tantôt le calice, tantôt le pistil.

On a nommé *systéme sexuel*, la méthode de Charles Von Linné, Suédois, l'un des plus grands naturalistes qui aient existé. Quoique le sexe des plantes eût été déja soupçonné avant Linné, que Pline même en parle à l'occasion du palmier-dattier; que Ray et Camérarius, Césalpin et Vaillant aient décrit les organes mâles et femelles, personne cependant n'avait établi cette vérité d'une manière lumineuse, incontestable; ce n'était qu'une opinion obscure, peu accréditée. Linné l'établit par des preuves si multipliées et si éclatantes, qu'il n'est désormais plus possible de la nier. Il reconnut que la fleur et le fruit n'étaient que les parties génitales des plantes, que la floraison était la génération, et que la maturation était le part. Les anthères des étamines sont les organes masculins des plantes; leur *pollen* est la véritable poussière fécondante (1). Le stigmate du ou des pistils, est l'organe femelle qui reçoit cette poussière, laquelle va féconder les graines dans l'ovaire. Ainsi Linné compare le calice de la fleur au lit nuptial, la corolle aux rideaux ou au dais; les filets des étamines sont les vaisseaux spermatiques, leurs anthères sont les testicules, la poussière fécondante représente le sperme, le stigmate du

---

(1) Des observations postérieures ont fait voir que les globules qui forment cette poussière sont de très-petites boîtes ou capsules qui s'ouvrent par l'humidité et lancent une poudre fécondante extrêmement subtile.

pistil est la vulve, le style est ou le vagin ou la trompe, le germe est un ovaire enveloppé de son péricarpe, la graine est l'œuf, et le concours de ces organes opère l'acte de la fécondation.

Ces assertions se prouvent, soit par la castration, soit par les fécondations artificielles, soit par les mulets ou hybrides des plantes, soit par les fleurs doubles et stériles, soit par la *coulure* des fleurs.

Une fleur qui n'a que des étamines est mâle, celle qui n'a que des pistils, est femelle ; celle qui a les uns et les autres, est hermaphrodite ; celle qui a des fleurs mâles ou des fleurs femelles, en même tems avec des hermaphrodites, est polygame ; celle dont les fleurs mâles et les fleurs femelles sont sur le même pied, est androgyne.

Les classes du système sexuel de Linné, sont fondées sur le nombre des étamines, leur grandeur, leur position ; les *ordres* ou divisions de ces classes sont combinés d'après le nombre et la position des pistils ou parties femelles. Voici le tableau de son système :

CLEF DU SYSTÊME SEXUEL, ou NOCES DES PLANTES.

visibles.

hermaphrodites.

étamines jamais unies.

égales ou presque égales.

AU NOMBRE	CLASSES.	
d'une étamine...........	Monandrie.	1.
deux étamines...........	Diandrie.	2.
trois...................	Triandrie.	3.
quatre.................	Tétrandrie.	4.
cinq...................	Pentandrie.	5.
six....................	Hexandrie.	6.
sept...................	Heptandrie.	7.
huit...................	Octandrie.	8.
neuf..................	Ennéandrie.	9.
dix...................	Décandrie.	10.
douze.................	Dodécandrie.	11.
vingt au plus adhérentes au calice................	Icosandrie.	12.
plusieurs jusqu'à 100, non adhérentes..........	Polyandrie.	13.
inégales, deux courtes, avec deux longues................	Didynamie.	14.
avec quatre longues.........	Tétradynamie.	15.

unies par quelques parties.

par des filets unis en un corps...	Monadelphie.	16.
en deux corps..............	Diadelphie.	17.
en plusieurs corps..........	Polyadelphie.	18.
par les anthères, en forme de cylindre................	Syngénésie.	19.
étant unies et adhérentes au pistil.	Gynandrie.	20.

étamines et pistils dans des fleurs séparées.

sur un même pied...........	Monœcie.	21.
sur deux pieds différens........	Diœcie.	22.
sur deux pieds ou sur le même, avec fleurs hermaphrodites....	Polygamie.	23.

à peine visibles, et qu'on peut difficilement décrire................................ | Cryptogamie. | 24. |

FLEURS

Les noms de ces classes sont dérivés du grec μονὸς, un seul; ἀνηρ, homme, mari, ou partie sexuelle mâle; δις, deux; τρεις, trois; τετρὰ, quatre; πεντε, cinq; ἑξ.

six; ɛπτα, *sept;* οκϊὸ, *huit;* ɛννὰ, *neuf;* ϑɛκα, *dix;* ϑοϑɛκα, *douze;* ɛικῶσι, *vingt;* πολὺς, *beaucoup;* ϑις ϑυναμὶς, *deux puissances;* τɛτρα, *quatre puissances;* αϑɛλφος, *frère;* σὺ, γɛνɛσις, *ensemble, génération;* γυνὴ, *femme,* ανὴρ, *homme;* μονος οιχια, *une maison;* ϑις οιχια, *deux maisons;* πολυς, *plusieurs;* γαμος, *noce;* κρυπϊος, *caché.* Les mots *monogynie, etc.,* viennent de γυνὴ, et des noms de nombre. Quant à l'angiospermie, elle vient d'αγγɛιον, *vase* ou *vaisseau,* et σπɛρμα, *semence;* gymnospermie, de γυμνος, *nu,* etc.

On distingue un système d'une méthode, en ce que le premier ne prend pour base qu'un caractère seul, comme les étamines, pour en former toutes les combinaisons de ses classes. Une méthode est, au contraire, fondée sur plusieurs caractères ou rapports; et quoique moins simple, elle donne lieu à des rapprochemens plus heureux, parce qu'elle compare les êtres sous un plus grand nombre de faces; aussi le système sexuel tout ingénieux qu'il est, disgrège un grand nombre de familles naturelles. La méthode de Tournefort fait moins violence à l'ordre naturel. C'est pour cela qu'Adanson, dans ses *Familles des Plantes,* n'admettait précisément aucun système, aucune méthode, et se bornait à rassembler les végétaux selon leur degré de ressemblance.

C'est ce qu'a exécuté le célèbre Bernard de Jussieu, dont son neveu, Antoine-Laurent de Jussieu, a perfectionné et publié le travail dans son *Genera plantarum.* Cet ordre, le plus conforme à la nature, est le seul qui réunisse les êtres végétans convenablement; et, bien qu'il existe encore des lacunes et des imperfections que le tems pourra faire disparaître, il offre pourtant le plus de certitude et d'avantages en groupant les végétaux en familles. Cet ordre est même tellement approprié à la matière médicale, que chacune de ces familles présente une qualité ou vertu médicinale très-distincte, témoin les crucifères, les malvacées, les labiées, les borraginées, les ombellifères, etc. Plus les familles sont distinctes, plus leurs propriétés sont remarquables et fortement tranchées.

Nous n'exposons ici que les principaux caractères de la méthode de Jussieu, que nous suivons dans l'exposition de la matière médicale végétale.

Cette méthode est fondée d'abord sur le nombre des lobes des semences qui fournit trois divisions principales, les *acotyledones*, ou sans cotyledon, du moins apparens; les *monocotyledones*, qui en ont un seul; les *dicotyledones*, qui en ont deux. Cependant il y a des auteurs, comme Gœrtner, *de Fruct. et Semin. Plant.*, qui admettent des *polycotyledones*, ou plusieurs cotyledons, comme sont les arbres conifères; mais cela n'est pas prouvé clairement.

Les divisions subséquentes de la méthode se basent sur l'insertion des étamines ou sur le pistil, ce qui forme l'ordre des *épigynes*, ou au-dessous du pistil, d'où l'ordre des *hypogynes;* ou autour du pistil et sur le calice qui l'environne, où l'on trouve les *périgynes*. Il y a ensuite des combinaisons ultérieures dont le tableau donnera l'explication.

MÉTHODE NATURELLE DE JUSSIEU.

Classes.

			Classes.
PLANTES.	ACOTYLÉDONES, ou dont les lobes séminaux sont invisibles		1.
	MONOCOTYLÉDONES.	Étamines attachées sous le pistil, ou hypogynes	2.
		périgynes ou au calice	3.
		épigynes ou sur le pistil	4.
	DICOTYLÉDONES. APÉTALES à insertion absolument immédiate.	Étamines attachées sur le pistil	5.
		au calice	6.
		sous le pistil	7.
	MONOPÉTALES à insertion médiate.	Corolles attachées sous le pistil	8.
		au calice	9.
		sur le pistil { anthères réunies	10.
		anthères distinctes	11.
	POLYPÉTALES à insertion simplement immédiate.	Étamines attachées sur pistil	12.
		sous pistil	13.
		au calice	14.
	IRRÉGULIÈRES, ou à étamines séparées du pistil		15.

Nous donnons plus loin le détail des classes et les ordres des végétaux.

On doit remarquer ici que cette division du règne végétal, d'après le nombre des lobes séminaux n'est point exacte dans tous les cas. M. Mirbel cite plusieurs exemples d'exceptions; ainsi la cuscute n'a point de cotyledons, quelques renoncules n'en ont qu'un, le palmier cycas en a deux, etc. Mais la division la plus frappante est celle des *monocotyledones* et des *dicotyledones*, qu'a donnée M. Desfontaines. Ce savant observe que toutes les tiges des végétaux monocotyledones n'ont point une moëlle centrale, mais dispersée dans les interstices des fibres; celles-ci, toutes longitudinales, ne s'accroissent point par couches, mais bien par renflement : aussi les tiges des palmiers, le chaume des graminées, les hampes des liliacées, sont de texture presque fistuleuse, n'ont pas une écorce proprement dite, sont rarement divisées en branches, ont toujours des feuilles simples, etc. Au contraire, les plantes dicotyledones ont des tiges à moëlle centrale dont les utricules se répandent en rayons dans le bois; celui-ci s'augmente par couches successives, et il est revêtu de l'aubier, puis d'une écorce : aussi le *cœur* est plus compacte et plus dur que la circonférence; c'est le contraire dans les tiges des monocotyledones.

Des méthodes de minéralogie.

Il ne paraît pas que les anciens aient fait de grands progrès dans l'histoire des minéraux, car à l'exception des métaux usuels et de quelques autres substances, comme les gemmes ou pierres précieuses, le cinnabre et des terres argileuses, il ne se sont guère occupés de creuser plus profondément cette science. Nous n'avons d'eux que le livre de Théophraste sur les pierres, et ce que Pline le naturaliste nous a transmis dans son ouvrage. Ce n'est qu'à la renaissance des lettres, et vers 1540, que le Saxon George Agricola publia un ouvrage excellent, pour le tems, sur les minéraux. Un demi-siècle après, un habitant de Bruges, Boëce de Boot, donna un Traité des pierres et gemmes ; depuis cette époque, la minéralogie n'a pas cessé de faire des progrès, et la chimie est venue lui ajouter de nouveaux degrés de perfection.

. En général, le plus sûr moyen de reconnaître la nature des minéraux, est de recourir à la chimie. Les caractères extérieurs, par eux seuls, sont souvent trompeurs, et demandent, en outre, une grande habitude d'observations, pour les reconnaître. Le chimiste peut imiter d'ailleurs presque toutes les compositions minérales ; il fera des cristallisations, des minéralisations, des mélanges terreux, des fossiles doués des mêmes propriétés que ceux de la nature brute: Forme-t-elle des vitriols, par exemple ? ce n'est qu'un jeu pour le chimiste. Fait-elle du cinnabre, dissout-elle un métal ? le moindre artiste l'imite. Elle n'a presque aucun avantage que ceux du tems et des masses, dont elle peut disposer sans être bornée comme nous. Elle a confié entre nos mains les lois qu'elle a reçues pour les substances inorganiques, mais elle a réservé pour elle la puissance de la vie et l'organisation. Quoi de semblable à une plante végétante, à un animal mobile et sensible, sortira jamais du laboratoire du physicien ou de la cornue du chimiste ? Aucune force humaine ne peut faire revivre l'arbre qu'on a brûlé.

Il s'est établi deux classes de minéralogistes ; ceux qui se bornent aux caractères extérieurs des minéraux, et ceux qui recherchent leurs principes constituans.

Parmi les premiers, on compte Bromel en 1750, Henckel en 1747, Vallérius à la même époque, Gellert, Cartheuser, Lehman, Vogel, Valmont de Bomare, Linné, Romé de Lisle et Daubenton. Parmi les seconds, on trouve Cronstedt en 1771, Fourcroy, Bergmann, Sage, Kirwan, Lamétherie et Haüy : Werner a fondu, en quelque manière, dans sa méthode, ces deux genres de minéralogie.

Comme aujourd'hui l'on suit principalement les deux systêmes minéralogiques, celui de Werner dans toute l'Allemagne, et celui de M. Haüy en France, nous nous bornerons à les exposer.

Werner, professeur de minéralogie à Freyberg, avait donné une méthode descriptive minéralogique en 1774. Il suivait les caractères extérieurs, mais sans classer les Minéraux. En traduisant, en 1780, la minéralogie de Cronstedt, il les classa d'après leurs principes constituans. Il distingue la science minéralogique en cinq parties ; l'*oryctognosie* (1), ou connaissance spéciale de chaque matière minérale simple, d'après ses caractères physiques extérieurs. Elle forme quatre classes de minéraux, savoir : 1°. les terres et pierres ; 2°. les substances salines ; 3°. les matières combustibles non métalliques ; 4°. les métaux. Lehmann avait déja divisé ainsi les minéraux.

La *chimie minérale* établit les propriétés de toutes ces substances, et enseigne quelle est la nature de leurs parties constitutives ; ensuite la *géognosie* (2) examine le gissement des minéraux, leur gangue ou substance dans laquelle ils se déposent ; la *minéra-*

---

(1) Ορυσσω, fouir, creuser, γινομαι, connaître, c'est-à-dire étude des fossiles.

(2) Γη, la terre ; γνωσις, connaissance.

logie géographique indique les minéraux qu'on trouve dans les divers lieux du globe ; et enfin la *minéralogie économique* ou *usuelle* apprend les usages et l'utilité des diverses substances tirées du sein de la terre.

Nous ne suivrons pas Werner dans le long détail de tous les caractères physiques, chimiques, etc., pour reconnaître chaque minéral.

Quoiqu'il forme ses classes d'après les principes constituans des minéraux, il distingue ces principes en *prédominans* par leur quantité, et en *caractéristiques*, ou donnant des propriétés particulières ; c'est pourquoi il ne place point le diamant avec les corps combustibles et le charbon, quoique la chimie y trouve ce caractère, mais il le place parmi les pierres-gemmes dont la base est la silice et l'alumine. De même, quoique la plupart de ces pierres précieuses aient pour base l'alumine, il les classe parmi les quartz et les pierres siliceuses. Il range les sels d'après la nature de leurs acides.

MÉTHODE MINÉRALOGIQUE DE WERNER.

CLASSE PREMIÈRE. — TERRES ET PIERRES.

GENRES. 1°. Diamant.
      2°. Zirconien.
      3°. Siliceux.

                        FAMILLE des Grenats.
                                des Rubis.
                                des Schorls.
                                des Quartz.
                                des Zéolithes.

4°. Argileux ou Alumineux.
                      FAMILLE des Schistes.
                                des Mica.
                                des Trapps.
                                des Lithomarges.

5°. Talqueux ou Magnésien.

FAMILLE des Terres savoneuses.
des Talcs.
des Rayonnantes.

6°. Calcaire,

phosphaté.
boraté,
fluaté,
sulfaté.

7°. Barytique.
8°. Strontianien.

CLASSE II. — SELS NATIFS.

GENRES. 1°. Carbonates.
2°. Nitrates.
3°. Muriates.
4°. Sulfates.

CLASSE III. — COMBUSTIBLES.

GENRES. 1°. Soufre.
2°. Bitumes.
3°. Graphites ou Carbures.

CLASSE IV. — MÉTAUX.

1°. Platine ; 2°. Or ; 3°. Mercure ; 4°. Argent ; 5°. Cuivre ;
6°. Fer ; 7°. Plomb ; 8°. Étain ; 9°. Bismuth ; 10°. Zinc ;
11°. Antimoine ; 12°. Cobalt ; 13°. Nickel ; 14°. Manganèse ; 15. Molybdène ; 16°. Arsenic ; 17°. Tungstène ou
Schéele ; 18°. Titane ou Menak ; 19°. Urane ; 20. Tellure ou Sylvane.

Géognosie ou Distribution des Roches.

CLASSE PREMIÈRE. — ROCHES PRIMITIVES.

Granits, Porphyre, Trapps, etc.

CLASSE II. — ROCHES DE TRANSITION.

Calcaire, Trapps de transition.

CLASSE III. — ROCHES STRATIFORMES OU SECONDAIRES.

Grès, Gypse, Calcaire, Houille, Basalte, etc.

CLASSE IV. — ROCHES D'ALLUVION.

Sables, Argiles, Tufs.

I.

CLASSE V. — ROCHES VOLCANIQUES.

1°. Laves, Éjections boueuses, etc.
2°. Roches pseudo-volcaniques, Argile brûlée, Jaspe, porcelaine, Scories terreuses, etc.

Méthode de M. Haüy.

A mesure qu'on a plus approfondi l'étude de la minéralogie, l'on a remarqué, comme caractère général, que les substances minérales avaient la propriété de se cristalliser. Les corps organisés, au contraire, affectent des formes arrondies et appropriées aux besoins de l'être vivant et végétant.

Mais les formes cristallines, quoique remarquées, n'avaient pas été bien étudiées ; on se contentait de désigner les cristaux par des comparaisons communes, en *lame de couteau*, en *croix*, en *tombeau*, en *pyramide*, en *pointe de diamant*, en *dé*, etc. Linné soupçonna que ces formes pouvaient être toutes géométriques, exactes et capables de fournir de bons caractères distinctifs ; cet homme semblait inspiré du génie de la nature, tant il y portait des apperçus neufs et d'une profonde vérité.

Romé-de-Lisle vint soumettre ensuite ces cristaux à la mesure du *gonyomètre* (instrument en équerre, propre à mesurer de très-petits angles, avec précision, de γόνυ, *genou*, *angle*, et μετρον, *mesure*); il les décrivit, les représenta avec soin, et crut reconnaître les formes primitives d'où dérivaient les cristaux les plus compliqués. Il pensait que les cristaux étaient composés de molécules similaires (qu'il nommait *intégrantes*) et géométriques. Bergmann suivit la même route, et s'appliqua pareillement à reconnaître les molécules cristallines. Cependant on s'apperçut que les molécules des cristaux n'avaient point la même forme que le cristal entier, mais bien celle de sa molécule cristalline primitive, laquelle est fort différente souvent, comme on l'observe dans les gypses ou chaux sulfatées. Les additions des molécules cristallines les unes aux autres, se font toujours suivant un ordre régulier et symétrique, quoique différent en chaque espèce de corps. Romé-de-Lisle attribua encore, avec beaucoup de fondement, la *ligne droite* aux figures minérales, et la *ligne courbe* aux corps organisés végétans et animés.

Mais il était réservé au savant M. Haüy de porter la lumière de la géométrie dans la cristallographie minérale ; il observa les modes d'accrétion, par superposition, des noyaux primitifs de forme cristalline, et ses modes de décroissement, par rangées ou lames successives ; il vit comment ces accroissemens ou décroissemens varient et apportent des modifications à la molécule cristalline originaire. On reconnaît avec lui que le spath fluor (fluate de chaux) qui cristallise en cube, s'est accrû sur les huit faces d'un octaèdre, et qu'en retranchant les huit angles du cube qui est produit, on arrive à ce cristal primitif ; on décompose le prisme hexaèdre de spath calcaire par des clivemens (1) en sections parallèles, pour parvenir au noyau qui est un rhombe ou un rhomboïde. On obtient du spath adamantin, un rhomboïde plus aigu ; du muriate de soude, du fer spathique de l'île d'Elbe, un cube ; du béril, un prisme droit hexaèdre ; du

----

(1) On nomme ainsi la séparation des lames cristallines du diamant et des autres pierres. On ne parviendrait point à tailler le diamant sans cette connaissance, et si on voulait le diviser autrement, que par ses jointures, on le briserait en morceaux. Cet art de tailler les pierres fines exige dans le joaillier une étude suffisante des lois de la cristallisation des gemmes.

spath pesant (sulfate de baryte) , un prisme droit avec
des bases rhomboïdales ; du feldspath (silice et alumine) , un parallélipipède obliquangle , et ainsi de
tous les cristaux.

On demandera si l'on ne peut pas subdiviser encore
ce qu'on appelle le noyau primitif, pour le réduire
à un terme plus simple. L'expérience a montré qu'en
voulant aller au-delà , on brisait le cristal et qu'on
détruisait toute forme cristalline.

Les additions ou soustractions des molécules cristallines autour du noyau primitif, par lames ou rangées, sont des molécules très-petites; c'est pourquoi
souvent les surfaces paraissent planes à la vue simple ,
quoiqu'il y ait des cavités ou intervalles entre ces
molécules cristallines.

Nous ne suivrons pas M. Haüy dans les lois d'accroissement et de décroissement des lames cristallines, soit sur les bords, soit sur les angles des cristaux. Il explique toutes les variétés , et l'on pourrait
dire les savans jeux de la nature; elles sont tellement
susceptibles de modifications, que le spath calcaire,
seul , peut offrir 8,388,604 formes différentes , en
admettant dans ses cristaux des décroissemens seulement par trois ou quatre rangées de molécules intégrantes.

Ces *molécules intégrantes* sont composées de *molécules élémentaires*, qui ont sans doute aussi des formes
régulières et constantes selon M. Haüy et Romé-de-
Lisle, quoique différentes des formes de la molécule
intégrante. On a réduit à trois les formes de ces molécules, le *tétraèdre*, le *prisme triangulaire* et le *parallélipipède*. M. Haüy trouve, dans ce dernier, le cube,
le rhomboïde et les autres solides à six faces parallèles deux à deux : l'octaèdre régulier, le dodécaèdre

à plans rhomboïdaux sont encore des solides qui paraissent servir de noyaux primitifs.

Au reste, cet auteur a établi la division des minéraux en quatre classes.

CLASSE PREMIÈRE — SUBSTANCES ACIDIFERES
(*non métalliques*).

1°. Terreuses.
2°. Alcalines.
3°. Alcalino-terreuses.

CLASSE II. — SUBSTANCES TERREUSES.

(*L'auteur y place la série des espèces de Terres, de leurs mélanges et variétés*).

CLASSE III. — SUBSTANCES COMBUSTIBLES.

1°. Simples (Soufre, etc.)
2°. Composées (Bitumes, etc.)

CLASSE IV. — SUBSTANCES MÉTALLIQUES.

1°. Métaux non oxidables par la chaleur (Or, Platine, etc.)
2°. Métaux oxidables et réductibles par la chaleur (Mercure, Argent, etc.)
3°. Métaux oxidables et non réductibles par la chaleur (Manganèse, etc.)

PREMIER APPENDICE.
(*Substances encore trop peu connues pour être classées méthodiquement*).

II°. APPENDICE. — MINÉRAUX MÉLANGÉS.

1°. Roches primitives.
2°. Dépôts secondaires et tertiaires.
3°. Aggrégats formés de fragmens aglutinés.

III°. APPENDICE. — PRODUITS VOLCANIQUES.

1°. Laves.
2°. Thermantides (1).
3°. Produits de sublimation.

(1) De θερμός, chaud, c'est-à-dire formé par la chaleur. De là les mots *thermes*, ou bains chauds, *thermomètre*, etc.

4°. Laves altérées.

5°. Tufs volcaniques.

6°. Substances formées postérieurement dans les laves.

Par l'ordre que nous avons suivi dans la Matière médicale, nous avons adopté à-peu-près la division accoutumée en quatre classes naturelles des substances du règne minéral.

DES RAPPORTS DE LA CHIMIE A LA PHARMACIE,

ET DE LA NÉCESSITÉ DE LEUR RÉUNION.

Histoire de la Chimie.

Il est probable que la chimie fut d'abord créée par l'art pharmaceutique, à moins qu'on ne veuille l'attribuer à l'art d'extraire les métaux. C'est ainsi qu'on la fait remonter jusqu'au patriarche *Tubalcain*, forgeron et ouvrier en fer (*Voyez* la Genèse), lequel pourrait être le *Vulcain* de la Mythologie payenne. On ne peut point dire cependant qu'ils exerçassent une sorte de chimie, et on doit seulement les placer au rang des premiers artisans qui ont enseigné aux hommes l'emploi des instrumens les plus nécessaires à la vie civilisée. Mais les spéculations et les recherches dans l'art chimique, n'ont véritablement commencé que chez les anciens Egyptiens, peuple singulier, qui mêla l'étude des hautes sciences à la superstition la plus absurde. Le premier qu'on cite comme inventeur de la chimie, selon Olaus Borrichius (1) et Lenglet Dufresnoy (2), fut Thaut ou Athotis, fils d'Osiris ou Mezraïm, petit-fils de Cham, et roi de Thèbes. Les

---

(1) *De ortu et progressu Chemiæ.*

(2) Tablettes chronologiques, etc.

Grecs qui l'ont connu, l'ont appelé *Hermès* (1) ou Mercure, et honoré comme le fondateur de presque toutes les sciences.

Huit siècles après, et environ vingt siècles, ou plus de 1900 ans avant notre ère, vécut un autre roi philosophe nommé Siphoas, qui fut le second Hermès ou Mercure, surnommé Trismégiste ou trois fois grand : il cultiva de même la physique, la morale et toutes les sciences. On peut voir dans les Strômates de Clément d'Alexandrie, la liste de ses écrits, au nombre de quarante-deux, et parmi lesquels on n'en cite cependant point sur la chimie. Toutefois cette science prit le nom de philosophie hermétique, à cause de ses inventeurs. Les ouvrages manuscrits qui subsistent sous le nom d'*Hermès*, et qui traitent d'objets de chimie, ne sont point ceux des rois égyptiens, mais bien postérieurs et apocryphes, ou pseudonymes.

Quand on n'aurait pas trouvé dans les débris de temple à Denderah, des preuves manifestes que les anciens Egyptiens connaissaient plusieurs arts chimiques, les émaux, etc. ; il paraît certain que Moïse fut instruit dans toute la *sagesse* de ces peuples, et qu'il sut dissoudre le *veau d'or* dans l'eau, par le moyen d'un sulfure alcalin. On ne peut guère contester à Démocrite et à Pythagore, philosophes qui voyagèrent en Egypte pour s'instruire, la connaissance de plusieurs expériences chimiques qui les firent passer parmi les Grecs pour des magiciens, des enchanteurs ou des sorciers, à-peu-près comme Roger Bacon et Albert-le-Grand, passèrent pour tels en Europe au XIIIe. siècle. Les magiciens de Pharaon, qui transformaient l'eau en sang, et

---

(1) L'expression fermer *hermétiquement*, etc., tire de là son origine.

faisaient d'autres prodiges, n'étaient sans doute que des chimistes ou des physiciens; et les prêtres de cette nation, chargés seuls du dépôt des sciences, continuèrent d'exercer la chimie jusqu'à ce que l'empereur Dioclétien fit brûler tous leurs livres (1), afin de mieux soumettre les peuples de l'Egypte.

Il resta cependant des traces de la science chimique parmi les Arabes vainqueurs de l'Orient, et Aroun-al-Raschild, un de leurs califes, contemporain de Charlemagne, encouragea cette science en faisant traduire des livres grecs qui en traitaient. Alors Geber, né à Thus, dans le Chorasan, province de Perse, publia trois Traités où il parle de la distillation et de la manière de réduire, de calciner et de dissoudre des métaux. Le meilleur de ses ouvrages est la *Summa perfectionis magistri.*

A l'époque des irruptions des Sarrazins, les sciences que ceux-ci cultivaient, commencèrent à germer dans l'Europe barbare, mais avec les idées superstitieuses propres aux âges d'ignorance. Les Croisés avaient aussi rapporté d'Orient une haute idée de la chimie, qu'on appela *alchimie*, par excellence, en y ajoutant la particule arabe *al;* on crut pouvoir, par elle, faire de l'or; on chercha la merveilleuse *pierre philosophale* qui devait servir à ce grand œuvre. Il y eut des procédés secrets, des initiations, des adeptes, des prosélytes qui prirent le nom de Frères *rose-croix,* etc.; ce fut une secte d'illuminés, d'esprits exaltés, qui crurent découvrir les secrets de la nature, les remèdes universels, la magie et mille autres extravagances semblables.

Qu'il nous soit permis de hasarder une réflexion.

---

(1) Suidas, *lexicon.*

Il faut souvent aux hommes un but imaginaire, capable de les enflammer, pour les porter à de grands efforts, leur faire sacrifier repos, fortune et peines, pour ce qu'ils poursuivent; et quoique l'objet qu'ils cherchent avec ardeur, n'ait aucune réalité, il ne laissent pas de découvrir sur la route inconnue où ils s'avancent, des vérités neuves et des faits remarquables. C'est ce qui arriva aux alchimistes; et si leurs écrits étaient moins obscurs, s'ils ne cherchaient point à s'environner d'ombres épaisses, on en recueillerait sans doute encore bien plus de fruit qu'on n'a pu en retirer. La poudre à canon n'est pas une invention de peu d'importance. Les préparations mercurielles et antimoniales dont la médecine tire journellement tant de fruit, sont le résultat des travaux dont les alchimistes ont tourmenté ces métaux.

Ne faisant pas une histoire générale de la chimie, nous ne parlerons point d'Albert Groot, ou le Grand, dominicain de Cologne; ni du fameux cordelier anglais, Roger Bacon; ni du Languedocien Arnauld de Villeneuve, qui fit le premier de l'eau-de-vie; ni de son élève, Raymond Lulle, né à Majorque, qui fit des eaux fortes; ni de Basile Valentin, bénédictin allemand; ni d'Isaac le Hollandais, père et fils, dont Boerhaave estimait les travaux. On a dit que ces hommes n'étaient grands, que parce que le monde était petit alors; mais on peut conjecturer d'après plusieurs écrits qu'ils ont laissés, que s'ils étaient nés de notre tems, ils auraient trouvé d'aussi faibles contemporains qu'il en eurent dans leur siècle.

En 1493, naquit à Oppenheim, en Suisse, Théophraste-Bombast Paracelse, génie d'une imagination ardente, dont le fougueux enthousiasme fit une révolution dans la médecine et la chimie. Dans la chaleur de son zèle, il brûla les écrits des anciens médecins, et rejeta la pharmacie galénique pour la remplacer par des préparations chimiques douées de propriétés violentes. Ses tentatives, quoique souvent téméraires, réussirent dans plusieurs maladies qui résistaient aux médicamens ordinaires, et qui cédèrent à ses remèdes héroïques ; telles furent sur-tout la maladie vénérienne, la goutte, les paralysies, etc., pour lesquelles il mit en usage, l'un des premiers, les mercuriaux, les antimoniaux, etc. Il se promettait presque l'immortalité, et mourut à quarante-huit ans. L'impulsion qu'il communiqua, multiplia les médicamens chimiques, et l'on en doit encore plusieurs à Crollius, Quercetan, Zwelfer, Tackenius, Hartmann, Schroder, Vigan, Glaser, Lémery, Borrichius, Glauber, Lemort, Libavius, Ludovic, Digby, Starkey, etc. Quoique la chimère de la médecine universelle, ou *panacée*, eût beaucoup perdu de son crédit, l'on voit cependant encore à la même époque une grande crédulité sur les prétendus effets sympathiques des remèdes. Van Helmont, tout en combattant Paracelse et les anciens, suscita, l'un des premiers, la secte des animistes en médecine, fit des observations intéressantes sur les effets de l'eau dans la végétation, reconnut l'existence des gaz, etc.

Cependant la bonne méthode de philosopher ou de perfectionner les sciences exactes par l'expérience et l'observation, méthode tracée par l'illustre Bacon de Vérulam, faisait des progrès. Le savant père Kircher, auquel on doit de profonds ouvrages ; Hermann Conringius, très-érudit médecin allemand, portèrent un coup mortel aux folies alchimiques. Robert Boyle, physicien observateur, en Angleterre, Jacques Barner, Bohnius, en Allemagne, reprirent la vraie route de la chimie ; Henckel, Neri, Kunckel, Schlutter, travaillèrent à la docimasie, à la verrerie, aux émaux ; mais c'est sur-tout Joachim Becher, de Spire, homme de génie, qui apperçut les premiers fondemens de la science chimique (1). Il mérita d'avoir pour commentateur, un génie plus profond et plus éclairé, l'illustre George-Ernest Stahl. Ce dernier fonda la fameuse théorie du phlogistique dans les corps combustibles ; il l'étaya par un grand nombre de recherches, non-seulement dans son Traité du soufre et des sels, et ses trois cents expériences, mais encore dans la plupart de ses autres ouvrages. Il sut se défendre des applications indiscrettes de la chimie à la médecine, quoiqu'il ait porté dans ce dernier art, une aussi vive lumière que dans l'autre. Vers la même époque , Frédéric Hoffmann, médecin célèbre, employa très-heureusement plusieurs préparations chimico-pharmaceutiques dont il était auteur.

C'est alors que florissait à Leyde le grand Hermann Boerhaave, qui menait à-la-fois de front presque toutes les sciences-physiques, et dont la réputation médicale était portée par toute la terre. Son Traité des quatre élémens, et en particulier celui du feu, sera toujours regardé comme un chef-d'œuvre. On s'occupait, vers ce tems, de l'analyse végétale, mais sans succès, à cause de la mauvaise méthode (la décomposition à feu nu) qu'employaient Boulduc, Tauvry, Geoffroy, etc : on leur doit cependant d'utiles remarques. Ensuite Bergmann, Schèele et les deux frères Rouelle, que l'art lui-même semblait inspirer, en les tirant de l'obscurité, s'ouvrirent de nouveaux sentiers dans la chimie et la pharmacie ; ils assurèrent les

_____

(1) *Physica subterranea* est le titre de son principal ouvrage , in-4°. fig.

pas de Baumé, de Macquer, qui forment comme les dernières limites de la chimie de Stahl et de la théorie du phlogistique.

Nous avons vu, de nos jours, cette révolution fameuse qui a donné une nouvelle face à toutes nos connaissances sur la physique générale; qui a formé enfin de la chimie une science d'une exactitude mathématique; qui a réfléchi sur la technologie, les manufactures, la pharmacie, l'éclat dont elle a soudain brillé à tous les yeux.

Les hommes ne voient d'abord que les objets les plus matériels, et souvent ne conçoivent rien au-delà. Dans toutes les expériences sur le *phlogistique*, on ne faisait pas attention à la présence et à la nécessité de l'air pour la combustion et la calcination des métaux. Jean Rey, médecin anglais, paraît, seul, avoir observé qu'il était absorbé dans cette circonstance; mais on n'avait tenu aucun compte de cette remarque. Boyle et Hales avaient examiné plusieurs fluides aériformes; Priestley découvrit dans les chaux ou oxides métalliques, l'air pur ou gaz oxigène; l'exact Bayen le reconnut dans les réductions des oxides de mercure sans corps combustible; enfin, l'illustre Lavoisier démontra que la combustion n'était que la fixation de cet air pur dans les corps, et qu'elle produisait l'oxidation ou l'acidification. Tous les chimistes de l'Europe, après avoir examiné et quelquefois combattu cette nouvelle théorie, ont enfin reconnu la solidité de ses principes, et elle est généralement admise. On l'a nommée chimie *pneumatique*, parce qu'elle est fondée principalement sur la nature des airs ou gaz.

Dans cette brillante carrière, s'est montré un grand nombre d'hommes célèbres, MM. Berthollet, Laplace, Monge, Fourcroy, Guyton-Morveau, parmi les fondateurs, et beaucoup d'autres non moins habiles marchent aujourd'hui sur la même route. Leurs noms connus sont cités souvent dans le cours de cet Ouvrage.

Ce n'est pas qu'il n'y ait encore beaucoup à faire dans la chimie, pour la porter à sa perfection, surtout dans l'analyse des substances végétales et animales; la science est loin d'être épuisée. C'est même cette partie de l'art qu'il convient le plus au pharmacien de poursuivre; la chimie minérale, bien plus avancée, offre un assez grand nombre de médicamens énergiques et bien connus; mais la nature des substances végétales, souvent très-compliquées, sur lesquelles le praticien opère, et que le médecin prescrit, la plupart du tems, sur la foi de l'empirisme ou de vagues épreuves, offre une vaste matière aux recherches du chimiste et du pharmacien.

C'est encore dans l'analyse des alimens, soit animaux, soit végétaux, tant les solides que les liquides, que la science doit porter la plus vive lumière. Non-seulement il importe de connaître la nature des matières nutritives, mais leur quantité dans chaque espèce de nourriture, mais leur digestibilité, mais leur préparation la plus convenable, les altérations auxquelles elles sont sujettes, les changemens qu'elles peuvent subir ou causer dans l'économie animale, etc. C'est sur-tout dans l'examen des eaux, des vins et liqueurs de table, que l'art chimique et pharmaceutique est nécessaire. Combien de dangereuses boissons n'est-il pas capable de faire connaître avant leur fatal emploi? Et lors même que des venins pénètrent dans les premières voies, attaquent la source de l'existence, quel triomphe pour l'art d'arracher à la scélératesse ses malheureuses victimes, de porter le baume de la vie

dans les entrailles d'un infortuné corrodé par le poison !
De même, lorsqu'un gaz méphitique répand sa funeste
léthargie sur l'ouvrier laborieux des mines, des car-
rières ; lorsqu'une épizootie ravage les bestiaux ; lorsque
des miasmes putrides exhalent la contagion au milieu
des plus florissantes cités, le chimiste, le pharmacien,
viennent répandre des fumigations d'un air salutaire,
comme la Fable nous représente Alcide nettoyant les
étables d'Augias, ou Apollon poursuivant de ses traits
vainqueurs le serpent Python, et assainissant ses infects
marécages.

Nous pourrions montrer comment la chimie a enseigné à extraire et travailler tous les métaux ; comment
elle a enfanté les arts de la verrerie, des poteries,
faïences et porcelaines ; ceux de la distillation, de la
teinture, de la préparation des peaux, du papier,
de l'amidon, des vins, vinaigres et autres liqueurs,
des parfums ; enfin la composition des savons et soudes,
des acides, etc. Elle ne dédaigne pas même de s'occuper de la boulangerie, de l'art culinaire ; enfin de
tout ce qui tient à notre existence et à notre santé.

---

*Explication des termes principaux qui désignent les
qualités ou vertus des Médicamens.*

A.

Aglutinans, du mot *gluten* ; ce sont des topiques propres à coller
les lèvres des plaies, ou des remèdes qui, pris à l'intérieur,
consolident les ulcères.

Alexipharmaques, d'αλίξω, je secours, et de φαρμακον, médicament ; ce sont des remèdes, comme les aromates, la thériaque, etc.

Alexitères, tirent leur nom du même verbe grec et de Θηρ, bête féroce ; on les croit propres à résister aux venins , poisons , piqûres des animaux ; tels sont les sels ammoniacaux.

Altérans ; sont les remèdes qui modifient et *altèrent*, en quelque manière que ce soit , la constitution de nos organes.

Analeptiques, d'ἀναλαμβάνειν, restaurer, rétablir, remettre ; telles sont les nourritures fortifiantes qui rappellent la vigueur des malades épuisés.

Anodins, de l'α privatif des Grecs et de ὀδύνη, douleur , c'est-à-dire , qui enlèvent la douleur, comme fait l'opium en assoupissant les sens.

Anthelminthiques, d'ἀντὶ, contre, ἕλμινθον, ver ou vermisseau ; ce sont des vermifuges ; comme les amers, les oxides métalliques.

Antiapoplectiques, contre l'apoplexie, mot qui vient d'ἀποπλήγω, πλήσσω, je frappe, foudroie, abats ; comme fait cette maladie.

Antiarthritiques, contre la goutte, *arthritis*, parce qu'elle attaque les articulations. ἄρθρον, jointure.

Antiasthmatiques, contre l'asthme , ou autres difficultés de respirer ; la dispnée, l'orthopnée , etc.

Antidysentériques, contre la dysenterie , δυς εντερον, colique d'entrailles ; tels sont l'ipécacuanha , la rhubarbe , etc.

Antiépileptiques, ἐπιλαμβάνειν, tomber , s'abattre, ce que cause l'épilepsie ; ses remèdes sont des antispasmodiques.

Antihectiques, contre l'hétisie, ou fièvre hectique qui consume et épuise ; on emploie contre elles les adoucissans et humectans.

Antihydropiques. L'hydropisie vient d'ὕδωρ, de l'eau, et πίων, gras ; ce sont des remèdes évacuans.

Antihypocondriaques, l'hypocondrie attribuée à la mauvaise disposition des hypocondres ; ces remèdes sont des apéritifs , ou de violens purgatifs, comme l'hellébore.

Antihystériques, contre l'hystérie , mal de matrice , ὑστερ , *uterus* ; ce sont des médicamens fétides la plupart.

Antimélancoliques, contre μέλαιναν χολὴν, la bile noire ; remèdes violens , purgatifs.

Antinéphrétiques, contre la maladie νεφρις, du rein ; tels sont les apéritifs.

Antiphlogistiques, contre l'inflammation, φλόξ, ou des rafraichissans.

Antipsoriques , contre la ψώρα, la gale.

Antiseptiques , de σήπω, je putréfie , ou contre la putréfaction , comme les acides , les astringens, les spiritueux ; les remèdes *septiques* sont ceux qui corrodent, putréfient, rongent.

Antispasmodiques , contre les convulsions ; de σπάω, trembler, palpiter ; l'eau de fleurs d'orange , le castoréum , etc. , sont antispasmodiques.

Antisyphilitiques, ou antivénériens. Le mot *syphilis* a été inventé par Jérôme Fracastor, dans son poème latin, sur l'origine de la maladie vénérienne, pour désigner ce mal, qu'il attribue à des constellations malfaisantes.

Apéritifs, qui ouvrent les conduits, les désobstruent.

Aphrodisiaques, qui excitent à l'amour, du mot αφροδιτη, Vénus.

Astringens, qui resserrent, astreignent, comme les âpres, les acerbes, les acides.

Atténuans, qui divisent les matières visqueuses, épaisses.

B.

Béchiques, de βηξ, la toux; remèdes qui empêchent de tousser.

C.

Cardiaques ou *cordiaux*, qui raniment les forces du cœur.

Carminatifs; on fait venir ce mot de *carminare*, qui signifie carder la laine, et on l'applique, par métaphore, aux remèdes qui divisent et séparent les humeurs, qui chassent les vents. Selon d'autres auteurs, le mot *carminare*, chanter ou faire des vers, est dit par ironie de l'action d'expulser les vents.

Cathartiques, de καθαιρω, je purge, je nettoie, je consume; ce sont des purgatifs.

Cathérétiques, qui ont la même étymologie; désignent des médicamens qui rongent les chairs baveuses des ulcères, comme les caustiques.

Caustiques, de καιω, je brûle, je consume, je corrode, d'où le mot de corrosif.

Céphaliques, de κεφαλη, tête, ou contre les maux de tête.

Cholagogues, de χολη, bile, et αγω, j'expulse.

Cosmétiques, de κοσμος, netteté, ordre, propreté; remèdes pour la toilette.

D.

Délétères, de *deleo*, j'efface; les délétères tuent, font disparaître du nombre des vivans.

Détersifs, qui détergent, nettoient, mondifient les plaies, ulcères, etc.

Diaphorétiques, ou sudorifiques, qui chassent par la diaphorèse ou la transpiration; διαφορειν, porter dehors.

Diurétiques, δια ουρον, qui excitent l'urine, comme le nitre.

Drastiques, de δραω, agir avec force; ce sont de violens purgatifs.

E.

Eccoprotiques, de ἐκ dehors, et κοπρος, excrément ; ou qui relâchent le ventre.

Emétiques, d'ἐμεῶ, je vomis.

Emménagogues, qui excitent les menstrues ou règles des femmes, de μήν, mois, ou μήνη, lune, et αγῶ, j'expulse. On a cru que la lune et les mois avaient des influences sur la purgation utérine.

Epispastiques, d'ἐπισπαῶ, j'attire ; remèdes qui attirent les humeurs, comme les vésicatoires.

Epulotiques, ou cicatrisans, d'ἐπὶ et ἄλα, cicatrice.

Errhines. Voyez aux Sternutatoires (tom. Ier, pag. 330).

Escarrotiques, du mot ἐσχάρα, la croûte d'un ulcère, d'une brûlure ou du feu ; ce sont des caustiques qui font escarre.

G.

Galactopoiétiques, de γαλα, lait, et ποιίω, je fais ; médicamens qui excitent la secrétion du lait, comme les ombellifères, la polygala.

H.

Hémoptoïques, d'αἷμα, sang, et πτυω, je crache ; médicamens contre le crachement de sang.

Hépatiques, contre les maladies du foie, *hepar*.

Hydragogues, qui expulsent l'eau (chez les hydropiques par exemple).

Hypercathartiques, ou superpurgatifs ; ὑπὲρ, au-delà.

Hypnotiques, de ὕπνος, sommeil, assoupissement ; comme font les remèdes opiatiques.

I.

Ictériques, ἰκτερος, jaunisse ; remèdes pour cette maladie.

Incrassans, remèdes qui épaississent les humeurs.

L.

Lithontriptiques, λίθος, pierre, et τριϐῶ, je brise, j'écrase ; ce sont des médicamens supposés capables de dissoudre la pierre dans la vessie, ou le gravier des reins.

M.

Mélanagogues, de μελαινα, maladie ou humeur noire, ἄγω, je chasse.

I.

Mésentériques, propres aux maladies du mésentère, tels sont les apéritifs.

Mochliques, μοχλιον, ébranlement, agitation; ce sont des remèdes qui ébranlent violemment les humeurs en purgeant par le haut et bas.

Mondificatifs, qui nettoient.

N.

Narcotiques, de ναρχη, stupeur, ou qui étourdissent, assoupissent.

Néphrétiques. Voy. Antinéphrétiques.

O.

Odontalgiques, οδοντος αλγος, douleur de dents; remèdes qui la guérissent.

Ophthalmiques, οφθαλμος, œil; remèdes contre les maux d'yeux, comme sont les collyres. On dit aussi *antiophthalmiques*.

P.

Palliatifs, qui suspendent le mal sans le détruire.

Panacées, παν, tout, ακεθαι, guérir. On nommait ainsi des remèdes qu'on croyait propres à toutes les maladies.

Panchymagogues, de παν, χύμος, humeur, αγω, propre à chasser toutes les humeurs (mauvaises ou peccantes); nom donné à des purgatifs.

Parégoriques, παρα, auprès, αγορευω, je console, j'adoucis; remèdes calmans.

Phagédéniques, de φαγω, je mange ou ronge; remèdes qui détergent, enlèvent les chairs baveuses des ulcères, etc.

Phlegmagogues, qui expulsent les phlegmes ou les pituites. Le mot *phlegme* vient de φλιγω, je brûle, parce que les substances qui brûlent donnent la plupart des liquides ou phlegmes en chimie.

Pleurétiques, contre la pleurésie; de πλευρα, membrane des côtes, la plèvre de la poitrine.

Prophylactiques, de προφυλαξις, préservatif, antidote, contrepoison, surveillance, ou remèdes qui préservent des maux.

Ptarmiques, de πταιρω, éternuer; remèdes sternutatoires.

Pyrotiques, de πυρ, feu; remèdes caustiques et brûlans. Les *antipyrotiques* sont des rafraîchissans ou des antifébriles.

R.

Répercussifs, médicamens qui repoussent les humeurs vers l'intérieur du corps, comme sont les astringens.

Résomptifs, de *resumere*, reprendre (des forces); ce sont des remèdes restaurans, nourrissans, roborans, de *roborare*, fortifier.

S.

Sarcotiques, de σάρξ, chair ; ce sont des cicatrisans ou remèdes propres à régénérer les chairs.

Septiques, voyez *Antiseptiques*.

Splénétiques, de σπλὴν, la rate ; remèdes désobstruans ou apéritifs contre les engorgemens de la rate, selon la manière de voir des médecins, dans les maladies des rateleux.

Stupéfians, qui assoupissent, causent des stupeurs, comme la mandragore, la belladonne, les solanées ; ce sont des remèdes vireux.

Styptiques, de στύφω, je resserre, j'astreins ; car ce sont des astringens puissans.

Sympathiques, de σύν, ensemble, παθος, sentiment. On croyait qu'il y avait des médicamens capables de faire sentir leurs effets de loin à deux lieues éloignées, et de la même manière.

T.

Toniques, remèdes qui donnent du ton, ou un plus grand degré de tension et de vigueur aux fibres.

Topiques, de τόπος, lieu ; médicamens pour appliquer sur quelque partie du corps, ou remèdes locaux.

Toxiques, de τοξικόν, venin, ou de τοξεύειν, tirer une flèche ; ce sont des poisons.

NOUVELLE NOMENCLATURE chimique et pharmaceutique , avec les améliorations adoptées récemment ; rangée dans l'ordre alphabétique.

Depuis la réformation salutaire de la langue chimique, qui a tant porté de clarté dans les opérations et de facilité dans la théorie, qui a fait succéder l'ordre à la confusion, l'on a senti la nécessité d'augmenter la précision de ce langage, autant qu'il peut en recevoir.

Plusieurs substances nouvellement découvertes, comme des terres, des métaux, sont venues se ranger dans le cadre de la science, sans apporter de changement, mais les travaux sur plusieurs acides végétaux, ou animaux, ou minéraux, en ont fait connaître quelques-uns ignorés, en ont fait réunir d'autres à ceux déja connus, enfin ont forcé de changer la dénomination ou la terminaison de quelques autres. Ainsi les acides acéteux et tartareux ont dû être appelés acétique, tartarique; les pyroligneux, pyromuqueux, sébacique, bombique, formique ont été reconnus pour l'acide acétique plus ou moins pur ou mélangé. Les divers degrés d'oxidation des métaux, mieux examinés, ont donné lieu aux dénominations de protoxide, ou au *minimum*, et de peroxide, ou au *maximum*. Les différentes quantités d'acides dans les sels, relativement aux bases, ont fait admettre dans leurs dénominations les prépositions *sur* ou *sous ;* ainsi l'on dit , *surtartrate de potasse*, au lieu de tartrate acidule de potasse, ou crême de tartre ; on dit *sous-borate de soude*, au lieu de borate sursaturé de soude, ce qui était plus long. De même on dit , acide *oxi-*

muriatique, et des *oximuriates*, au lieu d'acide muriatique oxigéné et des muriates oxigénés.

Il serait à souhaiter que l'on abrégeât ainsi quelques dénominations dont la longueur fastidieuse fait languir le discours et perd du tems ou des paroles. Les illustres auteurs de la nouvelle nomenclature (ceux du moins que la mort ne nous a point enlevés), se proposent de porter leur travail au point de perfection dont il est susceptible. Il serait nécessaire aussi de réformer plusieurs termes pharmaceutiques , que la raison et l'état actuel des connaissances condamnent également ; aussi avons-nous fait plusieurs réformes dans le cours de notre ouvrage. Quoiqu'il ne doive pas être à la liberté de tout le monde de se faire un langage particulier , pour éviter de tomber dans la confusion, l'on peut cependant proposer de réformer ce qui est vicieux, et la voix publique rejette ou sanctionne ensuite ce qui lui paraît convenable.

A.

Noms nouveaux.	*Noms anciens.*
Acétates (combinaisons de l'acide acétique).........	Acètes (combinaison du vinaigre distillé).
— alumineux (1) ou d'alumine	— d'argile.
— ammoniacal ou d'ammoniaq.	Esprit de Mindérérus, sel acéteux ammoniacal.
— d'antimoine.........	»
— d'argent...........	Acète d'argent. Margraff.
— d'arsenic (pyrohuileux)...	Liqueur fumante arsenico-acéteuse , ou phosphore liquide de Cadet.
— de baryte..........	Acète barotique. Guyton.
— de bismuth.........	Sucre de bismuth. Geoffroy.
— de chaux ,.........	Sel de craie, de corail, ou d'yeux d'écrevisse. Hartman.
— de cobalt..........	Encre de sympathie de Cadet.

(1) On peut prendre l'adjectif ou le substantif de toutes ces bases.

Noms nouveaux.	*Noms anciens.*
Acétates de cuivre	Vert-de-gris , verdet , cristaux de Vénus.
— d'étain.	Acète d'étain.
— de fer	Vinaigre martial. Scheffer.
— de magnésie. . , , , . .	Acète de magnésie.
— de manganèse	»
— de mercure	Terre foliée mercurielle de Keyser.
— de molyodène. . . . . . . ,	»
— de nickel	»
— d'or.	Acète d'or. Schreder et Juncker.
— de platine.	»
— de plomb	Sucre de Saturne , sel de Saturne , extrait de Saturne.
— de potasse.	Terre foliée de tartre de Muller.
— de soude	— — minérale.
— de tungstène.	»
— de zinc	Acète de zinc. Glauber.
Acétites. Ils sont semblables aux acétates	»
Acides acétique non distillé. . . .	Vinaigre , lait aigri , etc.
— — distillé.	— distillé et radical ; esprit-de-Vénus.
— arsénieux, ou oxide d'arsenic	Arsenic blanc, chaux d'arsenic.
— arsenique.	Acide arsenical. Macquer.
— benzoïque.	— du benjoin, fleurs ou sel de benjoin.
— boracique.	Sel sédatif d'Homberg , sel volatil narcotique.
— camphorique	»
— carbonique	Gaz Sylvestre. Air fixe ou fixé. Acide aérien atmosphérique. — crayeux ou charbonneux.
— chrômique	»
— citrique.	Suc de citron, acide citronien.
— fluorique	Acide spathique.
— gallique	Principe astringent de la noix de galle.
— malique.	Acide des pommes, acide malusien.
— molybdique.	— de la molybdène , ou du wolfram.
— muqueux , voy. saccharique.	
— muriatique	— marin ou du sel marin , esprit-de-sel fumant.
— muriatique oxigéné ou oximuriatique	— — déphlogistiqué ou aéré.

Noms nouveaux.	*Noms anciens.*
Acides nitreux.	Esprit de nitre fumant, ou ruti-lant, acide nitreux phlogisti-qué.
— nitrique.	Acide nitreux blanc ou déphlo-gistiqué ; eau forte.
— nitro muriatique	Eau régale, acide régalin.
— — par le muriate d'am-moniaque	*Aqua stygia.*
— oxalique.	Acide de l'oseille ou du sucre ; acide oxalin ou saccharin.
— phosphoreux	— phosphorique volatil.
— phosphorique.	— phosphorique, acide de l'urine.
— prussique	Matière colorante du bleu de Prusse.
— pyrotartarique (1)	Esprit de tartre.
— saclactique	Acide du sucre de lait.
— succinique cristallisé . . .	Sel volatil de succin, acide du succin.
— sulfureux	Esprit-de-soufre, acide nitrio-lique phlogistiqué ou volatil.
— sulfurique.	Acide vitriolique, huile de vi-triol, acide du soufre.
— tartarique.	— tartareux ou du tartre.
— Tungstique	— de la tungstène, ou du wolfram.
— urique.	— lithiasique.
Alcool.	Esprit-de-vin, esprit ardent.
— formique	Esprit de magnanimité.
— nitrique.	— de nitre dulcifié.
— sulfurique distillé.	Liqueur anodine d'Hoff., ou goutt.
— potassé	Lilium de Paracelse, teinture âcre de tartre.
— résineux.	Teintures spiritueuses.
Alumine.	Argile pure, terre ou base de l'alun.
Ammoniaque	Alcali volatil caustique ou fluor, esprit volatil urineux de sel ammoniac.
Antimoine.	Régule d'antimoine.
Argent.	Argent, lune, Diane.
Arôme.	Esprit recteur, principe odorant.
Arseniates	Sels arsenicaux.

(1) Les acides pyroligneux, pyromuqueux et sébacique de la Nouvelle Nomen-clature sont reconnus pour être l'acide acétique sali d'une huile empyreumatique ; on les a réunis aux acétates. L'acide pyrotartarique en diffère.

Noms nouveaux.	*Noms anciens.*
Arseniates acidule de potasse., ou surarseniate de potasse. . . . . }	Sel neutre arsenical de Macquer.
— d'alumine.	»
— d'ammoniac.	Ammoniac arsenical.
— de soude	Sel arsenical de soude.
etc.	
Azote	Moffette atmosphérique.

B.

Baryte.	{ Terre pesante, ou du spath pesant , barote.
Benzoates	Inconnus aux anciens.
Ses combinaisons avec les bases ordinaires peu connues.	
Bombiates (sels formés par l'acide du ver à soie, avec les bases. Ce nom est supprimé parce que l'acide est reconnu pour l'acétique mêlé de phosphorique).	
Borates (combinaisons de l'acide horacique avec les bases.	
— d'alumine.	Borax argileux brut ou tinkal.
— d'ammoniaque	{ Sel ammoniac sédatif, borax ammoniacal.
— d'antimoine.	Borax d'antimoine.
— de baryte	— pesant , ou barotique.
— de chaux.	— calcaire.
— de cobalt	— de cobalt.
— de cuivre	— de cuivre.
— de fer	— de fer.
— de magnésie.	— magnésien.
— de mercure	{ — mercuriel , sel sédatif mercuriel.
— de potasse.	— végétal.
— de soude.	— ordinaire saturé.
Sousborate de soude.	{ — — avec excès de base, chrysocolle.

C.

Calorique	{ Chaleur latente ou fixée, ou principe de la chaleur.

Noms nouveaux.	*Noms anciens.*
Camphorates (combinaisons de l'acide camphorique, inconnues des anciens).	
Se font avec les bases ordinaires.	
Carbone.	Charbon pur.
Carbonates (combinaisons de l'acide avec les bases).	
— d'alumine.	Argile aérée.
— d'ammoniaque	Alcali volatil concret, sel volatil d'Angleterre.
— d'antimoine. . . , ...	Méphite d'antimoine.
— d'argent.	— d'argent.
— d'arsenic.	— d'arsenic.
— de baryte	Terre pesante aérée.
— de chaux.	Craie, pierre calcaire, terre calcaire aérée, spath calcaire, crême de chaux.
— de cuivre	Malachite.
— d'étain.	Mine d'étain blanche ou colorée.
— de fer.	Safran de Mars apéritif, fer aéré, rouille de fer, ochre, fer limoneux, fer spathique.
— de magnésie.	Magnésie effervescente ou aérée de Bergmann, terre muriatique de Kirwan, poudre du comte de Palme, de Sentinelli.
— de mercure	Méphite de mercure, oxide brun précipité.
— de plomb . . . , ...	Plomb spathique, méphite de plomb.
— de potasse.	Sel fixe de tartre, alcali fixe végétal, aéré, nitre fixé par lui-même; alkaest de Van Helmont.
— de soude.	Natrum ou natron, alcali fixe minéral aéré, base du sel marin, alcali marin effervescent, soude aérée, méphite de soude.
— de zinc	Zinc aéré, calamine, méphite de zinc, zinc spathique.
Carbure (combinaison de carbone pur).	
— de fer	Graphite, plombagine.
Souscarbure de fer	— acier.

Noms nouveaux.	Noms anciens.
Chaux...............	Chaux vive, terre calcaire pure.
— délayée...........	Lait de chaux.
Chrômate de plomb........	Mine de plomb rouge.
Citrates (combinaisons d'acide citrique avec les bases).	Inconnus aux anciens.
— de chaux (— insoluble)..	"
— de potasse..........	Potion de Rivière.
Cobalt..............	Cobalt, régule de Cobalt.
Cuivre..............	Cuivre, Vénus, cuivre de rosette ou rouge.

E.

Eaux imprégnées d'acide carbonique............	Eaux acidules ou gazeuses.
— sulfurées.........	— hépatiques.
Étain	Étain, Jupiter.
Éther acétique.........	Éther acéteux.
— muriatique.........	— marin.
— nitrique..........	— nitreux.
— phosphorique........	"
— sulfurique.........	Éther, éther vitriolique.
Extractif............	Extrait.

F.

Fécule..............	Fécule des plantes.
Fer...............	Fer, Mars, chalybs.
Fluates (combinaisons de l'acide fluorique avec les bases).	
— d'alumine.........	Fluor argileux, argile spathique.
— d'ammoniaque.......	Sel ammoniacal spathique.
— de baryte.........	Fluor pesant ou barotique.
— de chaux.........	Spath fluor, spath vitreux, cubique, phosphorique, fluor spathique.
— de magnésie........	Magnésie fluorée ou spathique.
— de potasse.........	Fluor tartareux, tartre spathique.
— de soude..........	— de soude, — spathique.
Formiates (le nom de l'acide formique et ses combinaisons se trouvent réparties dans les acétates et les phosphates, parce que cet acide est composé de ces deux acides.......	Acide formicin de Samuel Fisher et Margraff. Ses combinaisons non tentées.

Noms nouveaux.   *Noms anciens.*

G.

Gallates (combinaisons de l'a-
  cide des noix de galles).   Inconnus.
— d'antimoine . . . .
— d'argent . . . .
— d'arsenic. . . . .
— de bismuth . . . .
— de chaux. . . . .
— de cobalt . . . .
— de cuivre . . . .   Combinaisons inconnues aux an-
— d'étain. . . . .   ciens, excepté le gallate de
— de fer. . . . .   fer ou l'encre. Cet acide
— de manganèse. . . . . . .   précipite les autres métaux
— de mercure . . . .   aussi, de leurs dissolutions,
— de molybdène . . . .   sous différentes couleurs.
— de nickel. . . . .
— d'or . . . .
— de platine . . . .
— de plomb . . . .
— de potasse. . . . .
— de tungstène. . . . .
— de zinc. . . . .
Gaz . . . .   Airs ou vapeurs, fluides élastiques
                                    aériformes.
— acide carbonique . . . . .   Air fixé, air solide de Hales, gaz
                                    méphitique, acide crayeux.
— — fluorique. . . . .   Air acide spathique.
— — fluo-borique. . . . . .
— — muriatique. . . . . . .   Gaz acide marin.
— — — oxigéné ou oximu-
    riatique. . . .   — — — déphlogistiqué.
— — nitreux. . . . .   Air acide nitreux.
— — sulfureux. . . . .   — — vitriolique.
— ammoniacal. . . . .   Gaz alcalin, ou alcali volatil.
— azote ou azotique. . . . .   Air vicié, gâté; phlogistiqué,
                                    moffette.
— hydrogène. . . . .   — inflammable, phlogistique de
                                    Kirwan.
— — carboné . . . .   Gaz inflammable charbonneux.
— — carburé . . . .
— — des marais . . . . . .   — — moffétisé.
— — phosphoré . . . . . .   — phosphorique de M. Gen-
                                    gembre.
— — sulfuré . . . .   Air puant, gaz hépatique.
— nitreux . . . .   Effluve nitreux.
                                   Air vital ou pur, ou déphlogis-
— oxigène . . . .   tiqué, air du feu, air empi-
                                    réal.

Noms nouveaux.	*Noms anciens.*
Gaz oxide carboneux	»
Glucine.	»
Gluten.	{ Matière végéto-animale , ou glu- tineuse du froment.

H.

Huiles empyreumatiques	{ Huiles empyreumatiques, huiles des philosophes.
— fixes.	{ — grasses , huiles douces par expression.
— volatiles.	— essentielles, essences (1).
— éthérées.	— douce de vin.
Hydro-sulfures	{ Hépar ou foie de soufre liquide ou en vapeurs.
Hydrates (combinaisons de l'hy- drogène avec des bases).	
— de soufre	Soufre lavé, sublimé.
Hydrure d'alumine et de potasse sulfuré . . . . }	Pyrophore d'Homberg.
— de potasse.	»
— de soude	»

L.

Lactates (découverts par Schè- ele, sont réunis aux acétates , parce que l'acide lactique res- semble à l'acétique)	Non connus des anciens.
Lithiates (nom changé en celui d'urates, parce que cet acide ne se trouve pas seulement dans le sable et les pierres des reins et de la vessie, mais aussi dans l'urine)	Non examinés des anciens.
Lumière (fluide lumique de Chap- tal).	

M.

Malates (combinaisons de l'acide malique avec les bases). }	Inconnus aux anciens.
— de chaux.	»

---

(1) Les essences , en terme de parfumeurs ne sont que des alcools ou des teintures spiritueuses aromatiques.

Noms nouveaux.	*Noms anciens.*
Malates d'étain	»
— de fer	»
— de plomb (insoluble)	Dépôt de l'extrait de Saturne.
Manganèse	Régule de manganèse.
Mercure	Vif-argent, mercure.
Molybdates (combinaisons de l'acide molybdique	Inconnus aux anciens.
— de plomb	Mine de plomb jaune.
Molybdène	Régule de molybdène.
Muqueux (le)	Mucilage.
et mucus animal	Mucosités.
Muriates (combinaisons de l'acide muriatique).	
— d'alumine	Alun marin, sel marin argileux.
— d'ammoniaque	Sel ammoniac, salmiac.
— d'antimoine	— marin d'antimoine.
— d'argent	Argent corné, lune cornée.
— d'arsenic	»
— de baryte	Sel marin barotique.
— de bismuth	— — de bismuth.
— de chaux	Eau-mère du sel marin. Sel marin calcaire. — ammoniac fixe. Huile de chaux.
— — sec	Phosphore d'Homberg.
— de cobalt	Encre de sympathie.
— de cuivre	Sel marin cuivreux.
— — ammoniacal sublimé	Fleurs ammoniacales cuivreuses.
— d'étain	Sel de Jupiter.
— — concret	Beurre d'étain solide de Baumé. Étain corné.
— de fer	Sel marin de fer.
— — ammoniacal sublimé	Fleurs ammoniacales martiales.
— de magnésie	Sel marin d'Epsom ou à base de magnésie.
— de manganèse	»
— de mercure doux, avec excès d'oxide (sousmuriate)	*Aquila alba*, sublimé doux.
— de mercure et d'ammoniaq.	Sel Alembroth.
— — précipité	Précipité blanc, sel de la sagesse.
— de molybdène	»
— de nickel	»
— d'or	Sel régalin d'or.
— de platine	— marin de platine.
— de plomb	Plomb corné, sel marin de plomb.
— de potasse	Sel fébrifuge de Sylvius.
— de soude	— marin, sel de cuisine.
— — fossile	— gemme.

Noms nouveaux.	*Noms anciens.*
Muriates de tungstène	"
— de zinc	Sel marin de zinc.
Muriates oxigénés (découverts par M. Berthollet), ou oximuriates.	
— d'antimoine	Beurre d'antimoine.
— d'arsenic.	— d'arsenic.
— de bismuth sublimé.	— de bismuth.
— d'étain fumant.	Liqueur fumante de Libavius.
— — sublimé	Beurre d'étain.
— de mercure	Sublimé corrosif.
— de potasse.	"
— de soude	"
— de zinc	Beurre de zinc.

N.

Nitrates (combinaisons de l'acide nitrique.	Nitre argileux.
— d'alumine.	Alun nitreux.
— d'ammoniaque	{ Sel ammoniacal nitreux. { nitre ammoniacal.
— d'antimoine.	
— d'argent.	Nitre lunaire , cristaux de lune.
— — fondu	Pierre infernale.
— d'arsenic.	Nitre arsenical.
— de baryte	{ — de terre pesante. { — barotique.
— de bismuth	"
— de chaux	— calcaire, eau-mère du nitre.
— — sec	Phosphore de Baudouin.
— de cobalt	"
— de cuivre	Nitre de Vénus.
— d'étain.	Sel stanno-nitreux.
— de fer.	Nitre martial.
— de magnésie.	— nitre magnésien.
— de manganèse.	"
— de mercure	{ — mercuriel, eau mercurielle, { dissolution mercurielle.
— de molybdène.	"
— de nickel	"
— d'or	"
— de platine.	"
— de plomb	— de Saturne ou de plomb.
— de potasse.	— ou Salpêtre.
— de soude.	{ — cubique, ou rhomboïdal, ou { quadrangulaire.
— de tungstène	"

Noms nouveaux.	*Noms anciens.*
Nitrates de zinc.	Nitre de zinc.
Nitrites (combinaisons de l'acide nitreux avec les bases, toutes ne sont pas possibles).	Inconnus aux anciens.
Nitromuriates (avec l'acide ni-tromuriatique)	Régaltes.

O.

Or.	Or, soleil des alchimistes.
Oxalates (combinaisons de l'acide oxalique avec les bases pour des sels neutres, ou des sels avec excès d'acide ; suroxalates).	
Suroxalate d'ammoniaque.	»
— de potasse.	Sel d'oseille du commerce.
— de soude.	»
Oxides (combinaisons de l'oxigène avec les métaux, en plus ou moins, peroxides ou protoxides) .	Chaux métalliques.
— arsenical de potasse.	Foie d'arsenic.
— blanc d'arsenic	Chaux d'arsenic, arsenic blanc.
— d'antimoine par l'acide ni-tromuriatique. . .	Bézoard minéral.
— — blanc par le nitre . . .	Antimoine diaphorétique, céruse d'antimoine, matière perlée de Kerkringius.
— — — sublimé	Neige d'antimoine, fleurs argentines de régule d'antimoine.
— — par l'acide oximuriatique	Poudre d'Algaroth.
— d'antimoine sulfuré.	Foie d'antimoine.
— — — demi-vitreux.	Crocus metallorum, safran des métaux.
— — hydrosulfuré brun. . .	Kermès minéral, poudre des Chartreux.
— — hydrosulfuré orangé .	Soufre doré d'antimoine.
— — sulfuré vitreux	Verre d'antimoine.
— — — — brun . . .	Rubine d'antimoine.
— d'argent ammoniacé.	Argent fulminant.
— d'arsenic blanc sublimé . . .	Fleurs d'arsenic.
— de bismuth blanc par l'acide nitrique. . . .	Magistère de bismuth, blanc de fard.
— — sublimé.	Fleurs de bismuth.
— de cobalt gris avec silice, ou safre	Safre.

Noms nouveaux.	*Noms anciens.*
Oxides de cobalt vitreux......	Azur des quatre feux , smalt.
— de cuivre sousacétique ...	Vert–de–gris, rouille de cuivre.
— d'étain gris	Potée d'étain.
— — sublimé	Fleurs d'étain.
— — et d'antimoine.....	Antihectique de Potérius.
— de fer (peroxide) carbonaté.	Safran de Mars.
— — brun	— — astringent.
— — jaune carbonaté alu-mineux......	Ochre, fer limoneux.
— — noir (protcxidé) ...	Ethiops martial.
— — rouge (peroxidé) ...	Colcothar.
— de manganèse blanc.....	Chaux blanche de manganèse.
— — noir..........	— noire de manganèse, magné-sie noire , savon des verriers, pierre de Périgueux.
— — potassé........	Caméléon minéral.
— jaune de mercure par l'a-cide sulfurique.....	Turbith minéral, précipité jaune.
— de mercure noirâtre (pro-toxide)......	Ethiops , *per se.*
— — rouge par l'acide ni-trique (peroxide) .	Précipité rouge, arcane corallin.
— — — par le feu....	— *per se.*
— — sulfuré rouge.....	Cinnabre , vermillon.
— — ammoniacal......	Mercure fulminant.
— d'or ammoniacal	Or fulminant.
— — par l'étain........	Précipité pourpre de Cassius.
— de plomb	Chaux de plomb.
— — blanc par l'acide acé-tique........	Blanc de plomb , céruse.
— — demi–vitreux.....	— — litharge.
— — jaune..........	— — massicot.
— — rouge..........	— minium.
— — brun marron (perox.)	»
— de zinc potassé.......	Alcaest de Respour.
— — sublimé........	Laine philosophique, pompholix, *nihil album* , coton philoso-phique , fleurs de zinc.
— — natif.........	Calamine.
— métalliques sublimés....	Fleurs métalliques.
Oxigène..............	Oxygyne, base de l'air vital, principe sorbile, principe aci-difiant, empyrée.
Oximuriatique (*voyez* acide mu-riatique oxigéné et muriates oxigénés).	

Noms nouveaux.	Noms anciens.

P.

Noms nouveaux.	Noms anciens.
Phosphates (combinaisons de l'a-cide phosphorique, avec les bases salifiables.	
— d'alumine.	»
— d'ammoniaque	Ammoniaque phosphorique.
— d'antimoine (et de chaux) .	Poudre de James.
— d'argent.	»
— d'arsenic.	»
— de baryte	»
— de bismuth	»
— de chaux, avec un peu de magnésie et d'ammoniaq.	{ Terre des os, terre animale, tartre de l'urine.
— de cobalt alumineux	Bleu d'azur de M. Thenard.
— de cuivre	»
— d'étain.	»
— de fer.	{ Sidérite. Fer d'eau. Mine de fer des marais.
— de magnésie.	Phosphate de magnésie.
— de manganèse.	»
— de mercure	Précipité rose de Lémery.
— de molybdène.	»
— de nickel	»
— d'or.	»
— de platine.	»
— de plomb	Mine de plomb vert.
— de potasse.	»
— de soude.	Soude phosphorée.
— — et d'ammoniaque. . .	{ Sel natif de l'urine. — fusible de l'urine.
Sousphosphate de soude ou sursaturé de base.	Sel admirable perlé, acide perlé.
— de tungstène	»
— de zinc	»
Phosphites (combinaisons de l'a-cide phosphoreux, avec les bases non métalliques.	Inconnus aux anciens.
— d'ammoniaque	»
— de baryte	»
— de chaux.	»
— de potasse.	»
— de soude.	»
Phosphore.	Phosphore de Kunckel.
Phosphures (combinaisons du phosphore avec des bases).	»

I.   g

Noms nouveaux.	*Noms anciens.*
Phosphure de cuivre	»
— de fer.	Sidérum de Bergmann. / Sidérotèe de M. Guyton. / Régule de sidérite.
Platine (le)	Juan blanca, platina del pinto; la platine.
Plomb.	Saturne, plomb.
Potasse.	Alcali végétal fixe caustique.
— déliquescente	Huile de tartre par défaillance.
—. fondue.	Pierre à cautère.
— silicée en liqueur	Liqueur des cailloux.
Prussiates (combinaison de l'acide (1) ou du radical prussique avec des bases).	
— d'alumine.	»
— d'ammoniaque	»
— d'antimoine.	»
— d'argent, etc.	.
— de chaux.	Eau de chaux prussique.
— de fer.	Bleu de Prusse. / — de Berlin.
— de mercure	»
— de potasse.	Liqueur saturée de la partie colorante du bleu de Prusse.
— — saturé, ferrugineux. .	Alcali prussien.
— — non saturé	— phlogistiqué.
— de soude.	»
Pyrophore, *voyez* aux Hydrures.	»

S.

Saclactates. autrefois.	
Saccolates (combinaisons de l'acide saccolactique avec les bases).	Inconnus aux anciens.
Renvoyées aux combinaisons de l'*acide muqueux*.	
Savons (combinaisons des huiles fixes avec diverses bases).	
— acides (combinaisons des huiles fixes avec des acides).	
— d'alumine.	»
— ammoniacal.	Liniment volatil.
— de baryte	»

(1) M. Berthollet lui conteste le rang d'acide, parce qu'il n'y a point trouvé d'oxigène.

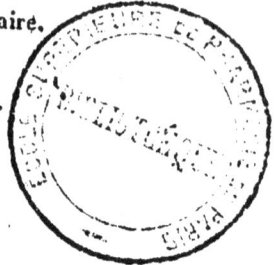

Noms nouveaux.	*Noms anciens.*
Savon de chaux.........	Liniment calcaire.
— de magnésie........	»
— de potasse.........	Savon mou.
— de soude. (combinaisons	— ordinaire.
— métalliques (combinaisons d'huiles fixes avec les oxides métalliques, selon la manière de M. Berthollet).........	»
Savonules (combinaisons des huiles volatiles avec les bases).	
— ammoniacal.........	{ Eau de Luce, esprit aromatique de Sylvius, etc.
— — empyreumatique...	{ Huile de Dippel et ammoniaque, esprit de corne de cerf huileux, etc.
— de potasse.........	Savon de Starkey.
Savons résineux (combinaisons de résines avec les alcalis).	
Sébates (combinaisons de l'acide sébacique ou tiré de la graisse; cet acide a été reconnu pour le même que celui du vinaigre). *Voyez* aux Acétates.	
Silice..............	{ Terre quartzeuse, terre vitrifiable, sable pur.
Soude..............	{ Alcali marin ou minéral caustique.
— en liqueur..........	Lessive des savoniers.
Soufre précipité ou hydrate de soufre.............	Magistère de soufre.
— sublimé...........	Fleurs de soufre.
Strontiane............	Terre de Strontian.
Succinate (combinaisons de l'acide succinique avec les bases).	
— d'ammoniaque (sursuccinaté)............	Sel volatil de succin.
— de chaux..........	»
Sucre cristallisé.........	Sucre candi.
— de lait...........	Sel de lait.
Sulfates (combinaisons de l'acide sulfurique avec les bases).	
— d'alumine (potassé).....	Alun de roche.
— — non ferrugineux...	— de Rome.
— d'ammoniaque.......	{ Sel ammoniacal secret de Glauber. Vitriol ammoniacal.

Noms nouveaux.	*Noms anciens.*
Sulfates d'antimoine	Vitriol d'antimoine.
— d'argent.	— de lune ou d'argent.
— d'arsenic.	— d'arsenic.
— de baryte	{ Spath pesant, vitriol de terre pesante.
— de bismuth	Vitriol de bismuth.
— de chaux	Gypse, sélénite, vitriol calcaire.
— de cobalt	Vitriol de cobalt.
— de cuivre	{ — bleu, ou de Chypre, ou de Vénus, ou de cuivre, couperose bleue.
— d'étain.	— d'étain.
— de fer.	{ — vert, ou de fer, ou martial, ou couperose verte.
— de magnésie.	{ Sel d'Epsom, de Sedlitz, de Seidschutz, d'Egra, sel de canal, sel cathartique amer, vitriol de magnésie.
— de manganèse.	Vitriol de manganèse.
— de mercure.	— de mercure.
— de molybdène.	»
— de nickel	»
— d'or	»
— de platine.	»
— de plomb.	— de plomb.
— de potasse.	{ Tartre vitriolé, sel de duobus, *arcanum duplicatum*, sel polychreste de Glazer, etc.
— de soude.	{ Sel admirable de Glauber, vitriol de soude.
— de tungstène.	»
— de zinc	{ Vitriol blanc, ou de Goslar, couperose blanche, vitriol de zinc, *Gilla vitrioli*.
Sulfites (combinaisons de l'acide sulfureux avec les bases).	
— de potasse.	Sel sulfureux de Stahl.
— de soude (sulfuré) (1) . . .	*Idem*, à base d'alcali minéral.
— de chaux.	*Idem*, à base de terre calcaire.
Sulfures (combinaisons du soufre avec des bases.)	
— alcalins	Foies de soufre, hépars alcalins.
— d'alumine.	Terre propre à faire l'alun.
— d'ammoniaque	{ Liqueur fumante de Boyle, foie de soufre volatil.

(1) Se trouve dans les soudes de commerce, faites par la décomposition du sel de Glauber.

Noms nouveaux.	*Noms anciens.*
Sulfures d'antimoine	Antimoine crud ou natif.
— — arseniqué.	Aimant arsenical.
— d'argent.	Blanckmal.
— d'arsenic jaune ou rouge. .	Orpiment, réalgar.
— de baryte	Foie de soufre barytique.
— de bismuth	»
— de chaux	— — calcaire.
— de cobalt	»
— cuivre.	Pyrite cuivreuse.
— d'étain.	»
— de fer.	— martiale.
— d'huile fixe	Baume de soufre.
— — volatile	— — volatil.
— de magnésie.	Foie de soufre de magnésie.
— de manganèse.	»
— de mercure	Ethiops minéral, cinnabre.
— de molybdène.	»
— de nickel	»
— d'or	»
— de platine.	»
— de plomb	Galène.
— de tungstène	»
— de zinc	Blende.

T.

Tartrates (ci-devant tartrites, combinaisons de l'acide tartarique (1) à des bases).	
— acidule ou surtartrate de potasse	Tartre. Crême de tartre. Cristaux de tartre.
— d'alumine.	»
— d'ammoniaque	Tartre ammoniacal, sel tartareux ammoniacal.
— d'antimoine.	»
— d'argent.	»
— d'arsenic.	. »
— de baryte	»
— de bismuth	»
— de chaux	— calcaire.
— de cobalt	»
— de cuivre	»

(1) On a donné la terminaison en *ique* à cet acide, parce qu'il n'est pas susceptible d'un moindre état d'oxigénation.

Z.

TABLEAU MÉTHODIQUE DES CLASSES ET DES ORDRES
de l'histoire naturelle médicale.

RÈGNE ANIMAL.

RÈGNE VÉGÉTAL.

RÉGNE MINÉRAL.

SUBSTANCES GÉNÉRALES DE LA NATURE.

TABLE

DE LA MATIÈRE MÉDICALE.

A.

TABLE. cix

F.

G.

H.

I.

TABLE.

cxv

M.

TABLE. cxix

Q.

R.

(*Voyez* les Additions à la fin de ce Volume.)

TRAITÉ
DE PHARMACIE
THÉORIQUE ET PRATIQUE.

LIVRE PREMIER.

Précis d'histoire naturelle des Médicamens simples, tirés des trois règnes de la nature.

Les premiers objets que doit connaître celui qui se destine à la pharmacie, ou qui veut étudier la thérapeutique, sont les *médicamens simples*.

Sous ce nom de *médicament*, l'on ne doit pas seulement comprendre les substances qui, introduites dans l'économie animale, ou appliquées sur diverses parties du corps, y produisent des changemens soit salutaires, soit pernicieux ; mais même l'air, l'eau, les alimens solides ou liquides peuvent servir, en beaucoup de circonstances, de médicamens. Alors, ces substances ne sont considérées que relativement à leur action curative sur le corps vivant, dans l'état de maladie sur-tout.

Les corps de la nature sont rangés sous deux grandes divisions principales ; les uns sont INORGANIQUES, comme le feu, l'air, l'eau, la terre, et tous les minéraux dont les parties sont de même nature que le tout, les autres sont ORGANISÉS, c'est-à-dire formés de parties différemment composées, qui font un *tout individuel* par leur assemblage. Les corps organisés *vivent* ; ils naissent, se nourrissent par des organes intérieurs ; ils s'accroissent et se développent, non point par *juxtaposition* ou par l'application extérieure de molécules similaires (comme lorsqu'un cristal de sel marin ou autre, devient plus gros, par l'aggrégation de plusieurs petits cristaux qui se soudent suivant une certaine disposition) , mais par *intussusception*, et en assimilant des alimens de différente nature, en leur propre substance. Ces êtres organisés ont encore pour qualité distinctive, celle de se *reproduire*, et de *mourir*, ou de se désorganiser spontanément.

On sépare en deux règnes les êtres organisés : on appelle végétaux, ceux qui, dépourvus de système nerveux, sont privés du sentiment; qui, la plupart immobiles, fixés dans leur lieu natal ordinairement par des racines, aspirent par elles leur nourriture des sucs de la terre ou de l'eau, et qui n'ont que des organes annuels et caducs de reproduction.

Les animaux se reconnaissent à une cavité centrale pour la nutrition, à leur faculté de sentir par des nerfs et des organes des sens, au pouvoir qu'ils ont de changer de place à volonté, à des parties de la génération qu'ils conservent toute leur vie. Tous ont le sens du tact, au moins, et cinq sens au plus.

Ces deux classes d'êtres organisés ne peuvent subsister que par un concours des autres corps de la nature. La pierre ou le métal subsistent par eux-mêmes. Les formes des êtres organisés sont d'ordinaire arrondies, revêtues de peau ou de couvertures quelconques : les minéraux ont une figure communément anguleuse, géométrique. Les corps organisés sont composés de solides fibreux et de liquides, qui circulent plus ou moins dans des vaisseaux ; il n'y a rien de semblable dans tout minéral. La chimie peut analyser et former de nouveau les matières minérales ; elle désorganise les corps vivans, sans pouvoir les reconstruire.

Nota. Ne pouvant pas donner ici une description détaillée de chaque objet de la matière médicale, nous le faisons connaître par son genre, son ordre, sa classe, en citant exactement les meilleurs naturalistes qui l'ont le mieux décrit.

RÈGNE ANIMAL.

Il se divise en deux grandes sections ; 1°. celle des animaux pourvus d'un squelette osseux, articulé, ou des animaux à vertèbres dorsales ; 2°. celle des animaux sans vertèbres.

Les ANIMAUX VERTÉBRÉS ont tous une tête osseuse et un cerveau composé, cinq organes des sens, un cœur et un système de circulation à sang rouge.

Ceux qui ont un sang chaud, un cœur à deux oreillettes et à deux ventricules, qui respirent par des poumons, sont l'*homme*, les *quadrupèdes vivipares*, les *cétacés* et les *oiseaux*. Tous ces animaux ont quatre membres (1).

Tous les vrais vivipares ont des mamelles ; on les appelle *mammifères :* les oiseaux étant *ovipares*, n'allaitent point.

MAMMIFÈRES.

PRIMATES, L. Forme humaine, des mains, 3 espèces de dents, mamelles pectorales. (*Buffon, Cuvier, Daubenton, Erxleben, Linné.*)

L'HOMME, *Homo sapiens*, L. (*Nosce te ipsum.*) Les médicamens qu'on en tirait autrefois, comme la râpure de *crâne* pour l'épilepsie, celle des *ongles* pour faire vomir, l'*urine* contre l'ictère, les *excrémens* en cataplasmes, la *momie* comme vulnéraire (2), la *graisse* comme arthritique, etc., ne sont plus d'usage. On recommande quelquefois le *lait* de femme, qui est très-sucré, comme un puissant analeptique. L'urine a été aussi employée à l'extérieur.

DOUC, *Cercopithecus nemœus*, Erxl. Guenon à longue queue blanche, à pelage marron noir et gris, à fesses velues

---

(1) Les cétacés n'ont que les rudimens des membres postérieurs.

(2) La momie d'Égypte contient de la *pissasphalte* (poix et asphalte). Celle dite d'Arabie contient de la *myrrhe* et d'autres aromates. Voyez l'article de l'embaumement.

qui se trouve à la Cochinchine et à Madagascar. On a vanté un calcul ou bézoar qui se tire de sa vésicule du fiel, ou se forme dans ses intestins, autour de quelque matière végétale, comme un bourgeon d'arbrisseau. Il le rend souvent par la peur, lorsqu'on le frappe. On l'estime alexipharmaque, comme les bézoars orientaux. Vertus imaginaires.

CARNIVORES. Animaux à instinct sanguinaire, ayant les trois espèces de dents, des molaires, six incisives et deux canines à chaque mâchoire; canal intestinal court; des clavicules ou leurs rudimens. 1°. *Canins :* odorat subtil, coït adhérent, animaux chasseurs. 2°. *Félins :* demi-nocturnes et voyant de nuit, ongles propres à déchirer et à grimper. 3°. *Plantigrades :* marchant sur la plante des pieds, aimant l'obscurité, le froid, dormant en hiver, corps gras.

1°. CHIEN, *Canis domesticus*, L. On connaît ses mœurs, ses variétés. L'*album græcum* est son excrément, résultant des os qu'il ronge; regardé comme siccatif, détersif dans l'angine. Jadis on cuisait dans l'huile, des petits chiens, pour la rendre gélatineuse, adoucissante.

LOUP, *Canis lupus*, L. Son foie desséché, usité jadis dans les maladies du foie; vertus imaginaires. L'arsenic ne le tue pas, mais bien la noix vomique, le *lichen vulpinus*, L., et des champignons vénéneux; aussi la racine d'aconit. Il aime la charogne.

RENARD, *Canis vulpes*, L. et *C. Alopex*, L. Ses poumons desséchés, pour les maladies du poumon; vertus imaginaires. Animal rusé, a vers l'anus un follicule à odeur fétide, mais moins que l'Hyène, *canis hyæna*, L. Tous ces animaux se flairent au derrière entre eux.

2°. CIVETTE, *Viverra Civetta*, L. Et le zibet, *V. Zibetka*, L. Langue hérissée de papilles; follicules de l'anus secrétant une humeur brunâtre d'odeur musquée. Se sophistique avec des corps gras et du sang desséché. Puissant antispasmodique-hystérique. Ce cérumen gras est plus abondant au tems du rut. La Civette de l'Inde ou de Malacca, *V. Indica*, Geoff. (Sonnerat, *Voy. Ind.* 2, p. 144, *fig.* 91.) en fournit aussi. Ces animaux sont de l'Asie méridionale.

3°. OURS, *Ursus arctos*, L. Beau pelage brun, animal aussi frugivore. Aime l'humidité, les pays froids. Graisse antiarthritique, fiel très-amer, antiépileptique. Inusités.

BLAIREAU, *Ursus meles*, L. Graisse antirhumatismale en frictions, très-fluide; poche fétide à l'anus. Animal tenace, se creusant des terriers; poils fins, propres à faire des pinceaux, des chapeaux.

HÉRISSON, *Erinaceus europœus*, L. A des poils piquans. Animal se roulant en boule; sa chair, sa graisse, recommandés dans les maladies de peau. Inusités et inutiles.

RONGEURS. Deux longues incisives, sans canines à chaque mâchoire, grands intestins avec cœcum. Animaux timides, prolifiques, s'approvisionnent pour l'hiver, ou dorment. 1º. A queue nue et plate, follicules à l'anus; espèces aquatiques; 2º. animaux souterrains.

1º. CASTOR, *Castor fiber*, L. Deux glandes ou follicules à l'anus distillant un cérumen brun, onguineux, d'odeur fétide; excellent antihystérique et antispasmodique, nommé *Castoréum.* Celui du nord de l'Europe est plus estimé que celui du Canada. Animal remarquable par son industrie. L'ondatra, *castor zibethicus*, L. (éd. 12) donne une odeur musquée par les follicules de son anus. Habite l'Amérique du nord, près des eaux, où il construit ses habitations, comme le castor, mais est de la taille du rat.

2º. MARMOTTE, *Arctomys Marmotta*, L., Gmelin Sa graisse est, dit-on, antiarthritique. Inusitée.

PORC-ÉPIC, *Hystrix cristata*, L. Corps couvert de piquans. Sa vésicule du fiel contient souvent le bézoar, nommé *Pierre-de-Porc.* Est de l'ancien continent. On croit, en quelques pays, que la chair de Souris guérit l'incontinence d'urine.

RUMINANS. Quatre poches à l'estomac, pieds fourchus. Animaux à suif, à chair sapide, à lait caseux, pouvant devenir domestiques. 1º. Point de cornes, dents canines supérieures. 2º. Cornes rameuses, caduques chaque année, point de canines; animaux coureurs. 3º. Cornes simples, creuses, non caduques, formées de cornets qui s'emboîtent sur des chevilles osseuses.

1º. MUSC, *Moschus Moschiferus*, L. Le follicule de son prépuce secrète un cérumen résino-adipeux, très-odorant, aphrodisiaque. Puissant spasmodique, hystérique. Celui du Thibet est plus estimé que celui de Sibérie, peu odorant; se falsifie avec du sang desséché. — Les CHAMEAUX et DROMADAIRES ont aussi des dents canines, des bosses ou concrétions

adipeuses. On a d'abord tiré le sel ammo...ac de leurs excrémens.

2°. ÉLAN, *Cervus alces*, L. Ses sabots brûlés, crus antiépileptiques. Habite le nord de l'Europe. Son pelage est cendré brun; taille de l'âne.

CERF, *Cervus elaphus*, L. Son bois ou ses cornes donnent
de la gélatine et du phosphate calcaire employés, soit en gelée,
soit calcinés; de l'huile empyreumatique et de l'ammoniaque,
par le feu. L'os du cœur du cerf est la crosse de l'aorte en-
durcie et presque ossifiée dans les vieux cerfs.

3°. CHAMOIS, *Antilope rupicapra*, L. Des Alpes. Ses
égagropiles, boules formées dans l'estomac, de poils avalés,
feutrés avec les fibres des racines de plantes (*athamanta
oreoselinum*, L., et autres herbes aromatiques.) inusitées.
Velsch, *de Ægagrop.*, Vienne, 1660, 4°. fig.

ALGAZEL, *Antilope Gazella*, L. ou *Bezoardica*, Erxleb.
à cornes droites, et le PASAN. *Ant. oryx.*, L., et d'autres
gazelles d'Asie, donnent le bézoar oriental; alexipharmaque
prétendu. Imité avec des terres bolaires.

BOUQUETIN, *Capra ibex*, L. Son sang desséché, cru
sudorifique, antipleurétique. Animal à forte odeur de bouc.
Vit dans les Alpes.

BOUC et CHÈVRE, *Capra Ægagrus*, L. Donne aussi
un bézoar. Le lait de chèvre est sucré, caseux, restaurant,
fait de bons fromages. Originaire d'Asie et du plateau de
la Tartarie, comme les autres ruminans domestiques.

BÉLIER et BREBIS, *Ovis Ammon*, L. Est le MOUFLON
ou l'espèce sauvage. *Ovis aries*, L., est la race domestique.
Lait caseux, suif, laine usités, ainsi que la chair.

BOEUF et VACHE, *Bos taurus*, L. L'aurochs, le bonasus,
le bison, sont leurs races sauvages. Le suif, le beurre, le
lait (*caseum*, *serum*), le fiel, sont très-employés, comme
la chair de ces bestiaux, leur sang, leurs os, leurs cornes.
On fait des bouillons de veau (de son poumon ou mou), des
tablettes de bouillon avec sa gélatine. On coagule le lait avec
le suc gastrique de la poche de son estomac, appelée *caillette*.
Le BUFLE, *bos bubalus*, L. donne aussi un lait, mais dont
l'odeur est celle du suif. Animal farouche. La VACHE DE
TARTARIE, *bos grunniens*, L., dont les queues servent aux Pa-
chas turcs, donne un bézoar musqué.

BRUTES. (*Belluæ* et *Bruta*, L.). Animaux à peau

dure ou pachydermes, à pieds en sabots cornés, grands intestins, peau du nez sensible et prolongée. Plusieurs se vautrent à terre ou dans la boue. 1°. Solipèdes, un seul sabot à chaque pied; 2°. plusieurs sabots; des soies plus ou moins rares au lieu de poils.

1°. CHEVAL, *Equus caballus*, L.

ANE, *Equus asinus*, L.

Le lait des femelles, bien moins caseux que celui des ruminans, est sucré, séreux, comme celui de la femme (Parmentier et Deyeux, *Traité du lait*, etc.). Les Tartares font grand usage du lait de jument, qu'ils soumettent à la fermentation alcoolique, et en tirent une eau-de-vie (*koumiss*); vivent de leur chair, même toute crue. On ne dédaigne pas celle de l'ânon, en plusieurs pays d'Europe. Les Chinois préparent des tablettes de bouillon, qu'ils nomment *hockiak*, avec une colle de peau d'âne, de zèbre, ou de couagga (chevaux ou ânes sauvages, rayés.)

2°. PORC, *Sus scrofa*, L., et le Sanglier. L'axonge, ou graisse, ou sain-doux, très-émolliente; usitée. Chair nourrissante. Le Pécari ou tajacu, *sus tajassus*, L., d'Amérique, l'Engalla du cap Vert, *sus œthiopicus*, L., ont des follicules qui secrètent une sorte de castoréum très-fétide, encore inusitée.

RHINOCÉROS, *Rhinoceros unicornis*, L., ou d'Asie, *bicornis*, L., ou d'Afrique. Sa corne nasale formée de fibres ou soies agglutinées, crue très-alexitère dans l'Inde. Inusitée.

ÉLÉPHANT, *Elephas indicus* et *capensis*, Cuvier. Animal singulier par son intelligence, sa taille, sa trompe, ses défenses, ou longues dents incisives de sa mâchoire supérieure, qui sont l'*ivoire* ou *morfil*, usité dans les arts; brûlé, donne le noir d'Espagne, *spodium*, pour peindre. L'ivoire fossile de Mammout, *Elephas mammonteus*, Cuv., dont l'espèce ne se trouve plus vivante, était jadis usité; est un phosphate sursaturé de chaux; *unicorne fossile* des officines.

HIPPOPOTAME, *Hippopotamus amphibius*, L. D'Afrique. Ses grosses dents incisives, jadis recommandées comme alexipharmaques. On en fabrique des dents factices pour remplacer celles qui tombent. Leur ivoire ne jaunit pas.

MORSE, *Trichecus rosmarus*, L., et Dugong, *Dugong indicus*, Lacép. Le Lamantin, vache marine, *Tr. manatus*,

L. Leurs dents, jadis vantées. Peaux tenaces, donnant colle très-forte.

CÉTACÉS. Membres oblitérés, formés en nageoires, nez en évents, peau lisse, lard épais, habitation dans l'eau, où ils respirent à sa surface; deux mamelles inguinales. 1°. Des dents; 2°. des fanons ou *baleines*.

1°. NARWHAL, *Monodon monoceros*, L. Naît toujours avec deux dents à la mâchoire supérieure, droites, prolongées en avant, et sillonnées en spirale; l'unicorne, vanté comme les bézoars. Animal des mers du Nord, comme les suivans.

CACHALOT, *Physeter macrocephalus*, L. Tête énorme; cerveau et moelle épinière entourés d'une huile grasse abondante, fluide qui, perdant à l'air, de l'hydrogène (souvent phosphoré), se concrète en partie en *blanc de baleine*, comme d'autres huiles de cétacés et de poissons. Le blanc de baleine est pectoral, adoucissant.

L'Ambre gris, autre espèce d'adipo-cire odorante, opaque, d'un gris jaune ou brun, contenant des débris de mollusques et des becs de sèche, paraît être une concrétion particulière des intestins de cet animal malade (Schwediauer, *Philos. trans.*, 1783, part. 1, n°. 15). On falsifie l'ambre avec le musc, la civette, le labdanum, le storax. C'est un aromate céphalique, nervin, antispasmodique, antihystérique.

2°. BALEINE, *Balœna mysticetus*, L., et les autres espèces, ayant, au lieu de dents, des fanons aux gencives; c'est la *baleine* élastique pour plusieurs arts.

OISEAUX.

Bec, ailes, plumes, incubation d'œufs, pour caractères. (*Brisson, Buffon, Latham.*)

PASSEREAUX. Monogames, pieds propres au saut ou à se percher, nid construit avec art. Les granivores à bec conique; les insectivores à bec fin; ayant la chair moins savoureuse que les précédens.

HIRONDELLE SALANGANE. *Hirundo esculenta*, L. Des bords de la mer, en Chine; amasse, pour son nid, des matières animales, des holothuries, des fucus, qui font un mets très-analeptique recherché, et délicat. *Nids d'alcyons,*

Les nids des hirondelles ordinaires, sont employés comme cataplasmes dans l'angine.

PIGEON. *Columba domestica*, L. Son sang, sa fiente chaude en application. Peu usités à présent.

GALLINACÉS. Oiseaux granivores, d'un vol lourd, pieds marcheurs, à gésier et jabot, nid à terre et sans art, polygames, pulvérateurs; mère n'appâtant pas elle-même ses petits; chair très-sapide.

COQ et POULE, *Phasianus gallus*, L. Les œufs, albumine, huile d'œufs, bouillons de poulet, etc.; coquilles d'œufs calcinées, vantées comme lithontriptiques, sont du carbonate et du phosphate calcaire.

PALMIPÈDES. Nageurs, membranes entre leurs doigts, marche boîteuse, chair huileuse ou grasse, nourriture dans la boue; polygamie d'ordinaire.

OIE, *Anas anser*, L., et ses autres congénères donnent une graisse moins usitée en médecine que dans l'art culinaire.

ANIMAUX VERTÉBRÉS à sang rouge, froid; n'ayant qu'une oreillette et un ventricule au cœur; respirant 1°. l'air par des poumons celluleux; les *reptiles* (quadrupèdes ovipares et serpens), 2°. ou l'eau par des branchies; les *poissons* (et quelques reptiles à l'état de larves).

REPTILES.

Corps couvert d'écailles ou d'une peau nue; ovipares sans incubation; s'engourdissant au froid; (*Lacépède, Daudin*, etc.)

CHÉLONIENS. Corps revêtu d'une carapace ou test osseux, marche lente, ou natation.

TORTUE BOURBEUSE, *Testudo lutaria*, L. Carapace à écailles imbriquées, et la TORTUE GRECQUE, *T. græca*, L., qui est terrestre. Leur chair est analeptique, dépurative, antiscorbutique. Se trouvent dans l'Europe méridionale. La TORTUE FRANCHE, de mer, *T. mydas*, L., a la chair un peu musquée, verdâtre, est recherchée; le CARET, *T. caretta*, L., fournit la belle écaille pour les arts.

SAURIENS. Des pattes onguiculées; corps écailleux ou nud. Lézards coureurs; plusieurs changent de couleur comme le caméléon.

SCINC, *Scincus officinalis*, Brongniart, *Lacerta* de L. Queue courte, corps gris argentin, avec des bandes transversales; cru alexipharmaque, paraît être aphrodisiaque. Vient d'Orient. Vit d'insectes, d'où vient son action sur les reins et la vessie.

ANOLIS, *Anolis bimaculatus*, et *bullaris*, Daudin. Employés en Amérique, et vantés en France comme dépuratifs, antivénériens, poussent à la peau étant mangés. La chair de l'IGUANE, *iguana delicatissima*, Latr., d'Amérique, est de même. Le seps, le chalcide et autres lézards, ne sont plus employés.

OPHIDIENS ou *Serpens.* Point de membres, marche rampante. 1°. Crochets ou dents à venin; 2°. point de venin.

1°. VIPÈRE, *Vipera berus*, Latreille, et l'*Aspic*, de Cléopâtre, qui est une variété; cru alexitère, sudorifique, chair dépurative, entre dans la thériaque de Venise. Le nom de vipère vient de vivipare. Chez la plupart des serpens venimeux, les œufs éclosent dans le sein de leur mère. Le venin d'une vipère seule n'est pas mortel; on cautérise la plaie, faite par sa morsure, avec de l'alcali volatil, et l'on use de sudorifiques (l'eau de Luce, savoule ammoniacal). Son venin détruit l'irritabilité musculaire, coagule le sang, n'agit presque pas sur des animaux à sang froid; sert à la digestion de la vipère; est de nature septique, ni acide, ni alcalin, selon Fontana. Plusieurs végétaux sudorifiques (des aristoloches, la contrayerva, l'ophiorhise, le *polygala senega*), guérissent la blessure des serpens venimeux. La vipère a la tête en cœur ou en losange, le corps gris-cendré ou rougeâtre, avec une bande noirâtre en zig-zag le long du dos. Plaques abdominales 155, caudales 39 paires, toutes d'un noir bleuâtre, avec un bord plus pâle. Sous les crochets mobiles creux de la mâchoire supérieure, sont les vésicules du venin qui s'expriment quand l'animal mord. Ce venin s'écoule dans la plaie par le trou de la dent en crochet.

2°. ORVET, *Anguis fragilis*, L., et les couleuvres, *Coluber natrix*, L., *C. Æsculapii*, L. Peu usitées aujourd'hui; vertus des lézards.

BATRACIENS. Corps nud, pattes pour nager et marcher; habitation aquatique dans le jeune âge; alors des branchies et état de larve; point de côtes.

SALAMANDRE, *Salamandra terrestris* et *aquatica*, L. On a cru son humidité capable de résister au feu. Humeur âcre de la peau qui, dissoute dans l'huile grasse, est très-diaphorétique. Remède usité en Italie, contre les rhumatismes, en frictions.

CRAPAUD COMMUN, *Bufo cinereus*, Daudin. Bave âcre, alliacée de sa peau, irritante, mais peu vénéneuse ainsi que son urine. Sa poudre, à-présent hors d'usage, est aussi diaphorétique. Sa peau est brunâtre, pustuleuse. Sa chair peut se manger.

GRENOUILLE, *Rana esculenta*, L. Sa chair, l'eau distillée de son frai, rafraîchissans peu utiles.

RAINE A TAPIRER, *Hyla tinctoria*, Daudin. Les Américains frottent de son sang, la peau des perroquets, pour leur faire croître des plumes de diverses couleurs. La RAINE VERTE, *hyla viridis*, Lacép., indique le beau et le mauvais tems, dans l'eau, comme les sangsues.

POISSONS.

Des branchies (ouies), des nageoires. (*Bloch, Lacépède.*)

CHONDROPTÉRYGIENS. S'accouplent; squelette cartilagineux, point d'opercule ni de membrane branchiale, mais plusieurs ouvertures.

LES REQUINS, *Squalus carcharias*, L. La ROUSSETTE, chien de mer, *squalus catulus*, L., dont la peau fait le *galuchat*, et sert à polir le bois; la scie, *squalus pristis*, L., est remarquable.

LES RAIES. La bouclée, *Raja clavata*, L. La pastenaque, la torpille électrique, *raja torpedo*, L. La raie sephen, *raja sephen*, Lacép., donne le beau galuchat, vient de la mer Rouge. Tous ces poissons rendent de la colle.

BRANCHIOSTÈGES. Cartilagineux, à opercule et membrane branchiale, sans accouplement.

ESTURGEON, *Acipenser sturio*, L., et les *A. huso*, et *Ruthenus*, l'Icuthyocolle, le Strelet. Leur vessie natatoire desséchée est la colle de poisson, gélatine pure. La peau et les vessies d'autres poissons fournissent aussi une colle. — Les œufs d'esturgeon forment le *caviar*; leur peau très-forte sert de courroies.

OSSEUX jugulaires. Nageoires sous la gorge. Sans accouplement, comme tous les osseux.

MORUE, *Gadus morhua*, L. Le stock-fisch, l'églefin, le tacaud, *G. barbatus*, L. Le merlan, *G. merlangus*, L. Plusieurs espèces, la molve, le callarias, la lote, la mustelle, etc. donnent une bonne colle de poisson, comme les blennies, *blennius phycis*, L. etc.

OSSEUX thoraciques. Corps comprimé. 1°. Yeux du même côté de la tête ; 2°. yeux des deux côtés.

1°. LIMANDE, *Pleuronectes limanda*, L. Yeux à droite, ainsi que la sole. Le turbot et le carrelet les ont à gauche. Point de vessie natatoire; poissons plats, de Willugby.

2°. PERCHE, *Perca fluviatilis*, L. Os de sa tête; insités à présent. On a cru à tort que les scares ruminaient.

MAQUEREAU. *Scomber scomber*, L. Le thon, la bonite sont du même genre, ont la chair saine.

LE ROUGET, *Mullus barbatus*, L. Le trigle volant, *trigla evolans*, L. (prionote de Lacép.). La dorade, *coryphæna hippurus*, L. La remore, *echeneis remora*, L., sont remarquables.

OSSEUX abdominaux. Nageoires abdominales.

SAUMON, *Salmo salar*, L., et les truites. Chair délicate. Vivent dans les eaux douces sur-tout, comme le genre suivant.

CARPE, *Cyprinus carpio*, L. Le Barbeau, *C. barbus*. Ses œufs indigestes purgent par haut et bas. L'Ablette, *C. albula*, L., donne la matière nacrée de sa peau, qui sert pour imiter les perles.

HARENG, *Clupea harengus*, L. La sardine, l'anchois, sont congénères. Reproduction abondante, chair saine.

POISSON VOLANT, *Exocetus volitans*, L. Dans les mers des tropiques.

BROCHET, *Esox lucius*, L. Ses mandibules, sa graisse, jadis usitées.

MAL, *Silurus glanis*, L., et la LOCHE d'ÉTANG, *cobitis fossilis*, L., etc. Poissons muqueux, à chair très-putrescible, donnent de bonne colle.

OSSEUX APODES. Point de nageoires inférieures ; des pectorales, celles du dos et de la queue.

ANGUILLE, *Murœna anguilla*, L. Sa peau s'applique sur des plaies pour les réunir. Chair grasse, indigeste, comme celle de tous les poissons lents et vaseux ; tandis que ceux qui ont de grandes nageoires et qui sont agiles, ont la chair saine, délicate.

ANIMAUX SANS VERTÈBRES.
(*Lamarck.*)

Les *mollusques* ont un cœur, des vaisseaux avec un sang blanc ; un système nerveux distinct : ils respirent par des branchies, et sont doués des deux sexes chacun.

MOLLUSQUES *nuds*.

SÈCHE, *Sepia officinalis*, L. Son os spongieux dorsal est du carbonate de chaux, siccatif.

POULPE CALMAR, *Sepia loligo*, L. La liqueur noire qu'il répand sert à faire l'encre de la Chine ; elle purge, et a une odeur ambrée. Se trouve, comme la précédente, dans toutes les mers.

LIMACE, *Limax rubra* et *cinerea*, L. L'humeur visqueuse qu'elle répand sert quelquefois de topique rafraîchissant pour les inflammations de la peau.

Mollusques testacés univalves.

POURPRE DES ANCIENS, *Murex brandaris*, L., et

Buccinum lapillus, L. Sa liqueur jaunâtre rougit au soleil, sur la laine. Vit dans la Méditerranée.

ESCARGOT ou **COLIMAÇON**, *Helix pomatia*, L. A les mêmes propriétés que la limace, ainsi que d'autres coquillages dont on usait jadis. Ce qu'on nommait *blatta byzantina*, était l'opercule du *murex ramosus*, L., matière cornée, d'une odeur d'ambre lorsqu'on la brûlait; venait de Perse. Les colimaçons reproduisent leur tête coupée.

Mollusques testacés bivalves.

HUITRE, *Ostrea edulis*, L. On sait qu'elle est un aliment recherché. Elle devient verte dans des étangs. De petites méduses la rendent vénéneuse quelquefois, sa coquille calcinée donne une chaux assez pure. Usitée dans plusieurs préparations.

BYSSUS, de la Pɪɴɴᴇ ᴍᴀʀɪɴᴇ, *Pinna nobilis*, L. Poli, *coq.* fig. 37. Soie brune brillante, textile, de la Méditerranée.

NACRE ᴇᴛ **PERLES**, *Unio margaritifera*, Lam., ou le *mytilus margaritiferus*, L., et les *avicula*, Lam., carbonate de chaux assez peu utile, ainsi que la coquille des peintres, *mya pictorum*, L.; sert plutôt dans les arts, et comme ornement.

ANNÉLIDES ou VERS.

Ils ont un vaisseau sanguin dorsal, une moëlle épinière noueuse, des muscles annulaires autour du corps; ils respirent par des branchies et sont hermaphrodites. 1°. Vers terrestres; 2°. vers intestinaux ou parasites des animaux.

1°. **SANGSUE**, *Hirudo officinalis*, L. Corps cylindrique avec des lignes jaunâtres, tronqué aux deux extrémités, une bouche en ventouse, trois dents à la gorge, faisant une plaie triangulaire. Lorsqu'on arrache la sangsue qui suce, et que ses dents demeurent dans la plaie, il se fait une légère inflammation; mais n'est pas venimeuse, non plus que la sangsue brune, *H. sanguisuga*, L., qui est plus avide de sang, et s'attache sur-tout aux jambes des chevaux dans les prés humides. Le sel, le tabac, les acides, les tuent. Elles vivent longtems sans manger, sur-tout en hiver, manquent d'anus, sont vivipares, s'entre-sucent dans la faim, exsudent une mucosité dont la putréfaction les fait mourir. Les tems d'orage aussi. Dans le beau tems se tiennent au fond de l'eau et viennent à sa surface à l'approche de la pluie.

LOMBRIC, VER DE TERRE, *Lumbricus terrestris*, L.

Est gélatineux. On en faisait jadis une décoction dans l'huile pour la rendre adoucissante et émolliente comme l'huile de petits chiens. Vit du suc de la terre. Son sang est rougeâtre.

2°. TÆNIAS, et leurs diverses espèces, non usitées en médecine, mais qui doivent être connues à cause des maladies qu'elles produisent dans l'homme. Vers crus solitaires (d'où leur nom), applatis en bandelettes, articulés, à tête très-petite munie de suçoirs avec des crochets, vivant dans les intestins, parvenant jusqu'à plus de 300 mètres de longueur, produisant beaucoup d'accidens, plus communs dans les pays et les individus humides. La fougère, l'huile empyreumatique animale, l'éther, les mercuriaux, le muriate d'étain sont les meilleurs vermifuges. On distingue les CUCURBITAINS dont les anneaux sont longs, se séparent, ressemblent aux graines de courge. *Tænia solium*, L. Chaque anneau a un orifice latéral.

LE SOLITAIRE COMMUN, *Tænia vulgaris*, L. Le plus long de tous, à courts anneaux percés de deux orifices latéraux. Les tænias à tête sans crochets, sont le *tænia lata*, L. A larges et courtes articulations, noueuses, un orifice latéral; moins tenace que les précédens. (Goëze, *eingewein*, pl. 21, fig. 8). Le tænia denté, *tænia dentata*, L. Strié transversalement, long de douze pieds environ, (Batsch, *bandwell*, fig. 110). Les anneaux séparés de ces animaux, ne reproduisent pas l'individu entier, comme on l'a dit.

HYDATIDES, du foie, de la rate, de l'utérus, etc. Ver en sac ou vessie suçant la lymphe, assez rare dans l'homme, fréquent dans le cerveau du mouton auquel il cause un tournoiement vertigineux, dans son foie et son poumon où il produit la *pourriture*; dans le lard des cochons, d'où la *ladrerie*. L'*hydatis visceralis*, Goëze, qui cause les fausses grossesses, les hydropisies hydatiques, est la plus connue dans l'homme (Mougeot, Treutler, *dissert*.). L'*hyd. globulosa* de Goëze, la plus grosse, vit dans le foie. L'*hyd. cellulosa*, Werner (*verm. intest.*, fig. 1-8.) se trouve entre les muscles. L'*h. cerebralis*, Werner, pourrait être aussi dans l'homme une cause de folie, comme dans les moutons. Ces vers sont plus fréquens dans les pays marécageux.

ASCARIDES, vers cylindriques en pointes aux deux extrémités, corps solide, élastique, bouche à trois tubercules. L'*ascaris lombricalis* L., ou lombric long de plusieurs pouces, commun dans les enfans, les tempéramens humides, qui vivent beaucoup de laitage, dans les pays marécageux. L'*ascaris vermicularis*, L., petit, délié, blanc, fréquemment situé vers

l'anus, causaut des chatouillemens incommodes, qui se pro-
pagent au nez, avec dilatation de la prunelle (Chabert, *malad.
vermin.*) Les strongles sout p'us communs chez les bestiaux.
Sexes séparés aux ascarides, femelles ovipares, très-prolifiques.
L'huile empyreumatique animale (celle de Dippel rectifiée)
les tue.

CRUSTACÉS. (*Latreille.*)

Ils ont le corps recouvert d'un test calcaire, des membres
articulés ; à l'intérieur on trouve une moëlle épinière noueuse,
des vaisseaux sanguins ; ils respirent l'eau par des branchies,
leurs sexes sont séparés ; dix pattes pour l'ordinaire.

ECREVISSE, *Cancer astacus*, L. *Astacus fluviatilis*,
Latreille. Chair nourrissante, dépurative, dans des bouillons
contre la phthisie, la lèpre. Les prétendus *yeux d'écrevisse*
sont deux concrétions de carbonate calcaire situées aux côtés
de l'estomac de l'animal, et qui servent à la réparation de
son test ou sa coque, lorsqu'il mue. Ces pierres ou concrétions
passent pour absorbantes, siccatives ; on les imite avec la terre
cimolée blanche. Les pinces et les coques du HOMARD, *cancer
gammarus*, L., du POUPART *cancer pagurus*, L., et des crabes
servent au même usage ; ieur chair paraît être diurétique.

INSECTES. (*Fabricius, Latreille.*)

Animaux recouverts d'un test corné, divisé par segmens,
ayant des membres articulés, point de systême circulatoire,
mais des nerfs ; ils respirent par des trachées qui s'ouvrent
aux côtés du corps en stigmates. Six pattes au moins.

En général, les insectes, pris à l'intérieur, sont irritans,
agissent sur le système des reins et de la vessie, contiennent
des acides et une matière âcre, vésicatoire.

Insectes APTÈRES et sans transformation.

CLOPORTE, *Oniscus asellus*, L. Sa poudre est apéritive,
fondante ; contient des muriates de chaux et de potasse ; il perd
moitié de son poids par dessication.

MILLEPIEDS et SCOLOPENDRES, *Iulus terrestris*,
L., *scolopendra electrica*, L., passent pour utiles dans l'ictère,
comme le précédent, pris aussi en poudre.

ARAIGNÉE, *Aranea*, L., *les tapissières*, Walckenaër,

Leur toile regardée comme vulnéraire ; l'animal a été donné contre la fièvre quarte ; agit plus par la répugnance qu'il cause, qu'autrement.

Le Pou avalé fait de même pour l'ictère, *Pediculus humanus*, L., et le MORPION, *ped. pubis*, L.

Le premier insinué dans l'urètre, fait uriner dans les stranguries.

SCORPION, *Scorpio europæus*, L., infusé dans l'huile ; celle-ci crue alexipharmaque, antipestilentielle. Écrasé sur sa piqûre, on croit qu'il la guérit. Propriétés imaginaires.

Insectes ailés ; COLÉOPTÈRES, ailes recouvertes.
(*Olivier.*)

CANTHARIDE, *Meloë vesicatorius*, L., *Lytta vesicat.* Fabricius, *Cantharis vesicat.* de Geoffroy. Elytres ou étuis des ailes d'un vert doré ; l'animal appliqué est, comme on sait, un vésicatoire puissant. Sa teinture alcoolique, très-irritante ; à l'intérieur, agit sur le système urinaire. On peut extraire par l'alcool et l'éther la matière verte, cérumineuse qui est si irritante. Les emplâtres épispastiques enveloppant les cantharides, diminuent leur activité.

PROSCARABÉE, et MÉLOÉ DE MAI, *Meloë proscarabœus* et *M. majalis*, L. Sont rubéfians, acides, mais moins actifs que la cantharide qu'ils remplacent quelquefois. Leur couleur est d'un noir bleuâtre. Le premier a été vanté contre l'hydrophobie, pris intérieurement. Lorsqu'on les touche, il sort de leurs articulations une huile jaune, âcre. Toute la famille des vésicans, insectes coléoptères à élytres molles, est vésicatoire, selon Duméril et Cuvier.

COCCINELLE, *Coccinella 7-punctata*, L. Cet insecte écrasé a été regardé comme antiodontalgique, appliqué sur la dent douloureuse. On a vanté de même la *chrysomela populi*, le *curculio antiodontalgicus*, L. Quelques *carabus*, L. Ces vertus sont fort douteuses ; mais ces insectes ont une propriété vésicatoire marquée.

MYLABRE DE LA CHICORÉE, *Mylabris cichorii*, Fabr. Noir, trois bandes jaunes sur les élytres. C'était la cantharide des anciens ; et celle des Chinois aujourd'hui ; il peut la remplacer. Les buprestes agissent aussi comme vésicatoires, ainsi que les carabes, les ténébrions, les cistèles, les cicindèles, les scarites, etc.

CERF-VOLANT, *Lucanus cervus*, L. Mandibules des

I.

mâles très-avancées, comme des cornes ou pinces. Couleur noir-marron. S'appliquait en poudre contre les rhumatismes à l'extérieur. Inusité.

Insectes HÉMIPTÈRES ; ailes à demi coriaces.

PUNAISE, *Cimex lectularius*, L. Dioscoride l'a crue un puissant emménagogue. Inusitée, cependant paraît active. *Acanthia lectularia*, Fabr. Donne un acide, que Dehne présume être l'acétique.

KERMÈS VÉGÉTAL, *Coccus ilicis*, L. Naît dans la France méridionale, sur le chêne vert (yeuse); la femelle a la forme d'un bouclier appliqué sur les feuilles, de couleur brune, se recueille en juin, dans le midi de l'Europe; on l'étouffe dans le vinaigre. Donne une couleur rouge de bon teint; est astringent, stimulant, aphrodisiaque. On en fait un syrop, un électuaire, des trochisques.

COCHENILLE, *Coccus cacti*, L. Ce gallinsecte d'un rouge brun, qui fournit une brillante couleur, naît sur le nopal, *cactus tuna*, L., et le *cact. coccionellifer*, L., et sur d'autres espèces de cierges, selon Thierry de Menonville. Il passe pour diurétique, cordial, alexitère. Ce n'est que la femelle qu'on emploie. La cochenille *mestèque* est plus estimée que la *silvestre*; elles viennent de l'Amérique méridionale.

GRAINE D'ÉCARLATE DE POLOGNE, *Coccus polonicus*, L. Naît sur les tiges de la gnavelle, *scleranthus perennis*, L., et sur des *polygonum*, des *parietaria*, se recueille tous les deux ans, teint en écarlate; sert comme le kermès végétal, est astringent, cordial, diurétique. Toutes les cochenilles sont ovales ou hémisphériques dans l'état vivant. Le mâle seul a des ailes et change de lieu; on ne le recueille pas, car il meurt et se perd après avoir fécondé la femelle. Celle-ci devient alors plus grosse, et meilleure à recueillir en cet état. On la fait périr par la vapeur de l'eau bouillante ou du vinaigre.

LACQUE, *Coccus Lacca* de Kerr. Croît dans l'Inde sur les figuiers des pagodes, le jujubier, et quelques *croton*; il transforme en une résine rouge particulière les sucs propres de ces arbres. La résine lacque est tonique, astringente, odorante, sert dans les dentifrices, dans la teinture de karabé; la teinture et les arts.

Insectes LÉPIDOPTÈRES. Ailes brillantes, écailleuses.
(*Réaumur, De Géer.*)

VER A SO'E, *Bombyx mori*, L. La soie distillée fournit une huile fétide ammoniacale pour les gouttes d'Angleterre. Le ver à soie donne dans l'alcool l'acide *bombique* de Chaussier, qui est de l'acide acétique.

La plupart des chenilles des lépidoptères, sont irritantes, rubéfiantes, sur la peau; lorsqu'on les applique écrasées, elles peuvent servir de vésicatoires.

Insectes HYMÉNOPTÈRES. Ailes transparentes, veinées; souvent un aiguillon vers l'anus.

ABEILLE, *Apis mellifica*, L. La cire, le miel sont très-employés. La propolis, cire imparfaite, sert dans quelques emplâtres détersifs. On préfère les miels de Narbonne, du Gâtinois. Ils sont pectoraux et diurétiques. Il paraît qu'il existe dans le miel un acide animal. Le miel, par expression est mêlé de propolis et cire. La cire entre dans les onguens et emplâtres, etc. *Voyez* Schirach et Huber, ainsi que Réaumur sur les abeilles. Les acides, l'ammoniaque guérissent leur piqûre.

CHRYSIDE BLEUE ET ROUGE, *Chrysis ignita*, Fabr. Cet insecte, digéré dans l'alcool, sert comme la cantharide, en frictions dans la paralysie.

FOURMI ROUGE, *Formica rufa*, L. En cataplasme contre les rhumatismes, donne un acide (acétique mêlé du phosphorique) piquant, volatil, qui s'unit bien à l'alcool, passe pour aphrodisiaque, et pour ôter les taches de la peau; on en tire aussi une huile résineuse, odorante, âcre. *Voy.* Huber, Mœurs des Fourmis.

CYNIPS DU BÉDÉGUAR, *Cynips bedeguaris* (*Rosæ*), L. *Diplolèpe*, Geoffroy. Cette protubérance villeuse des rosiers est l'effet de l'extravasion des sucs végétaux par la piqûre de cet insecte, qui dépose en même tems ses œufs sous l'épiderme. Ces galles sont très-astringentes, contiennent tannin, acide gallique.

CYNIPS DE LA NOIX DE GALLE, *Cynips quercûs tinctoriæ* d'Olivier (*Voyez* fam. plant. 91, n°. 3.) Ce cynips pique les pétioles des feuilles d'un petit chêne d'Orient. La galle contient la larve de l'insecte. Le principe astringent, ou l'acide gallique et le tannin, dominent à un haut degré dans cette excroissance qui est très-tonique, fébrifuge. Olivier, *Voyage en Perse*, fait de cet insecte un *diplolèpe* comme Geoffroy.

Plusieurs maladies exanthématiques sont dues à des insectes du genre des cirons, ou mites, *Acarus*, L., *Sarcopte* de Latreille.

ZOOPHYTES. (*Ellis, Péron.*)

Animaux gélatineux, de forme rayonnante, privés de nerfs visibles et de vaisseaux, ayant un sac central de nutrition, se multipliant par des bourgeons ou par division.

Polypes formant des cellules calcaires.

CORAIL, *Corallium nobile*, Lamarck, *Isis nobilis*, L. Tige pierreuse (de carbonate de chaux coloré par une matière animale et un peu de fer), affectant la forme de plante, sans racine, couverte d'un épiderme pierreux, habitée et formée par des polypes, vient de la mer Méditerranée. On en fait teintures, syrop, dentifrices. Cru astringent, n'est qu'absorbant. Le CORAIL BLANC, moins usité est la *madrepora oculata*, L. Ses branches sont terminées par des cavités en étoiles. Le CORAIL NOIR est un *antipathes*, sa substance est cornée. Croit dans les mêmes parages.

CORALLINE, *Corallina nodosa*, L. Rameaux cornés recouverts d'une substance calcaire blanche, se donne comme vermifuge. Se tire de la mer Méditerranée.

Polypes formant des cellules spongieuses, de nature cornée.

ÉPONGE, *Spongia officinalis*, L. On la prépare, soit à l'eau, soit à la cire, pour arrêter les hémorragies; charbonnée dans des vaisseaux clos, sa poudre se prescrit contre les scrophules; contient du carbonate d'ammoniaque et une huile empyreumatique.

Nota. Les Chinois apprêtent des médicamens analeptiques avec plusieurs holothuries, zoophytes nus et des aromates; c'est ce qu'on connaît en Europe sous le nom de *nids d'alcyons*, etc., dans les officines.

RÈGNE VÉGÉTAL,

OU

BOTANIQUE MÉDICALE.

Les végétaux se distinguent naturellement par groupes ou familles qui affectent chacune des formes qui leur sont propres. On les partage en trois grandes divisions, 1°. celle des *cryptogames* de Linné ou des ACOTYLÉDONES de Jussieu, ainsi nommées parce que leurs parties de la fructification sont peu visibles, et que leurs graines pulvérulentes paraissent dépourvues de lobes ou cotylédons ; enfin ces végétaux sont imparfaits par rapport aux autres. Tels sont les *champignons*, les *algues* ou les *lichens*, les *mousses*, etc.

2°. Les MONOCOTYLÉDONES ont des graines à un seul lobe ; leur tige molle, et ordinairement sans rameaux ni écorce, n'a point de moëlle centrale, celle-ci est entremêlée dans les fibres ; leur accroissement ne se fait point par couches superposées, mais par dilatation. Leur feuillage est presque toujours simple. Les *graminées*, les *palmiers* et *fougères*, les *liliacées*, appartiennent à cette classe.

3°. Les DICOTYLÉDONES qui comprennent tous les autres végétaux, sont les plus parfaits ou les plus composés. Les *labiées*, les *amaranthes*, les *chicoracées*, les *ombelliferes*, les *cruciferes*, les *caryophyllées*, les *ficoïdes* ou plantes grasses, sont toutes herbacées ; les *coniferes*, les *amentacées*, les *térébinthacées*, les *tiliacées*, etc., sont tous ligneux, ou en arbres. Parmi les *rosacées*, les *papilionacées*, il y a des herbes, des arbrisseaux et des arbres.

Nota. L'on cite toujours de préférence la nomenclature de *Linné.* Lorsque le pays natal n'est pas indiqué, il faut entendre que c'est la France ou les contrées voisines, en Europe.

PLANTES ACOTYLÉDONES.

FAMILLE I. *CHAMPIGNONS.* Substances fongueuses, d'ordinaire vénéneuses, sans feuilles ni fleurs. (*Bulliard.*)

AGARIC BLANC, *Boletus pini laricis*, L. Croît en Orient sur le mélèze, friable, léger. Est un purgatif drastique. Tous les champignons sont plus ou moins suspects, comme alimens.

AMADOU, *Boletus igniarius*, L. Divisé, assoupli par la percussion, sert pour arrêter les hémorrhagies; imbibé d'une solution de nitre et séché, prend feu aisément. La vesse-de-loup, *Lycoperdon bovista*, L., et sa poussière séminale abondante, très-subtile, peuvent remplir les mêmes usages en médecine. Aussi la hampe du *Cynomorium coccineum*, L., dit champignon de Malte.

OREILLE-DE-JUDAS, *Peziza auricula*, L. Dillen. Croît sur le sureau, cendrée, coriace. S'emploie macérée dans le lait ou le vinaigre, pour gargaris...es dans l'angine et autres maux de gorge.

TRUFFES, *Lycoperdon Tuber*, L. Il y en a des blanches d'une odeur alliacée. Les noires sont plus usitées. Aliment aphrodisiaque, échauffant, indigeste, ainsi que les autres champignons comestibles.

II. *ALGUES*. Expansions foliacées ou chevelues, humides ou aquatiques. Plantes animalisées ou contenant beaucoup d'azote.

MOUSSE DE CORSE, *Fucus helmintocorton*, Latourette. M Decandolle et d'autres botanistes y ont distingué plusieurs espèces de varechs filamenteux, géniculés, des *Ceramium*, les *Conferva fasciculata*, *albida*, *intertexta*, la *Corallina officinalis*; les *Fucus purpureus* et *plumosus* d'Hudson. Ces derniers sont moins vermifuges. Les rochers de la mer Adriatique fournissent aussi ces varechs bruns qui ont une forte odeur de marée.

VARECHS, GOEMONS. Les *Fucus esculentus*, *palmatus*, *edulis*, *saccharinus*, L., contiennent une gélatine végétale nutritive, plus ou moins sucrée. D'autres espèces brûlées fournissent des cendres alcalines de soude (1).

NOSTOC, *Tremella nostoc*, L., Gélatineuse verdâtre, infusée dans l'eau-de-vie, en dégoûte les buveurs, elle peut se manger. Vertus imaginaires attribuées à cette plante par les alchimistes pour fixer leur *mercure solaire*. Se trouve par les

---

(1) Le *fucus vesiculosus*, L., brûlé en charbon, fait l'*éthiops végétal*; est alcalin, antiscrophuleux.

tems pluvieux en lieux humides. Les *Ulva clavata* et *prolifera*, L., se rencontrent encore dans l'helmintocorton. Ces plantes et quelques oscellaires (*Voy.* Vauthier et Girod-Chantrans) paraissent douées d'irritabilité. Appliquées à l'extérieur, sont rafraîchissantes.

CONFERVE, *Conferva rivularis*, L. Matière verte fibreuse, des eaux stagnantes ; composée de carbone et chaux, ne brûle pas mieux que la *Fontinalis antipyretica*, L. Odeur marécageuse, vermifuge de quelques paysans.

III. *LICHENS*. Productions parasites sèches, portant des écussons pulvérulens (leurs graines) ; végétaux colorans, purgatifs, astringens.

LICHENS MÉDICINAUX, la pulmonaire du chêne, *Lichen pulmonarius*, L. Expansion foliacée, grise, de nulle odeur, saveur un peu amère, paraît être béchique, détersive et apéritive. Lichen d'Islande, *Cladonia islandica*, Achard, et le *lichen velleus*, L. Foliacés, cendrés, à découpures ciliées ; saveur un peu amère ; alimens en Islande, se prennent en infusion contre les catarrhes ; sont mucilagineux, antihectiques, quelquefois purgent ; naissent dans les bois des grandes montagnes. Willemet (*Hist. des Lichens utiles*), cite le *lichen aphtorum*, L., comme drastique, vermifuge, et l'usnée du crâne humain, ou des arbres, *Lich. plicatus*, L., (*stereocaulon* d'Achard), comme astringent ; ses vertus antiépileptiques sont imaginaires ; sa décoction est détersive à l'extérieur, ainsi que celle de plusieurs autres ; il a une odeur agréable qui sert pour la poudre de Chypre ou les sachets de senteur (ainsi que le *Lich. rangiferinus*, L.) Le *Lich. pyxidatus*, L., est très-béchique, et, dit-on, lithontriptique. Le *Lich. coccifer*, L., a les mêmes vertus ; on l'emploie encore dans les fièvres intermittentes. Le *Lich. prunastri*, L., odorant aussi est astringent, béchique. On a vanté mal-à-propos le *Lich. caninus*, L., contre la rage. Le *Lich. pustulatus*, L., peut remplacer le piment, etc.

LICHENS TINCTORIAUX. L'ORSEILLE, *Stereocaulon roccella*, Ach. La PARELLE d'Auvergne, *Verrucaria parella*, Ach. et la *lobaria tinctoria*, A., donnent des teintures violettes ou bleues à l'aide des alcalis et de celui de l'urine putréfiée. La chaux et l'ammoniaque muriatée, tournent en rouge les *Lich. croceus, coccifer, pustulatus, ustus, prunastri, omphaloïdes*, L. etc. On obtient du brun des *lichen pertusus, tartareus, ventosus, furfuraceus, pulmonarius*, L. etc. ; on a du violet avec les *lichen jubatus, floridus, calicarius, farinosus*, L. ;

du jaune avec les *lichen candellarius, hœmatoma , saxatilis,*
centrifugus, juniperinus, tenellus, physodes, pseudo-coral-
linus, L. etc. *Voyez* Westring sur les couleurs des lichens.

IV. *HÉPATIQUES*. Expansions vertes foliacées ;
aquatiques.

HÉPATIQUE D'EAU, *Marchantia polymorpha*, L. Algue
d'eau douce, inodore ; passe pour apéritive, âcre, astringente.

V. *MOUSSES*. Plantes portant une urne ou boîte
remplie de poudre séminale, recouverte d'une coiffe en
cornet. (*Hedwig.*)

LYCOPODE, *Lycopodium clavatum*, L. Grandes tiges
rameuses, velues, donnant une poussière légère de couleur de
soufre, très-inflammable, que l'eau ne mouille pas ; contient
une huile fixe ; sert pour rouler les bols et les pilules ; usitée
contre la plique de Pologne. La plante est astringente. Le *Lyc.*
selago, L., purge.

PERCE-MOUSSE, *Polytrichum commune*, L. Cru très-
sudorifique, antipleurétique, peu usité.

VI. *FOUGÈRES*. Feuilles se déroulant ; fructification, 1°. sur les feuilles ; 2°. en épis. Plantes pectorales,
douceâtres, astringentes.

1°. CAPILLAIRE dit DU CANADA, *Adianthum capillus*
Veneris, L. Croît dans l'Europe méridionale ; tige simple ;
est béchique, pectoral. Celui de Montpellier est le même.

CAPILLAIRE COMMUN, *Asplenium adianthum ni-*
grum, L. Est plus brun que le précédent ; mêmes vertus. Le
capillaire polytric, *asplenium trichomanes*, L. et L'*aspl. ruta*
muraria, L. ou la sauve-vie, qui ont tous des feuilles ailées,
jouissent des mêmes propriétés ; sont un peu astringens.

CÉTÉRACH, *Asplenium Ceterach*, L.

SCOLOPENDRE, *Asplenium Scolopendrium*, L.

Astringens, vulnéraires, pectoraux. Le dernier a des feuilles
simples, celles du cétérach sont pinnatifides.

FOUGÈRE MALE, *Polypodium filix mas*, L. Feuilles
composées. Sa racine est vermifuge, un peu amère et astringente ; d'autres espèces donnent une fécule nutritive. Le

fameux *agneau de Scythie*, n'est que la racine chevelue du *polypodium baromez*, L.

CALAGUALA, racine d'un *Polypodium* du Pérou, est sudorifique ; contient une résine amère, vermifuge.

POLYPODE, *Polypodium vulgare*, L. Racine sucrée, feuille simple, pinnée ; vertu apéritive, fondante, purgative. La petite fougère aquatique qui lui ressemble, *polyp. dryopteris*, L., est âcre, septique.

2°. OSMONDE LUNAIRE, *Osmunda lunaria*, L. Feuilles astringentes. Plusieurs autres espèces de fougères ont des qualités analogues aux précédentes.

OPHIOGLOSSE ou LANGUE DE SERPENT, *Ophioglossum vulgare*, L. est vulnéraire.

VII. *NAÏADES*. Plantes aquatiques, sans fleurs visibles.

PRÊLE, *Equisetum palustre*, L., et les autres espèces sont astringentes, vulnéraires.

LENTILLE D'EAU, *Lemna major* et *minor*, L. En topique, rafraîchit, ainsi que les *Potamogeton*, L.

PLANTES MONOCOTYLÉDONES.

VIII. *AROÏDES*. Tige simple, fleurs en cornet ; 1°. enveloppées d'un spathe ; 2°. nue. Herbes poivrées ou âcres.

1°. PIED-DE-VEAU, GOUET, *Arum maculatum*, L. Feuilles en fer de lance, tachées ; racine fort âcre, incisive, détersive ; donne une fécule douce, nourrissante comme la COLOCASIE d'Egypte, *arum colocasia*, L. Le gouet SERPENTAIRE, *arum dracunculus*, L. a une fleur d'une odeur de charogne, et les propriétés du premier, ainsi que la *calla palustris*, L. est d'Europe, comme ceux-ci.

ZOSTÈRE MARINE, *Zostera marina*, L. Les tubercules de ses racines agglomérés par les flots de la mer, brulés et en poudre, servent comme antiscrophuleux.

2°. ROSEAU AROMATIQUE, *Acorus calamus*, L. Racine odorante, stomachique, agréable ; croît dans les pays froids et humides, en Hollande et aussi en Asie ; donne un extrait résineux par l'alcool.

IX. *CYPÉROÏDES*. Tiges droites, triangulaires, fleurs terminales, en ombelles.

SOUCHET ROND, *Cyperus rotundus*, L. Croît en Orient, dans les lieux aquatiques.

SOUCHET LONG, *Cyperus longus*, L. d'Europe. N'en paraît qu'une variété ; racines odorantes, saveur échauffante, aromatique. Le Papyrus des Egyptiens qui servait de papier à écrire, n'était que les tuniques d'un souchet, *cyperus papyrus*, L. On mange les racines du *Cyp. esculentus*, L., Rôties, elles imitent le café.

X. *GRAMINÉES*. Plantes alimentaires, farineuses et sucrées, chaume noueux, cylindrique, feuilles en fourreau ; des épis, 1°. semences farineuses, 2°. semences non usitées. (*Leers.*)

1°. **MAÏS**, *Zea mays*, L. Fleurs mâles et femelles à part, farine nourrissante, résolutive en cataplasme ; le suc de sa tige est très-sucré.

SEIGLE, *Secale cereale*, L. Farine résolutive, émolliente ; pain humide, visqueux, rafraîchit beaucoup, est un peu acide.

FROMENT, *Triticum hybernum*, L., et l'*œstivum*, L., ainsi que les autres espèces ou variétés cultivées ; fécule amylacée, très-nourrissante, contenant du gluten et un peu d'albumine, une matière mucoso-sucrée, du phosphate calcaire, etc. Sert pour le pain des nations policées ; Jadis mangé en galettes azymes (sans levain). L'amidon ou poudre à poudrer sert pour les pilules, pastilles, etc. La semoule, le vermicel, usités en alimens, etc.

CHIENDENT, *Triticum repens*, L. Racine traçante, apéritive, usitée en tisannes ; contient fécule, tartrate de chaux, et mucoso-sucré nutritif.

ORGE, *Hordeum distichum*, L., et *secalinum*, L. Rafraîchit, tempère ; son gruau remplace le riz, sert à faire la bière, contient du gluten, de l'albumine, une fécule mucoso-sucrée ; du nitrate de soude ; le son ou l'écorce donne une résine âcre ; l'orge fait un pain grossier, visqueux.

AVOINE, *Avena sativa*, L. Donne un pain lourd, maqueux ; semence rafraîchissante en tisanne, usitée aussi en gruau ; sa bâle ou paille sert pour les matelas.

RIZ, *Oryza sativa*, L. Nourrissant, astringent, donne

moitié de son poids de mucilage, peu ou point de gluten, impropre à faire du pain ; aliment des Asiatiques (en pilau). Le riz de montagne, variété d'Asie, croît dans les lieux secs. L'arak est l'eau-de-vie de riz.

MILLET, *Panicum miliaceum*, L. Aliment des nègres ; forme une bouillie pesante, siccative, constipante.

SORGHO, *Holcus Sorghum*, L. Aliment de plusieurs habitans d'Italie, rend leurs excrémens rougeâtres ; on en fait de la polenta, et avec le millet, des macaronis. Dans l'Afrique, le Couz-Couz, *holcus spicatus*, L., est l'aliment commun ; on en fabrique de la bière aussi (Mungo Park, *Voyag. p.* 63). La DURRA des Egyptiens, *Holcus durra*, Forskahl, est l'aliment du peuple, ainsi que les autres espèces de ce genre.

2°. CANNE A SUCRE, *Saccharum officinarum*, L. Croît dans les pays chauds ; connue dès l'antiquité ; (le rhum ou taffia est l'eau-de-vie du sucre), son sel essentiel, très-usité. Il nourrit, adoucit, est pectoral, détersif à l'extérieur, et atténuant. On en extrait aussi de l'érable du Canada, *acer saccharinum*, L., des tiges du maïs, de la sève du *Gleditzia triacanthos*, L., du bouleau noir, etc., et sur-tout du moût de raisin, des racines de bette-rave et de carotte. (*Voy.* l'article du Sucre).

CANNE ou ROSEAU, *Arundo phragmites*, L. La racine et son chaume inférieur se donnent comme diurétiques, dépuratifs ; est d'Europe.

SCHOENANTHE, *Andropogon Schœnanthus*, L., ou jonc odorant ; contient une résine analogue à la myrrhe, chaume et feuilles aromatiques, de saveur âcre, échauffante ; est atténuant, discussif, tonique ; naît en Arabie, Syrie.

NARD INDIEN, *Andropogon Nardus*, L. Couleur plus brune que le précédent ; croît dans les Indes orientales ; saveur amère, odeur du souchet ; qualités du précédent. La flouve odorante, *Anthoxanthum odoratum*, L., d'Europe, approche de celle-ci. La larme-de-Job, *Coix lacryma*, L. est diurétique.

XI. *PALMIERS*. Troncs sans rameaux, feuilles terminales, bois à fibres fistuleuses.

DATTES, du *Phœnix dactylifera*, L. Fruits sucrés, charnus, adoucissans, émolliens, pectoraux, un peu astringens ; naît en Orient au midi.

SAGOU, *Metroxylon Sagu*, Rottboël. *Sagus genuina*,

Labillardière. Fécule séparée des interstices fibreuses du tronc de ce palmier, et desséchée au four; est en miettes grises, saveur fade et douceâtre; c'est un analeptique léger, adoucissant. La moëlle des troncs du *Cycas circinalis* et du *Cycas revoluta*, L. en fournit aussi bien que l'*Arenga saccharifera* de Labillardière, qui croît dans les Moluques, comme le Sagoutier ordinaire.

COCO, *Cocos nucifera*, L. et *Cocos butyracea*, L. Croissent dans les deux Indes sous les tropiques; fruits contenant amande émulsive, donnent beaucoup d'huile butyreuse; on en tire aussi de l'Avoira, *Elais guineensis*, L. et du fruit de l'Arequier, *Areca oleracea*, L. est émolliente, très-usitée dans les pays chauds; le fameux *Coco des Maldives*, de quelques droguiers, est le fruit du Rondier des îles Séchelles, *Borassus sechellensis* de Sonnerat (*voy. Ind. tom. II*), il ressemble à deux fesses velues. Ses vertus alexipharmaques sont imaginaires. L'emplâtre diapalme se faisait jadis avec les rameaux de palmier.

PALMISTE, Chou, *Areca oleracea*, L. Les *cycas*, les *Euterpe*, les cocotiers et autres palmiers jeunes offrent un chou à leur sommet, qui est très-bon en aliment, mais il faut sacrifier l'arbre. Tous donnent aussi par incision, sur-tout l'*arenga saccharifera*, les cocotiers, le *Nipa fruticans*, L., le dattier, le doume, les sagoutiers, une sève sucrée qui fermente bientôt en vin (vin de palme). On en peut tirer du sucre; mais l'arbre s'épuise, donne moins de fécule ou de fruits.

AREC CACHOU, *Areca Catechu*, L. Le brou de son fruit, âcre, nommé *pinanga*, se mâche avec le bétel (feuille du *piper betle*, L.) et un peu de chaux, comme sialogogue et stomachique dans l'Inde; il rougit la salive. On tire par macération de ce brou, une gomme-résine pulvérulente, d'un rouge brun, astringente, très-tonique, qu'on a crue être le cachou, à tort (*V.* famille 85). La résine caragne paraît découler d'un latanier *chamærops*, L. est un résolutif d'odeur fétide étant brûlée.

SANG-DRAGON, *Calamus Draco*, L. Croît dans l'Inde, près des eaux. Ses fruits donnent par macération le sang-dragon le plus commun; résine rouge, astringente. Il y a d'autres *sang-dragon* (fam. 85); celui-ci, en forme de boulettes, est enveloppé dans des feuilles de palmiers. Les rotins, les cannes ou joncs sont de ce genre (*calamus rotang*, L.)

XII. *ASPARAGOÏDES*. 1°. Fleurs hermaphrodites ;
2°. fleurs dioïques. Plantes diurétiques.

1°. SANG-DRAGON FIN, *Dracæna Draco*, L. De l'Inde.
Se retire par incision, est le plus pur de tous ; sert dans les
vernis, les dentifrices.

PARISETTE, RAISIN DE RENARD, *Paris 4-folia*, L.
Recommandée par Boërhaave, dans la manie. Croît en Europe.

ASPERGE, *Asparagus officinalis*, L. Sa racine est une
des cinq apéritives, et aussi l'*Asp. acutifolius*, L., ou corruda
des anciens.

SCEAU DE SALOMON, *Convallaria polygonatum*, L.
Racine vulnéraire, dit-on ; elle est astringente, peut-être diurétique.

MUGUET, *Conv. maialis*, L. Fleurs céphaliques, séchées,
sont sternutatoires.

2°. PETIT HOUX, FRAGON, HOUX FRÉLON, *Ruscus
aculeatus*, L. Racine, une des cinq apéritives; ses baies le
sont aussi. L'herbe aux langues, *ruscus hypoglossum*, L., est
diurétique, comme le *smilax aspera*, L., elles peuvent remplacer la salsepareille.

SALSEPAREILLE, *Smilax Sarsaparilla*, L. Sudorifique
actif, dépuratif, antisyphilitique, antirhumatismal. Vient d'A-
mérique. On mêle à ces racines traçantes, brunes, d'autres
plantes et des lianes qui ont des vertus analogues (*Voy*. famille
54). La racine de salsepareille contient de l'albumine végétale
abondamment.

SQUINE, *Smilax china*, L. Racines tuberculeuses, couleur
du liége. Vient de Chine, de la Jamaïque. Qualités de la précédente. Contient de la fécule.

SCEAU NOTRE-DAME, *Tamnus communis*, Juss. Racine
diurétique, incisive, apéritive. On la dit âcre et caustique.

IGNAME, *Dioscorea sativa*, L. Sa racine, riche en fécule
nourrissante, sert, dans les deux Indes, d'aliment, et on en
fait du faux sagou.

XIII. *JONCS*. Tiges simples. 1°. Aquatiques; 2°. non
aquatiques. Plantes âcres.

1°. JONC FLEURI, *Butomus umbellatus*, L. Herbe apéritive; jolies fleurs. Le plantain d'eau, *alisma plantago*, L.,

et la sagittaire, *sagittaria sagitta*, L., sont âcres, apéritives, incisives.

2°. HELLÉBORE blanc, *Veratrum album*, L. Sa racine est un violent drastique; son suc empoisonne les instrumens tranchans. Sa poudre est septique, mise sur les ulcères, et sternutatoire. Croît en Europe.

CÉVADILLE, *Veratrum Sabbadilla*, Retz? Croît dans l'Inde: Ses capsules et graines pulvérisées font périr les poux. (N'est-ce pas plutôt une ancolie ou une *nigella*?) Capsules à trois loges.

XIV. *LILIACÉES*. Fleurs en lys. Herbes nauséeuses, incisives.

COLCHIQUE, *Colchicum autumnale*, L. Son oignon est un très-puissant incisif dans le vinaigre et en oxymel.

LYS, *Lilium candidum*, L. Son oignon cuit est émollient, maturatif, et aussi ceux du martagon, de l'*ornithogalum luteum*, L., de la fritillaire couronne impériale, des tulipes, etc.

XV, XVI et XVII. 1°. *ASPHODÈLES*, 2°. *NAR-CISSES*, 3°. *IRIDÉES*. Plantes ayant un suc purgatif, ou nauséeux, ou incisif.

1°. SCILLE, *Scilla maritima*, L. Des bords de la mer Méditerranée. Oignon rougeâtre, épais, âcre, amer, saveur nauséeuse et émétique; puissant incisif, diurétique, en poudre, en oxymel. Les bulbes des asphodèles, des anthérics, ont des propriétés analogues quoique moindres, ainsi que les *Hyacinthus comosus*, et *H. muscari*, L. Fleurs blanches.

ALOES, *Aloë perfoliata*, L., *A. soccotorina*, Lamarck. Le succotrin extrait par expression, les parties les moins pures donnent l'aloès *hépatique*, moins mauvais que le *caballin*, résidu des fèces. Le premier est brun, demi-transparent, d'odeur nauséeuse, de saveur âcre, amère, purgative, drastique, très-échauffante On peut extraire une fécule nutritive de cette plante, comme font les Cochinchinois. Elle croît à Soccotora, île près du golfe arabique. L'aloès de la Barbade approche des qualités des précédens; est extrait de l'*aloë vulgaris*, Lamarck; naît en Amérique.

AIL, *Allium sativum*, L., oignon, *allium cepa*, L., échalotte, *A. ascalonicum*, L., rocambole, *A. scorodoprasum*, L., poireau, *A. porrum*, L. On connaît leurs qualités médicinales et alimentaires; contiennent du soufre.

2°. LYS ASPHODÈLE, *Hemerocallis lutea*, L. Plante expectorante.

NARCISSE, *Narcissus poeticus*, L., et *N. pseudo-narcissus*, L. Racine émétique ; s'applique aussi sur les brûlures. La tubéreuse, *polyanthes tuberosa*, L., a des vertus analogues.

3°. IRIS DE FLORENCE, *Iris florentina*, L. Racine fraîche, est drastique, hydragogue ; séchée, sent la violette, est sialogogue, errhine, incisive. Est blanche, géniculée, contient de la fécule.

FLAMBE, ACORUS FAUX, *Iris pseud-acorus*, L. Fleurs jaunes, dans les lieuxa quatiques. Purgatif drastique, nauséeux ; sert aux paysans. Les glayeuls *Gladiolus communis*, L., ont des propriétés analogues, moindres.

HERMODACTE, *Iris tuberosa*, L. De l'Europe orientale. Racines tubéreuses, blanches, douceâtres, donnant de la fécule, sont incisives, purgatives. Peu usitées.

SAFRAN, *Crocus sativus*, L. (Var. *autumnalis*, Hoffm.) Cultivé dans le midi. Les étamines de la fleur ont une odeur forte, agréable, teignent en beau jaune, saveur aromatique. Sont cordiales, emménagogues, anodynes, exhilarantes. Le safran d'Espagne est souvent imbibé d'huile.

XVIII. *BALISIERS* ou *Scitaminées*. Plantes aromatiques chaudes, de la monandrie, monogynie. Feuilles d'abord roulées en cornets.

GINGEMBRE, *Amomum Zinziber*, L. Racines noueuses, de saveur aromatique très-échauffante; stomachiques, cordiales; servent d'assaisonnement aussi. *Amomum Zerumbet*, L., est le cassumuniar, racine analogue à la précédente et à la zédoaire. Croît aussi dans l'Inde, aux lieux humides et ombragés. Herbes toutes vivaces.

ZÉDOAIRE, *Kempferia rotunda*, L., *Amomum Zedoaria*, Bergius. Racine qui tient des précédentes. Arrête les vomissemens, la lienterie, échauffe, dessèche; est emménagogue. Même lieu natal.

GALANGA, *Amomum Galanga*, Loureiro, *Maranta*, L.; *Alpinia*, Swartz. Le petit et le grand sont de la même espèce. Racine tubéreuse, brunâtre, aromatique, de saveur échauffante et brûlante; est céphalique, stomachique, utérine. Le BALISIER, *canna indica*, L., est odorant, cordial, vulnéraire.

AMOME EN GRAPPES, *Amomum racemosum*, Lamarck.

Capsules rondes à trois loges, contenant des graines noires, aromatiques. Vertus des précédens. Vient de Ceylan, du Malabar.

CARDAMOME, *Amomum Cardamomum*, L. Petit et grand. Capsules triangulaires à trois loges, remplies de graines aromatiques, diffère peu du précédent pour les vertus. Même pays originaire.

MANIGUETTE, GRAINE DE PARADIS, *Amomum mele-quetta*, L. Semences anguleuses, blanchâtres, saveur brûlante, aromatique; ont les qualités du poivre. Croissent à Madagascar. Diffèrent de celles du Canang. Fam. 69.

COSTUS, *Costus arabicus*, L. A plusieurs variétés. Racine jaunâtre, saveur âcre, aromatique, tirant sur l'odeur de l'iris. Est stomachique, tonique, discussive. Tous ces végétaux donnent une huile volatile assez abondante.

CURCUMA ou TERRE MÉRITE, *Curcuma longa*, L. Est un *amomum*, selon Jacquin. Croît dans l'Inde, près des eaux. Racine noueuse, jaune en dedans, odeur aromatique, saveur âcre; est tonique, discussive, échauffe, sert d'assaisonnement dans l'Inde; teint en beau jaune. Prise avec du soufre, guérit la gale.

XIX. *ORCHIDÉES.*. Racine à un ou plusieurs bulbes, hampe simple, fleurs de la gynandrie. Herbes estimées aphrodisiaques.

VANILLE, *Epidendrum Vanilla*, L. Gousse brune, de la grosseur d'un tuyau de plume, huileuse au toucher (on l'imbibe d'huile pour la conserver); se couvrant quelquefois d'efflorescence d'*acide benzoïque*; odeur pénétrante très-agréable. Est céphalique, stomachique, etc.; sert sur-tout dans le chocolat et les liqueurs de table. Plante grimpante. De l'Amérique équinoxiale.

SALEP, BULBES DES *Orchis mascula, morio, fusca, variegata*, etc., L. Saveur et apparence de gomme adraganthe, formant une bouillie restaurante avec des aromates. Est crue aphrodisiaque. Se prépare en Turquie et en Orient. Les bulbes des *Satyrium*, L., des *Serapias*, L., sont regardés comme fortifians; tous contiennent de la fécule.

XX. *MORRÈNES.* Herbes aquatiques, estimées anti-aphrodisiaques, fleurs en rose, non submergées quand elles s'ouvrent.

NÉNUPHAR, *Nymphæa alba*, L., et *lutea*, L. Grosse

racine, se donne comme astringente, réfrigérante. Le volet, ou nénuphar blanc, est préféré au jaune.

NÉLUMBO, fèves d'Égypte, *Nelumbium speciosum*, Jussieu. Ses graines sont nutritives, sa racine est astringente, ainsi que la liqueur qui coule des pédoncules coupés. Elle arrête les vomissemens et les diarrhées.

MACRE, *Trapa natans*, L. Noix ou fruit dans une capsule à quatre épines, nourrissant, farineux; l'herbe rafraîchit.

PLANTES DICOTYLÉDONES.

XXI. *ARISTOLOCHES*. Sont âcres, emménagogues. Calice monophylle, coloré. 1°. Fleurs de la gynandrie; 2°. de la dodécandrie.

1°. ARISTOLOCHE LONGUE et RONDE, *Aristolochia longa* et *rotunda*, L. Racines tuberculeuses de deux espèces voisines qui naissent dans l'Europe méridionale; saveur un peu âcre, odorante, couleur jaunâtre au dedans; elles passent pour puissantes incisives. La CLÉMATITE, *Aristolochia clematitis*. L. et la *Pistolochia*, L. sont aussi efficaces pour exciter le flux menstruel.

SERPENTAIRE DE VIRGINIE, *Aristolochia serpentaria*, L. Racines fibreuses, brunes, odeur et saveur fortes, résineuses, camphrées; antiseptique actif, échauffant, alexipharmaque, diaphorétique; se donne dans l'hydrophobie aussi, et contre la morsure des serpens, comme l'*A. anguicida*, Jacquin (*Voy. Collinsonie*, famille 35).

HYPOCISTIS, *Cytinus hypocistis*, L. Suc exprimé, desséché de cette plante parasite; est noirâtre, très-astringent, arrête tous les flux.

2°. CABARET, *Asarum europœum*, L. Feuilles en forme d'oreille d'homme, fleur en cloche, racine fibreuse, drastique violent par haut et bas; se donne quelquefois au lieu d'ipécacuanha; en poudre est sternutatoire.

XXII. *CHALEFS*. Arbustes apétales, à calice coloré; purgatifs ou âcres.

MYROBOLANS CHÉBULES, et BELLERICS, des *Terminalia chebula* et *bellerica*, Retz, Rheede. Drupes ou fruits à noyau, ovoïdes, à cinq côtes; saveur un peu âcre, astringente; les CITRINS, les INDIQUES (ceux-ci sont noirs), paraissent des

I.

variétés ou des espèces voisines qui purgent davantage; viennent des Indes orientales. Le vernis de la Chine sort aussi d'un badamier, *Terminalia vernix*, L. (*Voy.* Fam. 24, 86 et 88).

ARGOUSSIER, *Hippophaë rhamnoïdes*, L. Arbuste; est purgatif. Le CHALEF, *Elæagnus angustifolia*, L., a des propriétés vermifuges.

XXIII. *THYMELÉES*. Sous - arbrisseaux ayant un calice coloré comme une fleur, feuilles simples; qualités caustiques.

GAROU, JOLI-BOIS, *Daphne laureola*, et *mezæreum*, L. et *gnidium*, L. Ou le BOIS-GENTIL, paraît le plus efficace; l'écorce brune sert de vésicatoire; est exulcérante en application sur la peau; le vinaigre diminue son activité. A l'intérieur est drastique dangereux; les baies aussi.

XXIV. *LAURINÉES*. Arbres à feuilles lancéolées alternes, toujours verts, très aromatiques; fruits ou baies huileux, et odorans.

LAURIER, *Laurus nobilis*, L. Baies très-échauffantes, emménagogues; leur huile verte, extraite par infusion et décoction, est nervine, émolliente. Le fruit de l'AVOCATIER, *Laurus persea*, L. se mange, est stomachique, en Amérique, ses feuilles sont odorantes, pectorales.

CAMPHRE, du *Laurus camphora*, L. Du Japon; le bois distillé laisse sublimer cette huile volatile concrète, inflammable, qu'on purifie en Hollande; est antiputride; on le croit calmant, rafraîchissant ou sédatif, ce que d'autres observateurs ont contesté; est aussi un vermifuge.

CANELLE, *Laurus cinnamomum*, L. Seconde écorce, roulée, rougeâtre, d'odeur suave, de saveur échauffante, contenant une huile volatile; vient de Ceylan et d'autres îles des Indes; stomachique, tonique, cordiale à un haut degré.

CASSIA LIGNEA, *Laurus cassia*, L. Écorce mince, brunâtre, roulée, odeur moins forte que dans la précédente; mêmes vertus quoique moindres. Le *Malabathrum* est la feuille de cet arbuste, qui croît à Sumatra, Java et autres îles de la Sonde. La CANELLE GÉROFLÉE des anciens, analogue à la *Cassia lignea*, vient du *Laurus myrrha*, Loureiro, dont le suc aromatique se rapproche de la myrrhe.

SASSAFRAS, *Laurus sassafras*, L. Bois et racine d'un

laurier de l'Amérique septentrionale, couleur d'un rouge clair ferrugineux; échauffe, dessèche, sudorifique actif, odeur volatile agréable, contenant une essence analogue à celle du girofle.

RAVENT-SARA, *Agathophyllum aromaticum*, Sonnerat. Sa feuille odorante, contenant une essence analogue à celle du girofle, est une excellente épice, tonique, cordiale; forme une liqueur de table agréable aussi. On peut comparer cette feuille à celle du coulilawan, *laurus culilaban*, L. tous deux originaires de l'Inde méridionale. L'écorce de ce dernier paraît être celle connue, il y a un siècle, sous le nom de *massoy*.

MUSCADE et MACIS, *Myristica moschata*, L. Arbre dioïque. Noix aromatique rougeâtre, dont la pellicule ou l'arille est le *Macis*, et qui contient une huile concrescible, jaunâtre, volatile; est stomachique, céphalique, utérine, cordiale. L'huile commune de macis est faite par la macération de celui-ci dans de l'huile. On nomme *Guyamadou* une huile concrète comme le suif, extraite des fruits de la *Virola sebifera*, d'Aublet, à la Guiane; on en fait des chandelles odorantes; l'arbre est de cette famille. La fève, *Pechurim*, Pharm. Bat. *pag.* 91, me paraît une fausse muscade sauvage.

MYROBOLANS D'AMÉRIQUE, fruits de l'*Hernandia sonora*, et *ovigera*, L. Ils sont oléagineux, non purgatifs.

XXV. *POLYGONÉES*. Herbes à tiges polygones, acides ou astringentes; semences farineuses, triangulaires, fleurs apétales. Contiennent de l'acide oxalique pur ou combiné.

RHUBARBE, *Rheum undulatum*, L. et *Rh. palmatum*, L. La première de ces racines est celle de Moscovie; l'autre, celle de Chine; cultivées toutes deux aujourd'hui en Europe; la seconde est moins jaune et plus veinée. Purgatif, astringent, résinoso-extractif; vermifuge, teint l'urine en jaune, sert aussi en teinture; contient oxalate de chaux.

RHAPONTIC, *Rheum rhaponticum*, L. Racine plus petite que les précédentes, plus colorée; odeur, saveur et propriétés analogues, un peu moindres. Matth. Tilingii, *Rhabarbarologia*, Francof. Mœn. 1679, 4°.

PATIENCE, PARELLE, *Rumex aquaticus*, L. Dans les prairies humides, racine dépurative, eccoprotique, employée contre les maladies de la peau; contient du soufre, sur-tout dans les pays froids, comme les *Rumex patientia, sanguineus, acutus*, L. etc. La rhubarbe des moines est le *Rumex obtu-*

sifolius et *alpinus*, L., se donnent ainsi que ceux qui précèdent;
à double dose de la rhubarbe, ces racines purgent un peu,
quoique astringentes.

OSEILLE, *Rumex acetosella* et *acetosa*, L. Feuilles contenant
de l'oxalate acidule de potasse, racine apéritive, rafraîchissante.

RAISINIER A GRAPPES, *Coccoloba uvifera*, L. De
l'Amérique, au bord de la mer; donne le suc kinô rouge,
très-astringent (*Voy.* fam. 82).

CENTINODE, *Polygonum aviculare*, L. Ou renouée;
vulnéraire, astringente. Les *Polygonum* contiennent du tannin et un principe colorant rouge; leurs feuilles peuvent fournir un bleu de pastel.

SARRASIN, *Polygonum fagopyrum*, L. Semences nourrissantes; le blé noir, on en fait du pain et des cataplasmes.

BISTORTE, *Polygonum bistorta*, L. Racine géniculée,
rougeâtre, très-astringente. La persicaire, *Pol. persicaria*, L.
et le poivre d'eau, *Pol. hydropiper*, L., sont vulnéraires, détersifs, diurétiques.

XXVI et XXVII. 1°. *ARROCHES*. Fleurs apétales;
plantes émollientes, salines; semences capsulaires.
2°. *AMARANTHES*. Fleurs en épis colorés.

1°. ÉPINARDS, *Spinacia oleracea*, L. Emolliens, humectans.

POIRÉE et BETTERAVE, *Beta vulgaris*, et *B. cicla*, L.
Feuilles adoucissantes; on tire du sucre de ses racines (Achard).
La BLETTE, *Blitum capitatum*, L., humecte.

ARROCHE, *Atriplex hortensis*, L., et l'*Atr. halimus*, L.,
en décoctions émollientes; aussi l'*Atr. littoralis*, L., ou le
pourpier marin qui se mange en salade.

BON-HENRI, *Chenopodium bonus Henricus*, L. Relâche
le ventre.

VULVAIRE, *Chen. Vulvaria*, L.

BOTRYS, *Ch. botrys*, L.

Sont antihystériques. Leur décoction est utile dans les maladies de la peau, à l'extérieur; odeur puante, vermifuge.

ANSERINE VERMIFUGE, *Chenop. anthelminthicum*,
L. Vient de Pensylvanie; est vivace.

THÉ DU MEXIQUE, *Chen. ambrosioïdes*, L. Stomachique, antiasthmatique, odeur agréable. Se prend en thé.

RIVINE, ou Herbe aux charpentiers, *Rivina humilis*, L. Est pectorale ; de Saint Domingue.

CAMPHRÉE, *Camphorosma monspeliacum*, L. Sent le camphre ; plante nervine, céphalique, antiarthritique.

SOUDE KALI, *Salsola kali* et *soda*, L. , et autres, donnent du carbonate de soude par incinération ; (la barille d'Espagne); elle croît sur les rivages de la mer. Plusieurs *Chenopodium* et des *Atriplex* maritimes donnent aussi de la soude; comme les algues et varechs.

SALICORNE, *Salicornia herbacea* et *fruticosa*, L. , forment moins de soude que les précédentes ; naissent aux mêmes lieux, sur les bords de la mer.

PHYTOLACCA, *Phytolacca decandra*, L. Plante à suc rouge ; vient d'Amérique ; ses feuilles sont un bon anticancéreux, dit-on. Les baies colorent en rouge, faux teint.

2°. AMARANTHE, *Amaranthus blitum*, L. Rafraîchit, resserre, comme les *Illecebrum*, L.

HERNIOLE, TURQUETTE, *Herniaria glabra*, L. Vertus de la précédente ; passe pour très-diurétique, antinéphrétique.

XXVIII. *PLANTAGINÉES*. Tiges herbacées ; fleurs de la tétrandrie, en épis. Vulnéraires.

PLANTAINS, *Plantago major*, *media*, *lanceolata*, L. Astringentes, vulnéraires ; la COURNE DE CERF, *Pl. coronopus*, L. , à feuilles divisées, a les mêmes qualités.

PULICAIRE, *Psyllium pulicaria*, Juss. Petites semences noires, luisantes, mucilagineuses, purgatives aussi.

XXIX. *DENTELAIRES*. Herbes âcres, ou astringentes.

DENTELAIRE, *Plumbago europæa*, L. Herbe caustique, corrosive; des pauvres se font avec elle des ulcères pour exciter la pitié. On la croit utile contre le mal de dents.

BEHEN ROUGE, *Statice Limonium*, L. Sa racine est astringente; usitée jadis dans la diarrhée, les hémorrhagies, etc.

XXX. *LYSIMACHIES*. Fleurs monopétales, feuilles entières. Plantes dépuratives.

MOURON, *Anagallis arvensis*, L. On lui attribue des vertus imaginaires contre la rage, la mélancolie, etc.

PRIMEVÈRE, *Primula officinalis*, L. Est crue céphalique, anodine ; selon d'autres, expectorante, traumatique, de même que la *Cortusa matthioli*, L.

LYSIMACHIE, *Lysimachia vulgaris*, L.

NUMMULAIRE, *Lys. nummularia*, L.

Astringentes et vulnéraires.

ANDROSACE, *Androsace maxima*, L. Très-diurétique, dit-on.

GRASSETTE, *Pinguicula vulgaris*, L. On en fait un sirop purgatif. Elle guérit les gerçures de la peau. Le mouron d'eau, *Samolus valerandi*, L., a des propriétés analogues.

MENYANTHE, *Menyanthes trifoliata*, L. et *Men. nymphoïdes*, L. Trèfle d'eau, trois feuilles, jolies fleurs. Excellent antiscorbutique, fébrifuge, dépuratif, en sucs, en infusion, en extrait, etc. ; est très-amer.

GLOBULAIRE TURBITH, *Globularia alypum*, L. Sa racine est un violent drastique, les autres globulaires purgent aussi.

PAIN DE POURCEAU, *Cyclamen europœum*, L., ou arthanita, jolies fleurs, racine tuberculeuse, violent drastique, incisif, errhin, doit s'employer avec prudence. Son onguent appliqué sur l'ombilic purge et tue les vers. La SOLDANELLE des Alpes, *Soldanella alpina* L., a des propriétés analogues.

XXXI. *PÉDICULAIRES.* Fleurs personnées, ou irrégulières.

POLYGALA, *Polygala amara*, L., et *vulgaris*, L. Jolies plantes, amères, diaphorétiques. Usitées contre la pulmonie.

SÉNÉGA, *Polygala senega*, L. Remède de la morsure des serpens à sonnettes, en Amérique ; diaphorétique et diurétique. On mêle quelquefois les feuilles de *Polyg. theezans*, L., au thé, au Japon.

EUFRAISE, *Euphrasia officinalis*, L. Céphalique, ophtalmique.

VÉRONIQUES, Les *Veronica officinalis*, *spicata*, *montana*, *arvensis*, L., etc. Sont vulnéraires, incisives, diaphorétiques, antiphthisiques ; dans nos contrées, peuvent remplacer le thé.

BECCABUNGA, *Veronica beccabunga*, L. Aquatique ; est antiscorbutique, diurétique.

PÉDICULAIRE, *Pedicularis palustris*, L. Est nauséeuse, âcre, utile contre les vieux ulcères; tue les poux, comme la crête de coq, *Rhinanthus crista galli*, L.

XXXII. *ACANTHES*. Feuilles larges, fleurs personnées. Herbes vulnéraires, pectorales.

BRANC-URSINE, *Acanthus mollis*, L. Feuilles diurétiques, employées aussi en cataplasmes maturatifs. (Belles feuilles comme aux chapiteaux des colonnes d'ordre corinthien).

CARMANTINE, *Justicia adhatoda*, L. Arbuste de Ceylan, cultivé dans les serres, ses feuilles semblables à celles de noyer, sont purgatives.

HERBE AUX CHARPENTIERS, *Justicia pectoralis*, Jacquin. Fleurs rougeâtres, herbe de Saint-Domingue et de la Martinique, vulnéraire, résolutive, très-vantée en sirop contre les maladies de poitrine. Entre dans l'élixir américain.

SARCOCOLLE, *Penœa sarcocolla*, L., et la *Penœa mucronata*, L. Selon Bergius; arbustes d'Éthiopie et de Perse. Leur gomme est roussâtre, sucrée, vulnéraire, astringente; c'est leur sève desséchée.

XXXIII. *JASMINÉES*. Arbres ou arbustes à fleurs monopétales, odorantes, feuilles opposées.

JASMIN, *Jasminum officinale*, L. Fleurs recommandées contre la dispnée, et les squirrhes de l'utérus. Vient d'Asie.

TROENE, *Ligustrum vulgare*, L. Ses fleurs en corymbe s'emploient en décoction et gargarismes contre les ulcères. Sont astringentes et tempérantes.

FRÊNE A MANNE, de Calabre; celle-ci est une exsudation mielleuse du feuillage et de l'écorce du *Fraxinus ornus*, L. et *rotundifolia* de Miller, et d'autres frênes, dans les pays et les tems chauds. La manne *en sorte* est plus impure; celle *en larmes* est blanche, à demi cristalline; on la falsifie avec le miel et la farine. Purgatif doux, utile dans la toux. L'écorce du frêne, *Fraxinus excelsior*, L. est fébrifuge, diurétique, ses feuilles sont astringentes.

OLIVIER. L'huile d'olives s'exprime des drupes de l'*Olea europœa*, L. Les fèces de cette huile, *oleum omphacium*, sont astringentes, comme les olives et les feuilles d'olivier. L'olive *picholine* ou macérée dans la saumure est la plus délicate pour manger.

XXXIV. *GATTILIERS*. Arbustes ou plantes à fleurs monopétales ; 1°. en corymbe ; 2°. en épis.

1°. AGNUS CASTUS, *Vitex agnus castus*, L., arbuste originaire d'Italie, ses sommités fleuries, passent pour réfrigérantes antiérotiques, desséchantes. Le *Tectona grandis*, L. De l'Inde, ses feuilles purifient l'eau, servent contre les aphthes, l'hydropisie.

2°. VERVEINE, *Verbena officinalis*, L. Herbe vulnéraire, s'emploie en topique, rubéfiant, contre les rhumatismes ou autres douleurs des membres, est aussi un fébrifuge. La *Verbena triphylla*, L., a une odeur de citron, remplace le thé ; croît au Chili. On retire une résine rouge astringente de la *Volkameria inermis*, L., arbuste de l'Inde, ainsi que de l'*Avicennia resinifera*, L., de la Nouvelle-Zélande. Peu connues encore dans les pharmacies.

XXXV. *LABIÉES*. Herbes à fleurs en gueule, tiges 4-angulaires, feuilles et fleurs opposées, à odeurs fortes ; 4 semences nues. Plantes aromatiques, échauffantes.

SAUGES. *Salvia officinalis*, L, ou la grande sauge, s'emploie comme sudorifique, échauffant, utile dans la paralysie, le tremblement des membres ; est cordiale, stomachique. L'orvalle, *Salvia sclarea*, L., l'hormin, *S. horminum*, L. La sauge de Crète, *S. cretica*, L. Celle d'Éthiopie, *S. æthiopica*, L. Cultivées dans nos jardins ont toutes des vertus analogues, excitent le système nerveux, procurent une légère ivresse, servent contre les maux d'yeux, passent pour aphrodisiaques, etc.

ROMARIN, *Rosmarinus officinalis*, L. Ses fleurs sont céphaliques, nervines, cordiales, échauffent, fortifient.

COLLINSONIE, *Collinsonia præcox*, L. Vient du Canada. Sa racine est employée comme la serpentaire de Virginie, et s'y trouve mêlée dans le commerce. (*Voyez* p. 33.)

LAVANDE. *Lavendula spica*, L. Épis très-odorans donnent une huile volatile abondante. L'*huile de spic* ou *spica nard*, se fait par l'infusion des épis dans une huile fixe. Nervine, antispasmodique, céphalique.

STÉCHAS ARABIQUE, *Lavendula stœchas*, L. De l'Europe méridionale, a les mêmes vertus, est aussi diurétique.

MENTHE CRÉPUE et POIVRÉE, *Mentha crispa*, et

piperita, L. Ont une huile volatile, piquante, chaude, qué semble causer du froid par sa volatilisation. Stomachiques, digestives, diurétiques. La menthe sauvage ; *M. sylvestris*, L., Le baume aquatique, *Mentha aquatica*, L. qui est fort odorante ; le pouliot, *M. pulegium*, L. qui est un emménagogue actif ; le pouliot de cerf, *M. cervina*, L., la menthe, baume des jardins, *M. suaveolens*, L., ont toutes des propriétés analogues. Leur huile volatile contient les élémens du camphre.

MÉLISSE, *Melissa officinalis*, L. Citronelle, ainsi nommée à cause de l'odeur. Céphalique, utile dans les affections nerveuses et hystériques. Le calament, *Melissa calamintha*, L. a des propriétés analogues, moins marquées, ou plus douces, ainsi que le calament de montagne, *Melissa nepeta*, L. On appelle mélisse bâtarde le *Melittis melissophyllum*, L. Plante apéritive, diurétique, estimée.

BASILIC, *Ocymum basilicum*, L., et ses variétés, d'odeur suave, on s'en sert comme emménagogue.

SARRIETTE, *Satureia hortensis*, L. Plus âcre et plus chaude que la précédente, vertus plus actives, teint en jaune. Est aussi vermifuge comme la *Thymbra spicata*, L., ou sarriette perce-pierre.

HYSSOPE, *Hyssopus officinalis*, L.

THYM et SERPOLET, *Thymus vulgaris et serpillum*, L.

ORIGAN et MARJOLAINE, *Origanum vulgare et marjorana*, L.

DICTAMNE DE CRÈTE, *Origanum dictamnus*, L.

LIERRE TERRESTRE, *Glechoma hederacea*, L.

CATAIRE, *Nepeta cataria*, L.

BÉTOINE, *Betonica officinalis*, L.

ORTIE BLANCHE, *Lamium album et orvala*, L.

CLINOPODE, *Clinopodium vulgare*, L., etc.

Ont toutes des propriétés analogues, échauffantes, fortifiantes, en infusion avec le miel sont diaphorétiques, discussives, font expectorer, passent aussi pour excellens vulnéraires, le lierre terrestre est la plus usitée ; quelques-unes possèdent une légère qualité astringente. Le dictamne de Crète, célèbre vulnéraire et emménagogue des anciens. La MOLDAVIQUE, *Dracocephalum moldavica*, L., jouit des propriétés de la mélisse, est usitée en Allemagne.

MARRUBE, *Marrubium vulgare*, L., et *pseudo-dictamnus*, L.

BALLOTE, *Ballota nigra, et alba*, L.

STACHYS, *Stachys sylvatica*, L.
ORTIE PUANTE, *Galeopsis ladanum et galeobdolon*, L.
MARRUBE AQUATIQUE, *Lycopus europæus*, L.
CARDIAQUE, *Leonurus cardiaca et marubiastrum*, L.
BOUILLON SAUVAGE, *Phlomis lychnitis*, L.

Ce sont toutes des plantes d'odeur forte, désagréable plus ou moins, qui sont emménagogues, antihystériques, antiépileptiques, dit-on, et vulnéraires à l'extérieur; elles font expectorer. La plupart sont des vermifuges actifs.

SCORDIUM, *Teucrium scordium*, L. Excellent sudorifique, détersif, vermifuge. Le *T. scorodoprasum*, L. ou fausse germandrée; le BOTRYS, *Teucrium botrys*, L. le MARUM, *T. marum*, L. ont mêmes vertus.

GERMANDRÉE, *Teucrium chamædrys*, L. et l'IYETTE, *T. chamœpitys*, L. Amères, toniques, fébrifuges, et aussi le *T. montanum*, L. ou polium de montagne; le *T. polium*, L. ou polium de Crète, etc., crus alexitères.

BUGLE, *Ajuga reptans*, L. et *pyramidalis*, L. La brunelle, *Prunella vulgaris*, L. la toque, *Scutellaria galericulata*, L., la crapaudine, *Sideritis montana*, L. sont amères, astringentes, de peu d'odeur, et bons fébrifuges indigènes.

XXXVI. *SCROPHULAIRES.* Fleurs personnées de Tournefort, graines renfermées dans une capsule. Feuilles 1°. opposées; 2°. alternes. Plantes incisives, atténuantes, nauséeuses.

1°. SCROPHULAIRE, *Scrophularia aquatica et nodosa*, L. Vantée dans les affections scrophuleuses, les squirrhes, les maladies cancéreuses, comme incisive, atténuante; saveur amère. La première corrige l'âcreté du séné dans les purgatifs.

GRATIOLE, *Gratiola officinalis*, L. Herbe drastique trèsâcre, usitée dans l'hydropisie, l'ictère; est aussi vermifuge.

CAPRAIRE, *Capraria biflora*, L. Arbuste des Antilles dont les fleurs remplacent le thé en Amérique.

2°. DIGITALE, *Digitalis purpurea*, L. et la *lutea*, L. Sur-tout la première est vantée contre l'épilepsie; émétique actif, utile à l'extérieur comme vulnéraire; antiscrophuleux; contient un principe narcotique.

MUFLE DE VEAU, *Antirrhinum majus*, L. Est bon contre les inflammations des yeux, en topique; sert aussi comme antihystérique.

LINAIRE, *Antirrhinum linaria*, L. Se donne comme désobstruante, diurétique, dans l'hydropisie; la petite linaire, *Ant. minus*, L. anticancéreuse, et aussi la cymbalaire, *Ant. cymbalaria*, L.

XXXVII. *SOLANÉES*. Plantes vireuses, fleurs monopétales, pentandriques, feuillage triste ; 1°. capsules ; 2°. baies.

1°. **BOUILLON BLANC**, *Verbascum thapsus*, L. Fleurs très-usitées dans les maladies de poitrine, même pour les bêtes à cornes; aussi la blattaire, *Verb. blattaria*, L. qui, dit-on, attire les mittes, les blattes; leurs semences enivrent le poisson.

JUSQUIAME, *Hyoscyamus niger*, L. Plante très-vireuse; cause des affections soporeuses et convulsives. Son extrait a été donné avec prudence dans les maladies nerveuses et spasmodiques avec quelque succès. Appliquée en topique, est anodine et résolutive, ainsi que l'huile de ses semences. La jusquiame blanche, du midi, *Hyosc. albus*, L. est aussi active.

TABAC, *Nicotiana Tabacum*, L. On connaît ses usages et ses préparations variées. Ses feuilles, vertes, sont détersives, âcres, apophlegmatisantes. A l'extérieur, s'emploie contre les maladies de la peau; à l'intérieur, vomitif; sert contre l'hydropisie, la paralysie; s'injecte aussi en fumée, par l'anus, dans l'apoplexie. Son huile empyreumatique, très-âcre, tue les insectes et autres animaux; aussi l'herbe de nicotiane verte, *Nic. rustica*, L. On cultive la *Nic. latifolia*, L., pour le tabac. M. Vauquelin y a trouvé beaucoup d'albumine animalisée, du surmalate de chaux, de l'acide acétique, des nitrate et muriate de potasse, du muriate d'ammoniaque, une matière rouge soluble dans l'alcool et dans l'eau, un principe âcre, volatil, incolore, soluble en eau et en alcool, donnant au tabac ses propriétés enivrantes, vireuses. Plantes originaires d'Amérique septentrionale. Le tabac doit subir un commencement de fermentation pour exalter ses propriétés, lorsqu'on le fabrique; et pour cela, on l'humecte de mélasse délayée. Le *montant* du tabac *Macouba* de la Martinique, est plus agréable, à cause qu'on s'y sert de meilleure mélasse et d'un tabac né en pays chaud.

POMME ÉPINEUSE, *Datura stramonium*, L. Graine dans une capsule épineuse, fleur en cloche. Herbe très-narcotique. Ses graines, en poudre, dans le tabac, causent un assoupissement funeste. Son usage à l'intérieur est mortel le plus souvent. Ses feuilles en topique, et cuites, sont anodines. Le *Datura metel*, L., en Asie est encore plus dangereux.

2⁰. MANDRAGORE, *Atropa Mandragora*, L. Excellent résolutif et anodin à l'extérieur. Jadis sa racine a été regardée mal-à-propos comme aphrodisiaque.

BELLADONNE, *Atropa Belladonna*, L. Baies délétères. Feuilles anticancéreuses, anodines en cataplasmes. Son extrait, donné avec prudence, agit dans les maladies cachectiques, dans la rage, paralyse l'iris.

ALKÉKENGE, *Physalis Alkekengi*, L. Baies antinéphrétiques, lithontriptiques, dit-on, diurétiques dans la jaunisse. Si elles sont froissées contre le calice en les cueillant, elles contractent une amertume nauséeuse; purgent alors.

MORELLE NOIRE, *Solanum nigrum*, L. Feuilles anodines en topique, contre l'érésypèle et d'autres inflammations de peau; et aussi le *Sol. insanum*, L., des pays chauds.

DOUCE-AMÈRE, *Solanum dulcamara*, L. Est dépurative; utile dans l'hydropisie, les maladies de la peau. Diurétique.

POMME D'AMOUR, *Sol. lycopersicum*, L. Baies anodines à l'extérieur. La mélongène, *Sol. melongena*, L. Ses baies se mangent en Italie et en Espagne. Plante narcotique, comme ses congénères.

POMME DE TERRE, *Solanum tuberosum*, L. A plusieurs variétés, apportées du Pérou, par Walther Raleigh, en Angleterre, vers la fin du XVIᵉ siècle. Donnent beaucoup d'amidon, et le quart de leur poids en mucilage. Sont diurétiques, selon Lobb (*Voyez* Parmentier).

POIVRE DE GUINÉE, **Capsicum annuum**, L. Baies longues, d'une âcreté brûlante. Sont irritantes, atténuantes; servent d'assaisonnement, donnent du mordant au vinaigre, à l'eau-de-vie, etc.

CALEBASSIER D'AMÉRIQUE et le COUIS, *Crescentia cujete*, L., et *Cr. lagenaria*, L. Aux Antilles. Leurs fruits (qui servent de vase comme nos gourdes) contiennent une pulpe jaunâtre, piquante, peu agréable; usitée contre la diarrhée, l'hydropisie, les brûlures, le mal de tête. On prépare un sirop de calebasse, très-renommé en Europe, pour son efficacité dans les maladies de poitrine et les chûtes.

XXXVIII. *BORRAGINÉES.* Plantes humectantes, rafraîchissantes. Corolles monopétales, cinq étamines, tige souvent herbacée, feuilles rudes au toucher.

SÉBESTE, *Cordia Sebestena*, L. Arbrisseau à fruit pul-

peux, sucré, à noyau ; usité dans les catharres, comme adoucissant, humectant, légèrement laxatif. Le *Cordia gerascan-
thus*, L., donne une sorte de *bois de Rhodes*. Le premier
croît dans l'Inde orientale, le second aux Antilles.

BOURRACHE, *Borrago officinalis*, L. Fleur bleue en
étoile, regardée comme cordiale ; feuilles rafraîchissent, humectent, sont nitreuses.

BUGLOSSE, *Anchusa officinalis*, L. Vertus de la précédente.

ORCANETTE, *Anchusa tinctoria*, L. Sa racine teint en
rouge de lacque les corps gras, est apéritive et un peu astringente.

PULMONAIRE, *Pulmonaria officinalis*, L. Fleur infun-
dibuliforme bleue et rouge, très-recommandée dans les maladies de poumon. — Les RAPETTES, *Asperugo procumbens*,
L. ; et l'*Onosma echioides*, L. — Les GRÉMILLETS, *Myosotis
palustris* et *arvensis* L., la *Lycopsis vesicaria*, L., ont à-
peu-près-les mêmes propriétés.

GRÉMIL, *Lithospermum officinale*, L. Graines diurétiques,
adoucissantes.

HÉLIOTROPE, *Heliotropium europæum*, L. Herbe aux
verrues ; les fait tomber en les ramollissant ; relâche le ventre,
prise intérieurement.

VIPÉRINE, *Échium vulgare* et *violaceum*, L. Racine
apéritive, un peu astringente.

CONSOUDE, *Symphytum officinale*, L. Racine astringente, célèbre vulnéraire, consolide les plaies, arrête les cours
de ventre ; blanche au-dedans, noirâtre au-dehors ; saveur mucilagineuse.

CYNOGLOSSE, *Cynoglossum officinale*, L. Fleurs brunes, racine brunâtre, blanche au-dedans, saveur fade, muqueuse, astringente, sédative, ainsi que celle d'autres espèces
congénères.

XXXIX. *LISERONS*. Fleurs en cloches, tige souvent
grimpante ou volubile ; herbes lactescentes, purgatives.

JALAP, *Convolvulus Jalapa*, L., *Ipomœa macrorhiza*,
Michaux. Racine tuberculeuse, brune, résineuse, saveur âcre,
nauséeuse ; purgatif très-actif, et sur-tout par sa résine extraite

au moyen de l'alcool. Vient d'Amérique, de Xalapa, au Mexique. Elle contient aussi de la fécule nutritive.

TURBITH, *Convolvulus Turpethum*, L. Racine brune, oblongue, résineuse, d'odeur, de saveur, de vertu analogues à la précédente, paraît plus âcre, plus drastique. Se tire de l'Orient.

MÉCHOACAN, *Convolvulus Mechoacanna*, L. Racine blanchâtre, moins résineuse, moins purgative que les précédentes, fatigue moins, est plus légère. Elle nous vient aussi du Mexique.

SOLDANELLE, *Convolvulus Soldanella*, L. Racine très-cathartique, hydragogue usitée en Allemagne. Naît en Europe. Tige non volubile. Se nomme aussi chou-marin.

SCAMMONÉE D'ALEP, *Convolvulus Scammonia*, L. Suc laiteux concret, des racines coupées de cette plante. Cette gomme-résine cendrée, friable, doit se distinguer de celle de Smyrne, plus noire, et qu'on retire de quelques apocynées (*Voy.* famille 43), est un violent drastique, mêlé souvent à des sucs d'euphorbes ou tithymales. On l'adoucit par divers moyens (le suc de coings, ou la réglisse, ou la vapeur du soufre enflammé). Pulvérisée, c'est le *Diagrède* des officines.

LISERONS DES CHAMPS, *Convolvulus sepium* et *arvensis*, L. Le suc de ces plantes purge.

PATATE, *Convolvulvus Batatas*, L., dont la racine farineuse est un aliment commun dans les deux Indes, n'est point purgative. Le *Convolvulus scoparius*, L., donne un BOIS DE RHODES ou qui sent la rose ; vient d'Afrique.

CUSCUTE, *Cuscuta europæa*, L. Filamens entremêlés, sans feuilles, plante parasite. Celle du thym est l'*Epithym*, la plus estimée; son suc purge ; appliquée, sert contre la gale, est crue désobstruante.

XL et XLI. 1°. *POLÉMONIES*. Fleurs monopétales pentandriques, corymbiformes. 2°. *BIGNONES*. Fleurs irrégulières monopétales ; graines biloculaires ; tige herbacée ou frutescente.

1°. POLÉMOINE, VALÉRIANE GRECQUE, *Polemonium cœruleum*, L. Racine astringente et antidysenterique; vuluéraire célèbre jadis.

2°. SÉSAME, *Sesamum orientale*, L. Sa semence donne de l'huile bonne à manger, ainsi que sa graine, qui est visqueuse, émolliente, parégorique, utile dans les coliques et les autres douleurs. L'herbe croît en Orient, est nommée *Jujeoline* dans nos jardins, fleur analogue aux digitales. Sert aussi contre la morsure des serpens.

BIGNONES. Les *Bignonia* sarmenteuses, telles que les *B. candicans*, *B. sempervirens*, *B. echinata*, L., ont des racines vulnéraires, sudorifiques, employées aussi en Amérique, leur sol natal, contre les morsures de serpens, et comme la salsepareille ; plusieurs *Bignonia* en arbre donnent des bois, comme l'ébène verte et jaune.

XLII. *GENTIANÉES*. Corolle monopétale, herbes amères, fébrifuges, à feuilles opposées. Capsule, 1°. uniloculaire ; 2°. biloculaire.

1°. GRANDE GENTIANE, *Gentiana lutea*, L. Racine épaisse, d'un brun jaune, très-amère, fébrifuge, vermifuge, antiseptique. Son extrait est très-stomachique, ainsi que sa teinture, dans le vin ou l'alcool.

PETITE CENTAURÉE, *Gentiana centaureum*, L. Jolies sommités de fleurs purpurines. Amer puissant, fébrifuge et vermifuge, sert contre les obstructions, la jaunisse, les maladies atoniques ; crue spécifique dans l'hydrophobie. *Chironia centaureum*, Lamarck.

• GENTIANE CROISETTE, *G. cruciata*, L. Antiseptique estimé ; amère, stomachique.

GENTIANE AMARELLE, *Gentiana a. narella*, L. Usitée dans les maladies du foie, les pâles couleurs.

GENTIANE DES MARAIS, *G. pneumonanthe*, L. Moins active, mais amère, hépatique, ainsi que d'autres congénères.

2°. SPIGÉLIE, *Spigelia anthelmia*, L., et *Sp. marylandica*, L. Herbes amères, vermifuges usitées en Europe, nées en Amérique.

OPHIORRHIZE, *Ophiorrhiza mungos*, L., et *lanceolata*, L. Suivant Forskähl et Bruce, leurs racines sont amères, alexipharmaques, usitées dans l'Orient contre la morsure des serpens ; sortes de serpentaires.

XLIII. *APOCYNÉES.* Corolle monopétale à cinq lobes, feuilles opposées entières; arbustes ou arbres, ou herbes souvent lactescens. Graines, 1°. avec, 2°. ou sans coton. Végétaux plus ou moins âcres et dangereux.

1°. LAURIER-ROSE, *Nerium oleander*, L. Prises à l'intérieur, ses diverses parties sont vénéneuses, aussi l'eau distillée. À l'extérieur, astringent, feuilles antipsoriques, entrent dans les poudres sternutatoires.

BELA-AYE, *Nerium antidyssentericum* de Bruce. Écorce astringente de Ceylan et du Malabar. Est brune, un peu âcre. Usitée en Angleterre. Une autre espèce, le *Ner. tinctorium,* Roxburgh, ses feuilles donnent un indigo avec la chaux.

ECHITE ANTIVÉNÉRIENNE, *Echites siphylitica*, L. A Cayenne. Sert, ainsi que ses congénères, en décoction; agit moins dans les pays plus froids.

DOMPTE-VENIN, *Asclepias vince-toxicum*, L. Plante irritante qui excite une sueur d'expression; crue par là alexipharmaque, antihydropique. On emploie sa racine. L'OUATTE, *Asclepias syriaca,* L., donne un lait drastique qui tue les animaux (1).

IPÉCACUANHA BATARD, *Asclepias curassavica*, L. Fleurs jaunes, feuilles oblongues. Cette racine blanchâtre des Antilles, est mêlée à l'ipécacuanha ordinaire, et bien plus active que les autres espèces. On donne aussi à petite dose l'*Asclepias asthmatica*, L., de l'Inde orientale, dans l'asthme. Le *Cynanchum ipecacuanha*, L., des Indes orientales, y sert aussi de vomitif par la poudre de ses racines brunes.

SCAMMONÉE D'EUROPE, *Cynanchum monspeliacum,* L. Son suc concret purge comme la scammonée, mais est plus doux et se donne à plus haute dose, selon Magnol. Aujourd'hui peu usitée, se mêle aux scammonées du commerce.

SCAMMONÉE DE SMYRNE, *Periploca scammonium,* L. Son suc, d'abord laiteux, brunit par la dessication; est bien plus violent purgatif drastique que les autres scammonées, ce qui le rend dangereux. (*Voyez* aux Liserons, famille 39, pag. 46).

SCAMMONÉE ÉMÉTIQUE, *Periploca emetica*, L.

---

(1) Ses graines cotonneuses fournissent le duvet appelé *ouatte.* On tire une filasse de ses tiges; ses feuilles appliquées, sont résolutives.

Croît à Tranquebar, au Coromandel. Sa racine est une sorte d'ipécacuanha.

SCAMMONÉE SENNÉ, *Periploca græca*, L. On recueille ses feuilles en Syrie et en d'autres lieux d'Orient pour les mêler au vrai senné ; elles le rendent très-purgatif : il cause des tranchées et des superpurgations. On les reconnaît en ce qu'elles sont plus pointues et plus alongées que celles du senné. (Delille, *Egypt.*)

TUE-CHIEN DE VENISE, *Apocynum venetum*, L., est un poison dangereux ; son odeur est forte, nauséeuse ; ses feuilles, avec de la graisse, tuent les chiens, les loups, les renards, etc.

2°. **NOIX VOMIQUE**, *Strychnos nux vomica*, L. Arbre non lactescent, semences cendrées, en forme de bouton, de substance cornée, très-amère, émétique, funeste aux animaux, agit sur le système nerveux cérébral; est aussi narcotique. Vient de l'Inde orientale.

FÈVE SAINT-IGNACE, *Ignatia amara*, L. *Strychnos ignatia*, Juss. Du même pays. Forme d'une noisette, analogue à la précédente pour les qualités ; d'une amertume violente; cause des vertiges et des convulsions avec des vomissemens si l'on en prend; a guéri des fièvres quartes. Entre dans les *gouttes amères*, utile contre les coliques d'estomac.

BOIS-DE-COULEUVRE, *Strychnos colubrinum*, L. Cause des tremblemens, est émétique, vermifuge, très-amer, âcre, capable de guérir les fièvres quartes rebelles. Racine ligneuse grise, couverte d'une écorce de couleur ferrugineuse; vient de Ceylan et de Timor, où l'on s'en sert contre les morsures de serpens.

Le bois du *Strychnos potatorum*, L. Très-amer, éclaircit l'eau limoneuse, comme celui du laurier rose.

PERVENCHES, *Vinca major* et *minor*, L. Astringens assez actifs, antidysentériques, resserrent les organes sexuels ; sont aussi expectorans. Dans les pays chauds les plantes de cette famille acquièrent des facultés vénéneuses.

NOIX AHOUAÏ (1), *Cerbera ahouaï*, L. et *C. Thevetia*, L. Du Brésil. Ces arbres laiteux sont des poisons affreux. Leurs semences en forme de grelots se voient dans quelques droguiers.

---

(1) Le *bohon-upas* ou *bubon-upas*, poison des Moluques, est le *Cerbera oppositifolia* décrit dans Rumpf.

I.

4

XLIV. *PLAQUEMINIERS*. Fleurs monopétales, axillaires, feuilles alternes; arbres à résines odorantes.

STORAX CALAMITE ou STORAX SEC, enveloppé dans des roseaux. Découle par incision de l'aliboufier, *Styrax officinale*, L. Arbre du midi de l'Europe. Ce suc résineux, rougeâtre, balsamique, d'odeur de benjoin, diffère du styrax liquide, contient de l'acide benzoïque; a une saveur âcre, est tonique, balsamique, se dissout bien dans l'alcool, sert en fumigations. (Styrax liq. *voyez* fam. 91., n°. 3.)

BENJOIN, *Styrax Benzoin*, Dryander (*Phil. Trans.* T. lxxvii, *part.* 2, *p.* 307, *tab.* 12.) On l'a longtems attribué à un badamier, *terminalia benzoin* de Murray, ensuite à un laurier, *Laurus benzoe*, Loureiro, qui donnent quelques sucs analogues. Le vrai Benjoin croît aux îles de Sumatra et de la Sonde, se retire par incision, est friable, d'une couleur rougeâtre, brune, amygdaloïde; employé ou en fumigations, ou pour lotions cosmétiques (*lait virginal*), ou à l'intérieur dans les maladies de poitrine. Contient beaucoup d'acide volatil, cristallin, balsamique.

XLV et XLVI. 1°. *ROSAGES*. Arbustes à jolies fleurs terminales, feuilles alternes, simples. 2°. *BRUYÈRES*. Sous-arbrisseaux ou plantes à fleurs monopétales, axillaires ou terminales, baies ou capsules pour fruits. Plantes antiherpétiques.

1°. ROSAGE, *Rhododendrum ferrugineum*, L. Arbrisseau d'ornement à fleurs purpurines, est comme les autres genres de cette famille très-usité dans le Nord contre les rhumatismes, les dartres (S. G. Gmelin et Pallas). Le ROMARIN DE BOHÊME, *Ledum palustre*, L. Odeur agréable dans la bierre et qui écarte aussi les insectes; cette bierre est enivrante, vertigineuse. L'*Azalea pontica*, L., donne un miel vénéneux.

2°. ARBOUSIER, Uva ursi. L. *Arbutus uva ursi*, L. ou BUSSEROLE, feuilles ovales, coriaces, amères et astringentes; très-vantées dans les maladies des voies urinaires, même comme lithontriptique. L'*Ar. unedo*, L. a des fruits astringens.

AIRELLE, *Vaccinium Myrtillus*, L. baies acidules, rafraîchissantes, utiles dans les fièvres aigues, et bilieuses. On en peut faire du vin ainsi que des CANNEBERGES. *Vacc. vitis idœa* et *oxycoccus*, L. dans le Nord.

BRUYERE, *Erica vulgaris* et *herbacea*, et *purpurascens*

L. etc., en fomentations et en bains, sont antirhumatismales, antiparalytiques; font suer ; aussi l'*Andromeda polyfolia*, L. l'andromède à feuilles de polium.

PYROLE, *Pyrola rotundifolia*, L. et les autres espèces, herbe vulnéraire, très-estimée jadis.

XLVII. *CAMPANULACÉ*S. Herbes lactescentes, dépuratives, corolle régulière pentandrique. Feuilles alternes.

RAIPONCE, *Campanula Rapunculus*, L. On mange sa racine, ses graines passent pour ophthalmiques, son suc anti-otalgique.

GANTELET, *Camp. Trachelium*, L., recommandé contre l'angine, les tumeurs, les inflammations de la bouche. On en dit autant de la *Jasione montana*, L. et des *Phyteuma spicatum*, et *orbiculare*, L. etc., de la même famille.

LOBÉLIE ANTIVÉNÉRIENNE, *Lobelia siphylitica*, L. de Virginie, cultivée en Europe, passe pour dépurative et anti-siphylitique. Appelée la CARDINALE BLEUE à cause de ses fleurs.

XLVIII. *CHICORACÉES*. Fleurs composées, souvent jaunes, herbes lactescentes, dépuratives, à feuilles alternes, à semences, 1°. sans, 2°. avec aigrettes.

1°. CHICORÉE ENDIVE, *Cichorium endivia*, L.

CHICORÉE SAUVAGE, *Cic. entybus*, L. Excellent apéritif, hépatique, atténuant, utile dans les fièvres, semences dites froides mineures.

LAMPSANE, *Lapsana communis*, L. s'applique sur les mamelons écorchés, est analogue aux précédentes pour les autres propriétés.

CHICORÉE BATARDE, *Catananche cœrulea*, L. vertus de la précédente.

ÉPINE JAUNE, *Scholymus maculatus*, L. Sa racine peut remplacer celle du chardon-Roland.

2°. SCARIOLE, *Lactuca scariola*, L.

LAITUE CULTIVÉE, *Lactuca sativa*, L.

Plantes rafraîchissantes, adoucissantes, légèrement anodines et laxatives, abattent les ardeurs de Vénus; semences froides mineures.

LAITUE VIREUSE, *Lactuca virosa*, L. Tige épineuse, feuilles d'un vert glauque; est très-narcotique et anodine, cause des vertiges; mais appliquée est très-adoucissante. Son eau distillée est un hypnotique assez efficace.

CHONDRILLE, *Chondrilla juncea*, L. Herbe tempérante, apéritive.

LAITRON ÉPINEUX, *Sonchus asper*, L. le LAITRON DOUX, *S. tenerrimus*, L., et les autres espèces de ce genre, ont des vertus analogues aux précédentes, comme les *Picris*, *Crepis*, *Prenanthes*, *Hyoseris*, L. etc.

ÉPERVIÈRES, *Hieracium murorum*, L., et *sabaudum*, et *Pilosella*, et *Auricula*, et *paludosum*, L, etc.; plus amères que la précédente, plus utiles, comme apéritives, dépuratives, un peu astringentes.

PISSENLIT, *Leontodon taraxacum*, L. et ses congénères; est très-apéritive rafraîchissante, diurétique. Le Pissenlit bulbeux, *L. bulbosus*, L., a des racines adoucissantes, anodines.

SCORSONNÈRE, *Scorzonera hispanica*, L., bon tempérant, apéritif, léger diaphorétique et diurétique, et aussi ses congénères. La BARBE DE BOUC, *Tragopogon pratensis*, L. a de même des racines nourrissantes, apéritives; on les croit utiles aussi dans les affections de la poitrine.

XLIX. *CINAROCÉPHALES*. Plantes dépuratives, fleurs flosculeuses en têtes; 1°. calice épineux; 2°. non épineux.

1°. BARDANE, *Arctium Lappa*, L. Racine usitée contre les maladies de peau; diaphorétique, dépurative.

CHARDON-MARIE, *Carduus marianus*, L., est censé pectoral, antipleurétique, apéritif.

ARTICHAUT, *Cynara scolymus*, L. et le CARDON, *Cyn. cardunculus*, L. apéritifs, diurétiques, et par là crus aphrodisiaques.

CARLINES, *Carlina acaulis* et *vulgaris*, L. diurétiques et diaphorétiques.

ARTICHAUT SAUVAGE, *Onopordum acanthium*, L. vertu des précédentes, est astringent.

CHARDON ÉRIOPHORE , *Cnicus eriophorus* , L. et le Chardon aux hémorrhoïdes servent dans les tumeurs squirrheuses.

CHARDONNETTE, *Atractylis humilis* , L., et *gummifera* , L. Celle-ci est de Crète , vertus analogues à celles du Chardon bénit. Leurs fleurs caillent le lait comme les précédentes.

CARTHAME , Safran bâtard , *Carthamus tinctorius* , L. Originaire d'Égypte et le *C. lanatus* , L. Les fleurs du premier servent en teinture , ses semences sont purgatives par haut et par bas , nuisent à l'estomac ; le second a des racines dépuratives , peu usitées.

2°. SARRÊTE, *Serratula tinctoria* , L. et *arvensis* , L. Vulnéraires ; celle-ci , nommée *Chardon hémorrhoïdal* , porte des galles produites par un diplolèpe, vantées comme astringentes.

BLUET , *Centaurea Cyanus* , L. astringent ; l'eau distillée sert contre les inflammations des yeux.

JACÉE DES PRÉS , *Centaurea Jacea* , L. Astringente , utile contre les gonflemens des glandes tonsillaires.

JACÉE ARGENTINE , *C. Stœbe* , L. Vertus du bluet.

GRANDE CENTAURÉE , *C. Centaureum* , L. Vulnéraire , astringente , antidysentérique , comme la Centaurée amère ou faux RHAPONTIC , *C. amara* , L. odorante.

CHARDON ÉTOILÉ, *Centaurea calcitrapa*, L, et CHARDON BÉNIT , *C. benedicta* , L. Leurs racines sont très-diurétiques , regardées comme lithontriptiques , désobstruantes.

L. *CORYMBIFÈRES*. Herbes à fleurs composées ; 1°. flosculeuses , à semenses aigrettées ; 2°. radiées , à semences aigrettées ; 3°. radiées , non aigrettées ; 4°. flosculeuses , non aigrettées ; 5°. radiées , à semences avec dents ou écailles.

1°. CACALIE, *Cacalia alpina* , L. et *C. saracenica* , L. Ses feuilles recommandées dans la toux ; leur suc adoucit la gorge comme le suc de réglisse ; la première croît près des bois , en Europe. La *Cacalia ant-euphorbium* , L. Contrepoison des euphorbes.

EUPATOIRE D'AVICENNE , *Eupatorium cannabinum* , L. Saveur un peu amère, odorante, bon hépatique et apéritif , sert dans les cachexies , les catharres et toux ; est aussi diurétique , vulnéraire. Sa racine est un purgatif drastique. Lieux aquatiques.

PIED-DE-CHAT, *Gnaphalium dioïcum*, **L.** et *tomentosum*, **L.** Sur les montagnes calcaires , fleurs recommandées dans la coqueluche des enfans , léger astringent et diaphorétique.

IMMORTELLE JAUNE, *Gn. Stœchas*, **L.** et *luteo-album*, **L.** Sommités usitées contre les fluxions du cerveau *à serosâ colluvie* , et dans les obstructions.

HERBE A COTON, *Filago montana* , **L.** et *arvensis*, **L.** et le Pied de lion, *Fil. leontopodium*, **L.** Qualités de la précédente; sont aussi astringentes , discussives , en topiques.

CONYZE , *Conyza squarrosa* , **L.** On fait un onguent contre la gale , le farcin , avec ses feuilles et sa racine ; dans le vin sert aux ictériques. La conyze de l'Inde est anthelmintique ; croît en lieux aquatiques.

CHRYSOCOME , *Chrysocoma linosyris* , **L.** est anthelmintique ; désobstruante.

2°. **ERIGÉRON ,** *Erigeron acre* et *canadense* , **L.** passent pour diurétiques , lithontriptiques , sont bons vulnéraires , naissent en lieux secs.

ASTER , *Aster amellus* , **L.** Feuilles discussives , vulnéraires , résolvent les tumeurs ; est utile aussi dans l'angine.

VERGE D'OR , *Solidago virga aurea* , **L.** Vulnéraire célèbre , diurétique , utile dans l'hémoptysie.

AUNÉE , *Inula Helenium* , **L.** Racine aromatique , un peu amère , âcre , excellent tonique , diaphorétique , stomachique , utile dans l'asthme ; à l'extérieur sert comme antipsorique ; est aussi un remède utérin , et employé dans les maladies exanthématiques. L'*Inula odora* , **L.** d'Italie et celle du Cap de Bonne-Espérance, sont plus aromatiques. L'*In. dysenterica*, **L.** est un tonique très-actif dans le flux de ventre. La Pulicaire, *In. pulicaria*, **L.** éloigne les insectes par son odeur.

TUSSILAGE , *Tussilago farfara* , **L.** et aussi l'*alpina* ou Pas d'Ane, sont très-employés comme expectorans dans la toux, l'orthopnée, et aussi en fumigations aqueuses. Leurs feuilles appliquées diminuent les inflammations.

PÉTASITE , *Tussilago petasites* , **L.** Herbe aux teigneux ; ses feuilles appliquées guérissent les ulcères. Fleurs très-diaphorétiques, poussent aux urines, utiles dans l'asthme ; Sa racine est un remède contre les *tænia* , vers solitaires.

SENEÇON, *Senecio vulgaris*, L.

JACOBÉE, *S. jacobœa*, L.

Herbes utiles appliquées en cataplasme contre les inflammations, les douleurs de colique, en gargarismes dans les maux
de gorge.

JACOBÉE DES ALPES, *Seu Doronicum*, L. Sert dans
l'asthme en infusion théiforme, en fumigations aqueuses.

ŒILLET D'INDE, *Tagetes patula*, L. Son suc desséché sert dans les maux d'yeux ; mais l'odeur forte de la
plante annonce des propriétés actives, analogues à celles du
Souci.

ARNICA, *Arnica montana*, L. Fleurs discussives, atténuantes, poussent à la peau et aux urines, quelquefois font
vomir ; très-usitées dans les chûtes ou les coups ; croissent
sur les montagnes de Suisse, et entrent dans les vulnéraires,
Faltränck.

DORONIC, *Doronicum pardalianches*, L. Ses racines
d'odeur aromatique sont discussives, nullement vénéneuses
comme l'a fait supposer une erreur de synonymie des anciens.
(Gesner.) Les chasseurs des Alpes en prennent contre les
vertiges.

3°. SOUCI, *Calendula officinalis*, L. Fleurs qu'on croit
cardiaques, hépatiques, utiles dans l'ictère ; sont diaphorétiques, emménagogues. L'eau distillée sert pour les maux
d'yeux.

PAQUERETTE, *Bellis perennis*, L. Grand vulnéraire,
en fomentations ; prise en salade, lâche le ventre. Racine
dite antiscrophuleuse.

GRANDE MARGUERITE, *Chrysanthemum leucanthe-
mum*, L. et *Ch. segetum*, L. Discussives, atténuantes, en
topiques ; se donnent aussi contre la jaunisse, l'asthme,
l'orthopnée.

MATRICAIRES, *Matricaria parthenium*, L. et *M. cha-
momilla*, L. La camomille sauvage. Herbes actives comme
emménagogues, et contre la flatulence, l'hystérie, les spasmes
des coliques ; servent en cataplasme, en injections aussi, en bains
dans le calcul des reins, etc.

4°. BAUME ou HERBE DU COQ, *Tanacetum bulsa-
mita*, L. Feuilles odorantes, stomachiques, cordiales, céphaliques, utérines ; sa graine est vermifuge. On croit que cette
herbe détruit la qualité vireuse de l'opium.

TANAISIE, *Tanacetum vulgare*, L. Anthelmintique ; utérine, diurétique ; en usage contre les coliques venteuses.

ARMOISE, *Artemisia vulgaris*, L. Sommités sont utérines fort actives, en décoction, en bains.

MOXA, *Art. sinensis*, L. et l'*A. lanuginosa*, L. d'Afrique. Le duvet de leurs feuilles est le moxa dont on brûle des mèches sur le lieu de la goutte, des rhumatismes, etc. (Chev. Temple).

AURÔNE, *Art. abrotanum*, L. Ses sommités très-discussives, antiseptiques, vermifuges, toniques.

SANTOLINE, *Art. santonica* et *Art. contra*, L. ou Semen contra. Les graines sont un puissant vermifuge. La graine de chouan, ou semencine verte est l'*Art. judaïca*, L. usités aussi contre les vers lombrics ; se tirent toutes de l'Asie mineure.

ABSINTHE, *Art. Absinthium*, L. Excellent stomachique, splénique et hépatique ; son amertume excite l'appétit dissipe les empâtemens, les langueurs cachectiques, est antiseptique, vermifuge ; se nomme aussi Aluyne.

ABS. PONTIQUE, *Art. pontica*, L.

A. DES ALPES, *Art. rupestris*, L. ou Génépi.

A. MARINE, *Art. maritima*, L.

Estimées comme la précédente ; ont des vertus peu différentes On en confit quelques-unes au sucre ; usitées pour prévenir l'hydropisie. Le génépi est l'absinthe des Alpes la plus estimée.

ESTRAGON, *Art. Dracunculus*, L. Originaire du Nord ; cultivé pour assaisonnement digestif, excitant l'appétit, échauffe, provoque les règles, dissipe les vents, etc.

SANTOLINE GARDEROBE ou AURÔNE FEMELLE, *Santolina chamæcyparissus*, L. Eloigne, dit-on, les insectes, ce qui n'est pas sûr, selon Réaumur ; mais bon vermifuge, amer.

5°. CAMOMILLE SAUVAGE, *Anthemis arvensis*, L.

C. ROMAINE, *Anthemis nobilis*, L.

Les fleurs de la seconde sur-tout sont un remède excellent dans les coliques flatulentes d'estomac, les affections spasmodiques, l'hystérie ; poussent à la peau et aux urines ; usitées aussi en cataplasmes résolutifs, maturatifs ; dans les bains pour les calculeux. On emploie la camomille puante,

Anth. cotula, L. dans les accès d'hystérie ; son suc passe pour utile dans les écrouelles. Les crapauds aiment cette herbe nommée aussi *maroute*.

PYRÈTHRE, *Anthemis pyrethrum*, L. Croît en Calabre, en Crète ; sa racine brune, blanche en dedans, est d'une âcreté piquante, sialogogue, utile dans les maux de dents ; employée aussi dans la paralysie, dans les poudres sternutatoires. Est, dit-on, excitante et aphrodisiaque.

OEIL-DE-BOEUF, *Ant. tinctoria*, L. Est vulnéraire, apéritive ; teint en jaune. L'œil-de-bœuf épineux, *Buphthal-mum spinosum*, L. est vulnéraire ; s'applique avec succès sur toutes les inflammations.

MILLE-FEUILLE, *Achillea mille-folium*, L. et *nobilis*, L. Astringente ; usitée dans les hémorrhagies ; est tonique et vulnéraire. S'emploie aussi en topique dans la céphalalgie, les tumeurs, etc.

PTARMIQUE, *Ach. ptarmica*, L. Sa feuille en scie, mise dans le nez, fait éternuer, ainsi que sa poudre. Saveur âcre. La mille-feuille odorante, *Ach. odorata*, L. sent un peu le camphre. Puissant vulnéraire et astringent. On croit qu'Achille s'en servait pour guérir les plaies. L'*Ach. Agera-tum*, L. ou l'EUPATOIRE DE MÉSUÉ, odorante, est stomachique, cordiale, céphalique.

BIDENT VERBESINE, *Bidens tripartita*, L. Odeur forte, est hépatique, vulnéraire, appelée aussi eupatoire femelle bâtarde.

ACMELLE, *Spilanthus acmella*, L. Apportée des Indes orientales ; est, dit-on, un puissant diurétique qui guérit de la pierre ; sert aussi comme diaphorétique, atténuante, ano-dine. On use de ses graines et de ses feuilles en thé.

SOLEIL, *Helianthus annuus*, L. Graines noires, hui-leuses, donnent une émulsion pectorale, rafraîchissante ; mangées en abondance, font mal à la tête ; les germes de la plante cuits excitent l'appétit vénérien, dit-on. Plante nitreuse.

TOPINAMBOUR, *Helianthus tuberosus*, L. Vient d'Amé-rique comme le précédent ; ses racines nourrissantes sont très-diurétiques et donnent de l'odeur à l'urine, car leurs fleurs distillent de la térébentine.

AMBROSIE MARITIME, *Ambrosia maritima*, L. En Toscane, forte odeur, cardiaque, céphalique selon Boerhaave, astringente d'après Galien, et Dioscoride.

PETIT GLOUTERON, LAMPOURDE, *Xanthium stru-*
marium, L. Racine amère, antiscrophuleuse et anticancéreuse.

LI. *DIPSACÉES.* 1°. Fleurs aggrégées dans le même
calice; 2°. fleurs séparées. Feuilles opposées.

1°. SCABIEUSE, *Scabiosa arvensis* et *sylvatica*, L. Ses
feuilles s'emploient dans les maladies de peau; plante dépurative, usitée aussi dans les affections du poumon, et
l'angine.

SUCCISE, MORS-DU-DIABLE, *Scab. succisa*, L. Sa
racine tronquée est vulnéraire; ses feuilles teignent en bleu
comme le pastel; ont les vertus de la précédente.

CHARDON A FOULON, *Dipsacus fullonum*, L. Et
ses autres congénères; racines dites antiscrophuleuses; dans
le vin sont diurétiques.

2°. GRANDE VALÉRIANE, *Valeriana officinalis*, L.
Racine fibreuse, noirâtre, d'une odeur forte de nard, est
très-sudorifique, diurétique, antiseptique; fortifie la vue,
chasse les vers, passe sur-tout pour être antiépileptique, comme
la suivante; paraît contenir du camphre comme les deux suivantes.

VALÉRIANE SAUVAGE, *Valer. phu*, L. Sa racine en
poudre se donne dans les maladies spasmodiques; tonique
actif.

NARD CELTIQUE, *Valer. celtica*, L. Croît sur nos
Alpes. Sa racine et ses feuilles, stomachiques, diurétiques
puissans. En Afrique on en fait un onguent cosmétique,
tonique. La *Valer. montana*, L. a les mêmes qualités.

MACHE, *Valer. locusta*, *olitoria*, L. plante en salade;
rafraîchit, humecte, etc.

LII. *RUBIACÉES.* Plantes astringentes et diurétiques.
Corolle monopétale; feuilles opposées ou verticillées;
1°. tige herbacée, semences capsulaires; 2°. tige arbo-
rescente; capsules ou fruits souvent en baies.

1°. ASPÉRULE ODORANTE, *Asperula odorata*, L.
Hépatique et désobstruante pour l'intérieur; antipsorique en
topique. Une autre espèce, *asperula cynanchica*, L. est
utile, dit-on, dans les esquinancies, en topique; *l'asperula*

tinctoria, L. qui sert à teindre en rouge, est apéritive, diurétique.

GRATERON, *Galium aparine*, L. Apéritif, diurétique.

CAILLELAIT JAUNE, *Galium verum*, L. Le caillelait blanc, *galium mollugo*, L. et les espèces voisines, *Gal. uliginosum*, L. sont vulnéraires, apéritives, diurétiques, agissent sur le systême osseux, en colorant le phosphate calcaire comme la suivante.

GARANCE, *Rubia tinctorum*, L. Racine teignant en rouge l'urine même de ceux qui en prennent, ainsi que leurs os; saveur un peu astringente, est un très-bon diurétique et apéritif; usitée dans le rachitisme.

CROISETTE, *Valantia cruciata*, L. Vertus des caillelait; aussi la *Sherardia arvensis*, L.

2°. IPECACUANHA BRUN, le plus commun, *Psychotria emetica*, L. et la *Cephaelis ipecacuanha* de Mirbel (qui est la *Calicocca ipecacuanha* de Gomez et Brotero). Ces deux sous-arbrisseaux ont des racines émétiques, brunes, raboteuses, presque toujours mêlées à l'ipécacuanha gris et blanc (*Voy.* aux familles 43 et 73 des apocynées et des cistes, et 88), viennent du Brésil et du Pérou selon Mutis; se donnent à la dose d'un scrupule. Decandolle, *Bull. Soc. Philom.*, N°. 64 et 70. D'autres espèces servent en teinture.

QUINQUINA. Beaucoup d'écorces mêlées portent ce nom dans le commerce: les descriptions des espèces suivantes sont faites sur des échantillons venus de leur source par l'Espagne.

Q. LOXA DU PÉROU, CASCARA ou CASCARILLA FINA DE LOXA, *Cinchona condaminea*, Bonpland (Pl. équinox. *pag.* 33, *fig.* 10, et La Condamine, *Acad. scienc.*, 1738, *pag.* 237), n'est plus exploité aujourd'hui que pour le roi d'Espagne, et est devenu très-rare. Ses écorces sont minces, fines, très-roulées; leur épiderme brunâtre est fendillé transversalement; l'intérieur est de couleur fauve et ferrugineuse; l'odeur est aromatique. Elles cassent net sous la dent; sont très-toniques, très-résineuses, de médiocre amertume. L'arbre, toujours vert, s'élève à 18 pieds; ses feuilles sont opposées, luisantes, ovales; ses fleurs blanches ou rosées, d'une agréable odeur, disposées en corymbe, sont monopétales, à cinq divisions et en tube, suivies d'une capsule à deux loges de semences. Les Andes du Pérou, près

Loxa et Ayavaca sont leur lieu natal. Les écorces blessées laissent transuder un suc jaunâtre, amer et de l'odeur du kinkina ; celles des rameaux sont plus astringentes que celles du tronc : contiennent plus de tannin et d'amer ; les grosses écorces sont plus résincuses ou aromatiques. Ce remède fut donné en 1630 au comte del Cinchon, vice-roi du Pérou, par les Péruviens ; en 1640, il l'apporta en Espagne ; les Jésuites le répandirent en 1640. R. Talbot, chevalier anglais, le vendit comme un secret à Louis XIV, en 1679 ; publié en 1682, il devint un grand objet de commerce.

Q. GRIS, dit Loxa femelle. Lima gros, fin, blanc et ses autres variétés, *Cosmibuena obtusifolia* de Ruiz et Pavon (*Flor. péruv.*, tom. *III*, pag. 3, *fig.* 198, ou leur *Cinchona grandiflora*, le *C. macrocarpa* de Vahl, le *C. ovalifolia* de Mutis, le *C. officinalis* de L.), croît au Pérou, vers le Pozuzo. Son écorce très-roulée, d'un cendré plus ou moins blanchâtre en dehors, est d'un fauve clair en dedans ; l'épiderme est crevassé transversalement ; sa fracture assez nette, moins résineuse que dans le précédent, est un peu plus amère et moins astringente.

Ce quinquina, quoique assez estimé, est mêlé de diverses écorces, sur-tout de celles du *Myrospermum pedicellatum*, Jacquin (*Americ. ed.* 2, *fig.* 118), arbuste très-différent, et de la famille des légumineuses ; ses écorces sont aussi résineuses, aromatiques, grivelées au-dehors.

Le *Cinchona ovalifolia*, Bonpland, *pag.* 65, *fig.* 19, arbre qui croît aux Andes, près Cuença, où il s'appelle *cascarilla peluda*, donne une écorce semblable, crevassée en long, d'un jaune clair à l'intérieur ; amère, astringente et résineuse, qui paraît être également une espèce de kina gris. Dans le commerce, on le mêle encore avec celui dit *Havane.*

Q. DU PÉROU orangé ou jaune fauve, est l'espèce que Vahl décrit sous le nom de *Cinchona officinalis* (*Act. soc. hist. nat. Hafniens.*, tom. *I*, pag. 17, *fig.* 1), *C. lancifolia* de Mutis, et *nitida* de Ruiz et Pavon (*Alibert, F. pernic.*, *fig.* 1), et *Flor. péruv.*, tom. *II*, pag. 50, *tab.* 191, le *C. coriacea*, Poiret, (*Encyclop.*, 6, *pag.* 38), arbre à fleurs rougeâtres en bouquets ; son écorce assez large, fauve à l'intérieur, couverte d'un épiderme brun ; rugueuse, fendillée transversalement ; d'une odeur assez aromatique ; est très-amère et tonique, mais moins résineux que les précédens ; sa couleur devient beaucoup plus foncée dans l'eau et l'alcool.

On racle cette écorce au Pérou, non à Santa-Fé ; elle a beaucoup d'analogie avec le vrai Calisaya, décrit ci-après ; on l'estime beaucoup pour les fièvres intermittentes essentielles ; est devenue rare, car on exporte douze à quatorze mille quintaux des divers kinkina, par an, de l'Amérique espagnole (Don Hypolite Ruiz, *Quinologia*).

Q. dit HAVANE, HUANUCO, s'attribue au *C. glandulifera*, Ruiz et Pavon ? Arbre qui croît dans la chaîne des Andes, et qu'on apporte de la province de Guanuco, vers Lima. Ces écorces, plus grosses que les précédentes, sont d'un brun fauve au dehors, tuberculées ou galeuses ; le dedans est fauve, la fracture est fibreuse, peu résineuse, moins d'odeur et d'astriction que le quinquina gris ; et plus amer. Fendillemens perpendiculaires de l'épiderme. Est souvent mêlé au gris.

Q. HUANUCO NOIRATRE, *C. glandulifera*, Ruiz et Pavon. Ecorce noirâtre, efficace, analogue au huanuco.

Q. CALISAYA, JAUNE ROYAL, *Cinchona pubescens*, Vahl, *C. cordifolia*, Mutis, *C. ovata*, de Ruiz et Pavon. Croît dans les montagnes chaudes des Andes ; écorces larges, peu roulées, d'un tissu dense, peu filandreux, quelquefois raciées, ou avec un épiderme épais qui se lève en plaques ; intérieur d'un jaune foncé, saveur très-amère, astringente ; décoction rouge comme la fleur de pêchers ; très-fébrifuge. Il ne faut pas le confondre avec un QUINQUINA DE LA NOUVELLE CARTHAGÈNE, en écorces jaunes, plates comme du carton, filandreuses, friables, avec un épiderme d'un blanc argentin, non fendillé. Elles donnent une décoction pâle, qui précipite peu ou point de tannin, sont peu amères et peu astringentes ; leur action fébrifuge éprouvée faible. Il paraît que c'est le *C. micrantha* de Ruiz et Pavon. *Flor. péruv.*

Q. JAUNE ROYAL BATARD, paraît être la lampigna ou glabre des Espagnols, *C. lanceolata*, Ruiz et Pavon. Grosses écorces ligneuses, très-épaisses, non roulées ; peu de saveur ; point de résine.

Q. LOXA DELGÁDA ou DELGADILLA, est très-rare, vient du *C. hirsuta* de Ruiz et Pavon. Le tube des corolles est velu. Cette espèce passe pour efficace.

AUTRES QUINQUINAS indiqués seulement. Celui en écorces fauves, appelé à feuilles de murier est estimé ; vient de la *Cinch. purpurea* de Ruiz et Pavon ; celui nommé Socchi,

en grosses écorces rouges, spongieuses, peu roulées, est le
C. laccifera de Tafalla. Ces écorces fraîches, raclées à l'intérieur,
donnent un lacque rouge. Une autre espèce nommée ahar-
quillado ou à fleur en gueule, paraît être l'écorce d'un
Portlandia, arbuste voisin du genre *Cinchona* ou le *C. di-
chotoma* de Ruiz et Pavon. Une écorce fine qui vient de
Chicoplaya se tire du *C. micrantha*, id. L'asmonich, écorce
d'une forte stypticité, de couleur chocolat au-dedans, se
rapporte au *C. rosea* de la Flor. péruv., peut être analogue
au *nova*. Il existe enfin beaucoup d'autres variétés citées
dans le Bulletin de Pharmacie, (juillet 1810, N°. VII, par
M Laubert).

Q. ROUGE, ÉPAIS, *Cinchona magnifolia*, Ruiz et Pavon,
C. oblongifolia de Mutis. Grand arbre qui croît près des eaux,
dans les bois chauds des Andes. Son écorce est épaisse, fibreuse, d'un rouge brun ou fauve, amère, très-astringente;
l'épiderme est rugueux, crevassé en divers sens; sa fracture
plutôt fibreuse que filandreuse. Fourcroy en a fait l'analyse avec
Vauquelin; sa matière astringente, analogue au tannin, perd
de ses propriétés en s'oxidant. Jadis peu estimé, ce quinquina
est devenu maintenant recherché et rare; ses propriétés sont
très-actives, sur-tout dans les gangrènes. Les fleurs blanches
de l'arbre, en épais pannicules, sentent la fleur d'orange. Il y a
un *Quinquina rouge pâle*, ou clair, qui, du reste, ressemble
beaucoup à celui-ci, mais il est moins amer et moins astringent;
son épiderme est plus blanc et moins rugueux. Est-ce le *C.
angustifolia* de Swartz? (*Flor. Ind. occid.* I., p. 380, et Lamarck, *Illustr. tab.* 164 *fig.* 3.)

Q. PITON et Q. CARAÏBE. Le premier vient du *C. flo-
ribunda* de Vahl. (*C. montana* de Badier, *Journal de phys.*,
1789, févr., p. 129.) Ce sont de grosses écorces brunes, ru-
gueuses, d'un fauve ferrugineux au dedans; peu employées
et peu estimées; utiles cependant, pour l'extérieur sur-tout. Le
caraïbe vient du *Cinch. caribæa*, L. Les écorces sont peu
différentes du piton; toutes deux se retirent d'arbres qui croissent sur les pitons ou montagnes des îles Antilles, ou Caraïbes.
Lambert en a décrit une autre espèce, *C. longiflora*, qui naît
à la Guiane. Ce sont aussi de grosses et longues écorces, ligneuses. Toutes les trois sont amères, astringentes et inodores;
peu répandues dans le commerce.

Q. dit *NOVA*. En grosses écorces ligneuses, longues, droites,
applaties, à épiderme lisse, blanchâtre, sous lequel sont des
vaisseaux remplis d'une résine rougeâtre âcre; l'intérieur de

l'écorce est d'un rouge pâle, incarnat; saveur d'abord fade, ensuite un peu âcre et nauséeuse. Cette écorce donne à l'eau et à l'alcool une teinture très-chargée, astringente, sans amertume. Peut être employée à l'extérieur, paraît peu febrifuge d'après l'expérience. Vient-elle du *C. rosea* de Ruiz et Pavon ? qui croît dans les Andes, vers Pozuzo.

Nota. Voici le TABLEAU DES EXPÉRIENCES de M. Vauquelin, sur les quinquinas : ils donnent des précipités avec la colle forte, le tannin et l'émétique. Tous précipitent aussi le sulfate d fer en vert. *Annales de Chimie*, tom. LIX, p. 113 et suiv., ann. 1806, août.

ÉCORCES DE KINKINA précipitent avec......	COLLE forte.	TANNIN.	ÉMÉTIQUE.
Kinkina jaune. Donne un précipité	blanc.	.....	abondant.
Kink. Sta.-Fé...... —	rougeâtre.	abondant.	o
— gris........ —	blanc.	abondant.	blanc.
— gris canelle..... —	brun.	o	o
— rouge....... —	rouge.	o	blanc jaunâtre.
— gris....... —	blanc.	jaune.	blanc jaunâtre.
— gris plat....... —	o	o	blanc jaunâtre.
— jaune........ —	o	jaune,	blanc jaunâtre.
Cinchona officinalis... —	o	jaune.	o
— *magnifolia*..... —	abondant.	o	o
— piton vrai..... —	o	abondant.	abondant.
Kink. de Loxa, rapporté par M. Humboldt.. —	abondant.	abondant.	abondant.
— blanc de Sta.-Fé, de M. Humboldt....—	o	o	o
— orangé, Sta.-Fé, *id.* —	o	abondant.	abondant.
— rouge, Sta.-Fé, *id.* (ou *nova* ?)....—	abondant.	o	o
— jaune, de Cuença, *id.*—	o	o	o
— ordre., du Pérou, *id.* —	abondant.	abondant.	abondant.
Infuson. de noix de galle)—	abondant.	.....	blanc jaunâtre.
— d'écorce de chêne.. }—	abondant.	.....	o
— de cerisier.....)—	o	o	o

Deschamps a trouvé un sel à base de chaux, formé avec l'acide du kina, qui est brun, très-acide, peu amer, cristallisable, et ne précipitant pas les nitrates des métaux blancs (*acide kinique*). On le sépare de sa base par l'acide oxalique.

Les QQ. loxa et du Pérou paraissent être les meilleurs de

tous les fébrifuges, sur-tout dans les fièvres ataxiques et per-
nicieuses; on estime ensuite l'orangé, le gris de Lima, le gros
rouge, et le jaune calisaya vrai. Mais celui dit *Havane*, et le
gris qui en est mêlé sont déja inférieurs. Le QQ. dit de Carthagène, le jaune pâle et le rouge pâle sont encore moins actifs,
ainsi que le *Nova*. Les QQ. piton et caraïbe ne sont pas sans
propriétés, malgré le peu d'estime dont ils jouissaient. En
général les grosses écorces, ou celles des troncs, sont moins
actives que les plus minces, celles des branches, qu'on préfère
dans le commerce. Les *Cinchona*, de la pentandrie, monogynie
de Linné, ont des fleurs monopétales à 5 divisions, réunies
en corymbe, des capsules bivalves renfermant des graines, des
feuilles entières, opposées. Pour l'*Angustura* et le *Kina blanc*,
voyez aux MAGNOLIERS, famille 68, et pour la *Cascarille*, aux
EUPHORBES, famille 88.

CAFFÉYER, *Coffea arabica*, L. Arbuste transporté de
l'Arabie aux colonies des Indes orientales et occidentales; mais
le caffé de l'Yemen et de Moka est le plus estimé pour son
arôme. Ses graines ou fèves étant crues sont fébrifuges, diurétiques, toniques; donnent à l'analyse, selon Cadet et Hermann,
résine 1,0, extrait et principe amer 1,00, acide gallique 3,05,
albumine 0,14, gomme 8,00, fibre insoluble 43,5, sur 64,14
parties, la perte est de 6,86. Lorsqu'on les grille, il se forme
une huile empyreumatique suave, excitante, et une petite portion de tannin. Elles sont célèbres pour leur qualité stomachique,
antihypnotique, et leur action stimulante sur le systéme nerveux. L'arbrisseau toujours vert a des feuilles semblables au
laurier, opposées et se croisant alternativement. Ses fleurs
blanches, odorantes, naissent aux aisselles des feuilles, sont
de la 5-drie, 1-gynie. Le fruit est une baie rouge comme des
cerises, à pulpe douceâtre contenant deux graines accollées par
leur côté plat, et enveloppées dans une arille. On commença
à faire usage du caffé à Paris dès le règne de Louis XIII,
sous le nom de *Cahouet*; le premier caffé s'y établit en 1672.

Le meilleur remplaçant du caffé paraît être la racine grillée
du *Cyperus esculentus*, L., ou souchet comestible; on en fait
usage en Allemagne, outre la chicorée, les pois chiches, etc.,
mais aucun n'a le parfum de cette fève d'Arabie, pas même
les semences d'*Astragalus bœoticus*, L., qu'on a proposées
aussi.

BOIS-DE-FER, *Siderodendrum triflorum*, Vahl et Jacquin.
Arbre de la Martinique et îles voisines, à bois très-dur, de la
tétrandrie, 1-gynie. Son écorce sert comme diurétique, stoma-

chique, dans l'élixir américain. Les autres bois-de-fer sont les *Ægiphila* de la Martinique, de cette famille et l'ARGAN, *Sideroxylon*, famille des sapotiliers.

AZIER ANTIASTHMATIQUE, *Nonatelia officinalis*, L. Sert en infusion, à Cayenne. Excellent béchique.

GARDÈNE ÉLÉMI, *Gardenia gummifera*, L. Croît à Ceylan; donne une résine élémi, non la véritable; peut-être la résine *Cancame* qui lui ressemble, Geoffr. *Tract. mat. med.*

LIII. *CHÈVREFEUILLES*. Arbrisseaux, 1°. corolle monopétale; 2°. corolle polypétale; plantes détersives, atténuantes.

1°. LINNÉE BORÉALE, *Linnæa borealis*, L. Antirhumatismale, antiarthritique.

CHÈVREFEUILLE, *Lonicera periclymenum*, L., et le cultivé, *L. caprifolium*, L. Feuilles détersives, en gargarismes, vulnéraires. Fleurs antiasthmatiques.

VIORNE MANCIENNE, *Viburnum lantana*, L. Feuilles et baies, sont rafraîchissantes, astringentes dans les gargarismes, et aussi l'OBIER-BOULE-DE-NEIGE, *V. Opulus*, L. L'*Hortensia japonica* de Commerson, a les mêmes propriétés; c'est une belle fleur d'ornement.

SUREAU, *Sambucus nigra*, L. Sa seconde écorce très-active antihydropique, ses feuilles purgent, ses fleurs sont un bon diaphorétique, utile dans les maladies de poitrine, discussif et atténuant, ses baies sèches (*grana actes*) contre l'hydropisie, son rob est atténuant, savonneux, diurétique, tonique.

YÈBLE, *S. Ebulus*, L. Vertus du précédent; ses feuilles en cataplasmes résolutifs, contre la goutte et les hémorrhoïdes. Le SUREAU A GRAPPES, *S. racemosa*, L., des montagnes, passe pour narcotique.

2°. GUI, *Viscum album*, L. Plante parasite, dioïque (mâle et femelle séparés) objet du culte religieux des Druides jadis. La femelle a des baies blanches gluantes, très-purgatives. Herbe qu'on croyait antiépileptique. La glu en cataplasme est très-résolutive; on fait aussi de la glu avec le houx. On préfère le gui du chêne.

LIERRE, *Hedera helix*, L. Feuilles appliquées sur les cautères; bouillies dans le vin, tuent la vermine, en topique; les baies purgent. La gomme-résine qui découle du tronc est septique, âcre, de couleur rouge-brune ; brûle avec une bonne odeur.

CORNOUILLER, *Cornus mascula*, L. (N'est pas moins femelle que mâle.) Les cornioles, ou fruits rouges, sont très-astringens, dans les diarrhées. Ses semences donnent de l'huile, ainsi que celles du *Cornus sanguinea*, L.

LIV. *ARALIES*. Herbes frutescentes à feuilles composées, à fleurs en ombelles.

SALSEPAREILLE grise, *Aralia nudicaulis*, L., de Virginie. Ses racines traçantes mêlées à la salsepareille ; ont des vertus moindres. Aussi l'*Ar. racemosa*, L. (Voyez famille 12, p. 29.)

GENSENG, *Panax quinquefolium*, L. Racine de Chine fameuse, vantée comme un cordial alexipharmaque et aphrodisiaque. Vertus douteuses. Laffiteau l'a trouvée aussi au Canada. Diffère du *Ninsin*. (*Voy*. p. 69.)

LV. *OMBELLIFÈRES*. Tiges fistuleuses, fleurs en parasol, de la 5-drie 2-gynie. Plantes aromatiques, les aquatiques vireuses ; 1°. sans collerettes ; 2°. collerettes aux ombellules ; 5°. collerettes aux ombelles et ombellules ; 4°. ombellifères anomales.

1°. **ANIS**, *Pimpinella Anisum*, L. Originaire d'Égypte. Ses petites graines si odorantes sont céphaliques, stomachiques, carminatives, l'une des quatre semences chaudes majeures ; contient une huile volatile abondante. Excite l'urine et les règles.

BOUCAGE SAXIFRAGE, *Pimpinella saxifraga*, L. Sa racine et ses semences chaudes passent pour guérir la pierre, sont très-apéritives, détersives. Le Persil-de-Bouc, *Pimpinella hircina*, L., jouit des mêmes propriétés.

PODAGRAIRE, *Ægopodium podagraria*, L. Sa racine, ses feuilles sont, dit-on, fort utiles dans la goutte.

CARVI, *Carum Carvi*, L. Ses graines petites ont une odeur aromatique, forte, sont plus brunes que l'anis, et comme lui, cordiales, céphaliques, stomachiques, carminatives, excitent l'urine, la sueur, le lait, les règles.

ACHE, *Apium graveolens*, L. Feuilles, semences chaudes. La racine est très-apéritive, excite l'urine, les règles, chasse la jaunisse et le gravier des reins. Les semences sont encore plus actives. L'herbe croît dans les fossés d'eau.

PERSIL, *Apium petroselinum*, L., originaire de Sardaigne. Sa racine odorante est comme celle de l'âche, une des cinq apéritives, et très-diurétique; la plante, outre ses usages pour aliment, résout le lait coagulé dans les mamelles, sert dans les obstructions, est atténuante, détersive.

FENOUIL, *Anethum Fœniculum*, L. Croît dans le midi de la France. Semences oblongues striées, aromatiques, chaudes, très-carminatives, racines apéritives, feuilles diurétiques. Toutes ces plantes poussent aux urines, aux règles, au lait, sont stomachiques, béchiques aussi, fortifient la vue. Une variété cultivée a des semences plus douces et plus agréables.

ANETH, *Anethum graveolens*, L. Croît au midi de l'Europe. Semences digestives, discussives, arrêtent le vomissement et le hoquet; diminue, dit-on, l'appétit vénérien, concilie le sommeil. Ses feuilles sont maturatives des tumeurs.

MACERON, *Smyrnium olusatrum*, L. Croît au midi. Racine et herbe apéritive, emménagogue; utile contre les coliques, l'asthme. Sa semence est noirâtre.

PANAIS, *Pastinaca sativa*, L. Sa racine est alimentaire; ses graines ont les propriétés des précédentes.

OPOPANAX, *Pastinaca Opopanax*, L. Ce panais donne en Orient, lorsqu'on le coupe, une gomme-résine ou suc laiteux, concrescible, jaunâtre, de saveur amère, d'odeur forte, léger, friable, soluble dans l'eau; bon discussif, résolutif, chasse les vents, dessèche, atténue dans l'asthme et les obstructions.

THAPSIE, *Thapsia villosa*, L., et la THAPSIE D'ORIENT, *Thapsia Asclepium*, L. Utiles dans les ulcères phagédéniques. Racines âcres, appelées faux turbith; et aussi la *Thapsia garganica*, L., qui est très-drastique, emménagogue.

2°. SESELI TURBITH, *Seseli Turbith*, L. Sa racine noire est âcre, excite les mois, et purge par haut et bas avec violence. Vient du Midi et d'Espagne. Le SESELI DE MONTAGNE, *Seseli saxifragum*, L., le *S. montanum* et le *S. glaucum* ont des racines moins âcres, qui passent pour antihystériques, céphaliques, antispasmodiques.

SESELI DE MARSEILLE, *Seseli tortuosum*, L. Antidote de la ciguë, dit-on; entre dans la thériaque; ses semences infusées dans du vin sont stomachiques, apéritives, facilitent l'accouchement, dissipent les flatuosités et les tranchées. Racines antiasthmatiques. Il en est de même du *S. Hippomarathrum*, L., de Suisse.

IMPÉRATOIRE, *Imperatoria ostruthium*, L., ou BENJOIN FRANÇAIS. Sa racine longue, géniculée, brune, blanche au-dedans, très-odorante, a une saveur piquante, aromatique ; est sudorifique, alexitère ou cordiale. Usitée dans les affections cérébrales, l'apoplexie, la paralysie, dans la colique flatulente, les maux d'estomac.

CERFEUIL SAUVAGE, *Chærophyllum sylvestre*, L., ou PERSIL D'ANE, d'odeur fétide, d'un goût âcre ; teint la laine en jaune et vert ; de qualité diurétique. La CICUTAIRE, *Chæroph. Cicutaria*, L., a des racines vénéneuses, ainsi que la plante.

CERFEUIL MUSQUÉ D'ESPAGNE, *Chærophyllum aromaticum*, L., ou MYRRHIS, est comme les suivans.

CERFEUIL CULTIVÉ, *Scandix Cerefolium*, L.

CERFEUIL ODORANT, *Scandix odorata*, L.

Sont très-résolutifs, diurétiques, emménagogues, lithontriptiques, résolvent le sang coagulé, concilient un doux sommeil. Le *Scandix pecten*, L., ou Peigne-de-Vénus, et le *Scandix anthriscus*, L., ou Cerfeuil hérissé, sont de bons fourrages, augmentent le lait.

CORIANDRE, *Coriandrum sativum*, L. Ses semences sphériques sont très-stomachiques, dissipent les vapeurs et migraines. Du reste ont les propriétés des précédens. Leur odeur agréable assaisonne plusieurs alimens ou boissons.

MÉUM, *Æthusa Meum*, L. Racine gommo-résineuse, d'une odeur de livèche, très-carminative, emménagogue, antiasthmatique, entre dans plusieurs compositions et dans la thériaque. Vient de l'Europe méridionale. L'*Æthusa Cynapium*, L., ou la petite cigue a des qualités vénéneuses. Il faut la distinguer du MÉUM DE MONTAGNE, qui est le *Phellandrium mutellina*, L., à ombelle purpurine, herbe âcre et un peu vénéneuse, quoique donnée pour le méum.

CIGUE AQUATIQUE, *Cicuta virosa*, L.

PHELLANDRIUM, *Phellandrium aquaticum*, L.

3°. OENANTHE FISTULEUSE, *OEnanthe fistulosa*, L.

Ces trois ombellifères, comme la plupart de celles qui croissent dans les eaux, sont très-âcres et vénéneuses, sur-tout par leurs racines ; ont une odeur vireuse, nuisent aux bestiaux qui en mangent ; appliquées au-dehors et cuites sont de puissans résolutifs, anodins, très-propres pour les tumeurs scrophuleuses, et squirrheuses. Souvent aussi en topiques pour les inflammations de la verge dans les affections vénériennes. A l'intérieur, sont émétiques, et agissent sur le système nerveux. L'*OEnanthe crocata*, L. , a des qualités analogues, son suc jaunâtre est corrosif. Wepfer, *Cic. aquat.*

GRANDE CIGUE, *Conium maculatum*, L. , *Cicuta major*, Lamarck. Très-renommée par son suc vénéneux dans les pays méridionaux, et poison de Socrate et de Phocion. Usitée en topique résolutif et dans les emplâtres. Störck a mis en vogue son extrait (préparé à sa manière et avec la fécule verte du suc) pour les maladies cancéreuses, la goutte, le virus vénérien, la gangrène, etc. Est calmant et fondant actif. La cigüe est peu vénéneuse dans les pays froids. Plante bisannuelle, à feuilles découpées, tachetées, odeur fétide.

CUMIN, *Cuminum Cyminum*, L. Semences chaudes, aromatiques, d'une odeur peu agréable. Sont carminatives et résolutives, atténuantes. Cette plante naît au Midi.

BUBON ou **PERSIL DE MACÉDOINE**, *Bubon macedonicum*, L. Ses semences fort odorantes et agréables, sont aussi emménagogues, carminatives, céphaliques.

GALBANUM. C'est le suc laiteux ou gommo-résineux concret qui découle des incisions faites à la tige inférieure du *Bubon Galbanum*, L. , qui croît dans l'Orient. Ce suc est soluble dans l'eau, roussâtre, mollasse, d'odeur forte, de saveur acrimonieuse et un peu amère. C'est un puissant résolutif ; est très-emménagogue à l'intérieur, antihystérique et antispasmodique. Lobel dit que cette plante est cultivée chez nous d'après une graine trouvée dans du galbanum à Anvers. Le *Bubon gummiferum*, L. , produit une seconde sorte de galbanum en Orient, et analogue au sagapenum, d'une couleur rougeâtre.

AMMI, *Sison Ammi*, L. Semences aromatiques d'odeur d'origan, viennent de Crète et du midi. Vertus des autres semences d'ombellifères, du cumin, de l'anis, etc.

FAUX AMOME, *Sison Amomum*, L. Ses graines très-diurétiques, lithontriptiques ; odeur aromatique de l'amome, saveur chaude. Le *Sison segetum*, L. , s'applique avec succès sur des tumeurs indolentes.

CHERVI, *Sium sisarum*, L. Racine d'usage alimentaire, excite l'appétit, réveille les facultés de l'estomac. Est crue spécifique contre les mauvais effets du mercure. Originaire de Chine.

NINSIN, *Sium Ninsi*, L. , du même pays, y passe pour un alexipharmaque et un aphrodisiaque excellent. On croit qu'il prolonge la vie.

BERLE A LARGE FEUILLE. *Sium latifolium*, L., et celle à feuilles étroites, *S. angustifolium*, L., qui naissent dans l'eau, ont des racines souvent vénéneuses ; leurs feuilles sont apéritives, diurétiques et très-antiscorbutiques, ainsi que celles de la Berle commune, *Sium Berula*, L.

ANGÉLIQUE, *Angelica archangelica*, L. Racine et tige, excellent stomachique, carminatif ; est apéritive, diaphorétique et emménagogue ; convient dans les fièvres malignes et contagieuses. Saveur aromatique et chaude, odeur agréable. L'Angélique sauvage, *A. sylvestris*, L., est plus faible.

LIVÊCHE, ACHE DE MONTAGNE, *Ligusticum Levisticum*, L. Racine aromatique, feuilles et graines, ont les vertus de la précédente et de l'Impératoire.

LASER, *Laserpitium Siler*, L., les *Las. latifolium*, *angustifolium* et *Chironium*, L., ont des racines recommandées dans les écrouelles, les épanchemens de sang, les *marisca* de l'anus ; diminuent l'appétit vénérien, dit-on, etc.

GRANDE BERCE, *Heracleum Sphondylium*, L. Willis (*Morb. convuls.*) regarde ses semences comme spécifiques dans le paroxysme hystérique. Feuilles émollientes. D'autres Branc-ursines ou panacées, *Heracleum Panaces*, L., etc., se distillent dans les eaux-de-vie des Tartares, pour augmenter la force de l'alcool.

FÉRULE DE L'ASSA-FOETIDA, *Ferula Assa-fœtida*, L., croît en Perse. Son suc laiteux concret, amygdalin ou en larmes blanches et roussâtres, d'une odeur alliacée, insupportable, est, selon Kempfer, un agréable assaisonnement des mets en Perse. Il découle de la racine coupée. Cette gomme-résine qui se ramollit est très-incisive, résolutive, antihystérique puissant.

SAGAPENUM, *Ferula*........ Non décrite. On trouve des graines de férule dans cette gomme-résine brunâtre, en larmes, d'une odeur alliacée approchant de l'assa-fœtida. Saveur âcre, mêmes propriétés que la précédente. Se donne aussi dans l'asthme, les obstructions de rate. Se tire de l'Orient et de l'ancienne Médie.

GOMME AMMONIAC, *Ferula persica ?* (Olivier, *Voyag. Pers.*) Gomme-résine amère, d'un jaune pâle, en larmes, et d'une odeur tirant sur celle du castoréum. A les vertus des précédentes, mais est un peu purgative. Sert aussi dans la goutte, en topique, dans les squirrhes et les obstructions, les scrophules, etc. On la retire en Perse et vers Cyrène de l'*Hcracieum gummiferum*, selon Wildenow, Hort. Berol., fig. 53.

QUEUE-DE-POURCEAU, *Peucedanum officinale*, L. Sa racine est très-diurétique, regardée comme utile dans les affections nerveuses, la léthargie, la phrénésie, la paralysie, l'épilepsie; mais usitée comme atténuante, expectorante, apéritive. Le *Peucedanum silaus*, L., donné comme un puissant apéritif aux calculeux, est nommé Saxifrage des prés.

ARMARINTHE, *Cachrys libanotis*, L. Sa racine a l'odeur d'encens, d'où lui vient le nom de *libanotis*. Est très-échauffante et détersive. L'herbe en tonique, arrête les hémorrhoïdes. Une autre espèce, *Cachrys odontalgica*, L., mise sur la dent douloureuse, agit comme la pyrèthre. Elle croît en Sibérie, vers le Wolga. (G. S. Gmelin.)

BACILLE, Fenouil marin, *Crithmum maritimum*, L. Croît sur les rochers maritimes. Vertus de la queue-de-pourceau. Excite aussi l'appétit.

ATHAMANTE, *Athamantha Oreoselinum*, L. Persil de montagne à feuilles noirâtres. Diaphorétique, diurétique, discussif, sert aux calculeux. Le Libanotis, *Ath. libanotis*, L., mêmes vertus, est le thysselinum ou persil parfumé des anciens.

ATHAMANTE, dit Daucus de Crète, *Athamantha cretensis*, L. Semences odorantes. Leur extrait est résineux, selon Lewis. Carminatives, diurétiques, antihystériques, nervines.

THYSSELINUM, *Selinum carvifolia* et *S. sylvestre*, L. Racine vantée comme alexipharmaque. Vertus des précédentes.

TERRE-NOIX, Suron, *Bunium bulbocastanum*, L. Racine alimentaire, sert contre l'hématurie et l'hémoptysie; excite à l'amour, dit-on.

CAROTTE, *Daucus carota*, L. Racine sucrée, alimentaire: on en extrait un suc sirupeux et du sucre roux. Et la Carotte sauvage, *Ammi visnaga*, Lamarck (*Daucus* de L.), sont aussi, par leurs graines, antihystériques, diurétiques, antipleurétiques. Le *Daucus gummifer*, L., donne une sorte d'opopanax.

CAUCALIDE, Girouille, *Caucalis leptophylla*, L. Plante mangeable; est diurétique comme les *C. latifolia*, *daucoides* et *grandiflora*, L.

FAUX PERSIL, *Tordylium anthriscus*, L., comme le

Tordylium officinale, L. ont les vertus des précédens. Racines et semences usitées.

PERCEFEUILLE, *Buplevrum perfoliatum*, L. Feuilles vulnéraires, servent en topiques dans les tumeurs, l s écrouelles. — L'OREILLE DE LIÈVRE, *B. rotundifolium*, L., et d'autres espèces congénères sont apéritives, discussives, diurétiques.

ASTRANCE, OTRUCHE NOIR, *Astrantia major*, L., et *minor*, L., sert dans les squirrhes de la rate; utile, dit-on, dans la mélancolie, par sa racine noire, fibreuse.

SANICLE, *Sanicula europœa*, L., ou officinale, jadis vantée comme un excellent vulnéraire, et un mondificatif des ulcères. Feuilles usitées.

4°. CHARDON-ROLAND, PANICAUT, *Eryngium campestre*, L. Racine, l'une des principales apéritives, diurétiques, hépatiques, néphrétiques. Le Panicaut maritime, *Eryng. maritimum*, L., encore plus estimé. Le Panicaut à trois feuilles, *Er. tricuspidatum*, L., qui vient du Midi, est un diurétique aphrodisiaque par sa racine.

COTILET D'EAU, *Hydrocotyle vulgaris*, L. Vertus du panicaut.

LVI. *RANONCULÉES*. Cinq pétales, polyandrie polygynie. Herbes âcres, souvent vénéneuses. 1°. Fleurs régulières; 2°. irrégulières, avec nectaires.

1°. CLÉMATITE, VIORNE, VIGNE BLANCHE, *Clematis Vitalba*, L. Ecorce et plante caustique, appliquée, élève des ampoules, est ophthalmique.

CLÉMATITE FLAMMULE, *Clematis Flammula*, L., aussi caustique et brûlante que la précédente. La *Cl. erecta*, L., est de même. Servent pour cautères. Leur semence est drastique; leurs feuilles nettoient la lèpre par l'application. L'*Atragene alpina*, L., jouit des mêmes propriétés.

PIGAMON, TALITRON, *Thalictrum flavum*, L., et ses congénères, *T. minus*, L., *T. aquilegifolium*, L., *T. angustifolium*, L. Herbe et racine jaune, amère, nommée aussi fausse rhubarbe, usitée dans les anciens ulcères, purge à haute dose, guérit, dit-on, la jaunisse; est diurétique : vantée contre la peste, mais sans utilité.

ANÉMONE, COQUELOURDE, *Anemone vernalis*, L., et *A. pratensis*, L., et la passe-fleur des bois, *A. nemorosa*, L., et *sylvestris*, L. Plante âcre, caustique, exulcérante; mâchée, est un sialogogue.

PULSATILLE, *A. Pulsatilla*, L. Fleur violette. Sa racine est sternutatoire, âcre. Son extrait est actif dans la paralysie. (Storck) Feuilles détersives. Les belles anémones des jardins, *A. coronaria*, L., sont moins caustiques.

HÉPATIQUE, *Ficaria hepatica*, Jussieu; *Anem. hepatica*, L. Passe pour apéritive, vulnéraire; utile dans le diabète et l'hémoptysie, la dysenterie. Feuilles trilobées, servent comme détersives pour les maladies de peau, et en gargarisme.

PETITE CHÉLIDOINE, FICAIRE, *Ficaria Ranunculus*, Haller, *Ramunculus Ficaria*, L. Racine fibreuse, tuberculée; son suc antihémorrhoïdal, avec du vin ou du beurre, mais est plutôt âcre, styptique. Feuilles caustiques, mais douces et mangeables en Upland (Linné, *Mat. méd.*). Croît dans les lieux humides. Usitée aussi contre les scrophules.

RENONCULE FLAMME, Petite douve, *Ranunculus Flammula*, L. Très-âcre; cautérise la peau; cause aux chevaux l'enflure et la gangrène; et aussi la grande douve, *R. lingua*, L., et le thora, *R. thora*, L.

BACINET, Bouton d'or, *Ranunculus acris*, L., des prés. Egalement caustique. Les paysans se guérissent des fièvres intermittentes en prenant sa racine sèche; un peu moins dangereuse que fraîche.

GRENOUILLETTE, Renoncule bulbeuse, *R. bulbosus*: L., est très-âcre aussi; mortelle pour les rats; ne nuit pas aux moutons. Sa racine est vésicatoire. J'en ai retiré une fécule douce et nutritive.

RENONCULE SCÉLÉRATE, des marais, *Ran. sceleratus*, L., est très-âcre et poison. Cependant les animaux la mangent en quelques pays sans danger. De même le *Ranunculus aquatilis*, L., est âcre; les bestiaux la refusent, comme celle des champs, *R. arvensis*, L., et d'autres espèces congénères qui ont les mêmes propriétés. Celle des bois, *R. auricomus*, L., est moins âcre. En se desséchant, ces renoncules perdent de leur âcreté. L'espèce cultivée, des jardins, qui donne de si belles fleurs, est le *R. asiaticus*, L., originaire de Perse et de Mauritanie.

POPULAGE, Souci de marais, *Caltha palustris*, L. Herbe âcre, caustique, utile, dit-on, dans les maux de reins ou des lombes, en topique.

PIVOINE, *Pæonia officinalis*, L. Racines tuberculeuses, brunes, d'odeur nauséeuse, célèbres comme antiépileptiques et emménagogues, ainsi que les graines noires, luisantes. Cultivée, sa belle fleur devient double, et ses qualités passent pour être moindres.

QUEUE-DE-SOURIS, *Myosurus minimus*, L. Herbe vulnéraire, astringente comme les *Adonis vernalis* et *autumnalis*, L., et l'*Actæa spicata*, L., herbe Saint-Christophe.

2°. HELLÉBORE NOIR, *Helleborus niger*, L. Racines fibreuses, noirâtres, de saveur âcre, nauséeuse, purgent violemment : recommandées dans l'hypocondrie, la manie ; dans la lèpre, l'éléphantiasis, mais servent plutôt dans l'hippiatrique, soit pour purger les chevaux, soit lorsque des maladies contagieuses ravagent le bétail : on insinue de ces racines dans la peau du fanon des bœufs, de la gorge du cheval, des oreilles des moutons, pour faire un séton. Il en est de même de l'*Helleborus viridis*, L., et de l'*H. hyemalis*, L. qui vient sur les montagnes. Le PIED-DE-GRIFFON, *H. fœtidus* L., peut être employé en petite quantité, comme vermifuge, par ses feuilles en poudre ; mais ces plantes sont dangereuses. Les *Trollius europæus* et *asiaticus*, L., à fleurs jaunes, sont également âcres, et ne s'emploient qu'avec prudence. Les racines des hellébores noirs de Suisse sont plus actives que celles d'Angleterre ; celles d'Orient surpassent toutes les autres, selon Tournefort, et donnent plus d'extrait résineux.

NIELLE, *Nigella arvensis*, L. Ses graines âcres, huileuses, atténuantes, apéritives dans les fièvres quartes.

ANCOLIE, *Aquilegia vulgaris*, L. Herbe, fleurs, graines apéritives, âcres, usitées dans la jaunisse, diurétiques, servent en gargarismes détersifs.

PIED-D'ALOUETTE, *Delphinium Consolida*, L. Racine vulnéraire, consolide les plaies, est ophthalmique, ainsi que le *D. Ajacis* et *elatum*, L.

STAPHISAIGRE, HERBE AUX POUX, *Delphinium Staphisagria*, L. Semences âcres, nauséuses, en poudre, tuent les poux, sont aussi utiles en masticatoires, en gargarismes apophlegmatisans, odontalgiques, et dans les ulcères. Vient de Calabre et d'Orient.

ACONIT, TUE-LOUP, *Aconitum lycoctonum*, L. Fleurs bleues, nectaires en capuchon, poison dangereux. Sa racine est employée pour tuer les loups et les chiens. Cause des vertiges, une stupeur soporeuse et des spasmes mortels.

NAPEL, *Aconitum Napellus*, L. On fait, de ses feuilles ;

un extrait que Störck a employé avec succès intérieurement, à petite dose, dans les paralysies, les rhumatismes, les maladies qu'on attribuait à l'épaississement de la lymphe, dans l'anky-lose, l'amaurosis, les tumeurs glanduleuses. Il se servait de l'*Aconitum cammarum*, L., qui croît en Styrie. Les racines de l'ANTHORA, *Ac. anthora*, L., entrent dans l'orviétan. On les a crues, mal-à-propos, cordiales et alexitères.

LVII. *PAPAVÉRACÉES*. Calice caduc à deux feuilles, quatre pétales, polyandrie, monogynie. 1°. Fleurs régulières; 2°. fleurs irrégulières, diadelphes. Ces herbes contiennent un suc propre, assoupissant ou âcre.

1°. PAVOT BLANC, donnant de l'OPIUM, *Papaver som-niferum*, L. On emploie ses feuilles, ses capsules ou têtes, ses semences, ses fleurs, sur-tout son suc laiteux desséché. L'*opium* vient de Natolie, d'Égypte (Thèbes), de Perse. Le plus pur se retire par incision des têtes et de la tige du pavot. Le moins pur, ou MÉCONIUM, reçu communément dans le commerce, se fait par expression et décoction de cette plante. Dans nos con-trées, on en peut tirer ainsi un opium presque aussi actif que celui d'Orient. Cette substance est gommo-résineuse, âcre, amère, et contient une huile concrète, volatile, très-vireuse, qui produit des convulsions. L'usage de l'opium est sur-tout d'assoupir les douleurs et le système nerveux cérébral. Utile dans les flux de ventre qu'il arrête, dans les affections de la poitrine, les grandes inflammations; il porte à la peau et à l'appétit vénérien, diminue la mobilité nerveuse et les spasmes, mais nuit dans les maladies dites atrabilaires et l'hydropisie. On prépare l'opium de diverses manières. Les graines de pavot fournissent de l'huile bonne à manger, dite *huile d'œillette*. Ces semences sont adoucissantes. (*Voyez* Tralles, *de Opio*.). Le pavot noir n'est qu'une variété, ainsi que les belles fleurs de pavot de diverses couleurs.

COQUELICOT, *Papaver Rhœas*, L. Ses pétales sont pectoraux, adoucissans, très-usités dans les affections de la poitrine.

ARGEMONE, *Papaver Argemone*, L. Ses feuilles s'em-ploient en topiques contre les inflammations, son suc éclaircit les taches de la cornée des yeux (*argemata*). Il est jaune et âcre, se retire par expression.

PAVOT CORNU, *Chelidonium glaucium*, L. Son suc

jaune, ses graines, ont les vertus du précédent. Il a le feuillage bleuâtre, vireux. *Glaucium corniculatum*, Juss.

CHÉLIDOINE, ÉCLAIRE, *Chelidonium majus*, L. Racine très-détersive, atténuante, d'une saveur âcre, qui purge et pousse aux urines. On la recommande dans l'ictère et les obstructions, en décoction ; mais son usage interne n'est pas sûr. L'herbe passe pour ophthalmique.

2°. FUMETERRE, *Fumaria officinalis*, L. La plante entière est très-apéritive, fondante ; rafraîchit, délaie, passe pour un excellent dépuratif dans les maladies cutanées, le scorbut, l'ictère, les affections mélancoliques, les obstructions. La FU-METERRE BULBEUSE, *Fumaria bulbosa*, L., la *F. capnoïdes*, L., ont des propriétés semblables. Entrent dans les sucs d'herbes. Son extrait contient plusieurs sels végétaux.

LVIII. *CRUCIFÈRES*. Fleurs à quatre pétales, et de la tétradynamie (quatre grandes étamines, deux courtes). 1°. Semences en siliques ; 2°. semences en silicules. Plantes toutes plus ou moins antiscorbutiques, et diurétiques, à graines huileuses.

1°. RADIS, FAUX RAIFORT, *Raphanus raphanistrum*, L., mais sur-tout le radis cultivé, *Raphanus sativus*, L., ou petite rave, sont apéritifs, excitent l'appérit et l'urine. Leur graine est atténuante.

MOUTARDE, SÉNEVÉ, *Sinapis alba*, L., et *S. nigra*, L. A semence blanche ou noire. On connaît son usage comme assaisonnement pour exciter l'estomac et l'appétit. Appliquée à l'extérieur, est un rubéfiant très-actif, nommé *sinapisme*. Cette graine est aussi sternutatoire, résolutive. La MOUTARDE SAU-VAGE, *Sinapis arvensis*, L. Sa graine est détersive et digestive.

CHOU, *Brassica oleracea*, L. Dans son état naturel, il paraît être le chou COLSA, *Brass. oler. arvensis*, L., dont la graine sert à faire de l'huile. Le CHOU VERT, *Br. ol. viridis*, L. ; le CHOU-CABU, *Br. ol. capitata*, L., ou pommé ; le CHOU-FLEUR et le BROCOLIS, *Br. ol. botrytis*, L. ; le CHOU-RAVE, *Br. ol. gongyloïdes*, L. ; le CHOU-NAVET et le rutabaga de Laponie, *Br. ol. napo-brassica*, L. Toutes ces races et leurs nombreuses variétés par la culture donnent un aliment copieux aux hommes et aux bestiaux. Le chou fut pendant 600 ans le seul remède dont les anciens Romains firent usage, selon Caton le censeur et Pline le naturaliste. Son suc est très-pectoral, discussif, diurétique ; excellent dans l'asthme, la pleurésie, relâche le ventre. Ses feuilles sont aussi vulnéraires. Le chou pommé sert pour faire la *sauer-kraut*, ou choucroute.

RAVE et **NAVET**, *Brassica Rapa* et *Brassica Napus*, L. Chou à feuille rude, *Br. asperifolia* de Lamarck. Ont des racines épaisses (le turneps, la rabioule), nourrissantes, contenant un suc doux et sucré, fort béchique, utile dans les catarrhes, l'asthme, l'enrouement, la phthisie, etc. Elles poussent aussi aux urines, mais sont des alimens venteux. La rave est ronde, le navet plus long, fusiforme. Tous deux sont antiscorbutiques, leurs semences apéritives. La NAVETTE, variété du *Br. napus*, L., n'a qu'une faible racine, mais donne beaucoup de semences dont on extrait de l'huile, sont incisives, diurétiques, et augmentent le lait.

ROQUETTE, *Brassica Eruca*, L., et la Roquette sauvage, plus âcre, *Br. erucastrum*, L. Ces plantes sont béchiques, antiscorbutiques, portent aux urines et sont flatueuses; de là vient leur qualité aphrodisiaque. Semences utiles, comme âcres et irritantes, excitent l'appétit.

CHOU SAUVAGE, **TURRÈTE**, *Turritis hirsuta*, L. Son suc guérit les aphthes, tue les vers, aussi l'*Arabis turrita*, L.

JULIENNE, *Hesperis matronalis*, L. Sert contre la dispnée, la dysurie et la strangurie; est incisive.

GIROFLÉE, *Cheiranthus cheiri*, L., ou violier jaune, a des fleurs cordiales, dit-on, excite les règles, sert dans la paralysie.

VÉLAR ou **TORTELLE**, *Erysimum officinale*, L. Herbe du chantre, vantée comme excellent béchique, en sirop, en décoction; fait expectorer, dissipe les enrouemens.

ALLIAIRE, *Erysimum alliaria*, L.

HERBE SAINTE-BARBE, *Erysimum barbarea*, L.

La première sent l'ail, est aussi antiputride; toutes deux sont très-antiscorbutiques, très-incisives et atténuantes, détersives en application sur les ulcères; usitées aussi dans la toux. Leur graine est âcre, passe pour lithontriptique.

THALITRON, SOPHIE DES CHIRURGIENS, *Sysimbrium Sophia*, L. Est vulnéraire, astringente; déterge les vieux ulcères, arrête les flux diarrhoïques.

CRESSON DE FONTAINE, *Sysimbrium Nasturtium*, L. L'un des plus excellens dépuratifs et antiscorbutiques, sert dans les obstructions et le calcul des reins ou de la vessie.

CRESSON DES PRÉS, *Cardamine pratensis*, L. , ou PASSERAGE des champs. Qualités du cresson, plante assez âcre ; ses fleurs recommandées contre les convulsions. Ses autres congénères ont des propriétés analogues.

DENTAIRE, *Dentaria heptaphylla*, L. Racine astringente, atténuante.

2°. **LUNAIRE, BULBONAC**, *Lunaria rediviva*, L. , et *L. annua*, L. Racines détersives, vulnéraires, en onguent. Feuilles diurétiques. La poudre des semences est extrêmement amère, se donne dans l'épilepsie.

ALYSSON, *Alyssum campestre*, L. , et ses congénères. Sa graine, avec le miel, nettoie, dit-on, les taches de rousseur de la peau, et sert contre la rage, d'où lui vient son nom.

DRAVE. *Draba verna*, L. , et *muralis*, L. Apéritive, détersive, etc. Semence âcre comme le poivre, et peut le remplacer.

GRAND RAIFORT, *Cochlearia armoracia*, L. Racines puissamment antiscorbutiques, âcres, incisives ; contiennent du soufre. Nommé aussi *Cranson*.

CRESSON SAUVAGE, *Cochlearia Coronopus*, L. Qualités analogues au précédent.

COCHLÉARIA, *Cochlearia officinalis*, L. Herbe, abonde aussi en principes volatils ; le premier des antiscorbutiques; son suc, sa plante fraîche. Perd par la cuisson son âcreté, qui passe à la distillation comme celle des précédens.

IBÉRIDE, *Iberis nudicaulis*, L. , et *I. amara*, L. Peuvent se manger en salade, antiscorbutique. Est la chasserage sauvage.

BOURSE-A-PASTEUR, *Thlaspi bursa pastoris*, L. Semences âcres, détersives, astringentes, de même que celles de ses autres congénères.

NASITORD, CRESSON ALENOIS, *Lepidium sativum*, L. *Nasturtium* de Tournefort et Ventenat. Semences très-apéritives, incisives et antiscorbutiques, propres aussi à exciter les règles.

AMBROSIE, *Lepidium procumbens*, L. A les qualités du précédent.

PASSERAGE, *Lepidium latifolium*, L. Herbe âcre, irritante, peut s'appliquer pour les douleurs de la sciatique. Infusée dans la bierre, et bue, facilite l'accouchement ; mâchée, est sialologue, comme plusieurs congénères.

ROSE-DE-JÉRICHO, *Anastatica hierichontica*, L.

Plante desséchée, se resserre; est très-hygrométrique, et s'ouvre à l'air humide.

CAMÉLINE, *Myagrum sativum*, L., et ses autres espèces. Ses graines sont, dit-on, utiles dans la paralysie, donnent beaucoup d'huile à brûler, et propre aux linimens, aux emplâtres. On les prend pour les graines de sésame dans les officines. Herbe vermifuge aussi.

MASSE-DE-BEDEAU, *Bunias Erucago*, L. Est âcre, diurétique.

CAKILE MARITIME, *Bunias Cakile*, L. Bon antiscorbutique, sert aussi contre les coliques.

CHOU MARIN, *Crambe maritima*, L. Est fort bon vulnéraire, dissipe les inflammations, en topique.

PASTEL, GUÈDE, *Isatis tinctoria*, L. Dessicatif, astringent, excellent vulnéraire. On sait que ses feuilles broyées et fermentées donnent du bleu pour la teinture.

LIX. *CAPPARIDES*. Feuilles alternes, semences âcres, comme ces plantes.

CAPRIER, *Capparis spinosa*, L. Ses boutons à fleurs, confits au vinaigre, servent d'assaisonnement, ouvrent l'appétit. L'écorce de l'arbre est acerbe, détersive, splénique, utile dans la goutte, dit-on.

RESEDA, *Reseda luteola*, L., et la GAUDE, *Reseda lutea*, L., qui sert à teindre en jaune, sont discussives, dissipent les inflammations et les douleurs, en topiques.

ROSSOLIS, *Drosera rotundifolia*, L. Herbe un peu aquatique, âcre, antiarthritique, détersive, rubéfiante. Il en est de même de la *Parnassia palustris*, L. Son suc est ophthalmique, sa semence très-diurétique, apéritive.

LX. *ÉRABLES*. Arbres à fleurs irrégulières ou polygames; à écorces astringentes et à sève sucrée.

ÉRABLE ORDINAIRE, *Acer campestre*, L. Sa racine a été annoncée comme utile dans les maladies du foie.

ÉRABLE ROUGE, *Acer rubrum*, L.

ÉRABLE A SUCRE, *Acer saccharinum*, L.

Viennent dans l'Amérique boréale; leur sève très-chargée en sucre, donne une mélasse brune par sa concentration, peut aussi faire des liqueurs vineuses. Notre ÉRABLE PLATANE, *Acer*

Platanoides, L. (*A. laciniatum*), Duroi , donne également une sève sucrée , qu'on regarde comme un bon antiscorbutique. Le bouleau noir aussi.

MARRONNIER D'INDE , *Æsculus hippocastanum* , L. On vante son écorce et celle du fruit , comme bons fébrifuges , astringens , propres à tenir lieu du kinkina. Aussi l'écorce du PAVIA , *Æsculus pavia* , L. , arbres originaires de l'Amérique boréale.

LXI. *MILLEPERTUIS*. Herbes à fleurs polyadelphes, fruits en capsules. Plantes vulnéraires, nervines.

MILLEPERTUIS , *Hypericum perforatum* , L. Contient une résine rougeâtre, qu'on tire par l'alcool. Il est résolutif, propre à consolider les plaies et ulcères , atténuant , nerviu. La teinture de ses fleurs a été en vogue contre la manie et la mélancolie.

ASCYRON , *Hypericum Ascyrum* , L. A les mêmes qualités , mais sa semence est purgative et utile dans la sciatique.

CORIS , *Hypericum Coris* , L. Indigène de l'Europe australe. Graines diurétiques, utiles dans les spasmes.

TOUTE-SAINE, *Hypericum androsæmum* , L. Grand millepertuis, a des qualités semblables au premier.

LXII. *GUTTIFÈRES*. Arbres exotiques, fleurs à quatre pétales, fruits en baies, feuilles coriaces ; donnent un suc propre , résineux , âcre , drastique.

GOMME-GUTTE , *Cambogia gutta* , L. , et le *Stalagmitis cambogioïdes* , Murray. Le premier arbre , le *Carcapulli* de Rheede, donne une gomme-gutte moins estimée. Ils croissent à Ceylan , à Siam , au Pégu. Cette gomme-résine , d'un beau jaune, se retire par incision. Est très-drastique, bonne dans l'hydropisie et la lèpre. Le *Caopia* de Marcgrave , Pison et P. Barrère, est une sorte de gomme-gutte d'Amérique, glutineuse, tenace (gomme-résine) du figuier maudit marron , de Saint-Domingue, *Clusia rosea*, L. , sert à panser les plaies des chevaux , et à caréner les vaisseaux.

BAUME VERT , ou de Marie, ou de Calaba, sorte de résine TACAMAQUE du *Calophyllum inophyllum* , L., qui découle par incision de ce grand arbre de l'Inde orientale. Cette résine jaunâtre s'épaissit et verdit à l'air ; est très-vulnéraire, anodine, nervale , d'odeur suave. (*Voyez familles* 86 et 91).

VERNIS DE LA CHINE, *Augia sinensis*, Loureiro (*Flor. Coch.*, tom. I, pag. 406, *Tsi-Xu* des Chinois). Son suc résineux noircit par la dessication. Est purgatif, fait de beaux vernis.

COPAL ORIENTALE, (résine) *Elæocarpus copallifera*, Kœnig. L'arbre de Ceylan, à fruit huileux, donne cette résine transparente, jaune, propre aux vernis; est plus rare dans le commerce que celle d'Amérique. (*Voy.* famille 86). Sert en fumigations céphaliques, entre dans des emplâtres résolutifs. Les fruits des GRIAS, GARCINIA, MAMMEA, de cette famille, se mangent dans les Indes; sont acidules, sucrés.

LXIII. *ORANGERS*. Arbres odorans, à feuilles alternes, ponctuées, à fleurs aromatiques polyandres; fruits 1°. en baies; 2°. en coques.

1°. **LIMON, CITRON**, *Citrus medica*, L. Le citronier, originaire d'Asie (de Médie), déja cultivé en Italie du tems de Pline. Une huile volatile, odorante, se retire de l'écorce du fruit, *essence de cédrat et de bergamotte* (de Bergame); il faut 100 limons pour en donner une once. Le suc (acide citrique), excite l'appétit, arrête les vomissemens, rafraîchit en limonade, est antiputride, excellent dans les fièvres adynamiques, dans le scorbut. Le zeste ou écorce est aromatique, tonique; les semences sont amères et de bons vermifuges. Le limon est encore plus acide que le citron ordinaire.

ORANGE, *Citrus aurantium*, L., et ses variétés, la BIGARADE ou orange rouge, le PONCIRE, le CÉDRAT, la BERGAMOTTE, le BALOTIN, la LIMETTE, l'HERMAPHRODITE, etc., sont originaires des Indes orientales, apportées d'abord par les Portugais. La PAMPELMOUSSE qui vient de l'Inde, et naturalisée aux Antilles, est le *Citrus decumana*, L. Orange grosse comme la tête d'un enfant. Les feuilles d'oranger, comme ses fleurs, sont antispasmodiques, cordiales, céphaliques. L'eau de fleurs d'oranges (*aqua naphæ* des officines) est connue par ses agréables propriétés. Les oranges sont très-utiles dans le scorbut, les maladies putrides. Leur écorce amère, stomachique, convient dans les coliques. On la confit, etc. Les oranges douces contiennent une matière sucrée avec l'acide. Le WAMPI de la Chine, *Cookia* de Sonnerat, a des fruits acidules, analogues, ainsi que la *Limonia trifoliata*, L., etc.

2°. **THÉ**, *Thea viridis*, L., et le THÉ BOUY, *Thea bohec*,

I.   6

L. Fleurs rosacées, arbrisseau toujours vert, qui peut s'accli-
mater en Europe, en Corse ; originaire de Chine et du
Japon. Sa feuille, si recherchée en infusion , source de tant
de guerres et de l'indépendance des États-Unis , est de plusieurs sortes; on distingue le *Thé impérial*, le plus estimé,
le *Thé hiswin*, le *Thé vert* ou *singlo*, le *Thé pec* ou *peco*,
le *Thé songo*. Le *Thé bouy*, aussi recherché , est fait
cependant des feuilles les plus vieilles et les plus grossières.
On ne commença qu'en 1666 à faire usage de thé en Europe ;
il est devenu depuis très-usité , en Angleterre sur-tout. Le
meilleur est d'une odeur de violette , de saveur un peu âpre,
astringente ; celui des feuilles jeunes , ou de jeunes arbres, est
plus fin ; sa décoction noircit le fer , contient de l'acide gallique, sur-tout le thé bouy, qui est plus noir, plus astringent
et sent la rose. On dessèche ces feuilles sur des plaques de
fer chaudes. Son infusion se doit faire dans la porcelaine ou
la terre. Le thé s'évente à l'air et dans les voyages par eau ;
on le conserve dans des vases d'étain ou de porcelaine bien
clos. Récent il est un peu narcotique, selon Kempfer ; il
donne un extrait astringent, un peu amer; on recommande
son infusion comme propre à favoriser l'estomac, la digestion,
égayer l'esprit ; elle réveille les forces vitales , délaie les humeurs, aussi les buveurs de thé , à la Chine, n'ont jamais
la goutte. D'autres auteurs l'accusent de causer des tremblemens,
d'affaiblir le système nerveux, de recéler un principe vireux.

CAMELLE, TSUBAKKI, de Kempfer, *Kamelia japonica*,
L., et *K. sasanqua*, Lour. Ses feuilles sont souvent mêlées par
les Chinois, avec le thé qu'ils vendent aux Européens ; ils aro-
matisent aussi ce dernier avec les feuilles de l'olivier odorant,
Olea fragrans, Thunberg, et avec la badiane, anis étoilé.

LXIV. *AZÉDARACHS*. Arbres odorans , 5- ou
10-driques , à fruits en baies ou capsules , feuilles alternes, 1°. simples , 2°. composées.

1°. ÉCORCE DE WINTER, *Winterania aromatica*, L.
Cette espèce n'est pas aussi estimée que la cauelle blanche à
laquelle on la substitue souvent, et qui est de la famille des
Magnoliers. Est blanchâtre aussi, d'un tissu un peu fongueux,
épais, aromatique, crevassé, légèrement âcre et tonique. Vient
de l'Amérique méridionale , vers le détroit de Magellan.
Echauffe , est spécifique, dit-on, dans le scorbut, le vomissement, la paralysie. Est rare aujourd'hui. (*Voyez* famille 68,
pag. 86).

2°. AZÉDARACH , *Melia Azedarach* , L. Arbre d'ornement , à feuilles bipinnées. Sa semence est huileuse, ses feuilles
sont vulnéraires , vermifuges , diurétiques , tuent les poux.
Originaire de l'Orient. On dit que ses fruits en grappes sont
dangereux.

ACAJOU MAHOGON, *Swietenia Mahagoni*, L. Bel arbre
de l'Amérique méridionale. Son bois d'un rouge brun, beau en
meubles. Celui de la côte de Coromandel , *Swietenia febri-
fuga* (Roxburn, *Pl. Corom. tab.* 17), a une écorce très-employée
comme fébrifuge, sorte de kinkina de l'Inde.

ACAJOU CÉDREL , *Cedrela odorata* , L. et Brown , *Ja-
maïq.* Donne des planches pour des meubles , distille par incision une résine limpide , amère, aromatique. Son odeur est peu
agréable , passe, comme le *Cedrela rosmarinus* , Lour. , de la
Cochinchine, pour nervin, céphalique , antirhumatismal ; celui-
ci est d'une odeur plus suave, et donne une huile essentielle
par la distillation.

LXV. *VIGNES.* Arbustes noueux et sarmenteux, des
vrilles, fruits en baies et grappes. Ont un principe acerbe.

VIGNE A VIN, *Vitis vinifera* , L. Originaire de Perse ,
répandue dans toute la Zône tempérée par les Phéniciens, et
ensuite les autres peuples , a de très-nombreuses variétés de
plants par la culture , plus ou moins sucrés ou acides. Les raisins secs de *Provence* , ceux de *Damas* , ceux de *Corinthe* se
préparent en les trempant dans une lessive alcaline, et les faisant
sécher au four (*Uvæ passæ*), s'emploient en décoctions béchiques, pectorales, adoucissantes ; rafraîchissent et relâchent
ou humectent. Le verjus (*Labrusca* de Pline), raisin très-
acide , contient beaucoup d'acide citrique ; sert comme condiment rafraîchissant. Les vins, résultat du moût fermenté , se
distinguent en vins , 1°. alcooliques et chargés en extrait ré-
sino-tartareux , comme ceux de Roussillon , de Bordeaux , de
Grave et de Pontac; 2°. en vins sucrés, amers ou toniques,
ceux de Xérès, de Madère, de Malaga , de Malvoisie , du
Cap , ou acerbes, comme le vin d'Alicante; 3°. en vins alcooliques acidules, ceux de Bourgogne; 4°. en vins acides ou
secs , comme ceux du Rhin , et plusieurs vins blancs; 5°. en
vins mousseux ou gazeux, comme le blanc ou rosé de Champagne; 6°. en vins liquoreux, le Tockay, le Monte-Pulciano , le
Lachrima-Christi , et autres vins très-méridionaux, tirés de raisins sucrés , en Espagne , en Italie, en Grèce. D'autres vins se

font avec du moût cuit, comme le *Vino-Sancto* de Toscane, ou
des raisins laissés sur le cep longtems, comme le vin de Con-
drieux, celui de Frontignan, de Chypre, de Rota, ou en
ajoutant du plâtre, qui prend une portion de l'eau et décompose une partie du tartrite acidule de potasse, comme plusieurs
vins d'Espagne, celui de *Schiraz* en Perse, etc. Le vinaigre,
produit d'une seconde fermentation, est d'autant plus fort, que
le vin est plus sucré et spiritueux. L'alcool ou eau-de-vie,
résultat de la fermentation vineuse des matières sucrées par
l'intermède d'un ferment de nature animalisée. (Thenard.) Le
tartre brut (surtartrate de potasse) se purifie par des terres alumineuses. Proust a extrait de la cassonade du moût de raisins.
Les sirops doux et acides de raisin remplacent aussi le sucre
en plusieurs cas.

LXVI. *GÉRANIONS.* Fleurs souvent irrégulières,
cinq pétales, capsules, 5-loculaires. Herbes un peu âcres
ou acides, vulnéraires et astringentes.

BEC-DE-GRUE, *Geranium cicutarium*, L., à odeur musquée, comme le *G. moschatum*, L.

HERBE-A-ROBERT, *G. robertianum*, L.

PIED DE-PIGEON, *G. columbinum*, L.

BEC-DE-CIGOGNE, *G. ciconium*, L.

SANGUINAIRE, *G. sanguineum*, L.

BEC-DE-GRUE BLEU, *G. batrachioïdes*, L.

Plantes à fleurs régulières, toutes astringentes et détersives,
usitées en cataplasmes ou autres topiques. Arrêtent les flux de
sang, de ventre, résolvent les tumeurs, etc.

BEC-DE-GRUE, à racine bulbeuse, *G. tuberosum*, L., et
G. macrorhizum, L. Sa racine, dans le vin, est utile pour les
inflammations de la vulve.

GRANDE CAPUCINE, *Tropæolum majus*, L.

PETITE CAPUCINE, *Tr. minus*, L.

Originaires du Pérou. Se mangent en salades, sont antiscorbutiques, excitent l'appétit, aident à la digestion. A l'extérieur,
sont fort utiles dans les gales rebelles, pour déterger la
peau.

BALSAMINE, *Impatiens noli tangere*, L. Capsule élastique lançant ses graines. L'herbe est tellement diurétique,

qu'elle peut produire le diabète. Son emploi passe pour peu sûr à l'intérieur.

SURELLE, ALLELUIA, *Oxalis acetosella*, L., et aussi l'*O. corniculata*, L. De leur suc, on retire l'oxalate acidule de potasse (sel d'oseille) dans les bois des Alpes et de la Suisse, où elles abondent. Sont très-rafraîchissantes, antiputrides. L'acide oxalique peut former un éther avec l'alcool, par l'intermède de l'acide sulfurique.

LXVII. *MALVACÉES*. Plantes émollientes, à tiges tendres, étamines monadelphes, pétales unis par leurs onglets, feuilles alternes; 1°. étamines sans nombre fixe; 2°. étamines en nombre borné.

1°. MAUVE COMMUNE, *Malva sylvestris*, L.
PETITE MAUVE, *Malva rotundifolia*, L.
MAUVE CRÉPUE, cultivée, *Malva crispa*, L.
MAUVE ALCÉE, *Malva alcea*, L.
MAUVE MUSQUÉE, *Malva moschata*, L.
Toutes ces herbes sont éminemment adoucissantes et humectantes, propres à tempérer, à lâcher le ventre; contiennent un mucilage abondant. Leurs fleurs ont des propriétés béchiques. Celles de la mauve musquée sont roses et d'agréable odeur. Cavanilles a retiré une assez bonne filasse des tiges rouies de la mauve crépue, originaire de Syrie : les autres sont d'Europe.

GUIMAUVE, *Althæa officinalis*, L. Feuilles et racines très-émollientes, diminuent l'âcreté des humeurs ou la sensibilité. Usitées sur-tout dans les maladies de la vessie. Fleurs béchiques. L'*Althæa hirsuta*, L., a les mêmes vertus.

LAVATÈRE EN ARBRE, *Lavatera arborea*, L., et celle à trois lobes, *Lav. triloba*, L., etc., se cultivent. Peu usitées. Ont des vertus analogues aux précédentes. La *Lav. thuringiaca*, L., est plus employée dans le Nord.

ABUTILON, *Sida Abutilon*, L., Cavanilles. Guimauve à fleurs jaunes, originaire de l'Inde. Feuilles émollientes, mondificatives des ulcères; graines apéritives, diurétiques.

GRAINES D'AMBRETTE, ou ABEL-MOSCH, *Hibiscus Abel-moschus*, L. Semences d'une ketmie de l'Orient, qui sentent le musc. Sont brunes, réniformes, employées en parfums, et en Afrique, dans le caffé. Sont cordiales, céphaliques, stomachiques. Le Gombo, *Hib. esculentus*, L., herbe potagère des deux Indes, qui contient une sorte de gélatine; l'Oseille de

Guinée, *Hib. Sabdariffa*, L., qui est acide, servent de nourriture rafraîchissante dans les pays chauds. On fait des cordes avec l'*Hib. cannabinus*, dont les feuilles se mangent aussi, et l'*Hib. tiliaceus*, L.

COTON HERBACÉ, *Gossypium herbaceum*, L. Se cultive pour le duvet textile qui enveloppe ses semences ; est originaire de l'Asie méridionale. On recommande ses graines, noires, rondes, comme béchiques, antiasthmatiques. Le Cotonnier, arbre, *Goss. arboreum*, L., fournit un excellent coton. Plusieurs Fromagers (*Bombax*, L.), grands arbres à bois mou, comme le *mapou* de Saint-Domingue, donnent un duvet qu'on emploie pour les chapeaux castors fins, en Angleterre. Le Baobab, *Adansonia digitata*, L., qui devient le plus gros arbre de la terre, en Afrique, à bois mou, est de cette famille. Sont tous émolliens.

2°. CACAO, *Theobroma Cacao*, L. Petit arbre de l'Amérique méridionale. Amandes un peu âpres contenues dans une capsule remplie d'une pulpe acidule; sont butireuses, nourrissantes, émulsives. On préfère le cacao *caraque*, le *berbiche*, et même le *Surinam* à celui *des Iles ;* on le grille, on l'écorce, on en fait du chocolat. L'huile grasse concrète se nomme *beurre de cacao*. Le chocolat dit de santé n'est pas aromatisé avec la vanille. On fait en Espagne un chocolat ordinaire avec les semences huileuses de l'*Arachis hypogæa*, L. (*Voyez* aux Légumineuses.) On y mêle aussi de la farine de maïs et autres. Le bon chocolat est un analeptique excellent pour les vieillards, les phthisiques, les valétudinaires épuisés. Le beurre de cacao non rance sert à l'intérieur aussi. Les amandes de cacao enterrées pendant 30 à 40 jours perdent de leur âpreté.

LXVIII. *MAGNOLIERS.* Arbres à belles fleurs rosacées, feuilles entourant le bourgeon terminal des branches. Écorces amères, astringentes ou aromatiques.

CANELLE BLANCHE, *Canella alba*, Murray; *Drymis Winteri*, Forster (*Nov. act. Ups. t. III*, pag. 181, *fig.* 48, et Solander, *Médic. obs. and inquiries*, tom. *V*, pag. 46, *fig.* 1). Son fruit, en baie, est aussi aromatique et sert d'épice. Écorce de l'arbre roulée, raclée, blanchâtre, plus épaisse que la canelle, de saveur âcre, d'odeur suave. Vient d'Amérique, des Antilles. Est très-corroborante, utile dans le scorbut. (*Voyez* Écorce de Winter, famille des Azédarachs, n°. 64, p. 82). On dit que la gomme-résine Alouchi, très-odorante, découle de cet arbre.

BADIANE, Anis étoilé , *Illicium anisatum*, L. , de Chine. Ses graines sont en capsules étoilées brunes , d'une odeur très-aromatique ; les Chinois les mâchent comme stomachiques. Aussi usitées en Europe, font d'excellentes liqueurs. Celui de la Floride a les mêmes qualités, donne aussi une huile essentielle, et épice les alimens dans l'Inde.

ANGUSTURA, Kinkina faux de Virginie , *Magnolia glauca*, L. En écorces un peu plates , d'un jaune brunâtre , presque inodores, d'une saveur très-amère , nauséeuse. Se prend en poudre, comme bon fébrifuge; et en décoction , dans un bain, contre les rhumatismes. Arbre à grandes fleurs blanches odorantes , cultivé en Europe, aimé des castors , qui rongent son écorce. Il croît près des eaux. Le *Magn. Plumeri*, L. , a les mêmes vertus.

TULIPIER, *Liriodendrum tulipifera*,L. Bel arbre du Canada et de la Caroline , à fleurs en tulipes. Racine ayant l'odeur du cédrat, ainsi que l'écorce; aromatise très-agréablement les liqueurs des îles et la bierre.

SIMAROUBA, *Quassia Simaruba* , L. , et la *Q. dioïca*, (Bergius , *Mat. méd.*) Les écorces de la racine sont blanches , filandreuses , d'une forte amertume, nauséeuses ; apportées par un Jésuite en 1713; employées avec grand succès contre la dysenterie ; purgent, peuvent faire vomir; sont astringentes, arrêtent aussi la ménorrhagie.

BOIS DE QUASSIE, *Quassia amara*, L. Donné d'abord par un Nègre nommé *Quassi* , comme fébrifuge très-amer. Sa racine blanche , légère , vient de Surinam. Le précédent est de l'Amérique méridionale aussi. Le bois de quassie, appelé encore *Kinkina Quassie* , est stomachique , utile contre la goutte. La Quassie élevée , *Q. excelsa*, Swartz, de la Jamaïque , a des vertus analogues, mais moindres.

**LXIX. *ANONES*. Arbres rosacés , fruits nourrissans ou épicés.

POIVRE D'ÉTHIOPIE , *Uvaria aromatica*, Lamarck , de l'Amérique méridionale. Baies ou capsules du *canang* ; sont très-aromatiques ; épices échauffantes (qu'on a crues venir de l'*Uvaria zeilanica*, L.) Les espèces congénères sont aromatiques et stomachiques , servent à donner de l'odeur aux liqueurs des Iles. On les appelle aussi Maniguette. Donnent une résine odorante. — Les corossols , cachimens, pommes-canelle et autres fruits des *Anona* d'Amérique , sont acidules et sucrés. Alimens recherchés. Arbres de cette famille.

LXX. *LIANES MÉNISPERMES*, sarmenteuses ;
fruits en baies ou capsules, fleurs en grappes. Plantes
ou caustiques, ou dépuratives et diurétiques.

COQUES-LEVANT, *Menispermum Cocculus*, L. Ses
petites capsules noires sont âcres ; pulvérisées, servent à tuer les
insectes du corps ; enivrent ou empoisonnent aussi les poissons,
qui deviennent par là dangereux à manger. Se tirent des Indes
orientales.

COLOMBO, racine du *Menispermum hirsutum*, L. *M. palmatum* ou *Calumba* de Commerson. Vient de l'Inde orientale ;
est jaunâtre, amère, pulvérolente, d'odeur de cumin, spécifique contre les indigestions, les coliques, les dysenteries, le
cholera morbus, etc.

PAREIRA BRAVA, *Cissampelos Pareira*, L., et l'*Abuta*
rufescens, d'Aublet, espèce voisine, toutes deux d'Amérique
méridionale ; tronc ou racine, en décoction, sont des diurétiques
très-actifs dans le calcul et l'hydropisie, les maladies du foie et
les obstructions. La PAREIRA BRAVA BLANCHE est le *Cissampelos;*
l'autre est brune, avec des couches concentriques.

LIANE A GLACER L'EAU, *Cissampelos Caapeba*, L.
Plus usitée par les Nègres, en Amérique, sa patrie, qu'en Europe. Son mucilage caillebotte l'eau. Est aussi un très-puissant
diurétique, vantée contre la morsure des serpens, par Chanval-
lon. (*Voyage à la Martinique.*)

LXXI. *BERBÉRIDES*. Arbustes à fleurs en roses,
fruit souvent en baies ; végétaux acidules, astringens.

ÉPINE-VINETTE, *Berberis vulgaris*, L. Fleur jaune,
remarquable par l'irritabilité de ses étamines, ses baies rouges
très-acides (contenant de l'acide malique), sont incisives, astringentes, hépatiques, se confisent. L'écorce de l'arbuste convient dans l'ictère, comme apéritive ; son bois teint en jaune,
sa racine est très-amère.

CHAPEAU-D'ÉVÊQUE, *Epimedium alpinum*, L., à
fleurs rouges, silique bivalve. Ses feuilles et sa racine empêchent, dit-on, la conception, sont astringentes.

LXXII. *TILIACÉS*. Arbres ou plantes à fleurs en
rose polyandrique, feuilles avec des stipules, fruits en
capsules. Écorces filandreuses, tenaces. Fleurs nervines.

TILLEUL, *Tilia europæa*, L. Fleurs antispasmodiques,

céphaliques, discussives dans le vertige, l'épilepsie, etc. Son écorce sert à faire des cordes ; légèrement astringente.

CORETTE POTAGÈRE, *Corchorus olitorius*, L. Ses feuilles émollientes se mangent comme des épinards dans les pays chauds; et celles du *Corch. capsularis*, L., plante donnant une filasse à la Cochinchine. Inusitée en Europe.

ROCOU, ACHIOTE, *Bixa orellana*, L., de la Nouvelle-Espagne et du Brésil, a l'écorce filandreuse, naît près des eaux. Le rocou est un extrait fait par macération des graines de cet arbre ; cette couleur d'un rouge aurore, d'abord d'une odeur forte vertigineuse, qui s'adoucit ensuite, est extracto-résineuse, teint la laine en orangé. Substance astringente, discussive, fébrifuge, peu usitée en médecine.

LXXIII. *CISTES*. Plantes à cinq pétales, réguliers ou irréguliers, fruits capsulaires. Herbes astringentes ou pectorales.

HÉLIANTHÈME, *Cistus Helianthemum*, L. Plante anti-diarrhoïque, astringente, vulnéraire, comme les *Cistus fumana*, L., *C. guttatus*, L., etc. L'hypeciste vient dans la France méridionale sur le *C. incanus*, L. sur-tout. (*Voy.* p. 33.) Leurs étamines sont irritables.

LADANUM, du *Cistus creticus*, L. Plante frutescente, glutineuse ou exsudant une résine d'un rouge brunâtre, nommée *Ladanum*. On l'amasse en promenant des lanières de cuir sur ces cistes, en Syrie et en Candie. Elle est digestive, maturative, tonique et astringente, d'une odeur aromatique. Est friable, inflammable. Sert encore contre le mal de dents, la toux, les accès hystériques. On extrait en Espagne un labdanum moins bon, du *Cist. ladaniferus*, L., mais par ébullition.

VIOLETTE et **PENSÉE**, *Viola odorata*, L., et *Viola tricolor*, L. Fleurs humectantes, béchiques, antipleurétiques ; la graine passe pour bon lithontriptique. Leurs racines font expectorer, sont un peu émétiques.

IPÉCACUANHA GRIS, véritable, *Viola ipecacuanha*, L. (*Voyez* les autres espèces, pag. 48 et 59.) Est moins violent que les autres, et doit s'employer à plus haute dose, s'il ne leur est pas mêlé, mais il l'est presque toujours dans le commerce. Vient du Pérou et du Brésil ; apporté d'abord en 1672, vendu comme secret à Louis XIV, vers 1690, par Adrien Helvétius, médecin. Une prise se payait alors un louis. Rendu public ensuite. Outre sa qualité émétique, est spécifique dans la dysenterie, dans les flux de sang, les colliquations, en causant une révulsion. A petite dose, fait expectorer, et est stomachique, selon Daubenton. S'emploie sous diverses formes. A Saint-Domingue on se sert des *Ruellia tuberosa*, L., et de quelques autres crustolles de ce genre, en place d'ipécacuanha, d'après Bosc (les crustolles sont de la famille des Acanthes).

LXXIV. *RUTACÉES*. Fleurs 10-driques, fruits capsulaires; 1°. Feuilles opposées; 2°. feuilles alternes. Plantes souvent d'odeur forte et puante, résineuses, détersives, échauffantes.

1°. TRIBULE ou HERSE, *Tribulus terrestris*, L. A capsules épineuses, herbe détersive, astringente; semences cordiales, dit-on.

FABAGELLE, *Zygophyllum Fabago*, L. Plante d'ornement; est vermifuge, originaire du Midi.

GAYAC, *Guajacum officinale*, L. Arbre des Antilles et de l'Amérique. Bois dense, noirâtre, pesant, résineux, de saveur âcre, d'odeur aromatique; excite puissamment la sueur, l'urine; est très-actif dans la goutte, l'hydropisie, et sur-tout la maladie vénérienne. Usité dès l'an 1508 en Espagne; remède enseigné par les Caraïbes. La gomme-résine brune, roussâtre, qui découle par incision de l'écorce, et celle qu'on tire par l'esprit-de-vin, sont toniques, antiscorbutiques, raffermissent les gencives. On falsifie la première avec de la poix-résine.

BOIS-SAINT, *Guajacum sanctum*, L. A fleurs bleues. Arbre plus petit; vient aussi d'Amérique, de Saint-Domingue. Bois également dur et de mêmes propriétés, mais plus blanchâtre.

2°. RUE, *Ruta graveolens*, L. Herbe recommandée autrefois par Pythagore, est un puissant résolutif, emménagogue, dissipe les flatuosités, pousse aux urines. Usitée dans les maladies contagieuses, comme alexipharmaque; se prescrit comme nervine, céphalique et contre la rage; enfin elle est antiaphrodisiaque. A l'extérieur, est un rubéfiant.

HARMALA, *Peganum Harmala*, L. Sorte de rue de Syrie, dont les graines noires, au rapport des Arabes, sont très-enivrantes, font dormir, égaient les mélancoliques par un heureux délire, dit Kempfer.

DICTAME BLANC, Fraxinelle, *Dictamnus albus*, L.

A feuilles de frêne. Dans la chaleur elle exhale, le soir, une si grande abondance d'huile volatile en vapeurs, qu'en approchant un flambeau, son atmosphère prend feu. Racine blanche, en forme d'écorces roulées ; un peu amère, presque inodore, vantée comme cordiale, céphalique, alexitère, utérine, anti-épileptique. Est aussi vermifuge. Croît en Italie et dans les jardins.

LXXV. *CARYOPHYLLÉES.* Herbes à feuilles op-posées, connées, fruit capsulaire, fleurs en œillet, jamais plus de dix étamines ; 1°. (étamines 3, 5 ou 8) ; 2°. éta-mines dix. Fleurs cordiales, herbes rafraîchissantes.

1°. HOLOSTEUM, *Holosteum umbellatum*, L.

MORGELINE, *Alsine media*, L., et *A. mucronata*, L.

Herbes rafraîchissantes, humectantes ; peuvent être mangées ; sont ophthalmiques, en topique.

2°. SPARGOUTE, *Spergula arvensis*, L. On en fait des prairies artificielles ; nourrit les bestiaux. Vertus des précé-dentes.

CÉRAISTE, *Cerastium arvense*, L., et le *viscosum*, le *repens*, l'*aquaticum*, L. Toutes, plantes humectantes, nourri-ture des bestiaux, même de l'homme, en disette.

SABLINE, *Arenaria media*, L. et autres espèces. Utiles en topiques sur les panaris et autres inflammations.

STELLAIRE, *Stellaria holostea*, L. Vertus des précéden-tes, et aussi la *St. alsine*, L.

PERCE-PIERRE, *Gypsophila saxifraga*, L., et *mura-lis*, L., grande saxifrage des anciens, vantée comme lithon-triptique.

SAPONAIRE, *Saponaria officinalis*, L., et *S. vaccaria*, L., est très-estimée comme atténuante, apéritive, fondante ; recommandée aussi dans les affections vénériennes.

ŒILLET, *Dianthus caryophyllus*, L. Simple, rouge, fleurs céphaliques, d'odeur de girofle, cordiales, nervines, utiles dans les affections spasmodiques, la cardialgie, les fièvres contagieuses. Et aussi le *Dianthus superbus*, L., l'œillet double, cultivé.

ŒILLET DES CHARTREUX, L. *Dianthus Carthusiano-rum*, L., et les ŒILLETS DES CHAMPS, *D. armeria*, L., *D. barbatus*, L., *D. arenarius*, L., *D. prolifer*, L., etc., ont des vertus analogues, mais faibles.

BEHEN BLANC, *Silene armeria*, L., L'ATTRAPE-MOU-CHE, *S. muscipula*, L. (car les mouches s'attachent contre cette plante gluante), le *S. Behen*, L., de Crète, racine jadis estimée, cordiale.

CARNILLET BEHEN, *Cucubalus Behen*, L. et ses congé-nères, ont des propriétés analogues, peu marquées.

LYCHNIS ROUGE, *Lychnis dioïca*, L., et *viscaria* et *flos cuculi*, L., comme le précédent.

NIELLE BATARDE, *Agrostemma Githago*, et *A. coro-naria*, L., la passe-fleur ou coquelourde des jardiniers, et l'*A. flos jovis*, L.. et *A. cœli rosa*, L. Belles plantes extrêmement vulnéraires, astringentes; leurs racines sur-tout. Leurs semences purgent.

LIN, *Linum usitatissimum*, L. Ses graines extrêmement émollientes, adoucissantes, pleines d'un épais mucilage et d'huile, sont aussi diurétiques. Le LIN SAUVAGE, *Linum catharticum*, L. Plante purgative, est recommandée dans la goutte vague, les fièvres tierces. Toutes les herbes de ce genre donnent de la filasse. Leur huile laxative se sèche aisément à l'air.

LXXVI. *JOUBARBES*. Herbes à feuilles épaisses, succulentes, fruits capsulaires; plantes à suc détersif ou fade.

NOMBRIL-DE-VÉNUS, COTYLET, *Cotyledon umbili-cus*, L. Croît sur les vieux murs, est rafraîchissant, détersif, antiphlogistique, utile dans les inflammations de la peau; très-diurétique.

RACINE DE ROSES, *Rhodiola rosea*, L. Plante dioï-que, racine tubéreuse, fragile, brune, blanche au-dedans, odeur et saveur de rose. Est très-céphalique, astringente. Croît sur les Alpes.

ORPIN, REPRISE, *Sedum Telephium*, L. Herbe vulné-néraire, astringente, bonne contre la brûlure et la dysen-terie. Le *Sedum anacampseros*, L., orpin à feuilles rondes; le *S. cepœa*, L., orpin en pannicules, sont également rafraî-chissans et astringens, diminuent la chaleur dans les fièvres bi-lieuses, sont diurétiques, et à l'extérieur utiles dans les érésy-pèles. Contiennent du malate de chaux.

TRIQUE-MADAME, PETITE JOUBARBE, *Sedum album*, L. Vertus des précédentes; entre dans les salades.

PAIN-D'OISEAU, VERMICULAIRE BRULANTE, *Sedum acre*,

L. (*Illecebra* de Lémery et d'autres Pharmacologistes). Prise à l'intérieur , fait vomir , et est un puissant détersif pour les cancers, les scrophules ; passe pour un antiscorbutique : à l'extérieur , est rubéfiante.

JOUBARBE, *Sempervivum tectorum* , L. Très - rafraîchissante, adoucissante et astringente. L'alcool coagule son suc, comme les alcalis , non les acides , et en sépare du malate de chaux. S'applique sur les cors aux pieds pour les amollir.

LXXVII. *SAXIFRAGES.* Pétales 4 ou 5 , étamines 8 ou 10. Fruit capsulaire ; tiges herbacées et succulentes, rafraîchissantes.

SAXIFRAGE BLANCHE, *Saxifraga granulata* , L. ; la *Sax. cotyledon* , L. ; la *Sax. tridactylites* , L. , qui est rouge ; la *Sax. aizoon* , L. ; la *Sax. geum* , L. ; la *Sax. petræa* , L. , et d'autres congénères , passent pour apéritives , diurétiques , utiles dans l'ictère , les obstructions , les scrophules. Leur nom , qui vient de ce qu'elles croissent entre les fentes des pierres , qu'elles divisent en se renflant, les a fait supposer lithontriptiques.

DORINE , Saxifrage dorée , *Chrysosplenium alternifolium* , L. , et *oppositifolium* , L. , ou Cresson de roche , est un bon apéritif, diurétique ; sert également contre l'asthme et la toux. La Moscatelle , *Adoxa Moschatellina* , L. , qui sent le musc, a des vertus analogues à sa famille.

LXXVIII. *GROSEILLERS et CACTIERS.* Fruits en baie charnue , mangeable , acidule , rafraîchissante , comme ces plantes.

GROSEILLER COMMUN , à fruit rouge , *Ribes rubrum* , L. , ou à fruit blanc (variété). Fruits acides dont on fait des confitures, du sirop ou du vin. Tempèrent , rafraîchissent.

GR. CASSIS, *Ribes nigrum* , L. Odeur tirant sur celle de la punaise. Ses feuilles , en infusion , sont apéritives , diurétiques , ainsi que ses fruits , dont on fait un ratafia stomachique.

GROS. ÉPINEUX , *Ribes uva crispa* , L. Épineux. Son suc tient lieu de verjus pour assaisonner les maquereaux et autres poissons. Est astringent ; mûr , devient laxatif.

RAQUETTE, *Cactus opuntia* , L. , ou Figuier d'Inde

OCCIDENTALE, croît aussi en Europe ; est en forme de semelles, épineux, articulé; fleurs jaunes, étamines irritables, fruits en figue, rouge, de saveur douceâtre. Plante charnue, très-rafraî-chissante, adoucissante, ainsi que les MELONS-CHARDONS, *C. mamillaris*, L., etc., à fruits doux, les cierges droits à 4, 5, 6, 7, et plusieurs angles, ou les ronds ; les CACTIERS SERPENS ou rampans, *C. grandiflorus*, L. ; celui dit QUEUE-DE-SOURIS, *C. flagelliformis*, L., etc. Les OPUNTIAS, comme les CAC-TIERS A COCHENILLE, *Cactus coccionellifer*, L., et le *C. tuna*, L., ou nopal ; celui de la COCHENILLE SYLVESTRE, *C. sylves-tris*, de Thierry de Menonville, etc. Il paraît que ces plantes recèlent un principe colorant rouge dans leurs fruits (qui co-lore en rouge l'urine de ceux qui en mangent) et dans leurs tiges, sur lesquelles vivent les cochenilles. Tous sont de l'Amé-rique équinoxiale ou des îles voisines. (*Voy.* pag. 18.)

LXXIX. *PORTULACÉES*. Plantes ou arbustes à feuilles épaisses, succulentes, fruit capsulaire. Végétaux rafraîchissans et salins.

POURPIER, *Portulaca oleracea*, L. Le sauvage est la même espèce. Herbe très-rafraîchissante, utile dans le scorbut, l'ardeur d'urine, les maladies bilieuses. Contient du malate de chaux. Ses semences, au nombre des semences froides, sont vermifuges.

TAMARISC, *Tamarix gallica*, L., et *germanica*, L. Ar-buste à feuilles petites, comme le cyprès. Son écorce est apéri-tive, désobstruante dans les maladies de la lymphe. Les cen-dres de son bois contiennent une grande quantité de sulfate de soude.

CORRIGIOLE, *Corrigiola littoralis*, L. Vertus médicales du pourpier.

GNAVELLE, *Scleranthus perennis*, L., et la SANGUINAIRE, *Scl. annuus*, L. Les graines d'écarlate, sorte de gallinsecte, *coccus*, ou cochenille, naissent et vivent sur la première, qui est diurétique et astringente comme la seconde.

LXXX. *FICOÏDES*. Plantes appelées *grasses*, ou à feuilles succulentes, fleurs polyandriques. Rafraîchis-santes et salines.

GLINOLE, *Glinus lotoïdes*, L., d'Espagne ; rafraîchit, est apéritive, nitreuse.

GLACIALE, *Mesembryanthemum crystallinum*, L. Plante grasse cultivée dans les jardins, presque couverte d'exsudations d'une gomme transparente comme la glace. Contient de l'acétate de potasse. Originaire d'Afrique, comme tous ses congénères. Herbes très-humectantes, mucilagineuses sur un sol brûlant, et vivant presque sans humidité. Utiles dans les fièvres ardentes, bilieuses; ont des formes très-variées.

TÉTRAGONE ÉTALÉE, *Tetragonia expansa*, L. Croît dans les pays chauds; est un très-bon antiscorbutique et rafraîchissant; se mange comme légume dans les voyages sur mer. (Cook, *Voyage autour du monde*, 2me. et 3me.)

LXXXI. *ONAGRAIRES*. Herbes ou arbres; 1°. capsules ou siliques; 2°. baies pour fruit, feuilles non grasses, un peu aromatiques, belles fleurs.

1°. ONAGRE. *OEnothera biennis*, L. Racine détersive dans les vieux ulcères malins. Fleur jaune.

NÉRIETTE, *Epilobium roseum*, L., et ses congénères, *E. palustre*, *E. parviflorum*, L., etc. Vertus de la précédente; ses fleurs sont purpurines.

CIRCÉE, *Circœa lutetiana*, L. On lui a supposé jadis des vertus merveilleuses pour les magiciennes et les sorcières; mais n'est que résolutive et vulnéraire. Vient dans les bois.

2°. FUCHSIA, *Fuchsia triphylla* et *multiflora*, L. Très-jolies fleurs rouges, cultivées; viennent d'Amérique, sont vulnéraires.

SANTAL CITRIN et BLANC, *Santalum album*, L. L'aubier est le blanc, le cœur du bois est le jaune. Arbre des Indes orientales; bois aromatique, un peu amer et douceâtre, odeur suave. Passe pour cordial, céphalique, utile dans les obstructions, les affections du foie. (*Voyez* aux Légumineuses pour le santal rouge.)

LXXXII. *MYRTES*. Arbres aromatiques, à feuilles opposées, luisantes, ponctuées, toujours vertes; fleurs polyandriques; fruit en baie.

CAJÉPUT (huile) du *Melaleuca leucodendron*, L. Arbre des Moluques, donne cette huile volatile par la distillation de ses feuilles. Elle a la saveur de la menthe poivrée, et une odeur de thérébentine. Très-échauffante, est carminative, céphalique, sudorifique, emménagogue; s'applique sur les dents cariées pour dissiper la douleur. L'odeur de cette huile éloigne très-bien les animaux destructeurs des collections d'histoire naturelle. Thunberg, *Diss. de ol. cajeput.* Tiint du camphre.

MYRTE ORDINAIRE, *Myrtus communis*, L. Très-bel arbrisseau, à feuilles odorantes, céphaliques, astringentes ; a plusieurs variétés. Son écorce et ses feuilles servent pour tanner les cuirs, ses baies pour teindre, et en extrait astringent ; ses fleurs et feuilles donnent une huile volatile par distillation ; l'huile fixe des baies (*Myrteum* de Galien) est un fort tonique, à l'extérieur. Le MYRTE MUSQUÉ, *Myrtus ugni* de Molina, et son *Myrt. luma*, tous deux du Chili, donnent par leurs baies fermentées un vin stomachique et suave, leurs feuilles font un thé très-cordial ; une autre espèce décrite par Feuillée (*Voy. Chili, tom. III, pag.* 45.), le *Cheken* est un remède souverain contre le *glaucoma* et autres inflammations des yeux, par le suc exprimé du bois vert.

PIMENT, TOUTE ÉPICE, *Myrt. Pimenta*, L. Arbre de la Jamaïque, très-aromatique ; son fruit desséché au soleil avant sa maturité, nommé aussi *Poivre de la Jamaïque*, sent les épices, est très-échauffant, aromatique, sert comme condiment des mets, des liqueurs ; donne une huile essentielle, pesante comme celle du girofle, et qui a les mêmes propriétés. Les *Myrtus caryophyllata, acris* et *fragrans*, L., d'Amérique, ont des vertus analogues.

GIROFLE. (Le clou est la fleur entière et le calice cueilli avant sa maturité, pétales non developpés.) *Caryophyllus aromaticus*, L. Arbre des Grandes-Indes, à fleurs en corymbe ; le fruit mûr, appelé *Anthofle* ou clou-matrice du girofle, est moins aromatique, sert confit, comme stomachique, antiscorbutique. Les Hollandais ont voulu réduire à Amboine seul le commerce du girofle qui croissait dans toutes les îles Moluques et à Ternate où ils ont fait arracher les girofliers ; mais M. Poivre en a introduit à l'Ile-de-France ; on l'a depuis transporté à Cayenne. L'huile essentielle du girofle s'obtient aussi *per descensum*. Comme le clou, elle échauffe vivement, stimule l'estomac, est cordiale, antiparalytique, antiodontalgique, etc. Son usage principal est pour assaisonnement ou parfum.

GRENADIER, *Punica granatum*, L. Originaire d'Afrique, belles fleurs d'un rouge ponceau, feuilles froissées, d'une odeur forte ; fruit en baie remplie de cloisons rondes, membraneuses, pleines de suc rougeâtre, acide et sucré, et de semences ; il est très-rafraîchissant, antibilieux, astringent, cordial. Son écorce, ou *malicorium*, très-astringente, détersive, sert aussi pour tanner ; les *baluustes* ou fleurs desséchées sont très-toniques, astringentes, précipitent le fer en noir.

SYRINGA, *Philadelphus coronarius*, L., Fleurs d'odeur très-forte ; feuilles détersives ; peuvent se prendre en thé. Les GOYAVIERS, *Psidium pyriferum*, L., les JAMROSES, *Eugenia jambos*, L., et d'autres fruits des deux Indes sont de la famille des myrtes : on les mange, ainsi que les amandes du QUATELÉ, *Lecythis ollaria*, L., et *Lec. zabucajo* d'Aublet ; de cette famille.

GOMME KINO, de l'*Eucalyptus resinifera*, Smith et White. Bel arbre de la Nouvelle-Hollande, vers Botany-Bay. La gomme kinô, un peu résineuse, d'un rouge brun, très-astringente, découle liquide par incision de l'arbre ; on la fait rapprocher. Très-utile dans les dysenteries, est stomachique, contient, comme le cachou, beaucoup de tannin, selon Vauquelin. (*Voyez aussi aux Polygonées, le raisinier*, fam. 25, pag. 36). L'*Acaroïs resinifera* du même pays donne une résine abondante, pure.

LXXXIII. *SALICAIRES* ou CALYCANTHÈMES. A pétales insérés au calice. Plantes astringentes.

SALICAIRE, *Lythrum Salicaria*, L., et *virgata*, L. Belles fleurs purpurines, herbes ophthalmiques, très-utiles dans les inflammations et la rougeur des yeux, astringentes, employées avec succès dans les diarrhées hybernales des pays du Nord ; peut se manger, se prendre en thé, fermenter en boisson vineuse. Le HENNÉ, feuille de la *Lawsonia inermis*, L., sert dans toute l'Asie, de Damiette à Macao, pour teindre en couleur rose orangée les mains des femmes de ces pays.

LXXXIV. *ROSACÉES*. Herbes ou arbres à 5 pétales au moins, fleurs polyandriques. Ces végétaux contiennent un principe astringent ou acide : 1°. *pomacées* ou fruits à pépin ; 2°. *rosiers* ; 3°. *sanguisorbes*, herbes ; 4°. *potentilles* ou fraisiers ; 5°. *ulmaires* ; 6°. *fruits à noyaux* ; 7°. arbres analogues aux rosacés.

1°. POMMIER SAUVAGE, *Pyrus Malus*, L., et POIRIER SAUVAGE, *Pyrus communis*, L., et leurs nombreuses variétés améliorées par la culture. Ces fruits, dans l'état sauvage, sont fort acerbes, contiennent un principe astringent et beaucoup

I.

d'acide malique ; la culture les rend doux et sucrés, propres à faire aussi du cidre et du poiré, des sirops et gelées, etc. Les poires deviennent encore plus sucrées que les pommes : la REINETTE, la plus douce de celles-ci, entre dans les tisanes rafraîchissantes. La pulpe des pommes et des poires cuites, douces, est laxative.

COIGNASSIER, *Pyrus cydonia*, L., et ses variétés de climat. La saveur du coing est âpre, astringente, resserre fortement les entrailles, est fort stomachique, comme le cotignac ou marmelade et gelée de ce fruit. On fait une liqueur de son suc. Les pepins sont très-mucilagineux ; tous ceux du genre *Pyrus* sont dans 5 loges.

ALIZIER, ALOUCHE, *Pyrus Aria*, Willdenow, *Cratægus Aria*, L., et l'Alizier à feuilles découpées, ou commun, *Pyr. torminalis*, W., *Crat. torminalis*, L. Leurs fruits, mûris sur la paille et ramollis ou *blossis*, se mangent, sont astringens, bons dans les flux de ventre par relâchement. L'AMÉLANCHIER, *Pyrus* de W., et *Mespilus Amelanchier*, L., ne sert guère que dans les bosquets d'ornement.

NÉFLIER, *Mespilus germanica*, L., ou le MESLIER. Les nèfles ont des semences ligneuses, sont extrêmement astringentes, même étant molles, difficiles à digérer, causent des coliques par leur principe acerbe. Les feuilles et semences de l'arbre servent en gargarismes détersifs, très-actifs. Il en est de même du Néflier du Japon, à fleurs odorantes, *Mesp. japonica*, Thunberg.

NÉFLIER-COTONNIER, *Mespilus cotoneaster*, L., le NÉFLIER buisson ardent, *Mespilus pyracantha*, L., ne servent que d'ornement ; fruits également astringens.

AZEROLIER, *Mespilus Azarolus*, Lamarck, *Cratægus az.*, L. Fruits rouges, à pulpe jaunâtre, pâteuse, d'un goût aigrelet, sucré, rafraîchissant. On les confit.

AUBÉPINE, *Mespilus*, Lam., est le *Cratægus oxyacantha*, L. Fleurs blanches odorantes (et leurs variétés), arbuste en buisson. L'on fait de ses fruits une boisson fermentée, rafraîchissante, acidule.

CORMIER, SORBIER DOMESTIQUE, *Sorbus domestica*, L. Les cormes sont des fruits pyriformes, âpres, très-astringens, même étant ramollis ; secs, ils sont dessicatifs comme l'écorce de l'arbre. Bois très-dur. Les cormes font une sorte de cidre ou une boisson astringente et rafraîchissante avec l'eau.

SORBIER-DES-OISELEURS, COCHÈNE, *Sorbus au-cuparia*, L. Fruits rouges en corymbe, astringens : on en peut faire de la boisson, en tirer de l'eau-de-vie, et une matière nourrissante ; leurs pépins fournissent de l'huile. L'écorce de l'arbre sert, dans le Nord, d'aliment aux bestiaux. Bois astringent.

2°. **ROSIER CULTIVÉ,** *Rosa centifolia,* L. La rose pâle des officines, dont on retire par distillation une eau très-odorante ; chargée d'huile essentielle, et qui est rafraîchissante dans les nflammations des yeux. Les pétales de cette rose sout astringens et purgatifs ; on en prépare des miels, des sirops, des onguens, du vinaigre, etc. L'huile essentielle concrète de roses se fait dans le Levant, et à Tunis, par la distillation de la ROSE MUSCATE, ou rosier toujours vert, *Rosa sempervirens*, L., dont les fleurs sont blanches, nombreuses, musquées, très-purgatives.

ROSE BLANCHE, *Rosa alba*, L. C'est un grand rosier qui donne plusieurs variétés ; son odeur est moins agréable que l'autre ; ses pétales sont plus laxatifs. La ROSE DE DAMAS, *Rosa damascena*, de Miller, paraît en être une variété ; ses fleurs sont rouges pâles, de bonne odeur, et plus purgatives que la première.

ROSE DE PROVINS, *Rosa provincialis*, L., apportée de Syrie à Provins par un comte de Brie, au retour des Croisades. Fleurs d'un rouge foncé et d'odeur très-pénétrante, que ses pétales conservent après la dessication ; ils sont astringens, et servent à la conserve de roses ; ont des qualités détersives, toniques, céphaliques, raffermissent les gencives, utiles contre le vomissement, les diarrhées, etc.

ÉGLANTIER SAUVAGE, *Rosa canina*, L. Rose de chien, cynosbatos, cynorhodon ; le gratte-cul des haies, qui est son fruit, sert en conserves astringentes, passe pour excellent lithontriptique aussi. Sa racine a été recommandée dans l'hydrophobie, assez ridiculement. L'insecte qui pique sa tige (*V.* p. 19), y fait extravaser des sucs et produire une sorte de tubercule chevelu, dans lequel vit la larve de ce *Cynips rosæ*, L., ou du BÉDÉGUAR, nom arabe de cette production très-astringente qui contient du tannin ; est, dit-on, anticalculeuse. L'ÉGLANTIER ODORANT, *Rosa rubiginosa*, L., *eglanteria* (Miller), a des feuilles d'odeur de pomme de reinette, et se prennent en infusion comme le thé qu'elles peuvent remplacer. Il y a bien d'autres rosiers, jaunes, ponceau, variés, ou panachés, nains, etc.

3°. PIMPRENELLE, *Poterium sanguisorba*, L. Plante qui sert d'assaisonnement, est un bon vulnéraire, détersive, astringente, sert dans les hémorrhagies ; se donne aussi dans les catarrhes pulmonaires.

AIGREMOINE, *Agrimonia Eupatoria*, L. Excellent détersif, astringent, s'emploie en gargarisme ; est vantée comme hépatique et splénique dans l'hydropisie, la cachexie, l'ictère ; donne du ton aux fibres.

PERCEPIER, *Aphanes arvensis*, L. Puissant diurétique, cru lithontriptique aussi.

PIED-DE-LION, *Alchimilla vulgaris*, L., et *alpina*, L. Très-vulnéraire, est astringent, détersif, utile dans les blénorrhées et la ménorrhagie.

4°. TORMENTILLE, *Tormentilla erecta*, L. Racine rougeâtre, très-astringente, fébrifuge, contient du tannin, très-utile pour arrêter tous les écoulemens et flux ; est aussi un bon antiputride.

QUINTEFEUILLE, *Potentilla quinquefolium*, L. Qualités de la précédente, mais moindres, et aussi le *Comarum palustre*, L., ou comaret.

ANSÉRINE, *Pot. anserina*, L., et l'ARGENTINE, *P. argentea*, L. Astringentes comme les deux précédentes, sont fébrifuges comme leurs congénères.

FRAISIER, *Fragaria vesca*, L. Fruit très-fondant, diurétique, rafraîchissant, tempérant, acidule, comme ses variétés ; le Majaufe, *Fragaria bifera*, de Duchêne (*Monogr. frag.*), le Breslingue, *Frag. nigra*, Duch. ; la Fraise-framboise, ou Caperon, *Frag. moschata dioïca*, Duch. ; la Frutille, du Chili, *Frag. chiloensis*, D. ; la Fraise ananas, *Fr. ananassa*, D., ou Quoimio qui vient d'Amérique, etc. Linné recommande leur fruit contre la goutte et la gravelle. Les racines de fraisier sont une des apéritives, comme celles du fraisier stérile, *Fr. sterilis*, L., plus astringentes ; elles colorent en rouge.

BÉNOITE, *Geum urbanum*, L., *rivale* et *montanum*, L. Racine odorante, sent le girofle ; est sudorifique, tonique en gargarisme, dans les ulcères scorbutiques ; passe en Allemagne pour excellente contre la goutte.

FRAMBOISIER, *Rubus idæus*, L. La framboise rafraîchit, tempère, est cordiale, d'une odeur suave qui aromatise diverses liqueurs. Les feuilles sont détersives en gargarisme, et astringentes ; aussi le *Rubus cæsius*, L.

RONCE, *Rubus chamæmorus*, L. Son fruit, moins suave

que le précédent, est plus acerbe et astringent; teint en bleuâtre pourpre, resserre le ventre ; ses feuilles et cimes astringentes , détersives dans les maux de gorge.

5°. ULMAIRE, Reine des prés, *Spiræa ulmaria* L., ou barbe-de-chèvre, herbe sudorifique , astringente, dite antispasmodique.

FILIPENDULE , *Spir. filipendula* , L. Racines tuberculées suspendues à leur chevelu. Plante astringente, diurétique, usitée sur-tout dans les maux de reins, la leucorrhée et la ménorrhagie. Ses racines peuvent être mangées.

6°. CERISIER, *Cerasus*, Tournef., Juss., *Prunus*, L. Le cerisier cultivé, *Cerasus sativa* , T., *Prunus cerasus* , L. , a plusieurs variétés. Le Mérisier rouge ou noir est l'espèce à fruits doux en l'état sauvage. La chair de ce fruit est peu agréable. La grosse mérise sert à beaucoup de ratafias. Cultivée , donne les Bigarreaux (*Ceras. sat.* var. *bigarella*, Mus.), dont la chair dure est indigeste , et la Guigne (*Cer. sat.* var. *juliana*, Mus.), à fruits doux, succulens, noirs ou rouges, comme les mérises. L'espèce à fruit acide, ou le Griottier (*Aigriottier*), donne diverses variétés toutes rouges , le Gobet, etc., ont des fruits arrondis ; dans les précédens il est en cœur. On fait, avec les cerises, un vin et une eau-de vie (*kirschen-wasser*), qui se tire des mérises , dans la Lorraine allemande, l'Alsace et la Suisse. Les mérises noires , en Dalmatie, donnent le *marasquin*, dit de Zara , sorte de *kirschen-wasser*. On distille une eau de cerises noires non fermentées , d'odeur suave, pectorale, utile dans les coqueluches, calmante et somnifère doux pour les enfans. Les cerises sont rafraîchissantes , nutritives, laxatives , antiputrides , leurs noyaux et amandes apéritifs. La gomme du cerisier peut remplacer la gomme arabique.

CERISIER MAHALEB, Bois de Sainte-Lucie, *Cerasus*, ou *Prunus Mahaleb*, L. Fleurs et bois odorans , fruits noirs , amers ; ses amandes servent aux parfumeurs dans les savonnettes ; son bois, d'usage en ébénisterie, est sudorifique. Le Ragouminier néga , ou Minel du Canada, *Pr.*, L., *Ceras. canadensis* , Mus. , à fruits amers ; le Putier, ou cerisier à grappes ; *Ceras.* ou *Prun. padus*, L. , fruit de même; l'Azarero, *Ceras.* ou *Prunus lusitanica* , L. , sont de même qualité, purgatifs comme ceux du *Cer.* ou *Prunus avium*, L.

LAURIER - CERISE , *Cerasus Lauro - cerasus* , Mus. , *Prunus*, L. , apporté de Trébisonde en 1576. Ses feuilles larges et luisantes et ses fleurs , ont le goût et l'odeur de l'amande amère, et le communiquent aux mets ; mais sont un poison ; comme leur eau distillée ; son huile essentielle, très-dangereuse (Fontana, Duhamel), agit sur le système nerveux. En petite quantité, est d'odeur agréable ; entre dans quelques *rossolis* d'Italie, sorte d'assaisonnement.

PRUNIER, *Prunus*, L. Le PRUNELLIER ou prunier sauvage, *Pr. spinosa*, L., à fruit très-acerbe ; son suc desséché avant sa maturité, donne l'*acacia nostras*, brunâtre, extrêmement astringent. Ses fleurs, infusées dans le petit-lait, sont très purgatives. Le prunier cultivé ; *Pr. domestica*, L., originaire de Syrie et de Dalmatie, à fruit doux, acidule, rafraîchissant, laxatif, a plusieurs variétés ; les damas, monsieur, perdrigon, reine-claude, mirabelle, impériale, etc. à Tours et à Brignolles, se font les meilleurs pruneaux, avec la sainte-catherine et le perdrigon, desséchés au four et au soleil. Qualités adoucissantes, laxatives ; servent aussi à falsifier les tamarins.

ABRICOT, *Prunus armeniaca*, L., *Armeniaca*, Tournef. Vient d'Arménie, a plusieurs variétés, nourrit, relâche. Fruit horaire, fiévreux ; amandes amères, savonneuses.

PÊCHER, *Amygdalus persica*, L. Arbre de Perse, à feuilles et fleurs purgatives. (Les fruits le sont aussi en Perse.) La pêche a plusieurs variétés ; les pavies, alberges, mignones, pourprées, violettes, chevreuse, brugnon, téton-de-Vénus, etc. Les jolies fleurs doubles du pêcher-nain, *Amygd. pumila*, L., d'Afrique, sont purgatives et servent pour ornement.

AMANDIER, *Amygdalus communis*, L. Vient de l'Afrique septentrionale ; est de deux variétés, les amandes douces, à coques tendres, les amandes amères, à coques dures. L'amande est couverte d'une pellicule âcre, résineuse. L'huile des amandes amères même, est très-douce, doit s'extraire par expression, sans feu ; est aussi calmante que les amandes douces, qui sont pectorales, tempérantes. Les amandes amères, pilées, éclaircissent les eaux troubles, sont un poison pour divers oiseaux, les perroquets, les poules.

ICAQUE, *Chrysobalanus Icaco*, L. Prunier d'Amérique, dont les fruits laxatifs remplacent les myrobolans. (*Voy.* p. 33.)

7°. BOIS D'AIGLE, GARO, le SINKO de Kempfer, *Aquilaria ovata*, Cavanilles (*Diss. bot. VII*, p. 337, fig. 224) et Lamarck. De la presqu'île de Malacca. Se vend en Asie au poids de l'or. Bois résineux, jaunâtre, à veines noires. Embaume, en brûlant, les appartemens. Passe pour cordial, alexipharmaque. Moins estimé que l'agalloche ou bois d'aloès. (*Voy.* famille des Euphorbes, 88.)

LXXXV. *LÉGUMINEUSES.* Fleurs d'ordinaire papilionacées; légume bivalve pour fruit, feuilles pinnées, avec ou sans impaire et se fermant. 1°. Corolles régulières, légume à plusieurs loges ; 2°. corolles régulières, légume uniloculaire; 3°. corolle un peu irrégulière, légume uniloculaire; 4°. corolle papilionacée, étamines séparées; 5°. papilionacée, étamines diadelphes, légume uniloculaire, et des stipules ; 6°. papilionacée, dix étamines diadelphes, feuilles pinnées avec impaires ; 7°. herbes papilionacées, diadelphes, pétiole en vrille ; 8°. papilionacées, diadelphes, légume articulé, chaque articulation a une loge; 9°. papilionacée, diadelphe, légume en capsules uniloculaires ; 10°. corolle irrégulière, dix étamines séparées, fruit capsulaire.

1°. **GOMME ARABIQUE**, sucre propre exsudé dans les chaleurs par la *Mimosa Senegal*, L., et la *Mim. nilotica*, L. Acacies en arbrisseaux épineux de la haute Egypte et du Sénégal. Celle-ci est plus blanche, très-adoucissante, nourrit plusieurs habitans des déserts. La *Mim. farnesiana* L., exsude aussi une gomme.

ACACIA VRAI, suc exprimé des gousses de la *Mimosa nilotica*, L., est d'un brun rouge, très-astringent; resserre, contient beaucoup de tannin.

CACHOU, suc extracto-résineux, d'un brun rouge, des gousses concassées de la *Mimosa catechu*, L., sorte de fécule qui s'extrait par macération dans l'eau. Vient de l'Inde. Est très-tonique, astringente, stomachique; contient deux tiers de tannin, a une saveur de violette ; arrête les diarrhées et les vomissemens. (*Voy.* aussi Arec, fam. 2, Palmiers, p. 28).

ACACIES. Les autres espèces utiles sont la *Mim. Inga*, L., à pois sucrés, d'Amérique; la *M. scandens*, L., et *fagifolia*, L., à fèves nutritives ; la *M. ferox*, L., de Chine, à légumes purgatifs, atténuans ; *M. pennata*, L., de Ceylan, dont l'écorce sert à faire des cordes ; la *M. saponaria*, L., de Cochinchine, qui est propre à savonner et blanchir le linge; enfin les curieuses sensitives, *M. pudica*, L., et *M. sensitiva*, L., dont les folioles touchées se replient. D'autres offrent encore des signes d'irritabilité, comme les *M. viva*, L., et *M. casta*, L., de la Jamaïque et de l'Inde. Plusieurs acacies ont des fleurs odorantes, ou exsudent des sucs vulnéraires et balsamiques. La *M. balsamica* de Molina, au Chili, etc.

FÉVIER A TROIS ÉPINES, *Gleditsia triacanthos*, L. ; d'Amérique septentrionale. Ses fèves nourrissent les animaux ; sa sève donne du sucre. Arbre naturalisé en France.

CAROUBIER, *Ceratonia siliqua*, L. Sa gousse, nommée *carouge*, sert en aliment pour les habitans et les bestiaux, en Espagne, à Naples. En Orient, est un ophthalmique ordinaire. Est douceâtre, sucrée, utile dans la toux, la chaleur d'estomac.

TAMARIN, *Tamarindus Indica*, L. Arbre de l'Inde et de l'Orient, à gousse pleine d'une pulpe acide (acide tartarique et malique), brune, avec des filamens et des fèves cornées. Puissant rafraîchissant, laxatif, antiputride. Les tamarins transportés en Amérique y ont une pulpe moins acide. Leur feuillage se ferme de nuit.

CASSE, *Cassia fistula*, L. Longues gousses brunes, ligneuses, cylindriques, à cloisons transversales, remplies d'une pulpe brune, douce, laxative, tempérante. Vient d'Orient et de l'Inde, transportée en Amérique. Grand arbre comme le précédent. La *Cassia emarginata*, L., des Antilles, a les mêmes vertus.

SENNÉ D'ALEXANDRIE, à feuilles ovales lancéolées, se tire d'Egypte et de Syrie. Celui qu'on nomme de la *palte*, espèce de tribut payé en cette feuille, est le plus estimé. Les *follicules* sont les semences ou gousses applaties, membraneuses, réniformes. Ces feuilles et semences sont très-purgatives, nauséeuses; viennent de la *Cassia acutifolia*, Lamarck. Delille a remarqué qu'on mêlait, dans le Levant, des feuilles de divers apocyns, *Asclepias*, L., ou *Cynanchum*, L., et de la *Periploca græca*, L., au senné. (*V*. p. 49.) Ces feuilles se reconnaissent en ce qu'elles sont plus alongées et plus aigues; elles causent des coliques et des superpurgations. Les acides adoucissent leur action. Le senné d'Italie, *Cassia senna*, L., diffèrent du premier, est pareillement purgatif, nauséeux, mais moins actif. D'autres sennés, *Cassia*, sont purgatifs encore. La *Cassia alata*, L., des Antilles, herbe à dartres, guérit celles-ci par l'onguent fait avec ses fleurs.

2°. BOIS NÉPHRÉTIQUE et **NOIX DE BEN**, du *Guilandina moringa*, L. Cet arbre de l'Inde, cultivé aussi en Amérique, a des racines âcres comme le raifort; son bois jaunâtre, dont l'infusion rend l'eau bleue au jour, et d'un jaune d'opale à contre-jour, est diurétique. Ses noix purgatives triangulaires, blanchâtres, en forme de noisettes, donnent par expression une huile inodore, très-limpide, qui ne rancit pas, et qui prend tous les arômes. Recherchée des parfumeurs;

adoucissante comme celle de sésame, qu'on y mêle souvent. Les feuilles de l'arbre sont antispasmodiques. Le *G. bonduc*, L., Pois quéniques, a des qualités analogues.

BOIS DE CAMPÊCHE, *Hæmatoxylum campechianum*, L. Arbre d'Amérique méridionale, à bois rouge-brun, teignant en pourpre ou violet, précipitant le fer en noir, est astringent. On en fait un extrait tonique.

BOIS DE BRÉSIL, DE FERNAMBOUC, DE SAPAN, *Cæsalpinia Sappan*, L., se trouve aussi dans l'Inde. Son bois rouge teint en lacque, mauvais teint; est de saveur plutôt douce, extractive, qu'astringente. Les belles fleurs de la *Poinciana pulcherrima*, L., causent l'avortement, en Amérique, aux Négresses. Le bois d'Inde est donné quelquefois à tort, ainsi que le Condori, *Adenanthera pavonia*, L., à grains rouges, pour du santal rouge, qui est résineux, aromatique, plus austère.

RÉSINE ANIMÉ, découle de l'*Hymenæa Courbaril*, L. Arbre d'Amérique; elle est d'un jaune de soufre, très-odorante, s'enflamme bien, entre dans des fumigations et des onguens. Atténuante, céphalique, résolutive. La gousse de l'arbre contient une farine acidule, nourrissante.

4°. **GAINIER**, arbre de Judée, *Cercis siliquastrum*, L. Ses belles fleurs rouges sont piquantes, antiscorbutiques, en salade.

BOIS PUANT, *Anagyris fœtida*, L., du midi d'Europe comme le précédent. Ses feuilles sont répercussives, emména-gogues, céphaliques. Semences émétiques.

5°. **AJONC**, *Ulex europœus*, L. Plante atténuante, diuré-tique, pousse à la peau, donne des nausées.

BOIS DE RHODES, *Genista canariensis*, L. Bois jan-nâtre, à veines rouges, d'odeur de roses; vient des Canaries. Celui des Antilles est tiré de l'*Amyris balsamifera*, L., et du *Convolvulus scoparius*, L.; servent en fumigations; sont cordiaux, céphaliques. (*Voyez* Familles 39 et 86, p. 46.)

GENESTROLE, *Genista tinctoria*, L. Les teinturiers tirent une couleur jaune des fleurs de ce genêt; sont apéritives et diu-rétiques, ainsi que ses feuilles.

SPARTE PURGATIF, *Spartium purgans*, L. Ses feuilles et ses semences. Le Genêt a balais, *Sp. scoparium*, L., est diurétique, même pour les animaux qui en mangent; passe pour un bon apéritif; semences émétiques.

SPARTE A NATTES, *Spartium junceum*, L. ou Genêt

D'ESPAGNE. Il donne une bonne filasse ; vertus encore plus marquées que dans le genêt à balais.

CYTISE DES ALPES, *Cytisus laburnum*, L. Feuilles diurétiques, résolutives, ainsi que celles des congénérés. Bon fourrage. Le célèbre Cytise des anciens est la *Medicago arborea*, L., ou luzerne en arbre.

POIS D'ANGOLE, ou **DE PIGEON**, ou **DE SEPT ANS**, *Cytisus Cajan*, L., d'Afrique. Ses pois ou semences nourrissent les Nègres, ont une saveur odorante ; ses bourgeons sont très-pectoraux, sa racine aromatique.

LUPIN, *Lupinus albus*, L. Semences blanches, applaties, un peu amères, emménagogues, vermifuges ; à l'extérieur, leur farine est résolutive dans les affections de la peau ; aliment amer, usité des peuples du Midi.

ARRÊTE-BOEUF, *Ononis spinosa*, L., ou **BUGRANE**, *On. arvensis*, L. Racines principalement diurétiques, détersives, apéritives.

PISTACHE-DE-TERRE, *Arachis hypogæa*, L. Originaire d'Afrique, cultivée au midi de l'Europe ; ses gousses se recourbent en terre et donnent des semences huileuses, nourrissantes, dont on fabrique un chocolat commun en Espagne ; on en tire une huile douce comme celle d'olives, et qui ne rancit pas. Racine sucrée.

VULNÉRAIRE, *Anthyllis vulneraria*, L. Herbe traumatique ; aussi l'*Anthyllis barba Jovis*, L.

PSORALIER GLANDULEUX, *Psoralea glandulosa*, L. Est le fameux THÉ DU PARAGUAY, très-stomachique, vulnéraire, vermifuge.

PSORALIER BITUMINEUX, *Ps. bituminosa*, L. Ses feuilles sentent le bitume, sont diurétiques et très-bonnes contre le cancer. L'huile de ses graines estimée comme antiparalytique. Est d'Europe méridionale.

NOUVEAU CONTRA-YERVA, *Psoralea pentaphylla*, L., d'Amérique espagnole. Racine un peu aromatique, d'un goût piquant, employée dans les fièvres malignes et contagieuses. Se trouve dans les officines espagnoles.

TRÈFLE DES ALPES, *Trifolium alpinum*, L. Racine sucrée comme la réglisse, la remplace.

PIED-DE-LIÈVRE, *Trif. arvense*, L. Antidysentérique, béchique. Le trèfle cultivé est le *Trifolium rubens*, L.

MÉLILOT, *Melilotus officinalis*, Tournef. et Juss. Célèbre béchique, discussif, adoucissant. Le Triolet aromatique, ou lotier odorant, *Melilotus cœrulea*, T., est diurétique, vulné-raire, anodin. (*Trifolium*, L.)

LUZERNE, *Medicago sativa*, L. Herbe adoucissante. Aussi la LUPULINE, *M. lupulina*, L. Ce sont des fourrages excellens.

FENUGREC, *Trigonella fœnumgræcum*, L. graine odo-rante très-maturative, muqueuse, résolutive, parégorique, s'applique sur le gonflement des mamelles, la goutte scia-tique, etc. On la mange dans le Levant, est stomachique.

LOTIER BLANC, *Lotus dorycnium*, L. Sa graine recom-mandée contre les hémorrhoïdes par Rivière. Il a 5 feuilles.

LOTIER JAUNE, *Lotus corniculata*, L. Plante anodine, émolliente, sert contre les brûlures. Le *Lotus edulis*, L., se mange en Italie.

DOLIC, ou HARICOT D'ÉGYPTE, *Dolychos Lablab.*, L. Se mange, comme les haricots, aussi en Italie. Les Yeux-de-bourique, *Dol. urens*, L., vermifuges excellens, et les Pois-à-gratter, *D. pruriens*, L., des Antilles, à légumes couverts de poils roides, causent de vives démangeaisons qu'on guérit par une solution de sulfate de fer. Sont antihydropiques. Le Dolic à gousses menues, *D. Cutiang*, L., des Indes, le *D. Soja*, L., du Japon, ont des semences excellentes; on fait une sauce avec le *soja*, très-estimée en Europe. Les *Dol. tuberosus*, L., et *bulbosus*, L., ont des racines qui se mangent aussi.

HARICOT, *Phaseolus vulgaris*, L. Originaire de l'Inde; farine émolliente, diurétique, nourrit. Les Haricots à grandes fleurs rouges, ou d'ornement, *Phaseol. caracalla*, L., origi-naires du Brésil, odorans. Le Haricot nain ou sans rame, *Phaseolus nanus*, L., est aussi alimentaire. La farine du Haricot mungo, *Phas. mungo*, L., des Indes, cultivé dans l'Amérique chaude, donne une sorte de sagou très-usité en Angleterre et dans la marine.

LACQUE de l'*Erythrina monosperma*, L., de l'Inde. Arbre donnant une résine rouge qui s'emploie comme la gomme lacque. L'*Er. corallodendron*, L., arbre de corail à graines rouges qui servent à faire des chapelets comme le suivant.

6°. ABRUS, *Abrus precatorius*, L. Pois rouges et noirs, servent en chapelets, passent pour ophthalmiques et céphaliques; viennent de l'Inde.

BOIS-IVRANT, *Piscidia erythrina*, L. Enivre les poissons, sans les rendre vénéneux. Vient de la Jamaïque.

ARBRE-AUX-POIS, *Robinia caragana*, L., de Sibérie. Ses pois sont oléagineux, bons à manger ; son écorce sert de cordes.

ASTRAGALE ADRAGANT, *Astragalus gummifer*, Labillardière. (*Journal de Phys.*, 1790.) Exsude la gomme adragant, ainsi qu'un autre Astragale non décrit, observé en Perse par Olivier ; l'*Astr. tragacantha*, L., qui croît vers Marseille, n'en fournit point. Cette gomme en larmes blanches opaques, forme dans l'eau un mucilage épais, insipide, incrassant, qui tempère et adoucit dans la toux, l'ardeur d'urine, l'hémoptysie. Vient de l'Orient, comme la *gomme de Bassora* qui en est une variété.

AUTRES ASTRAGALES. La réglisse sauvage, *Astrag. glycyphyllos*, L. Racine sucrée, remplaçant la réglisse ; les feuilles s'emploient dans les rétentions d'urine ; commune dans toute l'Europe. La barbe de renard, *Astrag. poterium*, L. A racine vulnéraire et nervine. L'herbe au lait, *Astrag. glaux*, L., en Espagne, qui, donnée avec de l'eau d'orge, excite une abondante secrétion de lait chez les nourrices. L'*Astr. cicer*, L., à semences apéritives et détersives. L'astragale à gousses velues, *Astr. exscapus*, Jacq. (rarior., *fig.* 17.), à racine très-estimée en Hongrie contre la maladie vénérienne ; et d'autres congénères sont usitées en médecine. Decandolle, *Astrag.* Paris, 1802. 4°.

BAGUENAUDIER, FAUX SENNÉ, *Colutea cruenta*, L. Ses feuilles et ses gousses renflées sont purgatives, mais moins que le senné. Son fruit engraisse les brebis et leur donne beaucoup de lait.

RÉGLISSE, *Glycyrhisa glabra*, L. Racine jaune sucrée, apéritive, expectorante, béchique, ainsi que son extrait épaissi, diurétique ; croît au midi d'Europe ; plante vivace. La RÉGLISSE HÉRISSÉE, de Dioscoride et des anciens, *Glyc. echinata*, L. Celle du Midi a des racines plus douces que celle du Nord. Le suc doux de ces plantes est d'un usage merveilleux, dit-on, contre les dartres, aussi en application. (*Comm. Petropol.* 1777.)

GALÉGA, LAVANÈSE, *Galega officinalis*, L. Est d'Europe ; plante sudorifique, vermifuge, alexitère, utile, dit-on, contre l'épilepsie et les convulsions des enfans. Le *Galega tinctoria*, L., de l'Inde, donne un indigo pâle, et le *G. piscatoria*, L., d'Amérique, enivre le poisson.

INDIGO, ANIL, *Indigofera tinctoria*, L. Fécule bleue, séparée par fermentation des feuilles de cette plante dans l'eau, en Amérique ; sert en teinture. *Indigofera anil*, Lamarck, dont l'odeur entête, et plusieurs autres espèces, l'*Ind. trita*, L., *Ind. hirsuta*, L., etc., en fournissent aussi dans les deux Indes. Le guatimala est le plus estimé, ainsi que le flore, le cuivré, etc. Se dissout dans l'acide sulfurique et les alcalis, sans être décoloré. Qualités atténuantes, utiles dans l'ictère; est aussi astringent; peu usité en médecine.

7°. GESSE TUBÉREUSE, MACUSON, *Lathyrus tuberosus*, L. Racine tubéreuse sucrée, à fécule blanche nourrissante.

POIS GESSE, *Lathyrus sativus*, L., à graines nourrissantes. Les *Lathyrus sylvestris*, et *pratensis* et *latifolius*, L. Le pois de senteur, *Lathyrus odoratus*, L., originaire de Sicile et de l'Inde; les gesses, *Lath. clymenum*, L., d'Espagne, et *tingitanus*, L., de Tanger, sont remarquables. Plantes détersives, astringentes, vulnéraires, servent en fourrages.

VESCE, *Vicia sativa*, L., et ses congénères sont de bons fourrages. Semences détersives, atténuantes, astringentes. Celles de la lentille du Canada (variété de la vesce commune) font un bon pain.

FÈVE DE MARAIS, Féverole, *Vicia Faba*, L., nourrissante, de dure digestion, venteuse; sa farine est l'une des 4 résolutives. Une variété à fève amère remplace le caffé en Alsace, étant torréfiée.

LES OROBES, *Orobus niger*, et *luteus*, et *vernus*, et *sylvaticus*, L. A graines donnant une farine résolutive. L'*Or. tuberosus*, L., a des racines noueuses, nourrissantes.

LENTILLE, *Ervum Lens*, L. Semences de difficile digestion, astringentes, resserrent, nuisent, dit-on, à la vue. L'Ers, *Ervum ervilia*, L. Sa farine est très-maturative et résolutive, nuit aux cochons.

POIS, *Pisum sativum*, L., et ses variétés de culture. Cet aliment en vert contient un principe saccharin, utile dans le scorbut. Les pois secs sont plus lourds et venteux.

POIS CHICHE, *Cicer arietinum*, L. Originaire des pays chauds; aliment pesant, mais sain. Farine résolutive dans les maladies de peau, les tumeurs; semences diurétiques, vermifuges. La plante laisse transuder un suc très-acide (Acide *cicérique* de Deyeux et Proust.); c'est de l'acide oxalique.

8°. CHENILLE, *Scorpiurus vermiculata*, L. Ses gousses tordues ou courbées comme la queue d'un scorpion, l'ont fait supposer utile contre la piqûre de cet insecte. Plante dessicative.

PIED-D'OISEAU, *Ornithopus perpusillus*, L. Herbe anticalculeuse; sert contre les hernies.

FER-A-CHEVAL, *Hippocrepis comosa*, L. Herbe astrin-
gene.

CORONILLE, FAUX SENNÉ, *Coronilla Emerus*, L.
Arbuste. Ses feuilles purgent et se substituent au senné par les
gens de campagne.

SECURIDACA, *Coronilla Securiduca*, L. Nommée aussi
Fève lupine; graine brune, d'une amertume très-forte, nauséeuse, qui purge; l'herbe empêche la conception, prise avant
le coït, selon Dioscoride; émeut l'estomac. Vient d'Espagne.

SAINFOIN, *Hedysarum Onobrychis*, L. Herbe maturative,
discussive, utile dans la strangurie.

SULLA, *Hedysarum coronarium*, L. Est d'Espagne;
fourrage excellent; a les propriétés du précédent.

ALHAGI, MANNE DE PERSE, *Hedysarum Alhagi*, L.
Sainfoin en arbuste épineux, d'où suinte assez abondamment
une manne purgative. Croît en Arménie, et aussi dans les îles
de l'Archipel. Un autre sainfoin remarquable est l'*Hedysarum
gyrans*, L. Sainfoin oscillant, herbe du Bengale, dont les
folioles latérales se meuvent d'elles-mêmes en se contournant,
sans être irritables quand on les touche. Broussonnet, *Journ.
Phys.*, 1787. Après la fécondation, elles ne se meuvent plus;
les sensitives aussi ne sont plus irritables alors.

SESBAN, *Æschinomena Sesban*, L. Semences très-stomachiques, emménagogues, en Egypte. La NÉLITTE, ou l'*Æsch.
cannabina*, L., donne de la filasse, et l'AGATY, *Æsch. grandiflora*, L, de l'Inde, comme la précédente, donne une gomme
propre à la teinture. On mange ses fèves.

9°. ANGELIN, *Andira Pisonis*, L., de la Guiane. Semences très-vermifuges.

CABBAGE ou UMARI, *Geoffrœa inermis*, de Wright.
Arbre de la Jamaïque, à écorce jaune, épaisse, amère, astringente, vermifuge; à haute dose, fait vomir; est fébrifuge. La
Geoff. Surinamensis, Swartz, a les mêmes propriétés. Usitées
en Angleterre et en Hollande.

SANTAL ROUGE, *Pterocarpus santalinus*, L. Arbre de
l'Inde, à bois rouge foncé, résineux, odorant, de saveur austère, astringente, tonique, rafraîchit même. (*V.* p. 95.) Il en
découle une résine rouge analogue à celle du suivant.

SANG DRAGON, *Pterocarpus Draco* de Loëfling. Résine
rouge, tirée par incision de cet arbre de l'Inde. (*Voyez* aussi
Familles 11 et 12, p. 28 et 29.)

10°. BAUME DE COPAHU, *Copaïfera officinalis*, Jacquin. Arbre du Brésil, à écorce résineuse, d'où découle par incision une résine limpide, jaunâtre, d'odeur pénétrante, aromatique, liquide comme du sirop, d'un goût âcre et amer. Passe pour un excellent vulnéraire détersif ; arrête les dysenteries, les flux, la gonorrhée et la leucorrhée ; diurétique, appaise les douleurs néphrétiques ; recommandé encore dans la phthisie naissante.

QUINQUINA GRIS (écorce des Jésuites) du *Myrospermum pedicellatum*, Jacquin. Arbre d'Amérique, le premier quinquina apporté en Europe ; est résineux, odorant, moins amer et moins astringent que les véritables quinquina, dont il porte le nom au Pérou, tandis que les écorces des *cinchona* y sont nommées toutes *cascarilla*. (*Voy.* Fam. 52, p. 59 et suiv.).

BAUME DU PÉROU, noir et blanc, sec ou liquide, du *Myrospermum peruiferum*, Willd. Le blanc liquide, jaunâtre, comme le miel, se tire par incision de cet arbre du Pérou. Le roux ou rouge est sec, dans des coques ou cocos ; est moins pur et desséché à l'air ; le brun ou noir liquide, s'obtient par la décoction dans l'eau, de l'écorce et des rameaux. Ces baumes sont de la nature des térébenthines, et chargés d'acide benzoïque qui leur donne une odeur suave ; leur saveur est âcre, amère, sont nervins, céphaliques, stomachiques, antiasthmatiques, vulnéraires. Entrent dans les parfums.

LXXXVI. *TÉRÉBINTHACÉES.* Arbres ou arbustes à feuilles pinnées, à odeur forte, résineuse, quelquefois vireuse, ou bien aromatique : 1°. fruits à une loge, monosperme ; 2°. fruits à plusieurs loges ; 3°. fruits à plusieurs capsules monospermes ; 4°. semences dans une chair ; 5°. semences non entourées d'un périsperme charnu.

1°. POMME D'ACAJOU, *Cassuvium occidentale*, Lamarck, *Anacardium occ.*, L. Le pédoncule de sa noix est acidule, astringent. Se mange, fermente, et fait une boisson vineuse qu'on mêle au punch. L'amande réniforme de la noix a le goût des cerneaux, passe pour aphrodisiaque. Sa coque contient une huile âcre caustique, tachant le linge d'une manière indélébile ; la gomme rousse qui suinte de l'arbre sert à vernisser. Vient d'Amérique.

ANACARDE, *Semecarpus Anacardium*, de L. fils, ou Fèvz

DE MALAC, est de l'Inde orientale ; diffère de la précédente, avec laquelle on la confond. C'est une noix en forme de cœur d'oiseau , d'une écorce dure, brune , sous laquelle est un mucilage huileux , noir , caustique, et ensuite une amande douce et blanche. On lui attribue la faculté d'atténuer les humeurs, d'exalter les sens et l'esprit, d'aviver la mémoire, d'être céphalique , échauffante. Le suc mucilagineux dissipe les dartres, les écrouelles. Les fruits verts donnent une bonne encre. Se mangent.

MANGUE, du *Mangifera indica* , L., des deux Indes. Bon fruit ; dépuratif. Ses noyaux sont vermifuges.

SUMAC, *Rhus coriaria* , L. La Roure des corroyeurs. Ses feuilles , fleurs et fruits sont acidules , très-astringens comme son écorce, qui sert à tanner. Elle est antiseptique , arrête les flux , le scorbut, etc. Le FUSTET des corroyeurs , *Rhus cotinus* , L. , est également astringent ; son bois jaune teint en couleur de caffé. Cet arbuste est un poison pour les moutons. Il en est de même du REDOUL , *Coriaria myrtifolia* , L. , arbrisseau qui sert au tannage et à la teinture, mais dont les fruits doux et beaux causent des convulsions, le délire , et même la mort aux hommes et aux animaux.

TOXICODENDRON, *Rhus Toxicodendron* , L., et *Rhus radicans* , qui en est une variété. Arbustes grimpans , originaires de Virginie et du Canada. Leur suc laiteux est caustique , vésicatoire sur la peau, poison à l'intérieur. Les vapeurs qu'ils exhalent sont délétères, selon Van-Mons. On fait de leurs tiges et feuilles , vertes ou sèches , et de leur suc , un extrait fort utile et vanté dans la paralysie et les dartres. Il se prend à l'intérieur ; est moins dangereux que la plante fraîche. On en tire aussi une eau distillée. Dufréhoy , *Trait. des Malad.* , 1788. Les feuilles se doivent cueillir avant la floraison.

COPAL OCCIDENTALE DU SUMAC, *Rhus copallinum,* L. Résine dure, transparente, jaunâtre , en masse ; d'odeur assez faible. Se tire par incision. En Amérique septentrionale. (*Voyez* aussi Fam. 62 , p. 81). Sert pour les vernis ; est céphalique en fumigations.

VERNIS NOIR DU SUMAC, *Rhus vernix,* L. ,du Japon. Arbuste vénéneux comme le toxicodendron. Ce vernis découle par incision , est blanc, mais noircit à l'air.

2°. CAMELÉE, *Cneorum tricoccum* , L., d'Espagne. Arbuste âcre , caustique , drastique , détersif puissant , mais dangereux.

BRÉSILLET BATARD, *Comocladia dentata*, L. Bois d'un rouge noir, teignant comme celui du Brésil. Vient des mêmes pays.

BAUMIER DE LA MECQUE, *Amyris opobalsamum*, Forskahl, et le BAUMIER DE GILEAD, *Am. gileadensis*, L., espèce voisine, donnent 1°. par incision le meilleur baume de la Mecque ou de Judée, qui est limpide, blanc, d'une odeur très-pénétrante, suave, térébinthinacée, de saveur âcre, amère, astringente, qui surnage l'eau étant récent; est très-rare; 2°. celui par ébullition des rameaux et des feuilles de l'arbuste, est aussi huileux, limpide; 3°. la décoction plus forte donne un baume plus épais, moins odorant; est celui usité d'ordinaire. Il passe pour très-antiseptique, viscéral, vulnéraire. En fumigation, guérit, dit-on, la stérilité. On le falsifie avec le baume du Canada, ou la térébenthine fine et l'essence de citre. Le fruit de l'arbuste est le *Carpobalsamum*, et ses rameaux le *Xylobalsamum* des officines. Vient d'Arabie-Heureuse, Yemen. On donne pour baume de Gilead, la térébenthine du *Pinus balsamea*, L., du Canada.

RÉSINE ÉLÉMI, *Amyris elemifera*, L. Arbuste d'Amérique méridionale, d'où découle par incision cette résine aromatique jaunâtre, molle, d'odeur peu agréable; est antiseptique, détersive, fondante et calmante. Entre dans des onguens. On en tire aussi d'Arabie et d'Ethiopie, d'arbres peu connus. (*Voyez* Fam. 52, p. 65.)

BOIS DE RHODES, DE LA JAMAÏQUE, *Amyris balsamifera*, L. Brûle avec une odeur de roses, sert en fumigations céphaliques. L'*Amyris toxifera*, qui croît à la Caroline, donne une résine vénéneuse, paraît être le *Ticunas* dont les Américains naturels empoisonnent leurs flèches.

ENCENS, OLIBAN, *Amyris...*, Forskahl. Arbre non exactement décrit et connu, mais n'est pas le genévrier, *Juniperus thurifera* ou la fausse sandaraque, comme l'a cru Linné. Naît dans le royaume d'Adel et autres lieux d'Afrique; découle par exsudation naturelle, en larmes (encens mâle ou femelle, manne d'encens, etc.); employé dans les temples, jadis et aujourd'hui, comme parfum et en fumigations, pour purifier l'air mal-sain dans les anciens sacrifices et dans les grandes assemblées. Résine blanchâtre, concrète, farineuse au-dehors, de saveur un peu âcre. L'écorce résineuse de l'arbre se nomme *Narcaphte* ou *Thymiama*, sert aux mêmes usages. L'encens de Moka ou des Indes, est rougeâtre, plus amer; sialogogue. L'oliban est astringent dans les flux, céphalique, s'applique sur les dents cariées. On le falsifie avec le mastic. Le galipot est un *gros encens* indigène, résine de pin.

MYRRHE, vient d'un *Amyris*, selon Forskahl, voisin de son *Am. kataf.* Il y a diverses opinions sur l'arbuste qui la produit. Bruce, *Voyag. Abyss.*, tom. *V*, fig. 4 et 5, veut que ce soit une acacie qu'il nomme *Mimosa sassa*, et qui est épineuse ; il est vrai que cette résine est souvent mêlée à la gomme arabique, et l'on y rencontre des feuilles d'acacie. Loureiro, *Flor. Cochin.*, tom. *I*, pag. 309, l'attribue à son *Laurus myrrha*, à fruits huileux, de l'Inde, mais à tort. La myrrhe est de couleur brunâtre, ferrugineuse, à grains brillans, gommorésineuse, âcre, amère, aromatique, friable. Est atténuante, incisive, antiseptique, tonique, maturative, usitée contre les vers, et aussi emménagogue. La myrrhe liquide, ou *Stacte*, paraît s'extraire par décoction du même *Amyris*, qui croît en Abyssinie, et dont la gomme-résine s'amasse en tumeurs sous l'écorce.

BDELLIUM, sorte de myrrhe, ou *Myrrha imperfecta*, des Pharmacologistes, vient d'un *Amyris*, L., non décrit, épineux (le *Niottoutt* d'Adanson), arbre très-analogue à celui de la myrrhe, selon Forskahl (*Mat. med. Arabum, pag.* 49), et Thevet. Le palmier d'où Kempfer a dit qu'on retirait cette gomme-résine (*Amæn. exot.*, p. 668), ne paraît pas la produire. Elle est de deux sortes : 1°. l'*Opocalpasum* des anciens, tenace comme la cire, de couleur ferrugineuse, comme la myrrhe, amer, aromatique, se tire d'Arabie et de Perse. 2°. Le *Bdellium* noirâtre, plus résineux, sec, friable, en grains de saveur et d'odeur semblables au précédent, qui est préférable. Celui-ci vient d'Afrique, de Guinée. Substances très-résolutives, discussives, sudorifiques, emménagogues, nervines ; usitées dans les emplâtres styptiques.

BAUME ACOUCHI, *Icica Acuchini*, d'Aublet ; *Amyris Acuchini*, Willdenow. Arbre de Cayenne, qui distille une térébenthine odorante, vulnéraire, nervine. L'arbre d'encens, de Cayenne, *Icica heptaphylla*, Aubl., donne également une résine fluide, d'odeur de citron, de même propriété. *Arcuarou* des Galibis.

BAUME HOUMIRI, *Houmiria*, Aublet ; *Myrodendrum Houmiri*, Lamarck. Arbre de Guiane, à bois rouge, d'où découle une résine rouge, balsamique, comme le styrax ; transparente ; qualités des précédentes. Cet arbre appartient peut-être à une autre famille. Son écorce résineuse sert de torcheou flambeau.

CURURU, *Paullinia Cururu*, L. Sa décoction enivre, ainsi que celle de la *P. pinnata*, L., qui sert aussi pour enivrer le poisson. Feuilles vulnéraires. Arbres du Brésil.

MOLLÉ, ou Poivrier d'Amérique, *Schinus Molle*, L. Donne une résine blanche, qui sent comme le poivre et le fenouil ; purgative, détersive, astringente comme son bois. Ses fruits doux peuvent fermenter en boisson vineuse. Au Pérou.

PISTACHIER, *Pistacia vera*, L. Dioïque comme le précédent. Originaire de Perse. A pour fruit une amande oléagineuse, verte, de saveur agréable, tempérante, plus adoucissante que les amandes douces, ainsi que l'huile de pistache. Convient en émulsion dans la strangurie, la phthisie, les catarrhes âcres. Arbre transporté de Syrie en Europe par l'empereur Vitellius.

TÉRÉBINTHE, *Pistacia Terebinthus*, L. Originaire de Chio ; il distille par incision une térébenthine fine, d'une odeur plus pénétrante et plus suave que celle du sapin ; elle est vulnéraire, antiseptique, diurétique, astringente ; les fruits de l'arbre sont styptiques ; on les marine pour les manger. L'écorce résineuse est substituée à celle de l'encens ou *Narcaphte*.

MASTIC du *Pistacia Lentiscus*, L. Dans l'île de Chio. Le Lentisque distille par incision cette résine jaunâtre, transparente, concrète, en larmes, qui rend l'haleine agréable étant mâchée. Est astringente, détersive, tonique ; entre en plusieurs emplâtres. On tire des baies de l'arbre une huile pour la table. Le *Pistacia atlantica*, Desfontaines, qui croît en Barbarie, donne une résine semblable au mastic. Fruit acidule.

RÉSINE CHIBOU, du *Bursera gummifera*, L. Arbre d'Amérique équinoxiale, le gommier à cochon de Saint-Domingue. Cette résine transparente, jaune, est un excellent vulnéraire, glutineuse, se dessèche à l'air ; d'odeur aromatique de térébenthine. L'écorce de l'arbre a les vertus du simarouba (Fam. 68, p. 87.) Le gomart d'Orient est le bois de colophane ; donne aussi une résine tonique, styptique. *Burs. orientalis*, Lamarck.

BAUME DE TOLU, *Toluifera Balsamum*, L., ou Baume de Carthagène, sec ; résine d'un blond roussâtre, d'un goût agréable, douceâtre, chargée d'acide benzoïque ; consistance glutineuse, mollasse. Se prend dans la phthisie et pour les ulcères internes, antiarthritique, nervine. S'apporte dans des coques. D'Amérique équinoxiale.

MYROBOLAN MOMBIN, prune du *Spondias Myrobala-*

nus, L. Drupe acerbe, acidule , laxatif : l'arbre donne une résine. (*Voyez* Fam. 22 , 24 et 88). Vient d'Amérique équinoxiale.

3º. BRUCÉE ANTIDYSENTÉRIQUE , *Brucea antidysenterica* , Miller et L'Héritier. Arbuste d'Abyssinie , dont la seconde écorce infusée . dans du petit-lait , ou pulvérisée , guérit sans douleur et sans inconvénient la dysenterie , les flux , selon Bruce. Il ne paraît pas que l'*Aylantus glandulosa* de Desfontaines , arbre d'ornement de Chine naturalisé en Europe , donne le vernis de la Chine , comme on l'a cru. (*Voyez* plutôt Familles 62 et 22 , au genre *Terminalia* et ici au genre *Rhus* , p. 112.)

4º. POIVRIER DU JAPON , *Fagara piperita* , L. Arbuste dont les fruits de grosseur . du poivre , l'écorce et les feuilles sont poivrées , aromatiques , assaisonnent les alimens en place de gingembre et poivre. Le *Fagara guianensis* , Lamarck , ou *Cacatin* , sert aussi de poivre. En Amérique équinoxiale.

RÉSINE TACAMAHACA , du *Fagara octandra* , L. , de Curaçao , est la vraie tacamaque , rare ; vient dans des calebasses , est verdâtre , molasse , en morceaux , d'une odeur de lavande , d'une saveur âcre ; céphalique , chaude , nervine , utérine à l'extérieur . maturative , très-astringente. Très-usitée dans les Indes. (*Voy*. Fam. 62 , p. 80 , le baume vert et le baume focot ; Fam. 91 , ou la tacamaque jaune.)

CLAVALIER - MASSUE , *Zanthoxylum clava Herculis* , L. Arbre à bois jaune , feuilles sudorifiques et diurétiques puissans. Croît au Canada. Le *Z. caribæum* , L. , dont l'écorce teint en jaune , est un excellent fébrifuge à Saint-Domingue.

5º. CARAMBOLIER , *Averrhoa Carambola* , L. Fruit agréable , sert dans les dysenteries et fièvres bilieuses aux Indes orientales , ainsi que le BILIMBI , *Aver. bilimbi* , L. On fait un sirop rafraîchissant avec ses fruits acides. L'*Aver. acida* , L. , de même. S'envoie quelquefois confit en Europe.

NOYER , *Juglans regia* , L. Originaire de Perse. A plusieurs variétés de noix. La mésange ou à coque tendre , la noix de jauge ou grosse noix , la noix dure , etc. Le cerneau rafraîchit , est indigeste ; la noix sèche est âcre ; on en tire sans feu un huile douce , propre à la table ; celle extraite à l'aide de la chaleur , est vermifuge et siccative , bonne à brûler , à vernisser. On fait du *nouga* de noix , on la confit ; on prépare un ratafia de son brou , qui sert aussi à teindre. Les feuilles sont très-détersives , diaphorétiques , antiarthritiques , antisyphilitiques.

Plusieurs noyers d'Amérique septentrionale ont des qualités analog᷍ᴜ᷍. La seconde écorce du noyer et ses chatons font vomir. La substance fongueuse ou les cloisons qui séparent les lobes de l'amande, pulvérisée et donnée dans du vin, arrête les dysenteries qui résistent à tout autre moyen. La noix a été vantée en tout tems comme antivénéneuse.

LXXXVII. *NERPRUNS.* Arbustes , 1°. à étamines entre les pétales, fruits en capsules ; 2°. étamines entre les pétales, fruits en baie ou drupe; 3°. étamines opposées aux pétales, fruits en drupe. Végétaux à suc vert, purgatif.

1°. STAPHYLIN , NEZ COUPÉ, *Staphylea trifolia*, L. On croit que ses noyaux ont les propriétés de la pistache. Arbuste nauséeux. Vient de Virginie.

FUSAIN, *Evonymus europæus*, L., et *verrucosus*, L. Ses semences capsulaires, en poudre, font périr les poux, causent le vomissement et purgent. A l'extérieur, ses feuilles sont détersives ; l'écorce de l'arbuste est âcre, émétique.

2°. APALACHINE, *Cassine Peragua*, L., ou Tué des Apalaches , *Ilex vomitoria*, Willd. Les Sauvages des monts Apalaches en Amérique, boivent l'infusion de ses feuilles grillées, pour s'enivrer et se donner du courage en guerre. Se prend en thé par les Européens ; est un diurétique très-actif contre la pierre et la goutte. Si l'on en prend trop, il fait vomir; diminue la faim. Diaphorétique utile dans la variole. Vient du Paraguay.

HOUX, *Ilex aquifolium*, L. Ses baies, son écorce, ses racines sont émollientes et résolutives en application, purgent et sont âcres intérieurement. Ses baies torréfiées remplacent le café. La meilleure glu se fait avec l'écorce putréfiée et pilée de cet arbuste, est une sorte de caout-chouc molasse, verte, soluble dans les huiles et l'alcool ; a l'odeur et la saveur d'une térébenthine. Appliquée, est très-résolutive, maturative.

3°. NERPRUN PURGATIF ; *Rhamnus catharticus*, L. Arbuste souvent dioïque , baies d'une odeur nauséabonde, de saveur douceâtre et un peu âpre ; teignent la salive en vert, et les semences amères la teignent en jaune. Ces baies sont très-purgatives; on en fait un sirop fondant, altérant, désobstruant , utile dans les empâtemens, la goutte. Le suc épaissi de ses baies est le vert-de-vessie des peintres; son écorce teint en jaune. Le Nerprun des Teinturiers, *Rhamnus infectorius*,

L., purgatif, est analogue au précédent ; ses baies pulvérisées avant leur maturité , et alcalisées , sont la graine d'Avignon , qui donne une couleur jaune , le stil-de-grain.

NERPRUN DE CHINE, *Rhamnus theezans*, **L**. Ses feuilles remplacent le thé et s'y mêlent , mais le rendent nauséeux.

BOURDAINE, *Rhamn. frangula*, **L**. Ses baies non mûres donnent du vert-de-vessie; mûres, se mangent et sont peu purgatives. Son charbon léger sert pour la poudre à canon ; son écorce teint en jaune, est amère, émétique, détersive, apéritive. Celle des racines est un violent purgatif qui cause des coliques.

ALATERNE, *Rhamn. Alaternus*, **L**. Arbrisseau toujours vert, donne un vert-de-vessie ; laxatif.

JUJUBIER, *Rhamnus*, **L**. ; *Ziziphus officinalis*, **Lam**. Croît dans le midi de la France. Les jujubes sont nourrissantes , fades , mucilagineuses , pectorales; adoucissent la toux , les ardeurs des reins et de la vessie.

JUJUBIER DES LOTOPHAGES, *Ziziphus Lotus*, **L**., Desfontaines. *Ac. sc.* 1788. Fruits roussâtres , de goût agréable. Les Lotophages d'Homère (Odyssée, liv. IX) étaient sur-tout de la petite Syrte et de l'île de Gerbi, sur les côtes de Barbarie. On fait du vin de ces jujubes par la fermentation dans l'eau. Le JUJUBIER COTONNEUX, *Rhamn. Jujuba*, **L**. , a des fruits styptiques. Des fourmis font, dit-on , de la gomme-lacque sur ses branches, dans les Indes orientales. Le JUJUBIER NARCOTIQUE, *Rh. soporifer*, **L**. En Chine. La décoction de ses fruits est anodine , très-soporifique, usitée.

PALIURE, **ARGALOU**, *Rhamnus Paliurus*, **L**. Ses semences sont diurétiques, ses feuilles et sa racine astringentes , détersives ; ses fruits incisifs.

LXXXVIII. *EUPHORBES* ou *TITHYMALOÏDES.*

Fleurs monoïques ou dioïques, rarement hermaphrodites , point de pétales. Végétaux souvent lactescens d'une qualité caustique ou nauséeuse, purgative : 1°. deux ou trois styles ; 2°. un style.

1°. **MERCURIALE**, *Mercurialis perennis*, **L**., et *annua* , **L**. Plantes mâles et femelles , ou dioïques; détersives, nauséeuses; purgent et relâchent ; résolutives ; font couler les règles. Celle qu'on nomme vulgairement mâle, portant la graine, est la femelle.

EUPHORBE, suc concret des *Euphorbia antiquorum*, L., et *Euph. officinarum*, L., plantes lactescentes, à tige ligneuse et épineuse, de l'Inde et de l'Afrique, dans les lieux arides. Il est jaunâtre, inodore, en larmes, friable, d'une saveur extrêmement caustique et brûlante, se dissolvant plus dans l'eau que dans l'alcool ; drastique très-violent, dangereux hydragogue ; il superpurge et enflamme l'estomac, s'il n'est très-masqué par des adoucissans ; sternutatoire actif et même funeste. Il résout, déterge et atténue puissamment dans ses applications à l'extérieur. Utile dans l'hydropisie, l'apoplexie ; les acides en diminuent l'action. L'ÉUPHORBE VIREUSE, *Euphorbia heptagona*, L., de l'Ethiopie, est un des plus affreux poisons, cause la mort à tous les êtres qui en mangent, et à ceux que blessent les flèches empoisonnées de son suc. Quelques oiseaux et des insectes vivent cependant de la substance des euphorbes officinales. On cultive à la Cochinchine une euphorbe frutescente et épineuse pour la manger en légume. *Euphorbia edulis*, Loureiro.

EUPHORBES ANTIVÉNÉRIENNES, *Euph. Tirucalli*, L., des Indes or. Sa tige est ligneuse, effilée, sans épines. Guérit très-bien l'affection vénérienne ; est aussi purgative et vomitive. L'*Euph. canescens*, L., herbe annuelle d'Espagne, s'emploie encore comme antisiphylitique, ainsi que l'*Euph. pilulifera*, L., ou à fleurs en tète, qui croît au Brésil et en Asie, et sert également contre la morsure des serpens. Le *Cacalia anteuphorbium*, L., est, dit-on, le contre-poison des euphorbes, en Afrique. (*Voy*. p. 53.)

ÉPURGE, *Euphorbia Lathyris*, L., ou CATAPUCE. Douze à quatorze de ses graines purgent violemment par haut et bas dans l'hydropisie ; s'emploient pour les bestiaux. Sa décoction est dépilatoire. Son lait ronge les verrues, ses feuilles enivrent les poissons.

RÉVEILLE-MATIN, *Euph. helioscopia*, L., ainsi que le RÉVEILLE-MATIN DES VIGNES, *Euph. peplis*, L., purgatifs. Leur lait est âcre et salé. Si l'on en touche les paupières, il y cause des démangeaisons qui empêchent de dormir.

ESULES, *Euph. Esula*, L., et *Euph. pithyusa*, L. A lait très-purgatif par bas : les acides le corrigent. On en fait un onguent contre la gale et la teigne.

FAUX IPÉCACUANHA, *Euph. Ipecacuanha*, L., d'Amérique boréale. Sa racine fait vomir avec effort ; se mêle à l'ipécacuanha vrai. (*Voyez* pag. 48, 59 et 89.)

TITHYMALES, la MONNOYÈRE, *Euph. chamæsyce*, L. ; le MUCRONÉ, *Euph. falcata*, L. ; l'AURICULÉ, *Euph. peplis*, L. ; le VERRUQUEUX, *E. verrucosa*, L. ; le MARITIME, *E. paralias*, L. ; le MALE, *E. characias*, L., et la FEMELLE, *E. myrsinites*, L., qui purgent violemment ; celui à feuilles de cyprès, *E. cyparissias*, L., qui remplace la scammonée et empoisonne les brebis ; celui des champs, à larges feuilles, *Euph. platyphillos*, L., qui enivre les poissons (de même que l'*Euphorbia piscatoria*, L., des Canaries) ; enfin le tithymale des marais, *E. palustris*, L., et l'*E. amygdaloïdes*, L., sont, comme plusieurs autres encore, usités en divers lieux d'Europe pour purger, faire vomir, composer des onguens détersifs, des rubéfians à la peau, ronger des excroissances, etc.

MYROBOLAN EMBLIC, *Phyllanthus Emblica*, L. Fruit purgatif, acidule, brun, un peu austère, de la forme d'une prune hexagone, qui vient d'un arbre dioïque de Malabar et de Chine, dont les fleurs sont attachées aux feuilles. (*Voy.* pag. 33, 35 et 115.) Sa racine astringente sert à tanner, précipite le fer en noir. Ses fruits se confisent, excitent l'appétit. Le Niruri, *Phyll. niruri*, L., et le Phyllante urinaire, *Ph. urinaria*, L. Arbres de l'Inde orientale célèbres par leur vertu fébrifuge et diurétique, en décoction ; sont aussi astringens, utiles dans la dysenterie, les convulsions des enfans, l'aménorrhée.

BUIS, *Buxus sempervirens*, L. Son bois est sudorifique comme le gayac, dans la siphylis. L'huile empyreumatique du buis est narcotique, utile, dit-on, dans l'épilepsie, le mal de dents, les vers. Ses feuilles purgent, en décoction ; la racine ou le *broussin* sert aux tourneurs.

RICIN, PALME-DE-CHRIST, *Ricinus communis*, L. Annuel en Europe, vivace et grand en Afrique sa patrie. Ses semences en forme de fèves brunes mouchetées de noir, sont huileuses, donnent par expression une huile purgative, vermifuge, détersive, bonne à brûler. Elles purgent avec violence, par leur germe (*corculum*), qui, étant enlevé, laisse le périsperme huileux sans danger : aussi l'huile tirée par décoction est souverainement âcre et purgative, et celle, par expression des semences sans écorce, est douce (Jussieu). Le Ricin d'Amérique est une variété. Cette huile douce usitée dans la colique nephrétique, celle de Poitou et la dysenterie, évacue le méconium des enfans. On adoucit l'huile âcre par son ébullition sur l'eau.

GRAINE DE TILLY ou DES MOLUQUES, *Croton*

tiglium, L. Très-hydragogues, vomitives, plus âcres que le ricin, ainsi que leur huile par expression, qui, en liniment sur le nombril, purge et tue les vers. On corrige ces graines par les acides, ou la torréfaction, ou les huiles. Le bois léger de cet arbuste, nommé *pavana*, jouit de propriétés analogues, moindres; est un puissant sudorifique, à petite dose. Vient des Indes orientales. La Noix de Bancoul, *Croton moluccanum*, L. Se mange, écorcée; donne une huile concrète dont on fait des chandelles, ainsi que des semences du *Croton sebiferum*, L. Arbre a suif, de Chine, cultivé dans nos colonies et en Europe méridionale.

CASCARILLE, Quinquina aromatique, Ecorce éleuthérienne, *Croton Cascarilla*, L., et *eluteria*, L. Arbrisseau des Antilles, à odeur suave, sur-tout étant brûlé. Son écorce, apportée du Paraguay, est roulée en petits tuyaux, odorante, amère, grisâtre au dehors, ferrugineuse au dedans; très - fébrifuge, arrête le vomissement, les dysenteries, la ménorrhagie; donne plus de résine que les quinquinas, agit à moindre dose; aromatise le tabac, mais enivre; donne en teinture un très-beau noir. Le petit baume de la Martinique, *Croton balsamiferum*, L. aromatise les liqueurs des Iles, étant distillé, ainsi que les crotons à feuilles d'origan, de peuplier et de noisettier.

LACQUE du *Croton lacciferum*, L., de Ceylan et de Cochinchine. Est en bâtons, rouge, odorante, grumeleuse; plus pure que celle des insectes *coccus*, p. 18. Exsude de l'arbuste naturellement, teint la soie en carmin; astringente, guérit les gonorrhées, les dysenteries, les ulcères.

TOURNESOL, *Croton tinctorium*, L. Herbe monoïque; appelée *maurelle*, dans le Midi, son lieu natal. Le tournesol en drapeaux (chiffons imbibés du suc de maurelle et exposés à une vapeur ammoniacale d'urine), efficace dans les carcinomes, les écrouelles, les ulcères gangreneux. Le tournesol en pains se prépare en Hollande, imité par Chaptal avec le *lichen parelle* et les alcalis. Le bleu de tournesol vire aisément au rouge par les acides, et au vert, par les alcalis.

PIGNONS D'INDE, NOIX DES BARBADES, *Jatropha Curcas*, L. Capsules à 3 coques, à semences huileuses, noires; très-violent purgatif par haut et bas. Leur huile est irritante, antirhumatismale, mêlée au vin, en liniment; est aussi résolutive, propre à brûler. Le lait âcre de l'arbuste est vireux, tache le linge. Ses feuilles servent en fomentations rubéfiantes. Croît dans les deux Indes. Les *Jatr. gossypifolia*, L., et *Jatr. glandulosa*, Vahl, l'un d'Amérique, celui-ci d'Arabie, ont les mêmes usages. Le Médicinier d'Espagne, ou noisette purgative,

Jatr. multifida, L., originaire d'Amérique. Une seule graine, est un très-violent purgatif, usité en Espagne.

MANIOC, CASSAVE, *Jatropha Manihot*, L. Arbrisseau des deux Indes, à racine pleine de fécule et d'un suc laiteux, âcre, vénéneux, qu'on chasse par expression et par torréfaction. La cassave est la galette ou fécule torréfiée sur une plaque de fer. Deux onces de *cassave* se renflent dans du bouillon, suffisent pour un repas ; fermentée, donne des boissons enivrantes, diurétiques. Le principe vénéneux du suc est volatil ; distillé, a une odeur insupportable, est le plus affreux des poisons. (Fermin, *Acad. Berlin*, 1764.) Le suc de rocou est, dit-on, un antidote du suc de manioc.

CAOUT - CHOUC, Gomme élastique, suc concret ou sorte de glu desséchée du *Jatropha elastica*, L., *Hevea guianensis*, d'Aublet. Arbre élevé de la Guiane, à fleurs monoïques (Richard). Produit par incision un lait qui se dessèche à l'air, en substance très-élastique ; on lui donne la forme de bouteilles qui, pressées, injectent la liqueur qu'on y met (de là vient le nom de *seringat* donné à l'hévé). Le caout-chouc se ramollit par la chaleur, se dissout dans les huiles, le pétrole ou naphte, l'éther, les essences. (Berniard, *Journ. de Phys.*, *avril* 1781.) On en fait du taffetas gommé, des sondes et bougies élastiques, des toiles impénétrables à l'eau. Sa couleur brune vient en partie de la fumée à laquelle on le dessèche. *L'Urceola elastica* (*Asiat. research.*, tom. *V.*) plante grimpante, donne un caout-chouc encore plus élastique, en Chine. (*Voyez* aussi les articles *Arbre à pain* et *Figuier d'Inde*, Fam. 90, p. 125 et 126.)

BOIS D'ALOES, VRAI AGALLOCHE, CALAMBAC, *Excœcaria Agallocha*, L. (Diffère du *bois d'aigle*, *voyez* Fam. 84, p. 102, ou *Garo*.) L'agalloche est figuré par Rumphius, *Herbar. amboin.*, tom. *II*, *tab.* 79, et 80 Arbre dioïque. *L'Aloexylum verum*, de Loureiro (*Acad. Ulyssip.*) rend un suc glutineux et résineux, âcre, qui peut aveugler s'il saute dans les yeux, en coupant l'arbre. Le bois est pesant, résineux, aromatique, brun-rougeâtre, amer, se vend au poids de l'or en Asie, où il sert en fumigations odorantes chez les princes et dans les temples ; très-rare en Europe. Passe pour cordial excellent, antirhumatismal et antiarthritique. L'espèce décrite par Loureiro, est de Cochinchine et répandue dans l'Inde par le commerce ; celle d'Amboine ou de Rumph est plus souvent apportée en Europe par les Hollandais.

3°. **MANCENILLE**, *Hippomane Mancinella*, L. L'un

des arbres les plus vénéneux de la terre ; fruit en pomme
d'api, d'odeur agréable, plein de suc fade au goût, mais si
caustique qu'il ronge les organes, ainsi que le lait qui découle
de l'arbre incisé ; on empoisonne les flèches avec ce lait ; elles
conservent plus d'un siècle leur venin. Les corps gras, l'eau de
mer, les acides en sont le contrepoison. Cet arbre croît aux
Antilles et en Amérique. Le Glutier des oiseleurs, *Sapium
aucuparium* (Brown, *Jam.*), *Hippomane biglandulosa*, L.,
donne une gomme élastique, molle, qui sert de glu. Le Sa-
blier, *Hura crepitans*, L., lance au loin ses graines avec bruit ;
est aussi de cette famille, et d'Amérique équinoxiale.

LXXXIX. *CUCURBITACÉES*. A fleurs souvent
monoïques ou rarement dioïques ; herbes grimpantes,
d'ordinaire, fruit en baie, feuilles âpres, racines souvent tuberculées. Plantes à suc purgatif et amer : 1°.
style unique ; 2°. plusieurs styles aux fleurs femelles.

1°. BRYONE, Vigne blanche, couleuvrée, *Bryonia
alba*, L. Racine épaisse, blanche, d'odeur nauséeuse, purge
violemment par haut et bas ; est splénique, hépatique, et les
secousses qu'elle produit dissipent les obstructions, l'hydropisie, convient, dit-on, aux goutteux, aux asthmatiques. A
l'extérieur, très-résolutive. On en tire une fécule nourrissante
comme de la pomme-de-terre, et traitée comme la racine de
manioc, on en fait de la cassave bonne à manger. Plante quelquefois dioïque et à baies noires, qu'il ne faut pas confondre
avec le *tamnus*, ou vigne noire, ou sceau-notre-dame (pag. 29.)

ELATÉRION, Momordique piquante, *Momordica Ela-
terium*, L. Ses fruits mûrs se détachent, en les touchant, et lancent, en se resserrant, leurs semences visqueuses. Plante très-
hydragogue, anthelmintique, nauséeuse, âcre, amère, purge par
haut et bas, sur-tout les racines ; ses feuilles pilées sont très-
détersives, résolutives sur les squirrhes, les scrophules. L'extrait
d'élatérion se fait avec le suc visqueux des fruits. Purgatif très-
violent. Plante très-nitreuse.

POMME-DE-MERVEILLE, Balsamine male, *Momor-
dica balsamina*, L. A fruits rouges, qui, infusés dans l'huile,
donnent un baume nervin, antihémorrhoïdal, utile contre les
gerçures du sein, les ulcères de l'utérus, les engelures. Plante
très-vulnéraire, balsamique, rafraîchissante ; native de l'Inde,
cultivée en Europe. La *Momordica charantia*, L., qui en
vient aussi, est fort amère, remplace le houblon dans la bierre,

est vermifuge. La *Momordica luffa*, L., ou anguleuse, de l'Inde. Ses fruits se mangent ; les anciens Egyptiens s'en frottaient le corps, contre les éruptions cutanées.

COLOQUINTE, Concombre amer , *Cucumis Colocynthis*, L. Originaire d'Afrique ; ses fruits desséchés purgent avec une extrême violence dans l'hydropisie, l'apoplexie, la paralysie, les maladies articulaires froides (ankylose). Son amertume excessive écarte les insectes , est anthelmintique.

CONCOMBRE COMMUN, *Cucumis sativus*, L. Originaire d'Asie. Ses semences sont une des quatre froides majeures ; on en fait des émulsions rafraîchissantes, diurétiques, antinéphrétiques, antipleurétiques, etc. On en tire de l'huile ; le fruit se confit au vinaigre ou au sel. Le *Cuc. flexuosus*, L., ou le Serpent, est plus sucré et parfumé ; le Chaté, d'Egypte et d'Arabie, *Cuc. Chate*, L., est plein d'une eau sucrée, rafraîchissante. D'autres sont également bons, en Asie, le *Cuc. Dudaim*, L., de Perse ; le *Cuc. prophetarum*, L., d'Arabie ; le *Cuc. Concmon* (Thouin), du Japon, et aussi l'angurie, d'Amérique. *Cuc. Anguria*, L., qui se mange cuite.

MELON, *Cucumis Melo*, L. Originaire de la Tartarie méridionale ; très-rafraîchissant, humectant, ainsi que ses semences, froides majeures, usitées dans la strangurie, l'ardeur d'urine, néphrétiques, hépatiques. Le melon cantaloup est le plus recherché ; variété originaire d'Arménie.

COURGE CALEBASSE, *Cucurbita lagenaria*, L. Semence, froide majeure, diminue le sperme et les desirs vénériens, lâche le ventre ; chair nourrissante, humectante, rafraîchissante, diurétique La cogourde, la gourde à pèlerins, la trompette en sont des variétés dont la peau devient sèche et ligneuse.

POTIRON, CITROUILLE, *Cucurbita Pepo*, L. La plus grosse baie, ou fruit connu. Plus sa pulpe est jaune, plus elle a de parfum. Vertus de la précédente. S'applique à l'extérieur contre la brûlure, l'érésypèle, etc.

PÉPON, Citrouille melonnée ou musquée, *Cucurbita melo pepo*, L. Meilleure au goût que la précédente. L'Orangin, les Giraumons, le Pastisson en sont des variétés. Qualités des précédens ; originaires des pays chauds.

PASTÈQUE, Melon d'eau , *Cucurbita citrullus*, L. A semences colorées et à feuilles découpées. La chair sucrée du fruit est toute aqueuse. Se cuit avec du vin doux, dans le raisiné, en Provence.

2°. NHANDIROBA, Liane contre-poison, *Fevillea cordifolia*, L. Son fruit est la noix-de-serpent. Herbe grimpante de Saint-Domingue, alexitère, fébrifuge; utile dans les morsures venimeuses.

GRENADILLE BLEUE, *Passiflora cœrulea*, L. Plante sarmenteuse du Brésil, cultivée en Europe, et la *P. incarnata*, L. du Pérou; diurétiques, leurs racines sudorifiques, dit-on. Plantes analogues aux capparidées. Fleurs de la Passion.

PAPAYER, *Carica Papaya*, L. Arbre dioïque des deux Indes, à fruit en melon, la papaye à pulpe jaune odorante, nutritive, à semences noires, qui sont un puissant vermifuge. Les feuilles sont savonneuses, leur suc contient de l'albumine. (Vauquelin, *Ann. Mus.*)

XC. FIGUIERS ou URTICÉES.

Plantes sans corolle, monoïques ou dioïques : 1°. fructification enveloppée dans un réceptacle; 2°. fleurs ou dans des écailles, ou séparées en chatons; 3°. pipéracées, fruits en baies. Plantes à suc âcre.

1°. FIGUIER COMMUN, *Ficus Carica*, L. La figue verte ou sèche, grasse, blanche ou violette, très-humectante, émolliente, laxative, sucrée, pectorale, béchique, utile dans les maux de reins et de vessie, les gargarismes, et comme cataplasme maturatif. Le figuier sauvage ou caprifiguier est un arbuste stérile ou à fleurs toutes mâles, et dont la figue piquée par un insecte (*Cynips psenes*, L., Diplolèpe de Geoff.), sert à féconder les figuiers domestiques, à faire grossir et mûrir leur fruit, soit que l'insecte chargé du pollen fécondant s'introduise dans les fleurs femelles, soit que sa piqûre seule fasse extravaser les sucs et les attire plus abondamment dans le fruit. Le lait de figuier est caustique, ronge les verrues. La figue Sycomore d'Égypte, *Ficus sycomorus*, L., est moins agréable et plus indigeste que les autres. Le figuier des pagodes, *Ficus religiosa*, L., vénéré dans l'Inde orientale; le figuier du Bengale, *Ficus bengalensis*, L., dont les branches poussent des jets qui descendent s'implanter en terre. Dans le *Ficus indica*, Lamarck, ces rejets prenant racine, poussent d'autres branches qui font une multitude de berceaux et forment un arbre à plusieurs troncs. Le figuier vénéneux empoisonne les flèches à Madagascar et dans l'Inde, *Fic. toxicaria*, L. Le figuier septique de ces contrées, *Fic. septica*, Loureiro, est un puissant anthelmintique; son suc est très-âcre. Celui du figuier d'Inde est gluant, devient un caout-chouc mou.

CONTRA-YERVA, *Dorstenia Contrayerva*, L., à feuilles de berce, radicales. Plante d'Amérique méridionale. Sa racine noueuse, âcre quand elle est fraîche, aromatique étant sèche, éminemment sudorifique, cordiale, alexitère, regardée comme un antidote contre les poisons qui coagulent le sang. Apportée en 1581, par Drake. (*Voyez* Fam. 85, p. 106.)

2°. JAQUIER, ARBRE A PAIN, *Artocarpus incisa*, L., des îles de la mer du Sud. Arbre lactescent, qui donne le *Rima* ou fruit à pain, presque aussi gros que la tête, contenant une pulpe farineuse avant sa maturité. Lorsque les graines avortent, le fruit est très-pulpeux, de saveur de pain frais et d'artichaut ou de topinambour étant cuit. Le Jaquier, *Artocarpus jaca*, L., *Sitodion*, de Gærtner, à fruit mangeable, de goût de châtaigne, donne un suc par incision, qui est élastique comme le caout-chouc, et aussi le *Castilla elastica*, de Cervantes.

MÛRIER, LE BLANC, *Morus alba*, L. Le plus cultivé pour les vers à soie, originaire de Chine, transporté en Perse avec le ver à soie ; en Syrie, sous l'empereur Justinien, et dans l'Archipel; en Italie, vers 1440; en Provence; en 1494. L'écorce de l'arbre donne de la filasse. Son fruit se t en sirop rafraîchissant, détersif. On fait du vin de mûres et du vinaigre. Les mûriers noirs et rouges, *Morus nigra*, L., et *rubra*, L., ont des propriétés analogues. Le mûrier à bois jaune, *Mor. tinctoria*, L., qui croît en Amérique, sert en teinture comme le *Mor. zantoxylum*, L., de la Jamaïque. Arbres monoïques et quelquefois dioïques.

MÛRIER A PAPIER, *Morus papyrifera*, L., *Broussonetia* de L'Héritier. Arbre dioïque de la Chine et du Japon ; son écorce bouillie sert en filasse et à faire du papier très-fort, dont on fait des vêtemens. Les Japonais s'habillent de ce papier peint. Cet arbre (la femelle seulement) est naturalisé en France.

ORTIES. *Urtica dioïca*, L., l'ORTIE GRIÈCHE ; l'*Urtica urens*, L., ou GRANDE ORTIE ; l'*Urtica pilulifera*, L., ORTIE ROMAINE, plantes à racines astringentes, très-diurétiques, utiles contre l'hémoptysie, dépurent le sang. Les semences de l'ortie romaine se recommandent dans l'asthme, les toux rebelles. L'herbe donne de la filasse, sert pour les urtications à la peau.

PARIÉTAIRE, *Parietaria officinalis*, L. Rafraîchissant très-usité et apéritif, diurétique, a les étamines irritables.

HOUBLON, *Humulus lupulus*, L. Plante dioïque dont on se sert pour donner à la bierre une amertume conservatrice, dont on mange les jeunes pousses comme des asperges. Les fleurs sont amères, contiennent un principe enivrant; très-apéritives dans les obstructions de foie et de rate, l'hypochondrie; très-diurétiques aussi. Les pousses sont dépuratives du sang, poussent à la peau, donnent à l'eau une couleur rosée, contiennent une résine aromatique. A l'extérieur, les feuilles sont discussives, anodines dans les contusions et les luxations. La plante donne de la filasse.

CHANVRE, *Cannabis sativa*, L. Dioïque. Celui qu'on appelle le mâle est la femelle. Est originaire de Perse. Ses graines huileuses émulsives, refroidissent, diminuent les ardeurs de Vénus, sont béchiques, apéritives dans l'ictère, mais troublent le cerveau. Le rouissage détruit une partie du parenchyme vert des tiges et des feuilles, qui est vireux, qui enivre et assoupit. Aussi l'eau du rouissage est dangereuse en boisson, tue le poisson.

BANGUE, *Cannabis indica*, L. Chanvre annuel de l'Inde, à feuilles alternes, et dont l'écorce fournit peu de filasse; mais le suc de la plante fait une boisson enivrante agréable, ainsi que la fumée de ses feuilles dans la pipe. Le *Malach* des Turcs (ou *Majuh* de Clusius et des Indiens) est le suc du bangue en extrait, mêlé à l'opium et à des aromates. Cette composition enivre, cause des rêveries agréables ou voluptueuses; excite au plaisir. Herbe narcotique, non sans danger.

3°. **POIVRE**, *Piper nigrum*, L., *Pip. aromaticum*, Lam. Le noir, et le blanc qui n'est que la même baie dépouillée de sa première pellicule par macération dans de l'eau salée. Le plus gros et le plus pesant est le meilleur. La plante est grimpante et bifurquée, à feuilles ovales à cinq nervures; ses fleurs sont en grappes. Elle croît dans tout le Malabar et les îles de la Sonde. Toute la plante est âcre, aromatique, stimulante. Le poivre sert comme condiment très-atténuant, apéritif, tonique, excitant, stomachique efficace; augmente la circulation du sang, tue les poux, éloigne les insectes, etc. Sialogogue puissant. Le blanc est plus doux, contient moins d'huile volatile.

POIVRE-LONG, *Piper longum*, L, à feuilles à sept nervures, le *Pimpilin* ou *Cattu tirpali* des Bengalais. Fruit semblable à un chaton de bouleau, les graines étant en grappe serrée, grisâtre, de saveur âcre et échauffante. On le recueille avant sa maturité. Sert dans le Bengale en infusion; on le confit au vinaigre ou dans quelque liqueur fermentescible, dont on tire de l'alcool âcre. Usité en médecine comme apéritif, atténuant, fortifiant. Le Bétel, *Piper betle*, L., dont le fruit est en chaton et la plante aussi grimpante ; ses feuilles sont un continuel masticatoire des Indiens, avec la noix d'arèque. (*Voyez* Palm. pag. 28.) Sont amères, stomachiques, toniques ; parfument l'haleine, déchaussent et font tomber les dents ; passent pour très-aphrodisiaques. Plusieurs nations sauvages du Pérou, des îles de la mer du Sud, etc., font une boisson enivrante avec les infusions des *Pip. methystum*, L.; *nhandi*, de Cayenne ; *siriboa*, de l'Inde ; *amalago*, de la Nouvelle-Espagne ; du *malamiris*, du *churumaya*, etc.

CUBÈBES, *Piper Cubeba*, L. Fleurs dioïques, poivre à queue, de couleur cendrée brune. Est âcre, aromatique. On en tire beaucoup d'huile volatile. Croît à Java et dans l'Inde orientale. Usité en médecine : a les vertus des poivres.

XCI. *AMENTACÉES.* Arbres à fleurs en chatons, sans pétales : 1°. hermaphrodites ; 2°. dioïques ; 3°. monoïques. Arbres à écorces astringentes, contenant du tannin.

1°. ORME, *Ulmus campestris*, L. On a vanté en 1784 l'écorce d'orme (improprement nommé *pyramidal*) contre les hémorrhagies, les diarrhées, les fièvres intermittentes, les dartres et maladies de peau. Ses feuilles sont vulnéraires comme la liqueur amassée dans leurs vessies, que la piqûre d'un diplolèpe ou plutôt qu'une maladie développe sur elles souvent. On trouve des pucerons ou des psylles dans cette liqueur astringente et sucrée, appelée *Baume d'ormeau*. Sert aussi contre la brûlure. L'*Ulmus chinensis*, Persoon, a été apporté comme une espèce de thé en France.

MICOCOULIER DU MIDI, *Celtis australis*, L. Baies astringentes, antidiarrhoïques, à noyaux huileux. Son bois teint en brun.

2°. SAULES, le blanc, *Salix alba*, L. Son écorce grise très-amère, a été proposée comme fébrifuge, et remplace avec succès le quinquina. Ses feuilles astringentes, utiles dans les hémorrhagies, refroidissent, dit-on, les ardeurs de Vénus. Le Saule halix ou petit, *Salix helix*, L.; le Saule rouge, *S. purpurea*, L., Hoffmann ; l'Osier ; *S. viminea*, L., le Marceau, *S. capræa*, L.; le Saule noir, *S. amygdalina*, L.; et le Saule pleureur, *S. babylonica*, L. (dont on n'a que la femelle en Europe) ont les mêmes propriétés. Dans le Nord on tire parti du coton du saule laineux, *S. lanata*, L.

BAUME FOCOT et TACAMAQUE, du *Populus balsa-mifera*, L., qui est la femelle, et du *Pop. candicans*, d'Ai-ton, ou *viminalis*, Jard. Paris, qui est le mâle. Le premier apporté en Europe en 1731, et le second en 1772. La résine odorante d'un jaune verdâtre, appelée *Tacamahaca commun*, se tire de ces arbres dans les pays chauds; est un excellent stomachique. Leurs bourgeons sont très-résineux aussi; leur odeur est très-forte. On les fait infuser dans de l'huile pour faire un baume vulnéraire. (*Voyez* Fam. 86, p. 116 et 80, au Baume vert.)

PEUPLIER ORDINAIRE, *Populus nigra*, L. Ses bour-geons odorans s'infusent dans la graisse pour l'onguent popu-léum, donnent une résine dans l'alcool. L'écorce du peuplier blanc, *Pop. alba*, L., ou de l'ypreau, est prescrite dans la strangurie, ainsi que celles du tremble, *Pop. tremula*. L., et du peuplier d'Italie, *Pop. fastigiata*, L., qui donne encore une teinture mordorée.

CIRIER GALÉ, *Myrica Gale*, L., ou PIMENT ROYAL, ar-buste d'odeur forte, aromatique, qui éloigne les insectes; ses feuilles astringentes se prennent en thé, mais portent à la tête; sont aussi antipsoriques. Il sert aux paysans d'épices dans leurs mets. Les CIRIERS d'Amérique, *Myr. cerifera*, L., et *pensyl-vanica*, L., donnent par décoction des baies, le quart du poids d'une cire verte, dont on fait des bougies très-odorantes. Les feuilles du galé sont vermifuges. (*Voyez* aussi aux Ricins, p. 121.)

3°. BOULEAU BLANC, *Betula alba*, L. Sa sève est su-crée, apéritive, fermentescible. Son écorce, qui se divise en feuillets, peut remplacer le papier; donne par distillation une huile très-propre à corroyer les cuirs en Russie. Ses feuilles jadis vantées contre la gale et l'hydropisie. Les feuilles et l'écorce de l'AULNE, *Betula alnus*, L., sont très-astringentes, vulné-raires, contiennent du tannin.

FAINES DU HÊTRE, *Fagus sylvatica*, L. Donnent par expression sans feu une bonne huile; elles sont utiles contre le gravier des reins, selon Boerhaave, *Hist. Plant.* 648. Se mangent.

CHATAIGNE et MARRON, *Castanea vulgaris*, Lam., *Fagus Cast.*, L., et le CHINCAPIN, *Cast. pumila*, Lam. Châtaignier d'Amérique, à petits fruits, mais plus agréables. La châtaigne nourrit plusieurs peuples. *Voyez* Parmentier, *Traité de la Châtaigne*, 1772. L'écorce est astringente; le fruit avec le miel est béchique.

I. 9

CHÊNE ROUVRE, *Quercus Robur*, L. Le Cɪɴɴe ɢʀᴀ-ᴠᴇʟɪɴ, *Q. pedunculata*, Schranck. Leur écorce très-astringente, contient beaucoup de tannin, se substitue aux quinquinas communs pour l'usage extérieur. Les glands peuvent fournir de l'huile; leurs cupules sont très-astringentes. Les glands du petit Cɴɴe, en Grèce, *Q. Esculus*, L., se mangent et causent un peu d'ivresse. Le Cɴɴe ǫᴜᴇʀᴄɪᴛʀoɴ, *Q. tinctoria*, de Bartram, de l'Amérique boréale; son écorce teint le cuir en jaune.

VÉLANÈDE, *Quercus Ægylops*, L., du Chêne-Vélani, de Crète. La grosse cupule de ses glands sert en teinture comme la noix de galle, a les mêmes vertus médicales; s'apporte à Marseille.

CHÊNE A NOIX DE GALLES DU LEVANT, *Q. insectoria*, (Olivier, *Voyag. Emp. Ottom.*) Les galles noires se récoltent en juillet, sont les meilleures; les blanches, amassées plus tard, sont inférieures, car l'insecte qui les forme (*Diplolepe* de Geoffr. et Olivier), s'est échappé, a détruit une portion du principe tannant. Les galles sont très-astringentes, toniques, utiles dans la gangrène et les ulcères putrides aussi. (*Voyez au Règne anim.*, Insect., p. 19) Celles d'Alep, de Natolie, sont plus estimées.

LIÉGE, *Q. Suber*, L. Son écorce, qui sert à faire des bouchons, brûlée en vaisseaux clos, donne le noir d'Espagne. Le liége est astringent.

YEUSE, CHÊNE-VERT, *Quercus Ilex*, L. Feuillage toujours vert. Propriétés astringentes, plus fortes que celles du chêne ordinaire.

CHÊNE A KERMÈS VÉGÉTAL, *Querc. coccifera*, L. Analogue au précédent. La graine d'écarlate (insecte *coccus*), sorte de cochenille, vit sur ses feuilles; est estimée cordiale, tonique; le suc de ces insectes vivans, dont on fait le sirop de kermès, est astringent, diaphorétique, diurétique. (*Voyez* Insectes, p. 18.)

CHÊNE BALLOTE, *Quercus Ballota*, Desfontaines; croît sur la côte d'Afrique. Les Maures se nourrissent de ses glands crus ou grillés, comme au tems de l'âge d'or. On en tire aussi de l'huile.

COUDRE, NOISETTE, *Corylus Avellana*, L. L'aveline donne une huile douce et pectorale, qu'on prend, en Chine, avec le thé; les émulsions de noisette sont tempérantes. La pellicule de l'amande est un peu acerbe.

LIQUIDAMBAR, COPALME ou STYRAX LIQUIDE,
Liquidambar styraciflua, L. Arbre d'Amérique boréale, ressemblant au platane. Il en découle par incision une résine fluide, d'un jaune roux, transparente, d'odeur suave de benjoin, de saveur âcre, aromatique, rare aujourd'hui, servant pour parfum et pour la médecine. Est résolutive, maturative, sert dans les onguens; mais le *styrax liquide* se fait par la décoction des rameaux jeunes de l'arbre, est brun, liquide, d'odeur moins agréable. L'écorce de l'arbre brûlée s'emploie en fumigations odorantes. L'arbre s'acclimate en France. On pense que le *Liquidambar orientalis*, de Miller et Aiton, donne, dans le Levant, le storax calamite, résine odorante, sèche, envoyée dans des feuilles de roseaux (*calamus*). (*V.* Fam. 44., p. 50.)

PLATANE D'ORIENT, *Platanus orientalis*, L. Arbre célèbre; feuilles ophthalmiques dans le vin; son écorce dans le vinaigre. raffermit les gencives et diminue l'odontalgie scorbutique. Le PLATANE de l'Amérique du Nord, *Plat. occidentalis*, L. Sa racine, qui teint en rouge, est un bon vulnéraire.

XCII. *CONIFÈRES*. Arbres à feuillage fin toujours vert, à fruit en cône, à fleurs monoïques ou dioïques : 1°. calice portant les étamines ; 2°. nul calice, écailles staminifères. Arbres résineux.

1°. UVETTE, RAISIN MARITIME, *Ephedra distachia*, L. Ses fruits en baies sont doux, se mangent. On les dit convenables dans le flux cœliaque et la ménorrhagie; se donnent dans du vin. L'arbuste croît dans le Midi, au bord de la mer.

IF COMMUN, *Taxus baccata*, L. Sa poussière fécondante peut servir de lycopode; arbre d'ornement; son bois dur, d'un rouge pourpre, est cru vénéneux; ses baies et ses semences ne le sont pas comme on l'a supposé. Celles-ci sont huileuses. On mange les baies de l'If du Japon, *Taxus nucifera*, L.

2°. GENÈVRIER COMMUN, *Juniperus communis*, L. Ses baies et son bois sont usités. Les baies sont incisives, discussives, de saveur résineuse, agréable, un peu sucrée, très-stomachique; on en tire un rob ou extrait, on en fait aussi des fumigations odorantes; fermentées avec de l'absinthe, on en tire une boisson stomachique, appelée *genevrette*; elles se mêlent encore aux eaux-de-vie de grain pour leur donner une agréable odeur. Le vin blanc, infusé sur les jeunes rameaux de genèvrier, est très-diurétique, antihydropique. On peut substituer le bois de genièvre au gayac, comme sudorifique, antisiphylitique.

GENÈVRIER A HUILE DE CADE, *Juniperus Oxy-cedrus*, L. Croît dans le Midi. Son bois distillé fournit une huile brune, empyreumatique, d'odeur désagréable, puissant détersif pour les ulcères, la gale, le farcin et autres maladies de peau des animaux; est aussi un vermifuge très-efficace. Ne fournit pas la sandaraque, comme on l'avait cru. Le *Juniperus thurifera*, L., qui croît en Espagne, est de même; sa résine n'est point l'encens. (*Voyez* plutôt Fam. 86, p. 124.)

SABINE, *Juniperus Sabina*, L. Arbuste extrêmement emménagogue, peut faire avorter, est très-vermifuge, fortement diurétique. Ses feuilles, avec de la graisse, font un onguent détersif contre les achores de la tête des enfans. Ce végétal excite vivement le système circulatoire. Sa poudre est septique dans les ulcères fongueux. On doit l'employer avec précaution; il est de deux variétés, l'une à feuilles de cyprès, l'autre à feuilles de tamarisc. Son odeur est forte.

CYPRÈS COMMUN, *Cupressus sempervirens*, L. Arbre triste, à bois très-astringent. Naît dans le midi de l'Europe. Ses fruits, aussi astringens que les noix de galles, sont vermifuges. Le Cyprès jaune d'Amérique, *Cupr. disticha*, L., à bois peu corruptible, rouge; ses feuilles teignent en couleur canelle.

THUYA A SANDARAQUE, *Thuya articulata*, Desfont. et Broussonnet. Croît en Barbarie. La sandaraque est une résine blanche, transparente, astringente et tonique comme le mastic; sert sur-tout pour empêcher le papier de boire l'encre; elle brûle avec une bonne odeur, s'emploie dans les vernis aussi. (La sandaraque des anciens était un orpiment, réalgar, *sulfure d'arsenic sublimé. Voy*. p. 142.)

PIN MARITIME, *Pinus maritima*, Miller, nº. 7, *Pinus sylvestris*, L. Var. Cultivé dans les landes de Bordeaux surtout. Par des entailles, il en découle une résine liquide, qu'on nomme *galipot*, ou la *périnne-vierge* des Provençaux; celle qui se dessèche après l'arbre, s'appelle *barras*. Les petits grains de galipot exsudés naturellement de l'arbre, se mêlent à l'encens pour le falsifier. Le galipot récent est une térébenthine inférieure aux autres, et qui se dessèche bientôt. Le galipot cuit, épaissi et dépuré, est le *brai sec*, ou le *raze* des Provençaux, qui est brun; mais si l'on y incorpore un huitième d'eau, on a la *résine jaune*, car cette résine noircit moins. En distillant le galipot dans l'eau, on obtient une huile essentielle, *eau de raze* des Provençaux, inférieure à l'essence de térébenthine. Si l'on distille à feu nu le bois résineux de ce pin, on obtient le *goudron*, ou *brai liquide*, de couleur brune, d'odeur forte, lequel, fondu avec le *brai sec*, donne le *brai gras*. La suie du pin ou du goudron brûlés est le noir de fumée. Ces résines servent au carénage des vaisseaux; le goudron est très-détersif, dépuratif; l'eau dans laquelle il a infusé, s'emploie pour les maladies de la peau, les ulcères du poumon, etc. La poussière fécondante du pin, d'un jaune de soufre, est inflammable, remplace le *lycopode*.

PIGNON DOUX, *Pinus pinea*, L. Ses amandes sont adoucissantes, pectorales, en émulsion; donnent de l'huile; on les confit, ou on les mange crues. Cet arbre naît au midi de l'Europe.

PIN CEMBRO, *Pinus Cembra*, L. Ses amandes se mangent aussi, donnent 5 onces d'huile par livre; l'arbre produit une résine, la *térébenthine de Briançon*, d'odeur agréable; a les vertus des autres térébenthines.

PIN ORDINAIRE, *Pinus sylvestris*, L., *Pinus mugho*, d'Aiton, ou PIN CRIN, PIN D'ECOSSE, DE GENÈVE, DE TARARE, DE RIGA, DU CANADA, etc. Sa résine odorante est analogue à la précédente; l'huile essentielle qu'on en tire (*baume des Carpathes*), est vulnéraire, détersive; ses bourgeons remplacent le genièvre dans l'eau-de-vie; nommé encore le *Pin rouge*, fournit de bon goudron, le quart de son poids. Sa seconde écorce se mange dans le Nord, pulvérisée et mêlée dans le pain. Le *Pinus tæda*, L., sert de torche, pour s'éclairer dans la nuit.

SAPIN COMMUN, *Abies taxifolia*, Lam., *Pinus Abies*, L. Donne la *térébenthine de Strasbourg*; qui est limpide, s'amasse sous l'écorce de l'arbre en tumeurs que l'on perce. Est meilleure que celle du mélèze (dite *de Venise*), et donne le quart de bonne essence, en la distillant à l'eau, si on la recueille en août. (*Voyez* aussi Fam. 86, p. 115.)

SAPIN PESSE, ou A POIX, *Abies picea*, Lam., *Pinus picea*, L. Son écorce entaillée en août, il en découle la *poix grasse*, ou *poix blanche*, ou *de Bourgogne*, qui, distillée avec l'eau, donne une essence inférieure à celle de térébenthine. Le résidu de la distillation est la *colophone*. La poix blanche ou résine, bouillie et noircie avec le noir de fumée, fait la poix noire, analogue au goudron et à la poix noire du pin, ou *arcançon*, résidu de la distillation du galipot.

SAPIN, BAUME DU CANADA, *Abies*, ou *Pinus balsamea*, L. Donne une térébenthine limpide, jaunâtre, odorante, nervine, très-fine, pénétrante.

SAPIN SPRUCE et la SAPINETTE DU CANADA,

Abies, ou *Pinus canadensis*, L., et *alba*, Aiton. Leurs jeunes bourgeons, infusés dans une bierre faite avec l'avoine et la mélasse, donnent une boisson salutaire dans le scorbut, et rafraîchissante, antiputride. On la nomme *épinette*. Elle est piquante, et enivrante.

MÉLÈZE, *Larix europæa*, Lam., *Pinus Larix*, L. Fournit la *térébenthine* dite *de Venise*, inférieure à celle du sapin et du térébinthe, meilleure que celle des pins ; donne une bonne essence. Epaissie sur le feu, forme la colophone. Les feuilles de l'arbre exsudent aussi, vers Briançon, une manne purgative dont on fait usage en ce pays ; elle purge moins que la manne des frênes.

CÈDRE DU LIBAN, *Larix Cedrus*, Lam., *Pinus Cedrus*, L. Bel arbre, à branches étalées, à cîme tournée au Nord. On a cru son bois incorruptible ; sa sciure, astringente, sert à embaumer les corps ; fournit, dit-on, par distillation une huile empyreumatique, propre à éloigner les insectes, à embaumer les cadavres ; *Cedria*, de Rouelle.

RÈGNE MINÉRAL.

(*Bergmann*, *Werner*, *Haüy*, etc.)

Les minéraux sont des substances inorganiques, non individuelles, dont chaque molécule a une existence indépendante de toutes les autres, dont la forme naturelle est d'ordinaire cristalline ou anguleuse, et qui s'accroissent par *juxtà-position*. Ils se trouvent soit à la surface de la terre, soit à différentes profondeurs. La partie de la *minéralogie*, qui apprend à distinguer les diverses sortes des minéraux, est l'*oryctognosie*. La *géognosie* indique leur gisement et leur état dans le sein de la terre. La *chimie minérale* recherche leurs diverses parties constituantes, et la nature de chacune d'elles.

On divise naturellement les minéraux en deux grandes classes, 1°. EN MATIÈRES COMBUSTIBLES, 2°. EN SUBSTANCES INCOMBUSTIBLES.

La première classe se subdivise en substances combustibles non métalliques, et en métalliques.

La seconde est partagée, 1°. en matières salines plus ou moins sapides et solubles ; 2°. en terres ou pierres ; 3°. en fossiles ou pétrifications, et en produits volcaniques.

Il n'y a d'*espèces fixes*, en minéralogie, que les substances qui ne peuvent pas se convertir les unes dans les autres, et que la chimie reconnaît simples ou indécomposables par ses moyens; ainsi les terres composées de plusieurs pierres, les minéraux métalliques, les bitumes, etc., sont des *sortes* plus ou moins variables dans la quantité ou le nombre de leurs principes constituans.

MINÉRAUX COMBUSTIBLES, NON MÉTALLIQUES.

1°. *BITUMES.* Matières composées, dont l'origine paraît être tirée des végétaux et des animaux; solubles en tout ou en partie dans les huiles, ayant une odeur plus ou moins forte.

NAPHTE, *Naphta*, bitume liquide, est une huile éthérée, limpide, très-volatile, très-inflammable, incolore, d'odeur pénétrante, assez agréable, qui se retire par distillation du pétrole. A l'air, sa partie la plus légère se dissipe, et le reste s'épaissit et noircit; est alors le naphte rouge, ou de couleur ambrée. Le plus pur et le plus beau vient de Baku, en Perse; passe pour un excellent antirhumatismal et antiparalytique, en frictions. Celui d'Europe est distillé du pétrole de Gabian, etc.

PÉTROLE, bitume épais comme l'huile grasse, d'une odeur et d'une saveur d'acide succinique, pénétrante, plus léger que l'alcool lorsqu'il est pur, brûlant avec une flamme bleue. Le jaunâtre se tire d'Italie, près de Modène; le rougeâtre, de Gabian, en Languedoc, d'Alsace ou de Suisse; le noirâtre, des mêmes pays et du Nord. Il noircit à l'air, découle ou de la terre ou des rochers, ou surnage quelques eaux thermales. A les propriétés du précédent. (*Petrolæum*), huile de pierre.

MALTHE, *Maltha*, poix minérale, se trouve en Auvergne, en Suisse; est de consistance grasse, tenace comme la poix, noir ou d'un rouge brun, d'odeur désagréable, très-forte, mais qui se dissipe avec le tems; souvent mêlé à de la terre. La *Pissasphalte* vient des mêmes lieux, et diffère très-peu du précédent. En mélant de la poix à l'asphalte, on fait une composition propre à embaumer, et qui se reconnaît dans les momies d'Egypte. Ces bitumes sont nervins, antigangreneux. De même, la *Mumie minérale* si estimée des Persans, comme vulnéraire, est un malthe poisseux, à demi-friable; résidu du naphte. Se trouve dans une montagne de la chaîne du Caucase.

ASPHALTE. Bitume de Judée, du lac Asphaltide, où il surnage. Est noir, sec, fragile, vitreux, brûlant avec une odeur de succin. Se trouve également en Alsace ou vers Neufchâtel et Dax, etc. On en fait un ciment imperméable à l'eau; les murs de Babylone en étaient enduits. Sert de goudron ou dans les vernis, etc. Tous ces bitumes sont à-peu-près les mêmes, mais plus ou moins endurcis et séchés à l'air. Le *Suif minéral* trouvé sur l'eau de la mer en Finlande, et dans une fontaine près de Strasbourg, est une mumie minérale; le *Caout-chouc fossile* est aussi un bitume brun du Derbyshire en Angleterre, élastique et donnant au feu des produits analogues à ceux du caout-chouc, c'est-à-dire, du carbonate d'ammoniaque et une huile.

JAYET ou JAIS, *Gagas.* Bitume noir, compacte comme une pierre, susceptible de poli, surnageant l'eau, brûlant avec une odeur fétide, antihystérique. Peu fragile. Il devient légèrement électrique par le frottement. On en fabrique des bijoux. Se trouve dans les Pyrénées, l'Allemagne, etc. Entre dans les vernis noirs.

AMPÉLITE ou PHARMACITE, *Ampelites*, noire, fragile et friable, mêlée d'argile. Se trouve en Lorraine, en Normandie; appliquée sur le nombril, est vermifuge. Contient du fer, est schisteuse.

HOUILLE, CHARBON-DE-TERRE, *Lithanthrax.* A plusieurs variétés de couleur, de brillant, de densité. Se délite à l'air s'il est pyriteux. Distillé, donne un pétrole et un bitume qui peut remplacer le goudron. La houille à demi-brûlée est le *Coak* des Anglais, ne répand plus d'odeur. Les couches de houille sont dans des lits calcaires ou d'ardoise, ou près des mines vitrioliques. Elle n'est pas rare en beaucoup de pays.

TOURBE, *Turfa*, détritus de végétaux dans les bas-fonds marécageux; est bien moins bitumineuse que les précédens. Une sorte de bois pourri dans une tourbière, près de Cologne, donne une espéce de terre d'Ombre que les Hollandais mêlent au tabac.

SUCCIN, KARABÉ, AMBRE JAUNE, *Succinum*, ressemble à une résine jaune plus ou moins transparente, pesante, électrique par frottement (*electrum* des anciens), capable d'un beau poli, ne se fondant qu'à une grande chaleur, exhalant une fumée blanche, acide, d'odeur agréable (acide succinique). Dans quelques morceaux, on a vu des insectes enveloppés. Se trouve sur les bords de la mer Baltique, dans la Prusse ducale, et aussi ailleurs, quelquefois attaché à des bois pétrifiés. Est céphalique et utérin, usité dans l'hystérie, l'épilepsie, par son huile empyreumatique. Entre dans les vernis. La MELLITE de Werner, *Hönig-stein*, qui se trouve en Saxe, paraît être un succin qui donne aussi un acide par le feu, selon Klaproth. L'acide sulfurique concentré noircit le succin et lui communique une odeur d'ambre. C'est le musc artificiel des Allemands.

AMBRE GRIS. (*Voyez* Règne animal, aux Cétacés, p. 8.)

2°. Substances combustibles, non métalliques; carbonées, ou sulfureuses, ou phosphoreuses.

CARBONE, ne se trouve pas naturellement à l'état de pureté; fourni par les substances végétales et animales abondamment, aussi par les houilles, et à l'état d'acide carbonique dans les carbonates de chaux, si multipliés dans la nature. Le carbone a une grande attraction pour l'oxigène, qu'il enlève à l'eau, aux oxides de tous les métaux, au soufre et au phosphore; dissoluble dans l'acide nitrique, les alcalis et le gaz hydrogène; s'unissant à quelques métaux, comme le fer et l'acier, au phosphore; servant de base à l'accroissement des corps organisés végétaux à l'état de *fumier*, et animaux à l'état d'*aliment*. Le gaz acide carbonique se décompose aussi dans les plantes par le concours de la lumière, et abandonne alors son oxigène. Le charbon est très-peu conducteur de la chaleur et de l'électricité, très-fixe et inaltérable au feu dans des vaisseaux clos, adhère fortement à l'humidité et à l'hydrogène dont il s'imprègne; est capable d'empêcher la putréfaction ou de purifier plusieurs substances et odeurs infectes. Ce corps ne paraît pas être essentiellement noir, si ce n'est celui qui a déjà éprouvé ou l'action du feu, ou un commencement d'oxidation (1). Le charbon ordinaire donne du tannin par sa dissolution nitrique, selon Hatchett; il contient un peu d'azote.

GRAPHITE (faussement nommée *Molybdène*), est la matière noirâtre, d'un aspect métallique, dont on fait des crayons. Celle d'Angleterre est la meilleure. *Fer carburé* d'Haüy, contient un dixième de carbone et du fer. L'*Anthracite* est un *carbure silicéo-alumineux*, du Valais, selon M. Vauquelin.

_____

(1) Si le diamant (et l'égrisée, ou sa poudre), devait être encore au nombre des médicamens, il serait placé dans cet ordre: il est combustible et formé de carbone pur avec un peu d'hydrogène.

La graphite, dite *plombagine*, ne contient pas de plomb, mais en a la couleur.

SOUFRE NATIF, commun ou volcanique, se trouve dans presque tous les lieux à volcans, à eaux thermales, quelquefois cristallisé en aiguilles, d'autres fois mêlé dans les eaux hydrogénées ou hépatiques. Se rencontre fréquemment avec le sel gemme. Très-électrique par le frottement, minéralise beaucoup de métaux, se sublime en *fleurs*; sert à la poudre à canon; il donne en brûlant, l'acide sulfurique ou vitriolique et le gaz sulfureux, si suffoquant, qui déteint les matières animales. Le soufre est béchique, antipsorique, diaphorétique. La fleur de soufre contient de l'hydrogène (hydrate de soufre).

PHOSPHORE. Bien qu'il ne se trouve pas pur dans le règne minéral, cependant il est un des minéralisateurs à l'état d'acide, du plomb, du cuivre, du fer, du manganèse, du platine, des terres, etc. Il paraît exister aussi dans les eaux hydrogénées des marais, d'où s'exhalent des feux follets en été. Le phosphore tiré des substances animales a été donné intérieurement; est un échauffant et un excitant très-efficace, ou même dangereux. Se prend dissous dans l'éther. Découvert en 1677, par Kunckel.

SUBSTANCES COMBUSTIBLES. *MÉTAUX.*

Se distinguent par le brillant, l'opacité, la pesanteur, la fusibilité, la conductibilité du fluide électrique, se divisent 1°. en métaux ductiles et malléables, formant des masses dures, tenaces, sonores, capables de poli, servant dans les arts, et appelés jadis MÉTAUX PARFAITS; 2°. en métaux fragiles, facilement oxidables, dits DEMI-MÉTAUX ou imparfaits; 3°. en métaux, ou acidifiables, ou difficilement privés d'oxigène. La cristallisation des métaux est d'ordinaire l'octaèdre.

1°. OR, *Aurum.* Pur et écroui, pèse 19,361, l'eau étant supposée 1000. Très-ductile, peu oxidable, attaquable seulement par les acides muriatique-oxigéné et nitro-muriatique (eau régale), ou par les hydrosulfures. Se trouve le plus souvent à l'état natif, non pur. Le précipité pourpre de Cassius, l'or fulminant, inusités en médecine; l'or potable n'est plus employé. On se sert de feuilles d'or pour envelopper des pilules, pour mêler à la confection d'hyacinthe, etc.

PLATINE écroui; pèse 22,690. Moins fusible que le

fer, dissoluble dans les mêmes acides que l'or. Ne se trouve qu'au Pérou et à Santa-Fé, natif, mêlé au fer et autres métaux. Forme d'excellens vases chimiques.

ARGENT, *Argentum*, pèse 10,500, très-malléable. Se trouve aussi à l'état de régule natif, est minéralisé par beaucoup de substances, assez peu oxidable, dissoluble dans plusieurs acides. Le nitrique forme le nitrate d'argent, qui étant fondu, est la *pierre in rnale*, caustique très-violent pour ronger les chairs. La lune-cornée (ou muriate), l'argent fulminant et l'arbre-de-Diane, inusités. On argente les pilules avec des feuilles de ce métal.

MERCURE, *Hydrargyrum*, pèse 14,110. Est fluide, ne devient dur et malléable que sous 30 deg. de froid. S'oxide en noir à l'air (*ethiops per se*), en rouge, au feu. S'amalgame bien avec l'or et l'argent. Se trouve natif ou minéralisé par le soufre, etc. *Ethiops* et *Cinabre*, natif ou artificiel (sulfures noir ou rouge). De ce dernier pulvérisé, vient le vermillon. Se trouve à Almaden, en Espagne; à Ydria, en Carniole; à Deux-Ponts et au Pérou, etc. Les *muriates doux* et *muriates corrosifs*, le *nitrate* de mercure, ses *oxides* ou purs ou dans la graisse, en onguens, et dans d'autres excipiens, sont très-usités en médecine; purgatifs, vermifuges, dépuratifs, spécifiques antivénériens, etc.

CUIVRE ROUGE, *Cuprum*, *Æs*, pèse 8,876, se dissout dans presque tous les acides (Vénus prostituée des Alchimistes), se trouve natif et minéralisé; l'oxide bleu, azur ou *bleu de montagne* et *pierre d'Arménie*; l'oxide vert carbonaté ou *malachite* et *vert de montagne*, pyrite cuivreuse; les arséniate, carbonate, muriate et sulfate de cuivre, etc.; la *Chrysocolle verte* et d'autres carbonates de cuivre, servent en peinture comme le *verdet*, *vert-de-gris* (acétate et oxide de cuivre), et l'*azur*. L'ammoniaque dissout le cuivre en beau bleu (eau céleste). Le *sulfure* et *le sulfate* (vitriol bleu) précipitent du cuivre par le moyen du fer; c'est le cuivre de cémentation. Uni au zinc de la pierre calaminaire, le cuivre de rosette donne le *laiton* ou cuivre jaune, similor; uni à l'étain, fait l'*airain* ou le métal des cloches; le laiton avec l'étain fait le *bronze* des statues et canons; avec l'arsenic le cuivre devient blanc. Le cuivre est un poison à l'état d'oxide.

FER, *Ferrum*, pesanteur spécifique 7,800. Le plus abondant des métaux et le plus utile aux arts, très-ductile et tenace, très-élastique, et le plus dur de tous à l'état d'*acier* (fer carburé); doué de la propriété magnétique; de saveur astringente, en oxides ou rouilles, (le noir est l'*éthiops*, le rougeâtre est le *safran de Mars*, plus oxidé et carbonaté.) Le fer est dissoluble par tous les acides, oxidable à l'air et à l'eau, se combinant bien avec le soufre, l'arsenic, etc., difficilement avec le mercure. Se trouve rarement en fer natif; est, ou à l'état d'aimant, ou en *pyrite martiale* (sulfure d'où se tire le *vitriol vert* naturel, sulfate de fer), en fer spathique (carbonaté), en fer limoneux ou argileux, d'où vient l'*hématite*, ou sanguine, dont on fait des crayons rouges; en *plombagine* (carbure de fer), pour les crayons gris, etc. L'*aimant* est le fer oxidulé, d'Haüy. Le mispikel (fer arseniqué), ou pierre de *santé*, sert à faire des bijoux. Les *ochres* martiales jaunes, rougissant au feu, sont des carbonates de fer avec la chaux et l'argile. L'*œtite*, ou pierre d'aigle, est une mine de fer limoneuse en rognon. On nomme *émeril* une mine de fer grise, quartzeuse, qui sert pour polir les corps durs. La *terre d'Ombre*, ou brune, et la *terre verte de Vérone*, sont des fers carbonatés argileux. Le *bleu de Prusse* est du fer oxidé et précipité par l'acide prussique des matières animales. Des hydrosulfures de fer se trouvent dissous dans quelques eaux minérales qui passent sur des mines de fer hépatiques. L'*ampélite* est un schiste ferrugineux (*voyez* aux Bitumes). La *sidérite*, qui rend le fer cassant à froid, est un phosphate de fer, etc. Ce métal très-usité pour la teinture, l'encre, la médecine, est estimé tonique, apéritif; se reconnaît dans le sang des animaux; paraît être un des principes colorans des corps organisés, et décompose l'eau, à une température élevée. Le *colcothar*, le *sory*, le *misy*, la *chalcitis*, sont des oxides de fer, tirés du vitriol calciné.

ÉTAIN, *Stannum*, gravité 7,264. Très-dissoluble dans les acides, très-fusible; son oxide gris est la *potée d'étain*; à un grand feu se volatilise en *fleurs d'étain* (oxide blanc); combiné avec le soufre et le muriate d'ammoniaque, donne l'*or mussif*; combiné aux autres métaux, les durcit, les rend cassans, plus sonores. L'étain de Cornouailles, celui de Banca et de Malacca sont les plus purs. Le muriate d'étain est un apprêt pour les teintures. Ce métal sert à étamer les glaces, le fer et le cuivre; la potée fait l'émail blanc, polit les corps durs, etc. Contient très-peu ou point d'arsenic. Bayen.

PLOMB, *Plumbum*, pèse 11,352. Très-fusible, mou, oxidable, peu dissoluble dans les acides sulfurique et muriatique; peu sonore. Dans la fusion, s'oxide en gris, en jaune (*massicot*), en rouge (*minium*), en demi-vitrification (*litharge*). Par le vinaigre, s'oxide en *céruse*, ou *blanc-de-plomb*, en sel sucré de Saturne (acétate de plomb). Par les huiles et les graisses, ses oxides se dissolvent, forment des emplâtres (sortes de combinaisons), ou des onguens. Le soufre précipite le plomb en noir. Ce métal volatilise et scorifie les métaux *imparfaits*, dans la coupellation; donne un verre jaune. La *galène* est un plomb sulfuré; le sel marin se décompose par la litharge, le muriate de plomb peint en jaune. Le plomb vert est un phosphate de plomb. Ce métal est un poison, à l'intérieur; siccatif utile, à l'extérieur.

2°. ZINC, *Zincum*, gravité 7,190. Très-dissoluble dans les acides, brûlant avec une flamme éclatante dans les feux d'artifice, et exhalant une fumée blanche qui se condense en oxide blanc (*pompholix*, *nihil album*, *laine philosophique*). La *tuthie* est un oxide gris de zinc, qui s'attache aux cheminées où l'on fond la *blende*, ou sulfure de zinc, et qui sert comme siccative, ophthalmique, comme le pompholix; celui-ci, tiré du zinc pur (*toutenague* de Chine), passe pour antiépileptique, peut remplacer la céruse. Le sulfate de zinc, *vitriol blanc de Goslar*, est très-astringent, émétique, sert en collyre, déterge les ulcères. La *calamine* (oxide natif de zinc) sert pour faire le laiton, le tombac, etc. Le zinc rend les métaux aigres, est susceptible d'être laminé, d'étamer le cuivre; bon conducteur du fluide galvanique, ou de l'électricité métallique dans la pile de Volta, etc.

BISMUTH, *Wismuthum*, pèse 9,670. D'un blanc plus jaunâtre que le précédent, fragile, lamelleux, très-dissoluble dans l'acide nitrique, et déposant alors par l'eau un *magistère*, blanc d'Espagne, propre à servir de fard; mais cet oxide noircit à la vapeur du soufre. Le bismuth sert aussi pour les caractères typographiques.

ANTIMOINE, *Stibium*, *Antimonium*, pèse 6,860. Cristallisant en aiguilles, très-oxidable dans l'acide nitrique, et par le nitre (*antimoine diaphorétique*), se calcine au feu, en donnant des *fleurs* blanches, argentines; cet oxide se fond en un *verre* de couleur *hyacinthe*. Le sulfure d'antimoine natif est l'*antimoine cru*, qui, calciné et fondu, donne le *foie* d'antimoine, *crocus metallorum*; dissous par un alcali, produit le *kermès* minéral et le *soufre doré* d'antimoine (hydrosulfurés); sublimé avec le muriate de mercure corrosif, fait le *beurre* d'antimoine (muriate oxigéné), très-escarotique, qui laisse précipiter avec l'eau la *poudre d'Algaroth* (oxide blanc). Ces oxides, unis au tartrate acidule de potasse, forment le sel trisule, nommé *émétique*. L'antimoine se tire d'Auvergne; cru, il sert dans les maladies de la peau.

COBALT, *Cobaltum*, pèse 8,538, donne le *safre*, oxide qui fait le verre bleu de smalt, et qui donne avec l'acide muriatique l'*encre verte* de sympathie. Est aussi magnétique, et uni souvent à l'arsenic.

NICKEL, *Niccolum*, rougeâtre, magnétique, uni à l'arsenic. Les métaux, Tellure, Columbium, Tantalium, Urane, Titane, sont encore inusités et peu connus, ainsi que le Palladium, le Rhodium, l'Iridium, l'Osmium, le Cerium, etc., combinés au platine.

3º. ARSENIC, *Arsenicum*, pèse 8,308 en régule; brûle avec une odeur d'ail, susceptible de s'oxider jusqu'à l'acidification; se voit ordinairement à l'état d'oxide blanc vitreux, sublimé dans les fourneaux où l'on fond ses mines. Uni aux autres métaux, les rend fragiles et blancs. Combiné au soufre, s'appelle *orpin*, ou *orpiment* s'il est jaune, et *réalgar*, s'il est rouge ou plus oxidé. Peut servir en peinture. L'arsenic blanc (oxide arsénieux), avec la potasse, sert dans la teinture, comme apprêt; je l'ai vu employé à très-petite dose contre les fièvres intermittentes, avec des succès douteux. Ce poison affreux se combat par les hydrosulfures ou dissolutions de foie de soufre. La *pharmacolite* (arséniate de chaux natif) se trouve dans les Vosges; est un poison.

TUNGSTÈNE, *Wolframum*, découvert par Schèele; passe à l'état d'acide; se trouve combiné au fer dans le wolfram. Donne un verre bleu avec l'acide phosphorique. Pèse, dit-on, 17,600. Son acide est jaune.

MOLYBDÈNE, *Molybdœna*. Le sulfure de molybdène ressemble à la plombagine. Fait avec le borax un verre violet. Passe à l'état d'acide.

CHROME, *Chromium*, découvert par Vauquelin; est magnétique; principe colorant vert de l'émeraude du Pérou, passé à l'état d'acide, donne sa couleur rouge au rubis; sert aussi en peinture, en émaux verts sur porcelaine, etc.

MANGANÈSE, *Magnesium*, pèse 6,850. On lui enlève difficilement l'oxigène, et il le reprend à l'air. Est toujours à l'état d'oxide noirâtre qui cède une portion de son oxigène à l'acide muriatique. Sert pour les fumigations oxigénées de Guyton-de-Morveau, qui détruisent les miasmes contagieux. Chauffé avec l'acide sulfurique, donne beaucoup de gaz oxigène pur. L'oxide de manganèse est le savon des verriers, blanchit les vitrifications colorées; donne aussi un verre violet; ne passe pas à l'état d'acide; se trouve dans les Pyrénées et ailleurs.

MINÉRAUX NON COMBUSTIBLES. *SELS.*

Il y a trois sortes de substances salines : 1°. les acides ; 2°. les alcalines ; 3°. les neutres ou saturées, dont la base est, ou un alcali, ou une une terre, ou un oxide métallique, etc. Leur forme est le plus souvent cristalline ; ils sont plus ou moins solubles dans l'eau et sapides. Les acides en *ique* sont plus oxigénés que ceux en *eux.*

1°. *ACIDES.* Le sulfurique (ou vitriolique), et l'A. sul-fureux, se rencontrent quelquefois naturellement près des *solfa-tares*, sont le produit du soufre brûlé ou combiné à l'oxigène, mais le plus souvent unis à diverses bases salifiables, éminem-ment antiputrides. (*Voy.* Soufre.)

Acide nitrique et nitreux (*eau forte*). Se forme de toutes pièces par le concours des matières animales dans les nitrières ; se rencontre toujours combiné (excepté peut-être en quelques eaux des pluies d'orage). A pour base le gaz azote combiné à l'oxigène qu'il cède facilement aux corps combustibles qui en sont avides.

Ac. muriatique, ou marin, esprit-de-sel. Est très-volatil ; se trouve ordinairement combiné à la soude dans l'eau de la mer. Encore indécomposé, sa base est inconnue ; se surcharge aisément de l'oxigène des oxides métalliques. Paraît se former dans l'atmosphère. Cet acide oxigéné sert à blanchir les toiles.

A. phosphorique (*voyez* Phosphore). Se trouve combiné à la chaux et à divers métaux, dans le règne minéral. Abondant aussi dans les os et les humeurs des animaux ; retient obstiné-ment une portion de chaux, se vitrifie en verre transparent ; désoxigéné, donne le phosphore.

A. fluorique. Très-volatil, brûlant les matières végétales, corrodant le verre ou la silice, découvert par Schéele ; est sous forme gazeuse, ou aérienne, non respirable ; se trouve toujours combiné, soit au spath fluor (fluate de chaux), soit à d'autres substances. Son radical est encore peu connu, quoique MM. Thenard et Gay-Lussac présument l'avoir décomposé, avec ce qu'ils nomment métal de la potasse ou de la soude (ou hydrures alcalins).

A. boracique. Sel sédatif d'Homberg. Se trouve pur dans l'eau de quelques lacs en Italie ; souvent combiné à la soude, fait le borax du commerce ; se volatilise avec l'eau, est concret, en écailles brillantes, blanches, se fond en verre, se rencontre aussi combiné à la chaux. Décomposé par l'hydrure de potasse.

A. CARBONIQUE, formé par la combustion du carbone; se trouve abondamment ou combiné à la chaux, etc., ou dans des eaux gazeuses, ou en gaz dans les *moffettes*, airs méphitiques, s'exhale de plusieurs substances, et des corps en fermentation. Asphyxie lorsqu'on le respire : se décompose par l'intermède du phosphore et d'un alcali.

2°. *ALCALIS.* POTASSE, saveur âcre, urineuse, attirant l'humidité, rongeant les chairs, formant avec elles ou les huiles, des *savons;* se trouve naturellement combiné dans le nitre, l'alun, et à divers acides; change en vert les couleurs bleues végétales; comme les autres alcalis (les acides changent ces couleurs en rouge) dissout, par le feu, la silice et quelques métaux. On la rencontre aussi à l'état de carbonate dans quelques produits volcaniques; extraite sur-tout des cendres des végétaux et du nitre, forme la pierre à cautère, etc. Soumise par Davy, à une forte action de la pile voltaïque, ou à une violente chaleur avec le fer ou le charbon, par Gay-Lussac et Thenard, la potasse a paru donner un métal qui se décompose aisément à l'air, et dans l'eau avec flamme; est un *hydrure de potasse.*

SOUDE, ALCALI MINÉRAL OU MARIN, abondante dans le sel marin, attire moins l'humidité, mais se comporte de même que la précédente. Est le *natron* des anciens et de plusieurs lacs en Afrique. Se trouve aussi combiné aux acides sulfurique, boracique, etc. dans le borax, le sel de Glauber. La soude se retire de plusieurs plantes maritimes (*Voyez* aux Végét., Fam. 27, p. 37, etc. s'emploie pour les savons, le blanchissage, la vitrification.

AMMONIAQUE, ALCALI VOLATIL plus particulier que les autres au règne animal, est ou à l'état gazeux, ou uni à l'eau ou concret, s'il est combiné à un acide ou à une huile; son odeur est vive, pénétrante; il attaque les métaux, dissout le cuivre en beau bleu. Passe pour diaphorétique, alexitère à l'intérieur. Se prescrit contre les blessures d'animaux vénéneux, etc. dans *l'eau de Luce;* est composé d'hydrogène et d'azote dans un état particulier, selon Berthollet. Se trouve uni à l'acide muriatique dans les produits volcaniques, et efflorescent dans plusieurs pierres, ainsi que le nitrate et le sulfate d'ammoniaque.

3°. *SELS NEUTRES.* SULFATE DE POTASSE, sel de Duobus, tartre vitriolé, *arcanum duplicatum.* Plus souvent le produit de l'art que de la nature; se trouve cependant dans des laves du Vésuve. Contient acide sulfurique 40, potasse 52, eau 8. Celui de l'art est usité.

SULFATE DE SOUDE, commun dans plusieurs eaux.

Soude 15, àcide 27, eau 58. Très-usité en médecine, est purgatif, s'effleurit à l'air. Ce sel *admirable* de Glauber se rencontre
aussi dans plusieurs cendres de végétaux.

SULF. D'AMMONIAQUE. Acide et eau 90, alcali 10. Se
trouve à la Solfatare naturellement. Peu usité.

SULF. DE CHAUX, sélénite, gypse, ou plâtre; abondant
dans la nature; rend les eaux crues et pesantes; cristallise sous
plusieurs formes. Le gypse, comme le *miroir d'âne*, contient
chaux 32, acide 46, eau 22.

SULF. D'ALUMINE, alun; alun de roche, contient sulfate
d'alumine 49, de potasse 7, eau 44. Les aluns plus ou moins
acides et styptiques, n'ont pas le même effet dans les apprêts
de teinture. L'alun calciné est septique, puissant siccatif;
l'alun acide cristallise en octaèdre, le moins acide en cube; l'alun
rougeâtre ou de Rome contient de l'oxide de fer. Les aluns se
forment dans les schistes sulfureux, par efflorescence (1). On les
compose aussi. (*L'alun de plume* est un vitriol blanc.)

SULF. DE BARYTE, spath pesant, contient baryte 60,
acide 30, silice 10, selon Klaproth. On le décompose par le
charbon, au feu; (la pierre de Bologne y devient phosphorique);
on en fait du muriate de baryte qui est donné comme un puissant
fondant, remède dangereux. Le sulfate de strontiane, de couleur bleue, est à-peu-près de même. *Célestine* des minéralogistes.

SULF. DE MAGNÉSIE, sel d'Epsom, de Sedlitz, etc.
Contient magnésie 19, acide 33, eau 48. Très-usité en médecine;
est amer, purgatif, s'effleurit à l'air, cristallise en prismes
tétraèdres à sommets *idem*.

SULF. DE FER, ou vitriol vert, couperose. Contient acide
39, oxide de fer 23, eau 38. Plus le fer est oxidé, plus ce sel
est jaunâtre. Sert pour l'encre, le bleu de Prusse; est un styptique efficace, se précipite en noir par les substances astringentes
et le tannin dans la thériaque; cristallise en parallélipipède
rhomboïdal. Est produit par la décomposition des pyrites martiales. Se trouve en plusieurs eaux minérales. Calciné, donne le
colcothar.

S. DE CUIVRE, vitriol bleu, cristallise comme le précé-

---

(1) Le pyrophore d'Homberg, ou l'alun réduit à l'état de sulfure,
par le moyen des matières combustibles, est susceptible de s'enflammer à l'air humide.

dent. Contient cuivre rouge oxidé 26, acide 44, eau 28. Saveur austère, est septique. Le fer précipite le cuivre (par cémentation) de ce sel ; l'ammoniaque le dissout en beau bleu.

S. DE ZINC, vitriol blanc, saveur styptique, cristallise en pyramides tétraèdres à sommets *idem*. Contient zinc oxidé 20, acide 40, eau 40. S'il est en filets soyeux, se nomme alun de plume. (Confondu mal-à-propos avec l'asbeste.) Usité comme ophthalmique ; est aussi émétique. Vient de Goslar, dans le Hartz.

NITRATE DE POTASSE, nitre ou salpêtre. Fuse et s'enflamme sur les charbons ardens, base principale de la poudre à canon ; cristallise en octaèdre cunéiforme ou en prisme quadrangulaire. Contient acide 33, potasse 49, eau 18. Puissant apéritif, diurétique. Donne l'eau forte, oxide les corps combustibles, se forme dans les débris des matières animales, etc.

N. DE CHAUX, déliquescent ; se trouve dans les eaux-mères de la lessive des salpétriers ; sert à faire du nitre avec la potasse. Le *nitr. de soude*, ou cubique, inusité.

MURIATE DE POTASSE, sel fébrifuge de Sylvius, natif en quelques eaux. Contient potasse 61, acide 31, eau 8.

MUR. DE SOUDE, sel marin et sel gemme ; le plus abondant de tous dans la nature, ou dissous dans l'eau des mers et de quelques lacs, ou en masses dans la terre ; cristallise en cube. Contient soude 42, acide 52, eau 6. Déliquescent, de saveur salée, usité par tous les peuples dans leurs alimens, décrépite au feu. Le sel gemme est en gros cubes transparens d'ordinaire, quelquefois colorés. Se décompose ou par doubles affinités, ou par l'oxide de plomb, etc. ; employé comme résolutif dans les contusions, comme antiseptique pour préserver les chairs, et comme antipsorique.

MUR. DE CHAUX, très-déliquescent, d'amertume désagréable d'où l'eau de la mer paraît tirer la sienne, car ce sel s'y trouve. Le phosphore d'Homberg est ce sel fondu en fritte, devient phosphorique. Contient chaux 44, acide 31, eau 25. Cristallise en prismes hexaèdres à sommets tétraèdres. Passe pour un grand fondant en médecine.

PHOSPHATE DE CHAUX, natif, *Apatite* ; contient chaux 55, acide 45. Dans les os des animaux, le phosphate est souvent avec un excès de chaux. On fait un phosphate de soude, purgatif, sans saveur déplaisante.

FLUATE DE CHAUX, *Spath fluor*, non soluble à l'eau, devient phosphorique au feu, cristallise en cube ; contient chaux 57, acide 16, eau 27. Son acide est employé pour graver sur verre.

BORATE DE SOUDE SURSATURÉ, Borax, Chryso-
colle ; le brut on impur se nomme *tinkal*, est gras ; apporté
du Thibet, et se trouve aussi vers Halberstadt en Saxe. On le
purifie ; il cristallise en parallélipipède rhomboïdal, est alcalin,
verdit les couleurs bleues végétales, sert de flux pour fondre
les métaux ; contient soude 17, acide 34, eau 47. S'effleurit à l'air.

**CARBONATES ALCALINS, TERREUX ET MÉTAL-
LIQUES.** Les alcalis, les terres, les oxides métalliques absorbent tous dans l'atmosphère l'acide qui s'y trouve, et forment
des carbonates plus ou moins saturés, dont nous parlons à l'article de chacune de ces bases salifiables. Cet acide aériforme
adoucit la causticité de ces substances.

MINÉRAUX NON COMBUSTIBLES.

TERRES SIMPLES.

SILICE, terre vitrifiable tirée du quartz ; est infusible, réfrac-
taire au feu, attaquable par le seul acide fluorique, dissoluble
par les alcalis avec lesquels elle forme du verre ; est rude et
anguleuse au toucher, plus dure que les métaux ; base du sable,
des quartz, des grès, des pierres gemmes, des schorls, agathes, etc. ; rarement pure dans la nature. Sert pour les poteries, etc. ; regardée comme l'élément terreux le plus simple.

ALUMINE, argile, terre glaise ; se tire pure de l'alun ; est
douce, visqueuse au toucher ; s'imbibe d'eau, et forme une pâte
ductile ; se combine à la plupart des acides, prend du *retrait*
au feu (pyromètre de Wedgewood), où elle acquiert une grande
dureté ; se polit bien, flotte dans l'eau, où on la délaie. Sert
pour les poteries fines et la porcelaine de feld-spath ; abonde
dans les schistes, les micas, les trapps, les lithomarges, etc.

CHAUX, étant pure, se dissout en 600 parties d'eau ; est
âcre, caustique, agissant comme les alcalis, attirant l'humidité
ou s'effleurissant par sa combinaison avec l'acide carbonique qui
forme la craie. Sert aux cimens ; se peut combiner au soûfre en
sulfure, base des marbres, des albâtres, des marnes, etc.
déposée ordinairement par couches ou bancs sur la terre ; paraît
aussi se former dans le corps de plusieurs animaux.

MAGNÉSIE, très-blanche, fine, légère, spongieuse ; se tire
pure de la décomposition du sel d'Epsom, ou des muriates et
nitrates magnésiens des eaux-mères du nitre. Le carbonate de
magnésie, ou la magnésie blanche ordinaire, contient acide

carbonique 25, eau 30, magnésie 45. Non fusible au feu ; se dissout en très-petite quantité dans l'eau ; forme des sels triples
avec l'ammoniaque et les acides. Se trouve assez abondamment
dans les talcs, les asbestes, les serpentines et stéatites, les
terres à foulons. Elle est absorbante et un peu purgative.

BARYTE ou TERRE PESANTE, se trouve dans le *spath pesant*
(sulfate) et dans la *withérite* (carbonate) ; adhère très-fortement
aux acides ; prend une nuance verte ou bleue au feu, ou par le
contact d'autres terres ; est peu soluble, paraît alcaline. On l'a
soupçonnée d'être un oxide métallique ; est un poison.

STRONTIANE, base de la *célestine* (sulfate) et de la stron-
tianite (carbonate) ; se trouve souvent avec la baryte ; n'est pas
un poison. Le muriate de strontiane donne à l'alcool la propriété
de brûler avec une flamme purpurine, et le muriate de baryte,
une bleue. Inusitée.

ZIRCONE, découverte par Klaproth dans le *zircon*, ou le
jargon de Ceylan, pierre gemme ; y est le $(\frac{68}{100})$ et dans l'hyacinthe ;
est pesante, précipitée comme les oxides métalliques par les
prussiates, les gallates et les hydrosulfures. Inusitée.

GLUCINE, trouvée par Vauquelin dans les émeraudes, les
aigues-marines ; forme avec les acides des sels sucrés au goût ;
est analogue à l'alun. Inusitée.

YTTRIA, trouvée par Gadolin dans un minéral (la *gadoli-
nite*) qui vient d'Ytterby en Suède, etc. Inusitée, ainsi que
plusieurs autres, encore peu connues.

MINÉRAUX NON COMBUSTIBLES.

TERRES MÉLANGÉES ET PIERRES.

Substances dans lesquelles dominent, 1°. le *genre siliceux*,
gemmes, schorls, quartz, zéolithes ; 2°. *genre argileux*, terres
à poteries, schistes, trapps, lithomarges, etc. ; 3°. *genre
magnésien* ou talqueux, terres verdâtres, savoneuses, stéatites
ou asbestes et rayonnantes ; 4°. *genre calcaire*, craies, marnes, etc., 5°. *roches mélangées*, granits, etc.

1°. GEMMES, pierres précieuses, contiennent plus d'alumine que de silice, mais ont l'aspect cristallin. Inusitées aujour-
d'hui en médecine. On y admettait jadis les cinq fragmens précieux suivans.

1°. GRENAT, contient alumine, silice, chaux et fer ; est de

couleur purpurine ou rouge foncée; l'*escarboucle* en est la plus belle sorte. Il y a des grenats communs.

2°. Hyacinthe , qui a donné son nom à une confection. Contient les mêmes principes que le précédent , en diverses proportions , et avec de la zircone ; est d'un jaune orangé ou de flamme. On l'imite par le verre d'antimoine.

3°. Saphir. L'oriental est d'un bleu d'azur , ordinairement ; s'il est rouge ou pourpre , c'est le *rubis* , ou *spinelle* , ou *balai* ; s'il est jaune , c'est la *topaze orientale* ; s'il est vert , c'est l'*émeraude d'orient* ; s'il est violet , c'est une *améthyste orientale* ; l'*astérie*, *girasol d'Orient*, est aussi un saph r. Ces pierres sont les plus dures après le diamant , ne contiennent presque que de l'alumine et du fer , cristallisent en prisme à six faces ou en dodécaèdre , ont le plus brillant éclat. *Télésies* d'Haüy. Le *Corindon* , spath adamantin, en est une espèce.

4°. Émeraude d'occident et du Pérou , *Schorl vert*, ou jaunâtre , ou bleuâtre , l'*aigue-marine* ; la *tourmaline*, schorl enfumé , qui devient électrique lorsqu'on le chauffe ; la *topaze* du Brésil , qui de jaune devient au feu d'un rouge de rubis ; le *béril*, de couleur vert de mer , sont des schorls ; cristallisent en prismes , comme le *chrysobéril* ou topaze de Saxe. Combinaison de silice , d'alumine , de fer , et de quelques autres substances variables.

5°. Sardoine , sorte de quartz calcédoine , ou *silex* et caillou coloré. Les *agathes*, l'*onyx*, le *cacholong* sont de la nature des *pierres-à-fusil* , en diffèrent par la couleur et les nuances , ordinairement brunes ou rougeâtres. Les chatoyantes , comme l'*œil-de-chat* ou *de poisson*, et le *girasol*, sont analogues à ce genre de pierres siliceuses. L'*opale* laiteuse , ou pierre *de lune* (à cause de sa couleur) ; l'*hydrophane*, qui devient plus transparente dans l'eau , sont de cette famille , mais tiennent de l'argile , comme la *chrysoprase*.

QUARTZ CRISTALLISÉ, cristal de roche , en prisme à six faces ; l'*améthyste* commune (quartz violet), la *prase* ou quartz vert ; l'*aventurine*, quartz rougeâtre parsemé de mica brillant ; le *quartz irisé* et le *chatoyant*, sont de nature analogue. Le Grès est attaquable par les alcalis (liqueur de cailloux) et par l'acide fluorique. On a cru qu'il pouvait se changer en alumine.

LAPIS LAZULI, pierre dont on fait le bleu d'azur ou d'outremer , inaltérable pour la peinture. Roche siliceuse , avec alumine , chaux et fer. Est analogue aux *zéolithes* , acquiert de la phosphorescence au soleil. Le bleu s'extrait par calcination de la pierre, selon Boëce de Boot. On le remplace aujourd'hui par le phosphate de fer alumineux ; de Thenard.

2° *GENRE ARGILEUX*. Jaspes. Argile siliceuse et ferrugineuse, rouge ou verte, capable de beau poli ; le *sinople*, d'un rouge brun ; le *pechstein* (pierre couleur de poix) ; le *pétrosilex*, sont analogues.

FELD-SPATH BLANC, *Pétunt-sé* des Chinois, et le *feld-spath argiliforme*, qui est leur *kaolin*, sont les bases de la porcelaine. Celui de Saint-Iriez, près Limoges, est très-beau. L'*adulaire* est le feld-spath le plus pur. On nomme *pierre de Labrador*, un feld-spath ou horn-blende chatoyant. Ces pierres contiennent de la silice, de l'alumine, quelquefois de la potasse et des oxides de fer ; font feu avec le briquet.

ARGILE, GLAISE à potier, à pipe et limoneuse, ont toutes plus ou moins la propriété de prendre les formes que la roue et la main du potier leur donnent ; contiennent diverses proportions de silice, de chaux ou de magnésie et d'oxides de fer, etc. La plus belle terre à pipe vient de Bray en Normandie. L'argile avec la silice pure forme les poteries de grès, qui sont *apyres*, s'il n'y entre pas de chaux ou d'autres terres fusibles ; servent pour les creusets. Les *alcarrazas*, vases faits en Espagne, avec une argile ferrugineuse calcaréo-silicuse, dite *terre de Bouccaro*, laissent transuder l'eau et la tiennent très-fraîche par l'évaporation qui s'en fait. On ne couvre point d'émail ces vases, dans la pâte desquels on mêle du sel pour les rendre plus poreux.

ARG. BOLAIRES, sont colorées par des oxides de fer. Le *bol d'Arménie* a le caractère savoneux des argiles, est rouge, tache les doigts, happe la langue ; se trouve en plusieurs lieux de France et du Levant, et ailleurs. Analogue à la précédente pour les propriétés ; tonique et astringente comme elle en topique. L'argile *rouge* de Constantinople, dont les Turcs font des pipes, et la terre de *Patna*, vers le Gange, sont des argiles bolaires ; tiennent aussi un peu de silice. On se sert dans les peintures en détrempe, de la *terre verte de Vérone*, ou vert de montagne, qui contient $\frac{40}{100}$ de fer et point de cuivre ; du *rouge d'Angleterre*, argile avec un oxide de fer plus oxigéné, qui se trouve aussi en Berry ; des *ochres*, etc.

ARG. BRUNES, ferrugineuses, mêlées de matières végétales décomposées. La *terre d'Ombre*, ou plutôt d'Ombrie, et la *terre de Cologne* ou de *Brühl* se tirent des lieux marécageux ; tiennent de la nature des tourbes. Servent en peinture.

LITHOMARGES, Terres a foulon, *Smectites*, ou savo-
.euses servant à dégraisser les étolfes. La meilleure est celle
le *Hampshire* en Angleterre ; est verdâtre ; il est défendu de
'exporter. Celle d'*Osmund*, en Dalécarlie, celle de *Lemnos*
, île de Stalimène), la *Cimolée* des anciens, tirée de. Cimolis
(île de l'Argentière), moussent avec l'eau comme le savon ,
sont onctueuses ; contiennent un peu de chaux et de magnésie ,
avec du fer et beaucoup de silice et d'alumine.

TRIPOLI, argile siliceuse, maigre , colorée par le fer, tenant
de la nature des schistes ; sert pour polir les métaux ; est propre
aussi à former des moules dans lesquels on coule des métaux, etc. Se trouve en couches, souvent avec des empreintes
végétales. Le tripoli jaune est le plus rude au tact , et le
meilleur.

SCHISTES, roches feuilletées grises ou brunes d'ordinaire ,
formées d'argile , de silice, de mica, de fer, et quelquefois de
Horn-blende , etc. Les chistes les plus siliceux sont la *pierre
de Queux* (Cos), ou *pierre-à-faux* , et la *pierre-à-rasoir* jaune ,
dont le grain est plus ou moins fin, qui servent à aiguiser les
instrumens tranchans; les *ardoises* en grandes couches brunes ,
contiennent environ moitié silice ; le reste est alumine , magnésie, chaux et fer. Il y a l'*ardoise en table* , qui admet le poli et
sert pour les calculateurs ; l'*ardoise à toît* , en feuillets minces ,
souvent avec des empreintes , et parsemée de mica, se durcit au
feu ; l'ardoise molle , *crayon noir à dessiner* , et l'*ardoise bitumineuse* , se trouvent près des couches de houille.

PIERRE-DE-TOUCHE , *Lapis lydius* , est un trapp analogue aux *horn-blendes* ou schorl lamelleux ; fait feu avec le
briquet, contient beaucoup de silice , d'alumine, peu de chaux
et de fer ; est brunâtre ; se charge par frottement , des molécules
de l'or ou d'autres métaux qu'on essaie dessus en les dissolvant
par un acide. Les *basaltes* sont analogues aux trapps , et peuvent
servir de pierre-de-touche également.

MICA, POUDRE D'OR , *Mica squammosa*, est ou blanc
ou jaune, ou rouge avec un éclat métallique; cristallise en lames
hexagones. Se rencontre dans les *granits*, les *gneiss* ou granits
décomposés. Sert pour sécher l'écriture ; contient silice , alumine , magnésie et fer, combinés intimement.

3°. *GENRE MAGNÉSIEN* ou TALQUEUX , Talc ver-
datre , qui, pulvérisé , est le blanc de fard. Se trouve en feuillets minces , transparens et d'un brillant métallique ; doux et
savoneux sous le doigt qu'il blanchit ; sert en cosmétique. On
le colore aussi en rose pour le rouge de fard, avec la cochenille

ou le carthame. Le *verre de Moscovie* est un talc en grands feuillets un peu flexibles, assez transparens pour remplacer le verre, et moins fragiles. Il est d'un jaunâtre sale, composé d'argile, magnésie, silice, etc.

ÉCUME DE-MER, terre dont on fait des pipes en la cuisant dans l'huile, vient du Levant et de Turquie, contient silice et magnésie.

CRAIE DE BRIANÇON, sorte de talc ou de *stéatite*, pierre douce, tendre, savoneuse, de laquelle on fait du blanc pour la peinture en détrempe, et des crayons blancs, pour les dessinateurs. Est d'un blanc verdâtre comme le *blanc de fard*, et composée des mêmes terres.

STÉATITES, analogues à la précédente, savoneuses. Servent aussi de pierre à détacher la graisse des étoffes; se nomment *Pierres de lard*, parce qu'elles paraissent grasses au toucher. Le *blanc d'Espagne* en est une espèce.

SERPENTINES et PIERRES OLLAIRES, sont d'un vert plus ou moins obscur, paraissent grasses au toucher, solides. On en fabrique des vases qui vont au feu, *ollæ*, peu attaquables par les acides, d'un beau poli; souvent donnent des indices de magnétisme assez légers; contiennent beaucoup de magnésie, de silice et d'alumine, peu de chaux et de fer. On peut les travailler sur le tour. La serpentine est tachetée comme la pierre ollaire.

JADE, PIERRE NÉPHRÉTIQUE, verdâtre, dure, demi-transparente, capable d'un très-beau poli., paraissant grasse, a été jadis vantée contre les maux de reins; on la portait suspendue au col. Les Américains en faisaient des haches (*pierre des Amazones*). D'abord molle, à ce qu'il paraît, cette pierre devient très-solide à l'air. Contient beaucoup de silice et de magnésie, moins d'alumine, de fer et de chaux. Se trouve aussi en Chine. On en fait des *magots* ou statues grotesques, apportées en Europe.

ASBESTE, AMIANTHE, pierres composées de fibres, d'ordinaire parallèles, d'un blanc soyeux, verdâtre, plus lâches et séparables dans l'amianthe. On fait de celui-ci des tissus (avec une trame de fil) et même des toiles incombustibles, mais fragiles. Le *lin fossile* est le plus bel amianthe, pour servir de mèche dans les lampes. Contient beaucoup de silice et de magnésie, moins de chaux, d'alumine et de fer. On nomme *cuir* ou *chair-de-montagne*, les asbestes d'un tissu entrelacé; s'ils sont minces, c'est le *papier*; s'ils sont poreux et légers, c'est le *liége-de-montagne*. Le faux *alun de plume* est une asbeste.

4°. *GENRE CALCAIRE*, CHAUX CARBONATÉE, agarie

minéral, lait de lune ou de montagne, moëlle de pierre, etc. ; est mêlée souvent d'alumine. Celle qu'on trouve vers Sienne, à *Santa-Fiora*, sert à faire des briques si légères, qu'elles surnagent l'eau. Contiennent aussi moitié silice et un quart de magnésie. (Une autre *farine fossile* contient de la chaux sulfatée pulvérulente.)

CRAIE, se trouve par couches; effet du dépôt des eaux de la mer et du détritus des animaux marins, ou des débris des montagnes calcaires. Celle présumée venir des éructations volcaniques boueuses, est mêlée d'argile. La *craie coquillière*, comme le *falun* de Touraine, est assez pure. Les *pierres à chaux* contiennent de la silice, utile dans les cimens. Les montagnes granitiques contenant de la chaux dans leurs élémens, prouvent que cette terre est primitive, et non entièrement produite par les animaux, comme on l'a dit. Le caractère des craies est de donner de la chaux au feu, et de l'acide carbonique par les acides. Les *tufs* sont des craies argileuses, solides, poreuses.

ALBATRES CALCAIRES, STALACTITES, STALAGMITES, etc. formés des dépôts de l'eau chargée de carbonate de chaux en dissolution par l'excès de l'acide carbonique. Souvent composés de couches parallèles. Le plus bel albâtre est jaunâtre demi-transparent;se taille facilement en vases ou statues, etc. Quelques-uns ont des veines brunâtres, ondulées ou par zônes ; mais l'albâtre tout blanc est gypseux (sulfate de chaux), *alabatrite* des minéralogistes. Les stalactites, toujours percées à l'intérieur, se font par exsudation dans les cavernes ; contiennent chaux 64, acide carb. 34, et eau 2. On a pensé qu'elles se formaient par un mode de végétation analogue à celui des plantes, ce qui paraît improbable.

SPATH CALCAIRE, est formé des mêmes principes que l'albâtre, a plus d'eau de cristallisation. Le *spath rhomboïdal d'Islande* est transparent et double les objets qu'on regarde au travers ; d'autres cristallisent en dents de cochon, en crête, en lentille, etc.; prennent des formes très-variées (Haüy) ; contiennent quelquefois de la silice, de la magnésie, etc.

MARBRES. Sont extrêmement nombreux et variés ; carbonates de chaux confusément cristallisés, susceptibles d'un beau poli, résistant longtems à l'air. Les marbres blancs, statuaires de *Paros* et de *Carrare*, sont presque purs, ou ne contiennent guère que de la baryte et de la silice. Le *vert antique* contient du talc vert, de la magnésie et (Bayen) qui colore la plupart de ces pierres. Les marbres *machelles* sont presque tous composés de coquillages ; les *bucatelles* jaunes et rouges, les *brèches* de couleurs mélangées, les *griottes* d'un rouge brun les marbres noirs, etc. contiennent aussi de la silice et de l'alumine. Se trouvent dans les montagnes de seconde formation, par couches.

LUDUS et CONCRÉTIONS CALCAIRES. Les *oolithes* sont des concrétions rondes comme des œufs, les *pisolithes* comme des pois. Le *flos ferri* est un assemblage de rameaux calcaires très-blancs qui semblent l'effet d'une végétation, mais qui est une stalactite rameuse, sans mélange de fer (1). L'*ostéocolle*, ou priapolithe, jadis usitée en chirurgie pour recoller les os fracturés, est un dépôt calcaire des eaux dans des bois pourris, analogue aux incrustations des eaux gazeuses de Wisbaden, ou à celles de la fontaine d'Arcueil, etc. Les *ludus* étant argilo-calcaires, se fendillent en divers sens, et leurs interstices se remplissant de matières colorantes ou autres, forment les figures singulières des *pierres de Florence*, des *ludus Helmontii* ou *Paracelsi*, (médecins qui ont vanté ces concrétions pour dissoudre le calcul vésical.)

PIERRE-DE-PORC, et PIERRE HÉPATIQUE ; la première est un marbre noir imprégné de bitume, qui répand, par la chaleur, une odeur forte comme l'urine de chat (d'où son nom de *lapis felinus* ou *suillus*) ; elle donne une bonne chaux blanche. La seconde est un spath calcaire mêlé de soufre à l'état de sulfure et d'un peu de fer. Il exhale, avec l'eau, du gaz hydrogène sulfuré. Se trouve près les mines de sel gemme.

MARNES. Mélange de beaucoup de chaux et d'alumine avec la silice. Servent à diviser les terres trop argileuses, pour les rendre plus fertiles ; se délitent à l'air. Sont colorées souvent par le fer, et en couches comme les schistes dans la terre.

5°. *ROCHES MÉLANGÉES, Granit et Gneiss*, ou granit se décomposant ; forment les plus hautes montagnes ou primitives, les Alpes, les Pyrénées, l'Atlas, le Caucase, les Cordilières, etc. Le granit étincelle sous le briquet, souvent susceptible de poli, toujours varié de plusieurs couleurs. Le granit a deux, trois ou quatre substances, (quartz avec schorl, ou feld - spath, ou mica, ou stéatite) ; ce dernier sert à faires des pierres meulières. Le gneiss se délite facilement, parce qu'il contient beaucoup d'argile, que l'eau renfle ; on y trouve aussi beaucoup de mica.

_____

(1) Les dissolutions salines qui grimpent et s'élèvent en ramifications, sont un exemple analogue à celle du carbonate calcaire des mines de fer spathique, ou carbonatées sur lesquelles se forme le *Flos ferri*.

ROCHES COMPOSÉES, EMPATÉES et SILICEUSES.

Le *porphyre* est rouge ou noir, à grandes ou à petites taches, qui sont du quartz ou du feld-spath dans un ciment et pâte de silice. Susceptible de très-beau poli, très-dur; sert à *porphyriser* les substances dures; est à la longue un peu attaquable par les acides. L'*ophite* est un porphyre à pâte verte, dont le fer (principe colorant du porphyre rouge) est moins oxidé. L'ophite taillée en forme de coin par les sauvages, est nommée *pierre de foudre*. (Mais la vraie CÉRAUNIAS des anciens paraît avoir été une de ces concrétions qu'une nuée de témoignages assure être tombées de l'atmosphère, dans le météore qu'on appelle *globe de feu*, qui détonne avec fracas. Vauquelin y a trouvé beaucoup de silice et d'oxide de fer, moins de magnésie, peu de nickel et de chaux.) Le *poudding* et les *brèches* siliceuses sont des roches à pâte siliceuse contenant des fragmens assez gros de diverses roches.

GRÈS et PIERRE MEULIÈRE. Le *grès des rémouleurs*, est un aggrégat de grains de sable, qui sert à faire des meules à aiguiser; se trouve par couches, contient du mica. La *meulière* pour les moulins a le grain raboteux, carié, inégal; contient du feld-spath et du mica. Le *grès à filtrer* a le grain plus égal, est poreux, gris; son ciment calcaire ayant été en partie emporté, l'eau se filtre dans ses pores. Une autre sorte est flexible; il en est d'autres très-légers. Le *sable* de l'auge des couteliers contient du fer.

TRAPP, est composé de silice, argile, magnésie, chaux et fer; en roches stratiformes, de formation secondaire. Les *hornblendes* de la nature des schorls lamelleux et analogues aux trapps, peuvent servir de pierre-de-touche comme les *roches de corne*.

MINÉRAUX NON COMBUSTIBLES : 1°. PRODUITS VOLCANIQUES, 2°. PÉTRIFICATIONS. Sont le résultat d'une action secondaire de la nature sur ses productions premières; 1°. par le feu; 2°. par l'eau ou les gaz. (Patrin.)

1°. PIERRE PONCE. Lave de volcan, cendrée, poreuse et en fibres luisantes, demi-vitrifiée. (Givani, *Lithol. vesuvian*, p. 140, et Dolomieu, *Mém. sur les îles Ponces*.) Se trouve dans la plupart des îles volcaniques de toute la terre, et près des volcans, même de ceux qui sont éteints depuis longtems, comme le *trass* de Cassel, en Westphalie. Cette vitrification légère surnage l'eau de mer, contient souvent des parcelles de mica, de schorl et de feld-spath. Donne à l'analyse de la silice, de l'alumine, du fer, du manganèse, souvent de la magnésie, quelquefois de la potasse. Est propre à polir les métaux, le marbre, l'ivoire, les peaux, etc. Pulvérisée, est un topique siccatif. Est un granit vitrifié.

POUZZOLANE, *Lapillo*, scories poreuses de volcans, en parcelles ou en poussière, d'un beau brun, rouge ou noir, friables, composées d'argile, de silice, de chaux et de fer; donnant avec la chaux un ciment très-solide, impénétrable à l'eau, se fondant au feu en scorie noire. Se trouve vers le Vésuve et en Languedoc. (Faujas-St.-Fond, *Mém. sur pouzzolanes*, Amst., 1780, 8°.) Le *tufa* des Italiens, cendres volcaniques délayées dans l'eau et agglutinées en tuf, comme le *peperino*, le *trass* des Hollandais, sont des sortes de ponce divisée.

LAVE, PIERRE OBSIDIENNE et de GALLINACE. Verre volcanique, noir demi-transparent, contenant beaucoup de fer. Se trouve en Islande et au Pérou; celui-ci, de couleur des plumes du vautour (*aura*), ou de la poule (*gallina*), admet un beau poli; miroir des anciens; ne contient ni magnésie ni chaux.

BASALTE, en grosses colonnes polyèdres réunies en masses, le plus souvent perpendiculaires dans les montagnes ou les lieux volcanisés; contenant des particules de granit, de gneiss, de marbre, même de houille; d'un brun noir, et si ferrugineux, qu'il est souvent attirable à l'aimant; a plutôt 5, 6 et 7 pans ou plus, que moins; (ces pans ne sont pas réguliers, et les colonnes sont souvent interrompues ou articulées; plusieurs sonnent quand on les frappe, cassent comme le verre, propres à servir de pierre-de-touche, d'enclume aux relieurs, de pavé à chaussées). Se fond en verre noir, au feu; composé de moitié argile, quart de silice, de fer, chaux, magnésie et manganèse. Paraît être formé par des éjections boueuses et chaudes de volcans, qui, se desséchant, se sont fendues en prismes et en sections horisontales. (Bergmann.)

2°. *PÉTRIFICATIONS*. De formation postérieure à celle des corps organisés qui se sont trouvés changés en pierre par le remplacement, molécule à molécule, d'une substance pierreuse, à mesure que leur matière organique animale ou végétale se décomposait. Il en est de siliceuses, d'argileuses (dans les schistes sur-tout;) le plus grand nombre est de carbonate calcaire, formées par la voie aqueuse.

OSTÉOLITHES; UNICORNE FOSSILE et TURQUOISE; l'unicorne est la défense d'éléphant, trouvée fossile en beaucoup d'endroits d'Europe, d'Asie, d'Amérique. Phosphate sursaturé de chaux et privé de sa gélatine. La turquoise est formée d'os fossiles d'hommes ou d'animaux, imprégnés de phosphate de fer ; ce qui la rend bleue. Venait jadis de Turquie, d'où elle tire son nom. Les *bufonites* ou pierres-de-crapaud, son les dents fossiles de poisson loup-de-mer (*anarrhichas lupus* L.) On nomme *glossopètres* ou langues pétrifiées les dents applaties, tranchantes, triangulaires, des requins (*squalus carcharias* L.); objets de curiosité, auxquels on attribuait jadis de grandes vertus en médecine. Sont du phosphate de chaux. La plupart des empreintes de poissons ou des *ichthyolithes* sont entre les feuillets des schistes, et de nature argileuse.

OSTRACOLITHES, coquillages pétrifiés ; les univalves sont les *ammonites*, les *nautilites*, les *buccinites*, les *turbinites*, etc., et toutes ces petites coquilles spirales dans les bancs de terres et pierres calcaires (carbonates); les bivalves sont les *pectinites*, les *chamites*, *mytulites*, *gryphites* (*anomia*, L.), *hystéro-lithes* (térébratule qui représente les organes extérieurs de génération de la femme), etc.; les *astérites*, les *échinites* (étoiles de mer et oursins), parmi lesquels on place les *bélemnites*, pétrification en cône; les *entrochites* (de l'*Isis entrocha*, Ellis.), et les *pierres nummulaires* qui sont des articulations d'*encri-nites*, sorte de zoophytes marins d'origine, appartiennent à cette famille; sont de la chaux carbonatée figurée.

HELMINTHOLITHES. Les *dentalites*, les *tubulites*, les *vermiculites*, et les *madrépores*, *tubipores*, *cellepores*, *mille-pores* fossiles, sont de même nature que les précédens.

• PHYTOLITHES. Les végétaux pétrifiés sont de plusieurs sortes ; on voit des troncs d'arbres imprégnés de la substance des agathes, des jaspes, et de quartz; d'autres sont bituminisés, d'autres parties de plantes offrent des empreintes dans les marnes, les schistes, les houilles, etc.

SUBSTANCES GENÉRALES

DE LA NATURE.

Nous comprenons dans ce *règne* qu'on pourrait appeler *élé-mentaire*, les principes qui se trouvent répandus dans notre monde. Ils forment deux classes, 1° celle des substances coër-cibles à nos instrumens, comme les eaux, les airs ou gaz ;

2°. celle des fluides incoërcibles, comme le calorique, la lumière, l'électricité, le magnétisme. Ces principes sont les grands
agens de la nature, et plusieurs sont encore peu connus.

PRINCIPES COERCIBLES, composés, ou simples : 1°. eaux; 2°. airs.

1°. EAU, substance composée de 85 parties d'oxigène et
de 15 d'hydrogène (en poids), selon les expériences de Lavoisier, du 24 juin 1783 ; solide et cristallisable en prismes et en
lames par le froid, liquide à o du thermomètre de Réaumur,
se dissolvant dans l'air et se vaporisant par la chaleur, avec une
grande force expansive ; pesant 850 fois plus que l'air ; inodore,
insipide, incolore, grand dissolvant de la nature. Se décompose
par plusieurs corps combustibles qui adhèrent avec force à
l'oxigène, ou par l'acte de la végétation et de l'animalisation
dans les corps organisés. Est élastique, peu ou point compressible, circule dans l'atmosphère, en nuées, remplit les grandes
cavités du globe terrestre ; s'amoncèle en glaces aux pôles et sur
les sommets des hautes montagnes ; est nécessaire à la vie des
plantes et des animaux, etc.

Eaux potables. Celles de pluie ou de l'atmosphère sont aérées;
celles des sources dans les terres sablonneuses sont les plus
pures, ensuite les eaux des rivières, ou courantes ; doivent bien
cuire les légumes, ne pas décomposer le savon, ne contenir aucune substance extractive ou terreuse, comme les eaux crues
des puits, des lacs et des marais stagnans, ou celles des terrains
tourbeux, schisteux et calcaires, etc., qui sont plus ou moins
nuisibles. On attribuait à tort les goîtres des Valaisans aux eaux
crues et tophacées. Deluc, *Mont. I, pag.* 17.

Eaux minérales sont de beaucoup d'espèces : 1°. les *salines*,
salées et purgatives comme celles de la mer et des fontaines
salées de la Lorraine, de la Franche-Comté, etc., qui contiennent des muriates et des sulfates de soude ; il en est de même
des eaux de Sedlitz, Seidschutz, Egra, Epsom, Barnett,
Northall, etc., qui sont chargées de sulfate de magnésie ; se
prennent comme laxatives et apéritives.

2°. Les *eaux savoneuses*, thermales ou chaudes comme
celles de Plombières, de Luxeuil, de Selter, qui contiennent
des sulfates et carbonates de soude avec une matière albumineuse ; passent pour fondantes, apéritives, dans les empâtemens
des viscères abdominaux.

3°. Les *eaux salines*, non purgatives, souvent thermales,

qui tiennent en dissolution des muriates de soude, des sulfates
de chaux ou de magnésie, et des carbonates calcaires, sont
celles de Bourbonne-les-Bains, d'Aix (département du Mont-
Blanc), de Carlostad en Croatie, qui sont thermales, et celles
de Lamothe et de Bagnols. On recommande les unes comme
utiles dans les maladies chroniques, en boissons, bains et
douches, les autres comme très-apéritives, relevant les forces
de l'estomac et des viscères.

4°. Les *eaux acidules, gazeuses* et *salines*, contenant du
gaz acide carbonique, des muriates de soude, des sulfate,
carbonate de chaux ou de magnésie. Les *froides* sont celles de
Seltz, de Balaruc, de Wals, de Langeac, de Bard, de Pré-
maux, de Saint-Mion, d'Aigueperse, et celles de Tounbridge
et de Scarbury, en Angleterre. Les *thermales* sont celles du
Mont-d'Or, de Châtelguyon, de Néris, de Dax, de Châteldon,
d'Asciano, en Italie, et des bains de Pise et Cherchiaio, et
celles de Wisbaden, qui sont aussi ferrugineuses. Toutes excitent
l'appétit, rafraîchissent, sont utiles dans l'atonie des viscères
abdominaux. Les eaux de la fontaine de Castalie, sur le Par-
nasse, sont, dit-on, gazeuses, enivrantes.

5°. Les *eaux acidules ferrugineuses froides*, comme celles
de Bussang, de Spa, de Pyrmont, de Pougues, etc, contiennent
une surabondance d'acide carbonique et de l'oxide de fer carbonaté, avec des carbonates de soude ou de chaux. Sont de bons
toniques et apéritifs, raniment le systême musculaire. Celles
de Pyrna, de Schwalbach et Sulzbach, sont martiales aussi.

6°. Les *eaux ferrugineuses salines, non gazeuses*, sont
souvent thermales, comme celles de Vichy, de Bourbon-
l'Archambaut, de Forges, d'Aumale, de Condé; celles de
Niederbrünn, de Wadwil, de Bade, etc., ont à-peu-près les
mêmes principes que celles du n°. 5, excepté l'acide carbonique
que la chaleur fait sans doute exhaler. Leurs propriétés sont analogues, dans la chlorose, l'aménorrhée, les scrophules, etc.

7°. Les *eaux* chargées d'*hydrogène sulfuré*, et de carbonates
de soude, sont chaudes. Se trouvent la plupart dans les lieux
pyriteux; Bagnéres de Luchon, Baréges, Cauterets, Saint-
Sauveur, Eaux-Bonnes, Cambo près Bayonne, Vernet près
Perpignan, les Bains près d'Arles, Saint-Amand, Aix-la-
Chapelle, Carlsbad, Tœpliz, Medvi, Bude en Hongrie, Acqui
en Italie, Buxton et Bath en Angleterre, etc., en sont des
exemples. Elles sont très-actives, diaphorétiques, dans les maladies cutanées rebelles, les rhumatismes chroniques et les
paralysies, les maladies dites de la lymphe. On emploie aussi

leurs boues en topiques résolutifs. Celles d'Enghien ou de Mont-
morency sont froides.

8°. Les *eaux* contenant, ou un *sulfate ferrugineux*, comme
celles de Passy, de la Rougue près Alais, de Provins, de
Lauchstadt, ou un *carbonate ferrugineux*, comme celle de
Wals, ou un *sulfure de fer* dissous avec des sels, comme celle
de Contrexéville dans les Vosges, sont astringentes et toniques,
usitées dans la débilité de l'estomac et du système nerveux, etc.
Voyez pour les *Eaux minérales artificielles*, à la fin de ce
Traité.

2°. AIRS, ou GAZ, substances très-élastiques, fluides et
raréfiées par leur combinaison avec le calorique, plus ou moins
légères, invisibles, d'ordinaire incolores, compressibles; plusieurs se dissolvent ou se combinent avec l'eau, ou sont produits
par sa décomposition, ou par celle des matières animales et végétales, ou se trouvent naturellement répandus dans l'atmosphère,
ou s'exhalent de la terre.

AIR ATMOSPHÉRIQUE, fluide environnant notre planète, nécessaire à la combustion comme à la respiration des êtres vivans;
pesant environ 842 fois moins que l'eau; formé du mélange de
21 à 23 centièmes de gaz oxigène, d'environ 75 centièmes
de gaz azote, et d'un ou 2 centièmes de gaz acide carbonique et
de vapeurs aqueuses ou autres, dans toutes les régions du globe
et à diverses hauteurs. Le pied cube d'air pèse 765 grains;
l'atmosphère soutient une colonne de mercure à 28 pouces, et
une d'eau à 32 pieds d'élévation, laquelle diminue à proportion
qu'on monte sur les lieux élevés; de là vient le moyen de
mesurer la hauteur des montagnes et l'usage du baromètre. En
grande masse paraît de couleur bleue; est inodore et insipide.

AIR VITAL, GAZ OXIGÈNE, est cette partie de l'atmosphère si
nécessaire à la combustion et à la respiration, que ces actes ne
s'opèrent point sans elle. Tous les corps combustibles tendent
à s'unir à cet air qui les brûle, les oxide, les change quelquefois
en acides, soit avec dégagement de flamme et de chaleur, soit
par une combinaison latente, même dans l'eau ou des liquides
qui contiennent de l'oxigène fixé. La respiration est une combustion, ou une combinaison du gaz oxigène avec le sang qu'il
colore en rouge vif, dans les poumons ou autres organes respiratoires. Les branchies (ouies) des poissons séparent de même
l'air oxigène que l'eau tient en dissolution. Les calcinations ou
oxidations des métaux ne sont que la fixation de l'oxigène à ces
substances par combustion, ce qui augmente leur poids (de
10 livres par quintal dans les oxides de plomb). L'acidification

du soufre, du phosphore, du carbone, etc., n'est qu'une combustion parfaite.

L'oxigène pur s'extrait de l'oxide de manganèse chauffé seul ou avec l'acide sulfurique, ou des oxides de mercure qui se révivifient par la chaleur, ou de l'oximuriate de potasse (muriate suroxigéné) chauffé, ou des végétaux qui décomposent l'eau à la lumière, selon les expériences d'Ingen-Houzs et de Sennebier, etc.

Gaz azote, autre principe constituant de l'atmosphère, pesant un peu moins que le précédent, incapable par lui-même d'entretenir la combustion et la respiration, ce qui le rend mortel pour les animaux, mais propre à tempérer par son mélange la trop grande énergie vitale de l'oxigène; contenu abondamment dans les matières animales, d'où l'acide nitrique le dégage; insoluble dans l'eau, formant par sa combinaison avec l'oxigène, le *gaz nitreux* et l'*acide nitrique* (oxigène 7, azote 3, selon Cavendish), supposé être le principe alcaligène par quelques chimistes, parce qu'il forme l'*alcali volatil* ou *ammoniaque* (avec l'hydrogène, une partie; azote, six parties, suivant Berthollet). Insipide, incolore et inodore, excepté celui qu'on extrait des matières animales, qui contient de l'hydrogène carboné et sent le poisson pourri. Le gaz nitreux mêlé à l'oxigène devient rutilant et se change en acide nitreux ou nitrique.

Gaz hydrogène ou inflammable, seize fois plus léger que l'air, d'une odeur fétide, détonnant avec le gaz oxigène lorsqu'on enflamme leur mélange, formant de l'eau par ce moyen (est dans la quantité de 2 onces, deux gros, 25 grains par livre d'eau), se tire de ce liquide lorsqu'on le décompose par le fer, le charbon et autres matières combustibles. Sa légèreté le fait employer pour les ballons aérostatiques, parce que la pesanteur plus grande de l'air le force à s'élever. Il entre dans la composition des matières animales et végétales; abonde dans les huiles et les graisses; paraît être, par la décomposition de l'eau dans les pyrites, les sulfures, les bitumes, la cause des explosions volcaniques et des tremblemens de terre, comme il est celle de la violente expansion de la poudre à canon enflammée. Il ramène la plupart des oxides métalliques vers l'état de *régule*, en s'emparant de leur oxigène; regardé par quelques uns comme le *phlogistique*, ou le principe inflammable des anciens chimistes; peut dissoudre le soufre, le phosphore, le carbone, les huiles volatiles, l'arsenic, etc. Allège tous les corps dans lesquels il se combine.

Gaz hydrogènes composés. 1°. Le *sulfuré* ou *hépa-*

I.   11

tique, d'une odeur insupportable d'œufs couvés, est produit par les sulfures ou foie de soufre (1), alcalins, terreux ou métalliques et l'eau, sature comme un acide, sans l'être. Ce gaz très-délétère, commun dans les mines de soufre, de charbon-de-terre, noircit et attaque les métaux et même l'or; peut, en brûlant, déposer le soufre qu'il tenait en dissolution. La moffette, *feu brisou* des mines, qui s'allume aux lampes, détonne avec fracas, et souvent avec danger pour les mineurs, est de cette espèce.

2°. Le *carboné*, le plus souvent s'exhale des marais et des eaux stagnantes dans lesquelles se putréfient des matières végétales; a une odeur de fumier, brûle avec une flamme bleue, s'échappe aussi des charbons humides qu'on enflamme; tient quelquefois de l'oxide de fer en dissolution, et du gaz acide carbonique; dépose, en brûlant, une suie légère, charbonneuse; s'obtient encore par la distillation à feu nu des substances animales et végétales; respiré, il cause des vertiges, la stupeur et la mort.

3°. Le *phosphoré*, qui s'exhale en été des cimetières et des eaux croupissantes où se décomposent des matières animales, des poissons, etc., qui s'enflamme à l'air de lui-même (est le *feu follet* connu du peuple), qui paraît quelquefois à la crinière des chevaux et autres animaux, se fait aussi artificiellement avec le phosphore; a une odeur alliacée et de poisson putréfié; est très-délétère. On dit que la fontaine de *Pietra-Mala*, en Italie, exhale de ce gaz qui s'enflamme lorsque les bulles parviennent à la surface de l'eau (Volta); il réduit promptement les oxides métalliques en phosphures, et peut les tenir en dissolution.

4°. L'*huileux* se rencontre dans les mines et les eaux de pétrole, s'enflamme bientôt à l'approche d'un flambeau; celui qu'on extrait à la suite de la distillation de l'huile douce du vin, en faisant de l'éther, dépose, en brûlant, une matière oléagineuse; c'est pourquoi on l'a nommé gaz *oléfiant*.

GAZ ACIDE CARBONIQUE, formé par la combustion du *carbone* avec l'oxigène. Ce gaz, fort pesant, descend dans les parties basses de l'atmosphère, est dissoluble dans l'eau, qu'il rend mousseuse, acidule et pétillante comme dans les vins mousseux; contient 72 parties d'oxigène et 28 de carbone; se combine à un grand nombre de matières minérales, s'exhale en moffettes ou airs méphitiques de plusieurs cavités terrestres, comme la *grotte du chien*, près Naples; asphyxie promptement

---

(1) Acide hydrostionique des chimistes allemands.

les animaux ; se dégage des charbons allumés, des vin, bierre et cidre en fermentation, ou de la craie avec les acides, etc.; arrête la combustion ; se peut décomposer à l'aide du phosphore et d'un alcali. Lorsqu'on surcharge ce gaz de carbone pour en former du *gaz oxide carboneux*, il s'enflamme à l'air pour devenir acide carbonique. Ce gaz plus léger est insoluble à l'eau. (Berthollet.)

Les *gaz acide muriatique simple* et *oxigéné*, *nitreux*, *sulfureux* (qui servent à détruire les miasmes délétères répandus dans l'atmosphère par la putréfaction, etc.); le *gaz ammoniacal*, l'*acide fluorique gazeux*, etc., sont le plus souvent des produits de l'art. (*Voyez* aux Acides et Alcalis, ci-devant. (pag. 143 et 144.)

PRINCIPES INCOERCIBLES qui s'étendent au-delà de notre globe, et qu'aucun de nos instrumens ne peut circonscrire, ou fixer.

LUMIÈRE, est formée, selon les belles expériences de Newton, de sept rayons que le prisme de cristal montre séparés ; savoir le rouge, l'orangé, le jaune, le vert, le bleu, l'indigo et le violet (ou peut-être de trois rayons primitifs, le rouge, le jaune et le bleu, dont les autres sont des mélanges); gravite vers les corps, comme font tous les corps ; émane avec une vîtesse inconcevable, d'après Roëmer, en 7 min. et demie du soleil à la terre, et au moins en six ans des étoiles fixes jusqu'à nous ; est ou réfléchie entièrement par les corps opaques, comme les métaux, ce qui produit la couleur blanche; ou absorbée entièrement, d'où vient le noir, ou réfléchie dans quelques-uns de ses rayons : de là les diverses couleurs des corps sur lesquels elle tombe; ou elle traverse les corps transparens, ou se réfracte différemment, selon la nature de ces corps, dont les plus combustibles sont les plus réfringens, comme le diamant, l'eau, l'alcool, les huiles, etc., paraît être la source du calorique lorsqu'elle est rassemblée dans le foyer des lentilles ou des miroirs ardens; donne aux végétaux et aux animaux des couleurs, des odeurs et des saveurs vives; dégage l'oxigène de l'acide muriatique oxigéné; réduit en partie le muriate d'argent et les oxides de mercure, etc. ; paraît *débrûler* les corps, altère et noircit plusieurs substances végétales d'usage en médecine, lorsqu'on les conserve dans le verre, à la lumière (1).

(1) Il y a des corps qui s'imbibent de lumière et qui la conservent

CALORIQUE. Celui qui est rayonnant, comme la chaleur rouge, agit d'une manière analogue à la lumière sur plusieurs corps. On appelle *Calorique* le principe du feu (mais non sa sensation, qu'on nomme *chaleur*). C'est un fluide universellement répandu dans le monde, en diverses proportions, qui tend toujours à se distribuer également partout, qui est la principale cause de la fluidité de tous les corps, qui en écarte les molécules, diminue leur force de cohésion, dilate plus ou moins leur volume, selon que chaque substance a plus ou moins d'attraction pour lui; semble être le principe opposé à la force de gravitation; il liquéfie les solides, gazéifie les liquides; ainsi les gaz, les liquides ne sont que des corps dissous ou combinés avec du *calorique*. Il est sous deux états dans les corps; combiné avec eux, selon leur capacité pour ce fluide, on ne le sent plus, il n'est plus appréciable au thermomètre; c'est le *calorique spécifique* ou *latent*, qui ne devient sensible qu'en sortant de cet état de combinaison. Le *calorique libre* est celui qui varie selon les circonstances extérieures de froid et de chaud, marquées par le thermomètre ou le pyromètre. Plus les corps, en se combinant, se condensent; plus ils perdent de calorique, moins ils ont de capacité pour lui, *et vice versâ*. Plus le calorique fond et dissout les corps, en diminuant l'attraction de leurs molécules entre elles, plus il augmente leur propension à s'unir à des molécules étrangères. Les corps les plus colorés, les métaux, sont plus disposés à s'imbiber de calorique que les autres. La fusion, la volatilisation ou sublimation, etc., sont des résultats du calorique; le froid n'en est qu'un degré inférieur à celui de nos organes, et les corps qui nous soustraient de la chaleur sont froids pour nous; ceux qui cèdent facilement leur calorique paraissent plus chauds. La glace absorbe 60 degrés de chaleur pour devenir liquide à o. La compression ou condensation et le frottement, rapprochant les molécules d'un corps, expriment son calorique, qui, de latent, devient sensible. Plus un corps est fluide, plus la même quantité de chaleur appliquée le dilate. Tous les corps qui se fondent, absorbent le calorique, produisent du froid, comme les sels qui se dissolvent promptement dans l'eau.

ÉLECTRICITÉ, paraît être une modification de la lumière et du calorique, se distingue en trois espèces : 1°. l'*Electricité*

dans l'obscurité; indépendamment des animaux lumineux, le diamant, les blendes, la pierre de Bologne, les fluates et phosphates de chaux, le bois pourri, etc., en offrent des exemples.

vitrée et *résineuse*, de Dufay , que Franklin nomme *positive* et *négative*, ou *en plus* et *en moins*, d'Œpinus , de Coulomb , etc., existe dans les corps , soit par leur simple frottement , soit par communication. On nomme *idio-électriques* ceux qu'il suffit de frotter à sec pour leur faire donner des signes d'électricité. Les anciens connaissaient cette propriété au succin (*Electrum* , d'où le mot électricité) qui attire alors des pailles. Toutes les résines sèches et les bitumes, les corps de nature huileuse , la cire , la soie , le taffetas gommé, les poils secs des animaux (ceux du chat sur-tout), les plumes , les cheveux , la laine et autres matières animales sèches , le soufre, la cire d'Espagne ; etc. , le sont par frottement , et ont d'ordinaire l'*électricité résineuse* ou *négative*. Le verre, les diamans , les saphirs et rubis , l'émeraude, les schorls, le cristal de quartz, le spath fluor , etc. , acquièrent par frottement l'*électricité vitrée* ou *positive*. Les tourmalines opaques , le rubis du Brésil , la topaze de Saxe, la calamine , le borate de magnésie , etc. , deviennent électriques (en plus et en moins à leurs extrémités) par la chaleur; on les appelle *pyro-électriques*. Les corps qui ne manifestent pas d'électricité par eux-mêmes , mais la reçoivent par communication , se nomment *anélectriques*; ce sont tous les métaux et toutes les substances avec humidité ou salines. Les métaux en régules et les pyrites peuvent recevoir une électricité capable de donner la commotion; les autres corps anélectriques , non. Le feu électrique répandu à la surface des corps de la nature , attire ou repousse les substances légères , peut lancer des étincelles , donner des commotions, enflammer des combustibles lorsqu'il se trouve en contact avec des corps différemment électrisés , parce qu'il tend à l'équilibre. Ainsi l'électricité positive et negative, dont l'une attire et l'autre repousse , n'ont plus aucun de leurs effets lorsqu'elles sont neutralisées , comme après la décharge de *la bouteille de Leyde*. L'une des surfaces (interne ou externe) de cette bouteille est dans un état différent de l'autre, soit en plus, soit en moins , lorsqu'elle est chargée et capable de commotion. Les pointes métalliques sur-tout , soutirent très-bien le fluide électrique, ou le laissent échapper facilement. Les paratonnerres sont des verges de fer pour soutirer des nues le fluide électrique et empêcher la foudre (qui n'est qu'une électricité), de se décharger sur les édifices où on les place. Quelquefois la foudre part de terre pour électriser un nuage qui l'était en moins. Les corps idio-électriques étant peu ou point capables de recevoir une électricité étrangère , en sont de *mauvais conducteurs ;* c'est pourquoi ils *isolent* les corps qu'on place sur eux ; mais les matières anélectriques sont de *bons conducteurs*, comme les chaînes et fils métalliques. L'activité électrique s'exerce en raison du carré des distances, comme la pesanteur.

2°. L'*électricité métallique* (Volta). Lorsqu'on applique des métaux différens les uns sur les autres, zinc et argent, ou zinc et cuivre , fer , or , etc. Ils manifestent un état électrique différent , qui est sensible à l'électromètre et à nos organes par des commotions ou contractions musculaires (observées d'abord par Galvani en 1792, d'où le *galvanisme*). La pile de Volta est composée de plaques ou disques de deux métaux différens , ordinairement zinc et cuivre, ou argent, empilés par couples. Chaque couple est séparé par du drap ou du carton mouillé (avec une dissolution de muriate d'ammoniaque, ce qui vaut mieux), il en résulte que chaque pôle ou extrémité de cette pile isolée a une électricité différente, plus ou moins forte, selou la hauteur de la pile, et produit différens phénomènes. Le pôle positif décompose l'eau, oxide les métaux, forme des acides; le pôle négatif désoxide, alcalise, etc. Le schiste, le charbon , d'autres substances , offrent aussi des signes de cette électricité, qui n'est pas exclusive aux métaux

3°. L'*électricité animale*, ou le galvanisme. Plusieurs poissons en donnent naturellement des exemples. Tels sont la Raie-torpille, *Raja torpedo*, L.; l'Anguille de Surinam, *Gymnotus electricus*, L.; un Trichiure de l'Inde, *Trichiurus indicus*, L.; le Poisson-trembleur d'Afrique, *Silurus electricus*, L., et le *Tetraodon electricus*, L., des îles Comores. Quoique les métaux de diverse nature soient les meilleurs excitateurs et conducteurs de cette électricité, il paraît cependant que les seules substances animales de diverse composition, comme nerf et muscle, peuvent aussi produire des contractions, même dans les animaux morts depuis quelques heures; car ce sont divers muscles et leurs gaines aponévrotiques, qui se frottant chez les poissons électriques, les chargent d'électricité. On l'a proposée en médecine contre les paralysies, comme l'hémiplégie, la surdité, les rhumatismes, la goutte sereine, l'aphonie, les tumeurs blanches indolentes des articulations, le goître, etc., et dans tous les cas où il y a défaut d'excitation nerveuse. Les secousses électriques paraissent rendre en effet le système nerveux plus sensible. L'on peut ramener peut-être ici quelques faits du prétendu *magnétisme animal*, et les irritations ou crises nerveuses produites par divers attouchemens, avec ou sans métaux.

MAGNÉTISME, faculté qu'a l'aimant ou le fer, aussi le platine,

le manganèse, le chrôme, le nickel, le cobalt et quelques serpentines ferrugineuses, d'attirer leurs molécules (métalliques
ou dans un état voisin), et qui exerce cette influence, quoique
moins sensible, sur les autres corps de la nature. Les anciens
n'ont connu de l'aimant que sa propriété attractive ; on lui re-
connait à présent six facultés : l'*attraction*, la *répulsion*, la
direction, la *déclinaison*, *l'inclinaison* et la *communication*.
L'attraction de l'aimant ou du fer aimanté s'exerce même au
travers de corps interposés, comme le verre, un métal, etc.
La répulsion a lieu entre deux aimans lorsqu'on les présente
en contact par leurs pôles semblables, ou le sud avec le sud,
le nord avec le nord; mais les pôles contraires s'attirent, et le
fer non aimanté peut être attiré par l'un ou l'autre pôle. La
direction, la plus précieuse de ces propriétés, a donné lieu à
la découverte de la boussole, qui guide le navigateur au milieu
des mers, même au sein des nuits les plus sombres, et qui
a fait découvrir le Nouveau-Monde. Car l'aiguille aimantée,
librement suspendue sur un pivot, ou à un fil, ou sur un liquide,
tourne toujours son pôle nord vers le septentrion, et le pôle
sud au midi. La déclinaison est une déviation de cette aiguille,
du point nord précis. Elle n'est pas la même dans toutes les
contrées du globe, et il y a des lieux où elle paraît ne pas
exister. (Halley, *Carte de déclin. aim.*, pl. 29, de la *Physiq.*
de Musschenbroeck, pour 1700.) Mais cette variation n'est pas
fixe, et est plus ou moins grande. De plus, cette déclinaison
éprouve un petit mouvement diurne en sens inverse du cours
apparent du soleil. L'inclinaison est l'abaissement de l'aiguille,
proportionnel à son rapprochement d'un pôle de la terre. Ainsi
sous la ligne équatoriale, l'aiguille est très - horisontale, et
à mesure qu'on s'avance vers un des pôles, le pôle semblable
de la boussole s'incline. La communication est la faculté qu'a
l'aimant de faire part de sa faculté au fer, et sur-tout à l'acier,
par un frottement dans un même sens, d'où vient l'aimant
artificiel, souvent très-fort, capable lui-même de le commu-
niquer. L'aimant est d'autant plus fort, qu'il est armé, c'est-à-
dire joint au fer dans le sens de l'axe de ses pôles. En plaçant
une barre de fer dans la position d'une aiguille aimantée, on peut
l'aimanter en lui imprimant une commotion. Des tiges ou bar-
reaux de fer longtems placés dans une certaine direction,
deviennent aimantés, soit d'eux-mêmes, soit par divers chocs,
comme celui de la foudre. Les limes, en râpant le fer, s'ai-
mantent souvent, etc. La terre a été regardée comme un grand
aimant (d'où vient la direction constante de son pôle nord
vers l'étoile polaire, selon Gilbertus, *de Magnete*). On a

employé les applications d'aimant pour suspendre l'odontalgie, pour engourdir le spasme des crampes, etc., pour les prétendues poudres de sympathie de Digby, les tracteurs de Perkins, etc.

LIVRE SECOND.

Des lois générales de la composition et de la décomposition des corps.

(Bergmann, Kirwan, Berthollet, Dalton.)

Toutes les parties de la matière (si l'on en excepte peut-être le calorique, la lumière et l'électricité), s'attirent entre elles, et avec d'autant plus de force, qu'elles ont plus de masse et qu'elles sont plus rapprochées. Ainsi la même cause qui fait tomber la pierre perpendiculairement au centre de notre globe, attire aussi celui-ci vers le soleil, et toutes les planètes de notre système les unes vers les autres. Cette attraction universelle a été démontrée par l'illustre Isaac Newton, et n'est autre chose que la pesanteur ou gravité des corps.

On pense que c'est la même force qui, répandue dans les plus petites molécules de la matière, les fait adhérer les unes aux autres. Ainsi l'eau qui s'élève dans les tubes capillaires, ou qui s'attache aux surfaces des corps et les mouille, le mercure qui se joint et s'amalgame à l'or, l'huile qui attire l'huile, etc., sont autant de preuves de cette force, qui est toujours proportionnée au nombre des molécules attirantes, ou à leur masse et à leur proximité. La *gravitation* ne varie jamais en énergie, dans les mêmes molécules, si toutes les circonstances qui la modifient, ne varient point. Elle est une force constante et inhérente à la matière.

L'attraction est de deux espèces. Elle s'exerce, soit entre des molécules homogènes ou de même nature, soit entre des molécules de différente nature ou hétérogènes. Dans le premier cas, elle forme des *aggrégés*, et se nomme *attraction d'agrégation* ou de *cohésion*, parce que les molécules similaires se joignent par leurs surfaces, comme celles du soufre au soufre, du sel au sel, de l'eau à l'eau; elles prennent même quelquefois une figure géométrique comme dans les cristallisations, les refroidissemens de plusieurs matières fondues. *Cette attraction est toute mécanique*, et peut être rompue par la pulvérisation, la vaporisation, etc.

Dans la seconde espèce d'attraction, les molécules hétérogènes se *combinent* et forment un corps de nature différente de celle des substances composantes. Par exemple, l'hydrogène et l'oxigène combinés, sont de l'eau; l'acide sulfurique et la chaux vive, tous deux d'une saveur caustique, étant unis, forment un sel qui est le gypse ou le plâtre insipide. Dans ces combinaisons, les molécules hétérogènes semblent se pénétrer entre elles; car on pulvériserait en vain le gypse pour en séparer l'acide et la chaux; ils ne peuvent l'être que par des agens chimiques, c'est-à-dire par une troisième substance qui ait plus d'attraction pour l'un des composans du gypse. Lorsque ces combinaisons s'opèrent, la température des corps qui s'unissent change, et perd ou prend du calorique.

On nomme *attraction de composition* cette seconde espèce, et l'on appelle *affinités électives* le choix que les molécules hétérogènes font de certaines molécules hétérogènes, plutôt que d'autres. Ainsi l'acide sulfurique peut bien s'unir à des oxides métalliques, mais il les quittera pour préférer les alcalis, et il abandonnera encore ceux-ci pour la baryte.

Ces *préférences* ou *élections* des différentes substances de la nature entre elles, ne supposent point une analogie dans les corps qui se préfèrent, comme le mot d'*affinité* pourrait le faire penser; mais elles dépendent peut-être de la figure des molécules qui se joignent mieux avec les unes qu'avec les autres. Ainsi les anciens chimistes se représentaient les acides comme des pointes ou des épées, et les alcalis comme des corps poreux ou des fourreaux pour les recevoir. Ou bien l'on pense que la grandeur ou la densité comparative des diverses molécules, les font adhérer plutôt à celles-ci qu'à celles-là; soit qu'elles se présentent mutuellement une plus grande surface pour se joindre, pour se toucher par un plus grand nombre de points; soit qu'elles se trouvent en rapport de pesanteur et de force attractive.

Cependant s'il y a des préférences de choix par l'affinité, ces *élections* sont, comme toutes les amitiés du monde, sujettes à bien des altérations. D'abord une substance qui n'attirerait que faiblement, acquiert une plus grande énergie d'attraction, lorsqu'elle agit en grande masse sur une masse moindre. Par exemple l'oxide de manganèse, au maximum d'oxigénation, cède facilement de son oxigène à des corps combustibles capables de l'enlever, ou à la simple chaleur ; mais quand il est parvenu aux dernières molécules d'oxigène, il y adhère avec une extrême obstination ; toute sa masse semble se grouper autour d'elles pour les retenir. Il en est de même des dernières molécules d'eau dans l'acide sulfurique. Donc *la masse peut remplacer ce qui manque à la force de l'attraction.* Plus un corps est saturé de la substance qu'il attirait ; moins il tient à ce surplus qui peut lui être enlevé par des corps même doués d'une attraction inférieure. Ainsi l'on voit l'acide oxalique arracher une portion de potasse au sulfate saturé de potasse, mais non pas tout. Je suppose que *A* préfère *C* à *B*. Mais si je veux déplacer *C*, j'augmenterai la quantité de *B* qui, agissant alors par un plus grand nombre de particules, chassera *C*, jusqu'au point que *A*, en partie dépouillé, réunisse toutes ses forces pour conserver ce qui lui reste de *C*, qui tend également à rentrer dans ses droits. Il s'établira ainsi un équilibre entre les forces décomposantes et composantes ; car à mesure que *B* chasse une partie de *C* et se substitue en sa place, sa portion libre et agissante diminue en force et en quantité. Plus on éprouve de difficulté à séparer les combinés, plus on juge que leur attraction mutuelle est forte.

Les combinaisons chimiques se font d'autant plus aisément, que les molécules des corps sont plus libres et plus atténuées, et même ne s'opèrent pas sans la fluidité ; *corpora non agunt nisi sint soluta ;* ainsi des molécules pesantes retenues en masse par la force de cohésion, ou trop condensées, ou trop concrétées par le froid, ou trop insolubles dans les liquides, ont moins de tendance à s'unir que d'autres molécules très-solubles et séparées, qui même auraient moins de force d'attraction.

D'autre part, des molécules trop atténuées, trop fugaces comme celles des gaz les plus légers, des liquides subtils, laissent plus difficilement prise à des corps plus solides et plus denses ; ainsi les substances trop élastiques, trop volatilisées par la chaleur ou qui y adhèrent trop, paraissent avoir moins d'affinité. D'ailleurs des molécules si raréfiées, si écartées, se tenant à un trop grand éloignement des molécules qui les attirent ou qu'elles-mêmes attirent, ont peu d'action les unes sur les autres. On en tire cette conclusion que *l'affinité diminue en raison directe de la distance*, et peut-être selon les mêmes proportions (le quarré de la distance) que dans les attractions planétaires. Il paraît que les molécules intimes des corps ne sont jamais absolument jointes et confondues, même dans les matières les plus denses ; mais il y a toujours des pores ou des écartemens imperceptibles entre elles.

L'affinité diminue en force dans les substances à mesure qu'elles approchent de l'état de saturation ; car on conçoit qu'elles ont moins alors de molécules libres et agissantes, puisque celles qui sont déja combinées n'attirent plus. Par la raison contraire, moins une substance est saturée, plus elle attire fortement. De même les affinités sont proportionnelles aux quantités nécessaires pour la saturation, comme l'observe Kirwan ; car s'il faut beaucoup plus de potasse que d'alumine pour saturer une même quantité d'un acide, c'est une preuve que son affinité pour la potasse est plus grande. Les acides ont des rapports constans de quantité dans les sels neutres avec leurs bases alcalines ou terreuses, ou métalliques. Il paraît que leur combinaison se faisant d'atome à atome, il faut à-peu-près des proportions fixes de la part des deux corps composans, suivant Dalton. Selon qu'un oxide métallique est plus ou moins oxidé, son affinité varie aussi en force pour chaque acide, car il en prend d'autant plus qu'il est plus oxidé.

Les substances combinées sont moins attaquables que les substances libres. Ainsi dans les sels neutres, il semble que l'acide et l'alcali, ou toute autre base, se servent réciproquement de point d'appui, et adhérant ensemble, ils ne cherchent plus à contracter de nouvelles alliances, ils se défendent l'un et l'autre des corps décomposans ; il faut une plus grande force pour les diviser.

C'est à quoi l'on parvient par des *affinités doubles ou complexes*, qui, offrant à l'acide une autre base, offrent pareillement à la base un autre acide, afin qu'il s'opère un double échange. En mêlant, par exemple, du sulfate de potasse avec du muriate de chaux (tous deux dissous), il se précipite du sulfate de chaux, et le muriate de potasse reste dans la liqueur. On opère un changement semblable en mêlant une dissolution de nitrate de mercure avec de l'acétate de potasse (pour faire l'acétate de mercure, des pilules ou dragées de Keyser), ou une dissolution de carbonate de potasse avec du muriate de chaux, pour produire le *miraculum chemicum*, ou la conversion subite en matière pierreuse, de deux liquides transparens.

Cette double décomposition n'a pas lieu dans tous les mélanges de sels neutres, parce que les forces réciproques des acides et des bases ne sont pas toujours suffisantes pour opérer un pareil changement. On a nommé *quiescentes* ces forces ou affinités trop faibles, et *divellentes* celles qui sont capables de l'opérer. Mais Berthollet remarque fort bien que ces forces divellentes sont sur-tout dues à la cohésion, ou lorsqu'il y a précipitation; mais non pas lorsqu'aucune précipitation n'a lieu. Voilà pourquoi ce sont sur-tout les sels dans lesquels entrent la baryte, la strontiate, la chaux, les oxides d'argent, de mercure et de plomb qui forment des précipités avec les acides sulfurique ou muriatique, oxalique, tartarique, etc. qui montrent ces forces divellentes.

Enfin il est une autre *affinité*, nommée *prédisposante* par Fourcroy, et qui se peut rapporter à celle que Berthollet appelle *résultante*, parce qu'elle résulte des forces collectives de deux ou plusieurs corps unis. Par exemple le phosphore seul ne peut pas enlever l'oxigène à l'acide carbonique ; mais s'il unit ses forces à celles d'un alcali, en devenant phosphure, son attraction s'augmentant pour l'oxigène, il l'enlève au carbone. De même le soufre ne peut pas seul décomposer l'eau ; il le peut par l'intermède d'un alcali. L'oxigène seul a peu d'action sur quelques métaux ; aidé du soufre, il forme un acide doué d'une énergie violente.

On pourrait encore établir une autre sorte d'*attraction*, celle *de fusibilité* ou *de solubilité*. Par exemple le sulfate ou le muriate de chaux augmentent la solubilité du nitre dans l'eau ; tel sel peu soluble se dissout dans une liqueur déjà saturée d'un autre sel. L'étain, quoique mou et très-fusible, rend plus durs et moins fusibles divers alliages métalliques, comme le métal de cloches, l'airain, etc.

TABLEAUX DES PRINCIPALES AFFINITÉS ÉLECTIVES dont la pharmacie-pratique peut avoir besoin dans ses diverses opérations.

Nous mettons dans les premiers rangs les substances dont l'affinité est la plus grande, et à mesure qu'on descend l'échelle, l'affinité est moindre.

I°. *Des attractions des corps combustibles pour l'oxigène.*

1°. *Substances non métalliques.*

Carbone.	Acide muriatique;
Hydrogène. }(1)	(pour devenir
Phosphore.	oxigéné ou
Soufre.	oximuriatique.)
Azote.	

2°. *Substances métalliques.*

Zinc.	Bismuth.
Fer.	Cuivre.
Étain.	Platine.
Antimoine.	Mercure.
Arsenic.	Argent.
Plomb.	Or.

(1) Thomson et d'autres chimistes placent l'hydrogène au premier

Les métaux se précipitent de leurs dissolutions dans les acides, les uns par les autres, suivant l'inverse de cet ordre. Il paraît que leur électricité métallique (dans la pile de Volta) suit la même progression. D'autres métaux adhèrent avec grande force à l'oxigène, comme le manganèse, le molybdène, le chrôme, le columbium, etc. Ces trois derniers passent même à l'état d'acides. Le titane, le tantale, le cérium sont réfractaires au feu, et presque irréductibles en régules.

II°. *Ordre dans lequel sont précipités des acides,*

Les oxides métalliques précédens,
    par l'Alumine.
        la Zircone.
        la Glucine et l'Yttria.
        Magnésie.

Ammoniaque.
Chaux.
Strontiane.
Baryte.
Alcalis fixes.

Cette table présente un assez grand nombre d'exceptions, selon chaque espèce d'acides, et selon les masses ou quantités des matières précipitantes.

III°. *Ordre de combinaisons* 1°. *de la potasse,* 2°. *de la soude,* 3°. *de l'ammoniaque avec les acides*

Sulfurique.	Oxalique.	Formique.	Sulfureux.
Nitrique.	Tartarique.	Benzoïque.	Nitreux.
Muriatique.	Arsenique.	Acétique.	Carbonique.
Phosphorique.	Succinique.	Saclactique.	Prussique.
Fluorique.	Citrique.	Boracique.	

4°. *De la baryte et de la strontiane avec les acides*

Sulfurique.	Saclactique.	Tartarique.	Sulfureux.
Oxalique.	Nitrique.	Arsenique.	Nitreux.
Succinique.	Muriatique.	Benzoïque.	Carbonique.
Fluorique.	Subérique.	Acétique.	Prussique.
Phosphorique.	Citrique.	Boracique.	

rang. Cependant le carbone décompose l'eau, c'est-à-dire, enlève l'oxigène a l'hydrogène. Il est vrai que l'oxigène préfère à son tour l'hydrogène dans les combinaisons gazeuses ; mais l'attraction la plus forte paraît être essentiellement celle du carbone.

5°. *De la chaux avec les acides*

Oxalique.	Saclactique.(1)	Arsenique.	Boracique.
Sulfurique.	Nitrique.	Citrique.	Sulfureux.
Tartarique.	Muriatique.	Malique.	Nitreux.
Succinique.	Subérique.	Benzoïque.	Carbonique.
Phosphorique.	Fluorique.	Acétique.	Prussique.

6°. *De la magnésie avec les acides*

Oxalique.	Saclactique.	Citrique.	Sulfureux.
Phosphorique.	Succinique.	Malique.	Nitreux.
Sulfurique.	Nitrique.	Benzoïque.	Carbonique.
Fluorique.	Muriatique.	Acétique.	Prussique.
Arsenique.	Tartarique.	Boracique.	

7°. *De l'alumine avec les acides*

Sulfurique.	Fluorique.	Phosphorique.	Nitreux.
Nitrique.	Tartarique.	Benzoïque.	Carbonique.
Muriatique.	Succinique.	Acétique.	Prussique.
Oxalique.	Saclactique.	Boracique.	
Arsenique.	Citrique.	Sulfureux.	

8°. *De l'oxide de fer avec les acides*

Oxalique.	Muriatique.	Succinique.	Prussique.
Tartarique.	Nitrique.	Citrique.	Carbonique.
Camphorique.	Phosphorique.	Formique.	
Sulfurique.	Arsenique.	Acétique.	
Saclactique.	Fluorique.	Boracique.	

9°. *De l'oxide d'antimoine avec les acides*

Muriatique.	Tartarique.	Fluorique.	Prussique.
Benzoïque.	Saclactique.	Arsenique.	Carbonique.
Oxalique.	Phosphorique.	Formique.	
Sulfurique.	Citrique.	Acétique.	
Nitrique.	Succinique.	Boracique.	

10°. *De l'oxide de plomb avec les acides*

Sulfurique.	Muriatique.	Fluorique.	Prussique.
Saclactique.	Phosphorique.	Citrique.	Carbonique.
Oxalique.	Sulfureux.	Formique.	
Arsenique.	Subérique.	Acétique.	
Tartarique.	Nitrique.	Boracique.	

(1) Fourcroy l'a nommé *acide muqueux*, car tous les corps muqueux traités par l'acide nitrique, en donnent comme le sucre de lait.

11°. De l'oxide de cuivre avec les acides

Oxalique.	Saclactique.	Succinique.	Acétique.
Tartarique.	Nitrique.	Fluorique.	Boracique.
Muriatique.	Arsenique.	Citrique.	Prussique.
Sulfurique.	Phosphorique.	Formique.	Carbonique.

12°. De l'oxide de mercure avec les acides

Muriatique.	Phosphorique.	Citrique.	Acétique.
Oxalique.	Sulfurique.	Sulfureux.	Boracique.
Succinique.	Saclactique.	Nitrique.	Prussique.
Arsenique.	Tartarique.	Fluorique.	Carbonique.

13°. De l'oxide d'argent avec les acides

Muriatique.	Phosphorique.	Fluorique.	Acétique.
Oxalique.	Sulfureux.	Tartarique.	Succinique.
Sulfurique.	Nitrique.	Citrique.	Prussique.
Saclactique.	Arsenique.	Formique.	Carbonique.

IV°. Ordre de combinaisons des acides avec les bases salifiables.

1°. De l'acide sulfurique avec

Baryte.	Chaux.	Yttria.	liques dans l'ordre
Strontiane.	Magnésie.	Alumine.	précédent, zinc
Potasse.	Ammoniaque.	Zircone.	fer, etc.
Soude.	Glucine.	Oxides métal-	
		liques	

2°. De l'acide nitrique avec les mêmes bases, mais la strontiane est après la soude. Ordre du reste tout semblable. Pour les oxides métalliques, consultez les tableaux précédens.

3°. Des acides muriatique et acétique : comme le précédent, mais l'ammoniaque passe avant la magnésie. Pour les oxides des métaux, voyez les tables précédentes.

4°. De l'acide phosphorique : mêmes bases, mais la chaux se place après la strontiane, et la magnésie après l'ammoniaque. Pour les oxides métalliques, voyez les tableaux précédens.

V°. Ordre de combinaisons des huiles fixes avec :

Chaux.	Ammoniaque.	de plomb, de bismuth ; non le fer.
Baryte.	Oxide de mercure.	
Les deux alcalis fixes,	Les autres oxides métalliques, sur-tout	Alumine.
Magnésie.		

Les corps qui se combinent intimement et en proportions déterminées sont :

Acides avec { Alcalis. | Terres. | Oxides métalliques.

Soufre et phosph. avec { Métaux. | Terres. | Carbone. | Alcalis.

DES RÉACTIFS. *Les essais sont :*

Les *teintures de tournesol* ou de *lichen*, celles de *violettes*, qui verdissent avec alcalis, rougissent par acides ;

Les *papiers rougis avec l'infusion du fernambouc*, ou *jaunis par celle de curcuma* ; les *infusions* de ces deux substances qui *virent* ou changent de couleur par les alcalis et les acides, en décèlent la présence ; aussi l'infusion de *bois néphrétique*, à couleur changeante par les acides et alcalis.

Les réactifs proprement dits.

1°. ALCALIS PURS. *Potasse*, *soude*, *ammoniaque* décomposent les sels à bases terreuses et métalliques. Aussi la *baryte* décèle partout l'acide sulfurique, la *strontiane* agit comme les alcalis.

La *potasse caustique* constate la présence des terres dans le lait de soufre, de l'alumine dans la magnésie, des terres dans les acides minéraux, de la colophone dans les résines de gayac et de jalap ; essaie le mercure doux, le kermès et le soufre doré d'antimoine (oxides hydrosulfurés) ; reconnaît dans les eaux le sulfate de magnésie, d'alumine, les sels métalliques, etc.

L'*ammoniaque* dissout le cuivre en bleu, et cette dissolution sert à reconnaître l'arsenic dans l'étain, dans le muriate de baryte, le cinabre et le sublimé corrosif. Cet alcali dénonce partout la présence du cuivre, en alimens, en boissons, en suc de réglisse, en vinaigre, et autres acides, dans l'alun, le muriate d'ammoniaque, l'argent et le nitrate d'argent fondu ; l'étain dans l'or en feuilles ; l'oxide de fer dans les sulfates de zinc, de potasse, de soude, le muriate de baryte, l'acétate de potasse, le surtartate de potasse, et dans le tartrate de potasse antimonié, dans l'alcool, etc. L'*ammoniaque* décèle aussi l'alun dans les vins, l'alumine dans la magnésie, les oxides de fer et de zinc dans le sulfate de cuivre (vitriol de Chypre) ; les carbonates de chaux, les sulfates et muriates de magnésie, d'alumine, ou à bases métalliques, dans les eaux.

2°. TERRES. *Chaux*, *magnésie* décèlent l'acide carbonique. *L'eau de chaux* découvre l'alun dans les vins, constate l'acide carbonique dans la pierre à cautère, découvre dans les eaux l'alun, le sulfate de fer, les carbonates alcalins et les terres.

Baryte et *strontiane*. *Voyez* plus haut.

3°. ACIDES. Le *sulfurique* décompose les sels neutres en déplaçant leurs acides, ou leurs bases; décèle la présence du plomb dans les vins et vinaigres, dans l'étain, le mercure, l'oxide blanc de zinc; la chaux dans l'oxide blanc de mercure précipité; les sulfate et carbonate calcaires dans la magnésie, dans le vert-de-gris, le plomb dans l'éther acétique; il essaie la magnésie ou la chaux calcinées. Il démontre, à l'analyse des eaux, les carbonates alcalins et terreux.

Le *nitrique* dégage les acides phosphorique et tartarique de leurs bases, décompose le gaz hydrogène sulfuré (l'acide hydrothionique des Allemands) dans les eaux et en précipite le soufre; sépare les cendres d'os mêlées à la farine, le cuivre et le plomb contenu dans les alimens, le cuivre des feuilles d'or, découvre les sulfate et carbonate calcaires et le sulfate de baryte dans le blanc de plomb; constate la présence de la silice ou du plâtre dans le précipité blanc, de l'étain dans le mercure, des terres et de l'acide carbonique dans les alcalis caustiques, du sulfate de chaux dans la magnésie; essaie la pureté du tartrate de potasse et de soude et de l'acétate de potasse, dénonce la présence du soufre et de l'ammoniaque partout où ils sont.

Le *muriatique* décompose aussi le gaz hydrosulfureux, décèle aussi le plomb dans les vins, distingue l'argent de l'étain en feuilles, et l'arsenic dans l'étain; reconnaît le plomb dans les acétates. (sur-tout dans l'acétate de potasse, ou terre foliée, du commerce, faite par double décomposition de l'acétate de plomb et du sulfate de potasse.)

Le *nitro-muriatique*, *eau régale*, découvre s'il y a du plomb dans l'antimoine cru.

Le *phosphorique* découvre la chaux, sépare aussi les oxides de plomb, de plusieurs sels.

L'*oxalique* précipite la chaux des sels calcaires, dans les vins, dans le surtartrate de potasse, l'oxide de zinc, les eaux minérales, etc. On se sert sur-tout de l'oxalate d'ammoniaque ou du suroxalate de potasse, *sel d'oseille*, pour des doubles décompositions de sels calcaires.

L'*arsenique* s'empare du soufre, et forme un sulfure d'arsenic.

I.

12

Le *boracique* réduit l'arsenic, lorsqu'ayant été précipité par l'eau de chaux, de sa dissolution, on traite ensuite ce métal par du charbon.

Le *tartarique* découvre la potasse unie à l'acide sulfurique et au carbonate de soude.

Le *carbonique* précipite la chaux pure, etc.

L'*acétique* découvre la chaux dans les farines, dans les oxides blancs de plomb; sépare le cuivre des feuilles d'or, le blanc de plomb des sulfates de chaux ou de baryte, le plomb de l'étain, l'antimoine diaphorétique de l'oxide blanc de zinc, le plomb et ses oxides de ceux du mercure (tels que des précipités blanc et rouge), et du cinabre; découvre la chaux dans le mercure précipité blanc; essaie la pureté du minium, du vert-de-gris, etc.

Les *acides citrique*, *malique*, etc., sont usités aussi dans les analyses des végétaux.

4°. Sels neutres a bases alcalines et terreuses.

Sulfate de chaux, en dissolution, découvre l'acide oxalique dans le sel de succin et autres liqueurs.

Nitrate de potasse découvre le manganèse, le fer, l'arsenic, dans le soufre, l'antimoine cru à l'aide de la chaleur.

Nitrate de baryte sépare l'acide sulfurique dans l'éther sulfurique.

Muriate d'ammoniaque sec décèle la potasse ou la chaux dans le sucre (en donnant son odeur ammoniacale).

— *de baryte* démontre l'acide sulfurique dans les vinaigres, ou les acides muriatique, nitrique, phosphorique, tartarique; dans l'éther sulfurique et la liqueur d'Hoffmann, les sulfates dans les muriates de soude, ou d'ammoniaque, dans les nitrates, le sousborate de soude, dans le carbonate de soude, les eaux, dans le sucre de lait, la liqueur de corne de cerf succinée, etc.

— *de chaux* reconnaît l'acide phosphorique et oxalique partout, les phosphate et sulfate de soude, le carbonate de soude, dans les eaux, l'acide carbonique dans l'ammoniaque caustique.

Acétate de baryte découvre aussi l'acide sulfurique dans le vinaigre, l'alun dans le vin, l'acide sulfurique dans les sels et partout.

Carbonate de potasse fait reconnaître l'alun dans les alimens, les boissons, la chaux dans la bierre, l'acide tartarique dans le vinaigre, dans le sel de succin; il essaie l'eau de chaux, précipite les oxides métalliques des sulfates, les terres des muriates, le fer, le cuivre, les terres de tous les sels à base d'alcali, sépare les acides des éthers et de la liqueur d'Hoffmann, l'eau de l'alcool, et constate la force de celui-ci, découvre le sel ammoniac du sel de succin.

— *de soude* décompose, dans les eaux, les sels terreux et métalliques.

Prussiate de potasse ou *de chaux* précipitent en bleu le fer de ses dissolutions. Le prussiate de potasse découvre le cuivre dans les alimens, le fer dans les fleurs (oxide) de zinc, les eaux minérales, la potasse caustique, les acides.

Sousborate de soude, ou Borax, constate la présence du cobalt, dans les couleurs, en l'employant comme flux réductif.

Oxalate d'ammoniaque et *suroxalate de potasse. Voyez* à l'Acide oxalique, ci-devant.

5°. Sels a bases métalliques.

Sulfate d'argent dissous montre les muriates dans les sels, dans le suc de citron, dans les eaux; découvre l'arsenic dans le soufre.

Sulfate de fer, de *cuivre*, agissent sur l'hydrogène sulfuré gazeux. Le sulfate de fer récent (vert, ou au *minimum* d'oxidation) donne une rouille (oxide de fer au *maximum*) par les eaux oxigénées. Le sulfate de cuivre découvre l'arsenic, le sublimé corrosif dans les alimens.

Nitrate d'argent précipite le mucus animal, découvre dans les vins trop soufrés et partout l'acide sulfurique; l'acide muriatique dans les vinaigres, dans l'acide nitrique, dans les alcalis (après leur saturation), dans le nitre, l'acétate de potasse, les sels magnésiens, la liqueur de corne de cerf succinée, le borax, le carbonate de soude, les tartrates de potasse ou de soude, le sucre de lait; il reconnaît les muriates et les sulfates dans les eaux distillées, et noircit par les hydrosulfures.

Nitrate de mercure précipite aussi les mucilages et le principe extractif, découvre l'alun dans l'eau, essaie l'eau de chaux, reconnaît les sulfates, les muriates, l'hydrogène sulfuré dans les eaux, ainsi que les carbonates de soude, de chaux et de magnésie, et partout les acides sulfurique et muriatique.

Nitrate de plomb découvre l'acide sulfurique, en acide tartarique, en sel de succin, en tartrate de potasse et de soude, en surtartrate de potasse, en émétique; précipite l'acide muriatique partout.

Muriate d'arsenic ou celui *d'antimoine*, démontrent le soufre dans les eaux minérales.

Oximuriate de mercure (sublimé corrosif), précipite l'albumine animale, reconnaît dans les eaux les carbonates de soude et de chaux; précipité par les hydrosulfures, comme tous les sels métalliques.

Acétate et *suracétate de plomb liquide* (extrait de saturne), précipitent le mucus animal, l'acide sulfurique dans le vinaigre, les acides nitrique, tartarique, les sels neutres; découvrent l'alun dans le tartre, le sulfate de soude dans le tartrate de soude; les alcalis, les terres, les sulfates et muriates dans les eaux, ainsi que l'hydrogène sulfuré et le soufre.

6º. LES MÉTAUX PURS (ou en régules).

L'*argent* découvre l'hydrogène sulfuré (acide hydrothionique) dans les vins soufrés et dans l'albumine, en noircissant.

Le *mercure coulant*, de même, dans les eaux minérales, et le sublimé corrosif dans les alimens.

Le *cuivre poli* découvre aussi le sublimé corrosif.

Le *fer poli* précipite le cuivre dans les vins, les alimens, la limaille de fer, l'extrait de Saturne, la pierre infernale, les sels neutres, le tartre, le tartrate de potasse, les sulfates de fer, de zinc, le muriate de baryte; aussi dans les tamarins, le suc de réglisse, les extraits, etc.

Le *zinc poli* décèle le plomb dans le vinaigre, l'étain dans l'émétique, le soufre dans l'arsenic.

7º. LES OXIDES MÉTALLIQUES s'emparent tous des hydrosulfures, ou les décomposent et s'unissent au soufre. L'oxide de cuivre dissous dans l'ammoniaque (*cuprate d'ammoniaque*) découvre l'arsenic dans l'étain, dans le sublimé corrosif, les oxides d'antimoine dans les alimens.

8º. LES SULFURES, CARBURES, SAVONS, etc.

L'*hydrosulfure d'ammoniaque* décèle les métaux, le plomb dans le vinaigre, les eaux minérales, l'arsenic dans les alimens, le plomb dans le muriate de baryte, et les précipite en noir.

Les *hydrosulfures, la liqueur probatoire d'Hahnemann* (1) décèlent le plomb dans le vin, le vinaigre, la bierre et les alimens, l'antimoine dans le vin, le cuivre dans l'alcool, le

---

(1) Elle se prépare avec sulfure de chaux et acide tartarique à̄ a 16 gramm. ʒ iv. Eau distillée 1 litre, ℔ij. Mêlez dans un vase couvert. On décante la liqueur déposée et on y ajoute acide tartarique ʒ2 gramm. ʒj. Voyez *Pharmacop. batav.* 1805. in-4º.

mercure en muriate de soude, le plomb dans les couleurs, dans l'éther acétique, dans la terre foliée (faite par décomposition de l'acétate de plomb), et le tartrate de potasse dans l'antimoine diaphorétique, dans le mercure précipité blanc, découvrent l'arsenic dans le muriate de baryte et dans le cinabre, ainsi que le minium dans le vermillon, l'arsenic dans le sublimé corrosif; ils essaient la quantité d'antimoine contenue dans l'émétique.

Le *flux noir* réduit les oxides de plomb ou d'antimoine des alimens, constate la pureté du minium, du blanc de plomb et autres oxides.

Solution alcoolique de savon, découvre les acides libres, les sels à base terreuse ou métallique dans les eaux, ou l'acide carbonique. La solution aqueuse du savon blanc y est également propre.

9°. Les Alcools et Éthers.

L'alcool précipite de leur solution aqueuse, les sels neutres qu'il ne peut dissoudre, accélère leur cristallisation, sépare l'acide tartarique du vinaigre, les phosphate et sulfate de chaux de l'acide phosphorique, le sulfate de potasse du sulfurique, le tartre du sel de succin, les sulfates des eaux, les résines de l'assa-fœtida, la poix noire de l'asphalte, l'essence de térébenthine de l'huile de pétrole, les huiles volatiles des fixes (excepté celle du ricin en partie dissoluble), la colocophone de la résine tacamaque; essaie l'ammoniaque caustique et carbonatée, les sels et esprit de succin, etc.

Alcool gallique. Voyez Teinture aqueuse et Eaux.

Éther sulfurique (le nitrique, le muriatique, l'acétique se décomposant facilement, et leurs acides s'en séparant, ils ne sont pas aussi parfaits que le sulfurique, ou le phosphorique de M. Boullay). Il sépare les huiles fixes du baume de Copahu (cependant ces huiles sont en partie dissolubles par l'éther), le blanc de baleine de la cire, la graisse des huiles fixes, ou le beurre de cacao de celles-ci; mais l'alcool est préférable en ces cas.

10°. Des Eaux et Solutions aqueuses.

Eau distillée sert pour laver, sépare oxide de bismuth de l'acide nitrique, ou du vin, ou de l'étain; découvre l'alcool dans les huiles volatiles, dans les éthers; essaie l'oximuriate d'antimoine (ou beurre), le sel de Saturne; précipite le bismuth de l'oxide blanc de mercure, de l'étain, etc.

Teinture de noix de galles, aqueuse ou alcoolique, décèle

le fer dans l'acide sulfurique, dans l'alun, ou les sels ammoniacaux, ou le muriate de baryte, ou l'acétate de potasse, ou
les sulfates de potasse, de soude, de zinc, dans l'oxide blanc
de zinc, l'acide muriatique, les eaux minérales, etc., et le précipite partout en noir ou violet.

Teinture de tan, précipite l'albumine et la gélatine, le fer et
les oxides métalliques, essaie l'émétique, le quinquina et autres
décoctions végétales.

Réactifs dans les cas d'empoisonnemens pour connaître la nature des poisons.

Les *alcalis* font reconnaître ceux par le sublimé corrosif; le
mercure précipité blanc, ceux par les acides.

L'*ammoniaque*, ceux par le sublimé, ou par les oxides de cuivre.

L'*eau de chaux*, ceux par l'arsenic, le sublimé.

L'*acide sulfurique*, ceux par le plomb et la baryte.

Le *muriatique*, ceux par la pierre infernale, par les sels mer-
curiels non suroxidés.

Le *boracique*, ceux par l'arsenic, qu'il sert à réduire à son
état métallique.

Le *mercure cru*
ou *le cuivre poli*, } ceux par le sublimé corrosif.

Le *fer poli*, ceux par les oxides de cuivre qu'il réduit.

Le *sulfate de cuivre*, ceux par l'arsenic et le sublimé.

Le *nitrate de potasse*, ceux par l'arsenic, dont il dégage
l'odeur alliacée à l'aide de la combustion.

— *de mercure*, } ceux par les acides sulfurique ou muria-
— *d'argent*, } tique.

— *de baryte*, } aussi ceux par l'acide sulfurique.
Acét. de baryte, }

Les *hydrosulfures*, ceux par le sublimé, l'arsenic, l'antimoine, le plomb, et minéralisent ces métaux, qu'ils rendent
moins dangereux.

L'*hydrosulfure d'ammoniaque*, ceux par l'arsenic, le mercure.

L'*ammoniaque cuivreuse*, ceux par l'arsenic, le sublimé,
l'antimoine.

Les *couleurs bleues végétales*, décèlent ceux par les alcalis
caustiques.

DES POISONS ET VENINS.

Essais de réactifs pour les neutraliser, ou des contrepoisons.

On appelle *poison* toute substance qui, introduite à petite dose dans l'économie animale, tend à la détruire.

Le nom de *venin* ou *virus* s'applique plus particulièrement aux substances animales capables d'empoisonner ou de causer des maladies. L'effet de la plupart des poisons animaux et végétaux se porte sur la sensibilité nerveuse et la contractilité musculaire; mais les poisons minéraux attaquent principalement le tissu de nos organes, et s'y neutralisent par leur combinaison avec nos solides ou nos liquides.

Tout ce qui est poison pour certains êtres ne l'est pas toujours pour les autres. Ainsi l'arsenic si dangereux pour l'homme, purge seulement avec force les loups, les chiens, etc.; et l'aloës, seulement purgatif drastique pour l'homme, tue les chiens, les renards à une dose assez petite. La noix vomique qui leur est si fatale, l'est moins pour l'homme. Le poivre fait périr les cochons; les amandes amères qui nous causent peu de mal, tuent les chats, les fouines, les poules, etc. Le persil, l'âche et d'autres ombellifères, alimens pour nous, font périr la plupart des oiseaux qui en mangent. Plusieurs insectes se nourrissent des matières végétales qui seroient poison pour nous, comme quelques chenilles qu vivent d'euphorbe, les nécrophores et dermestes vivent de chairs putréfiées, etc. Les essais de poisons faits sur les animaux domestiques ne doivent point, à cause de ces différences, donner une induction décisive pour notre espèce.

Des poisons et virus animaux, et des réactifs pour les détruire.

Le *virus hydrophobique*, ou de la rage, comme la salive d'un chien enragé, qui produit un tétanos très-violent, avec constriction spasmodique de la gorge, doit être attaqué sur-le-champ à l'endroit de la morsure, par le cautère actuel ou potentiel (le feu ou les alcalis caustiques, ou les escarrotiques, ou les acides concentrés et l'oximuriatique, les sels corrosifs, etc.). Les cantharides, le meloé, pris à l'intérieur, l'extrait de belladone, l'opium, le musc, ont été recommandés. Les bains de mer pris avec frayeur, l'ammoniaque, l'électricité ont été vantés, aussi bien que les frictions mercurielles. Mais dans le tétanos rabien spontané, les plus forts antispas-

modiques et rafraîchissans , ou les dérivatifs , comme les vésicatoires , sont les plus utiles remèdes.

Le *virus contagieux* de la peste , des anthrax et de plusieurs
maladies très-aigues ou malignes, comme la fièvre jaune, etc. ,
se détruit efficacement par les acides , et sur-tout par les fumigations d'acide muriatique oxigéné de M. Guyton ; celles du
soufre brûlant, de gaz nitreux rutilant , quoique moins actives ,
ont aussi de très-bons effets. Il faut exposer à ces vapeurs, ou
plonger dans des acides les objets imprégnés de ces virus ou des
miasmes contagieux. Le vinaigre n'est pas toujours suffisant (1).

Le *virus* des vipères et serpens venimeux ne paraît pas dans
tous de la même nature , mais tous exigent des remèdes diaphorétiques (outre la cautérisation du lieu piqué , avant douze
heures , ou la succion). Ce virus , qui paraît être de nature
très-septique, se détruit, hors du corps seulement , par les
acides ou les autres corrosifs. Introduit dans l'économie animale,
il convient d'administrer alors l'eau de Luce (savonule ammoniacal) et l'ammoniaque comme sudorifiques, la thériaque et le vin
comme stimulans. Quant à l'huile d'olives et au mercure gommeux , ils ne paraissent pas très-utiles. La racine de serpentaire
en décoction, l'*ophiorrhiza* , le polygala-sénéka , le bois-de-
couleuvre, le contra-yerva, la bignone, liane-serpent, etc. , s'emploient comme sudorifiques dans les deux Indes , en ces circonstances , avec succès , même contre les morsures de serpens-
à-sonnettes (*Crotalus* , L.). Les vésicatoires sur la plaie sont
suivis de bons effets aussi. (*Voyez* Fontana , *du poison de la
Vipère* , 2 vol. in-4°.)

Les *exsudations âcres* de la peau des crapauds, des salamandres, lézards geckos , etc. , produisent de vives inflammations , empoisonnent des instrumens , etc. Le camphre, l'alcool , les acides et les antiseptiques en détruisent l'effet.

Les *poissons rendus vénéneux* , lorsqu'ils vivent de mollusques âcres (de méduses , d'aplysies) , tels sont les tetraodon
ou quatre-dents, causent des accidens graves, l'érésypèle et la
desquammation de l'épiderme de tout le corps. Il paraît que
les aromates combinés aux acides , comme le vinaigre et le
poivre, le gingembre, l'anis étoilé, sont les meilleurs contrepoisons.

(1) Les *virus* morbides de la variole, de la vaccine, de la gale,
de la syphilis, etc. , se dénaturent fort bien hors du corps, par
l'action des acides minéraux, et sur-tout de l'oximuriatique , mais
l'application de ceux-ci sur le corps vivant n'est pas sans difficultés. De
même l'oximuriate de mercure et l'acétate de plomb précipitent le
mucus animal qui recèle ces *virus*.

Les *mollusques âcres*, comme les moules et les huîtres, qui en certaines époques, comme celle du frai, deviennent dangereuses, causent des éruptions à la peau, demandent les mêmes remèdes que les précédens. Le foie du chat-marin (*Squalus galeus*, L.), les œufs de barbeau et de brochet sont sujets à produire les mêmes accidens avec des coliques etdes superpurgations. L'on emploie les mêmes moyens curatifs.

Quant aux *piqûres d'insectes*, les scorpions, les abeilles et guêpes, les morsures d'araignées, un peu d'ammoniaque ou le suc d'une plante ombellifère quelconque, non vénéneuse, les guérissent bientôt. Il n'en est pas de même des cantharides, mylabres, meloés, buprestes qu'on aurait avalés. Leur action se porte vivement sur la vessie. Les mucilagineux , le lait, les corps gras sont d'utiles palliatifs en ce cas, ainsi que les émulsions et les bains. D'autres recommandent les acides, les décoctions astringentes de tan ou de noix de galles, qui agissent sur la substance même de ces insectes.

Des poisons végétaux, et des corps qui les peuvent neutraliser.

Il est à remarquer que les végétaux âcres ne contiennent presque aucun principe animalisé ou albumineux, quoique ce caractère appartienne aussi à des plantes non dangereuses.

Les Champignons, *Agaricus bulbosus*, *necator*, *viscosus*, *piperatus*, L., et bien d'autres, sur-tout les amanites lactescens, l'agaric moucheté ou fausse-oronge, *Agar. muscarius*, L. (1); le rouge ou sanguin de Bulliard, beaucoup de *Boletus*, de *Lycoperdon*, etc. , sont extrêmement vénéneux. On doit exciter sur-le-champ le vomissement, puis user de beaucoup d'acides végétaux , l'acétique, ou le citrique, ou le malique; ensuite des éthers et des antispasmodiques contre de trop violens vomissemens de bile. On a recommandé les infusions chargées de noix de galles, de tannin, de quinquina,comme capables de précipiter la substance délétère des champignons. Il est plus sûr de ne manger aucune de ces plantes sans les avoir macérées dans le vinaigre. L'alcool, l'éther enlèvent une portion de leur poison, le tannin le décompose aussi en grande partie.

Les *poisons stupéfians*, l'opium, la laitue vireuse,les solanées, telles que la jusquiame, la pomme-épineuse, la mandragore

(1) L'oronge verte, la ligue, etc., contiennent aussi une résine délétère qui n'agit qu'après douze heures environ. (Paulet , *Traité des champ.* , *in-4°.*)

et la belladonne, le tabac, les morelles, ne peuvent être neutralisés (après le vomissement) que par une grande quantité d'acides végétaux. La crème de tartre opère sur-tout bien, ainsi que l'acide oximuriatique. Les infusions de noix de galles ou de tannin, ou d'aromates chauds, ne sont pas inutiles ; car elles peuvent aussi précipiter une partie de la matière délétère, comme on le remarque lorsqu'on les mêle aux décoctions de ces poisons. Les vins acerbes et astringens conviennent beaucoup aussi.

Les *poisons drastiques*, les hellébores blanc et noir, l'élatérion, la bryone, les euphorbes, tels que tithymales, épurges, la gomme-gutte, les scammonées, asclepias, périploques, turbith, soldanelle, cyclamen, cabaret, le nerprun, le gui, purgent avec violence par haut et bas, au moyen d'une résine âcre, vénéneuse. Quoiqu'on ait recommandé dans ce cas les alcalis comme propres à diviser cette résine, et que la solution de savon puisse convenir, cependant les acides végétaux sont aussi fort utiles et diminuent extrêmement la faculté purgative. De plus, il nous paraît encore plus avantageux de recourir aux toniques astringens, à la thériaque, aux décoctions de quinquina loxa ou calisaya, de tan, d'écorce de grenades, et de balaustes, qui précipitent certainement ce principe drastique.

Les *poisons âcres*, de la gratiole, cévadille, garou et thyméléa, aconit, napel, dentelaire, pédiculaire, staphisaigre, nielle, clématite, petite chélidoine, vermiculaire brûlante, lobélie caustique, pulsatille, des renoncules, âcre, flammette, scélérate, souci des marais, arum, balsamine, coques-levant, *drosera* ou herbe-aux-goutteux, if, laurier-rose, etc., ou le lait de figuier ou de papayer, qui ulcèrent la peau sur laquelle on les applique, perdent bien de leur activité par les acides, mais sont encore mieux combattus par de fortes décoctions de tannin, de noix de galles, de bon quinquina ; enfin l'on doit faire usage des adoucissans, des mucilagineux, du lait, des corps gras, des émulsions.

Les *poisons amers* ou *nauséeux*, comme les noix vomique et ahouaï, la scille, le colchique, la chélidoine ou éclaire, le laurier-cerise, le phellandrium, l'œnanthe, la petite ciguë, le fusain, le houx, la coloquinte, le sparte purgatif, les baguenaudiers et coronilles, faux sennés, sont modifiés en grande partie par les acides végétaux et l'acide oximuriatique sur-tout ; mais ils retiennent encore beaucoup de leur qualité vénéneuse que les alcalis paraissent augmenter. Les décoctions tannantes de galles, de balaustes, le suc d'acacia, les forts astringens, la thériaque, le vin, les spiritueux, les aromates sont utiles.

Les *poisons fétides*, la sabine, le chanvre, le noyer, l'a-

myris toxifera, L. , l'yèble et le sureau , la cigüe , les scrophulaires et digitales , le glayeul, l'iris-flambe, etc. , se
rapprochent des stupéfians, mais ne se combattent point de
même ; car les éthers , le vin sur-tout, ou les acides combinés
aux spiritueux , paraissent les plus propres à détruire leurs
facultés délétères. Les aromates ensuite sont indiqués , excepté
pour la sabine qui demande plutôt des acides.

Les *poisons huileux âcres*; tels sont les ricins, les méde-
ciniers , le suc de manioc, les crotons, la mancenille , le redoul
(*coriaria*) , les *rhus toxicodendron* , le fustet , la camelée
(*eneorum*) , les vernis de Chine, le caout-chouc liquide etc. ,
poisons fort actifs que ne peuvent détruire les corps gras, puisqu'ils sont de même nature. Les acides , à moins qu'ils ne soient
concentrés , n'agissent que peu; l'acide oximuriatique sera plus
utile , et il enlève presque tout l'effet au toxicodendron ; les
alcalis purs ou savoneux diminuent leur activité , les éthers les
dissolvent sans les détruire. Les sucs concrets , tels que l'euphorbe , le lait des tithymales , des asclepias, apocyns , et
liserons, du figuier, etc. , contiennent également un principe
vénéneux analogue au caout-chouc liquide , concrescible par
l'oxigène , insoluble dans le vinaigre , soluble dans les alcalis ,
les huiles et les éthers. Il paraît donc que les solutions savoneuses sont utiles contre ces poisons. Ensuite l'on doit faire
usage d'adoucissans. Mais les acides sont peut-être les plus
nécessaires d'abord.

Dans tous ces empoisonnemens, le vomissement est un préliminaire nécessaire , soit par irritation mécanique , soit par les
émétiques connus.

Des poisons minéraux, et de leurs réactifs.

On ne doit pas , dans les empoisonnemens de ce genre, employer l'émétique, ni le sulfate de zinc , ou la poudre d'Algaroth
et autres minéraux pour faire vomir, mais bien l'ipécacuanha ou
les irritations mécaniques de la luette, par une barbe de plume ,
le doigt , etc.

Les *acides minéraux* sont de très-violens corrosifs. On doit
sur-le-champ faire avaler beaucoup de magnésie pure , délayée
dans l'eau sucrée , ou une forte solution de savon. Il convient
d'user de délayans , de lait, d'émulsions , de mucilages , de corps
gras , ensuite.

Les *alcalis caustiques* détruisent avec une égale promptitude
les tissus animaux. Aussi le plus urgent remède est l'usage des
acides végétaux, ou des corps gras, du lait, des mucilagineux
qu'on peut combiner aux neutralisans.

Les *nitrates d'argent* ou *de mercure* sont des escarrotiques très-puissans, et il n'y a point de remède plus important que les hydrosulfures (foies de soufre alcalins ou terreux, liquides), ou l'hépar martial (hydrosulfure alcalin ferrugineux), qui minéralisent ces métaux. On pourrait, pour le nitrate d'argent, employer la solution de sel marin, qui formerait sur-le-champ un muriate d'argent insoluble (lune cornée); on usera beaucoup de mucilagineux et de lait ensuite.

Le *sublimé corrosif* (oximuriate de mercure) précipite bien l'albumine, le tannin; ainsi les fortes décoctions de quinquina, les blancs d'œufs (donnés séparément), les poudres de quinquina, de tan, seront plus utiles que d'autres réactifs. Néanmoins on peut user d'abord de la solution de savon, pour décomposer ce sel; mais l'eau de chaux et les sulfures sont moins utiles.

Le *beurre d'antimoine* (oximuriate) et la poudre d'Algaroth, violens remèdes, seront bien mieux décomposés par les hydrosulfures que par tout autre moyen. C'est ici que le baume de soufre térébenthiné peut être fort utile.

L'*émétique*, à haute dose, se décompose fort bien par une décoction chargée de tan, ou de quinquina, ou de noix de galle, ou par un extrait amer délayé.

Les *sels* et *oxides de cuivre* (le vert-de-gris, le verdet, le sulfate et l'acétate de cuivre) demandent d'abord pour vomitif l'ipécacuanha. L'on emploiera ensuite les hydrosulfures alcalins, le baume de soufre, ou l'on précipitera le cuivre par de fortes infusions de tan, de noix de galle, de quinquina, mais ce moyen ne paraît être que secondaire. Les purgatifs de casse, de manne, sont fort utiles aussi.

Les *oxides* et *acétates de plomb* n'agissent pas avec autant de célérité que les précédens, mais les effets n'en sont pas moins funestes, et leur lenteur les rend plus aggravans. Dès qu'on s'en apperçoit, il faut vomir par l'ipécacuanha, ou se purger un peu fort par les seuls végétaux, puis user des hydrosulfures alcalins, du baume de soufre, ensuite des décoctions et poudres tannantes; le quinquina, la noix de galle, l'écorce de grenade, les balaustes, le tan, etc. Les extraits amers seront très-bien indiqués; on fera usage d'alimens gras et mucilagineux.

L'*arsenic* (l'oxide blanc arsenieux, l'orpiment et le réalgar, sulfures) est l'un des plus horribles poisons; il réclame promptement les vomitifs, ensuite les poudres et décoctions tannantes et précipitantes de noix de galle, de bon quinquina, d'écorces de grenades, de tan, sur-tout les extraits amers délayés, et même un peu d'opium. En ce cas, les hydrosulfures ne sont pas très-utiles, parce qu'ils ne produisent que de l'orpiment. Il convient ensuite d'employer les éthers ou la liqueur d'Hoffmann, et les boissons émulsionnées, adoucissantes.

La *withérite* (carbonate de baryte, et les muriate, nitrate et acétate barytiques) empoisonnent aussi, mais, dans ce cas, il suffit de donner une limonade minérale avec l'acide sulfurique, en assez grande quantité pour neutraliser cette terre, ou, si on le préfère, une solution chargée de sulfate de soude. On use ensuite de remèdes toniques.

PRINCIPES IMMÉDIATS DES VÉGÉTAUX.

Ils nous paraissent être en plus grand nombre que ceux admis par plusieurs chimistes. Nous les classons en quatre genres, d'après leurs élémens constitutifs. Toute substance végétale est composée primitivement de carbone, d'hydrogène, d'oxygène, et quelquefois d'azote en diverses proportions.

GENRE Ier. PRINCIPES IMMÉDIATS DES VÉGÉTAUX DANS LESQUELS PRÉDOMINE LE CARBONE.

Le corps ligneux, ou le bois, la fibrine végétale.

Substance insoluble dans l'eau, fibreuse, contenant beaucoup de carbone, la plus *végétalisée* de tous les principes végétaux ; donnant à la distillation à feu nud de l'acide acétique mêlé d'huile empyreumatique (acide pyroligneux), dont on peut le débarrasser. Le vinaigre de bois est très-fort. L'acide nitrique convertit en divers acides végétaux, le bois, dont plusieurs espèces contiennent beaucoup de matière extractive, ou colorante, ou du tannin, etc. Vauquelin a trouvé de la fibrine végétale dans le suc du papayer. La sève des végétaux contient les élémens du bois et le principe astringent.

Le suber ou liège, corps fongueux. Coton.

Liège, substance compressible, sans fibres distinctes, conversible par l'acide nitrique en un acide particulier (*acide subérique*, Bouillon-Lagrange.) Le *fungus* des champignons, le corps cellulaire ou parenchyme des fruits, la moëlle du sureau ; celle des palmiers, des fougères qui contient aussi de la fécule, sont analogues, etc. Le *coton* des *gossypium*, de l'ouatte, des malvacées, les aigrettes des fleurs composées sont d'une nature particulière, encore peu connue.

Le tannin, et les fécules astringentes.

Le tannin ou principe astringent acerbe se rapproche du caractère des extraits, est dissoluble dans l'eau, a la propriété de précipiter la gélatine ou colle animale, de la durcir, ainsi que l'albumine; de changer la peau en cuir (d'où viennent les procédés du *tannage*, Séguin, *Mém.*) Il décompose l'émétique, et précipite les bases métalliques de leur dissolution dans les acides; ceux-ci l'oxident, le rendent in-oluble. Est presque toujours joint à l'acide gallique, comme dans les quinquinas, le thé, l'*uva ursi*; abonde dans les écorces de chêne, de sumach, de grenade, de saule, de *morus tinctoria*, de marronier d'Inde; dans les racines de bistorte et des autres polygonées, les tiges et fleurs des rosacées, l'oignon de scille, etc. Le cachou, le suc d'acacia et d'hypocistis, la *gomme* de kino, le rocou, etc. sont des fécules astringentes ou du tannin plus oxidé. Hatchett a formé du tannin par l'oxidation du charbon ordinaire dans l'acide nitrique. Plusieurs autres substances végétales en fournissent, selon Chevreul, par le même moyen. Il enlève les résines à l'alcool et les précipite; il se combine à la chaux. On obtient du tannin pur en versant de l'eau de chaux dans une solution forte de tan; on décompose le *tannate de chaux* par l'acide nitrique qui s'empare de la chaux. On filtre; il reste une substance noire pulvérulente, acerbe, qui est le tannin pur, selon le procédé de Mérat-Guillot. L'alcool dissout ce tannin; il précipite les sels métalliques de leurs acides. On peut encore précipiter le tannin de l'infusum de noix de galles, par le carbonate de potasse. Il reste sur le filtre, selon M. Proust.

1° De l'extractif; 2°. de l'extractif colorant.

1°. Les extraits sont de plusieurs espèces et en divers états, ordinairement bruns, dissolubles, absorbant l'oxigène qui les noircit, diminue leur solubilité; formés par infusions ou décoctions, ou par des sucs rapprochés. *Extraits savoneux*, comme ceux des chicoracées, des borraginées, de saponaire, de houblon, etc. sont salins, attirent un peu l'humidité, contiennent un principe muqueux. *Extraits extracto-sucrés*, sont ceux de réglisse, de polypode, de galéga, etc. *Extraits amers et astrin-*

gens contenant du tannin et du *tannate d'albumine* (voy. s
M. Vauquelin, *Bulletin de Pharm.*, juin 1810, p. 243 ,
comme ceux des racines, bois, écorces, ou de quinquina, excepté
peut-être son extrait sec dit sel essentiel de la Garaye ; ceux
de gentiane, de patience, de centaurée, d'absinthe, etc. Cette
combinaison de tan et d'albumine, de nature imputrescible, est
ce qui trouble les infusions de plusieurs végétaux et y forme
des pellicules colorées. Elle existe abondamment dans les enveloppes ou arilles de plusieurs semences (fèves, pois, lentilles,
feuilles de marroniers d'Inde, etc.), et paraît destinée à les
garantir par son imputrescibilité. Cette combinaison ne devient
soluble que par une surabondance de tannin et d'un acide
végétal. — *Extraits extracto-résineux* de gayac, de jalap,
de rhubarbe, d'aunée, d'hellébore, d'agaric, de coloquinte,
de bryone, d'élatérium, et tous les extraits panchymagogues
qui peuvent se faire par le vin. — *Extraits albumineux* ou
contenant un principe animalisé, sont ceux de cigüe, d'aconit,
de toxicodendron. etc. préparés avec la fécule verte de ces
végétaux, à la manière de Storck ; l'opium et la plupart des sucs
vireux concrets, sont de même nature. Nous ne parlons point
ici des extraits mucilagineux, parce qu'ils donnent plutôt du
mucilage ou *mucus* que de l'extractif. Les principaux caractères de l'extrait sont de brunir à l'air et d'en absorber l'oxigène,
d'être rendu insoluble par les acides, et sur-tout par l'oximuriatique ; de se combiner aux alcalis, de précipiter avec l'alun,
avec les dissolutions de sels métalliques, les oxides (ceux
d'étain, de fer, etc.), et d'adhérer aux étoffes à l'aide de ces mordans, comme les matières colorantes.

2°. Les principes colorans sont de beaucoup de sortes ; les
bleus préparés d'ordinaire par fermentation, ou au moyen des
alcalis, comme le tournesol, les lichens parelle et orseille, le
pastel, l'indigo et les autres fécules que peuvent donner diverses
plantes papilionacées ; les *bruns*, ou brunitures ou pieds de couleurs souvent tirés des bois, écorces et racines, et analogues aux
extraits tannans. Les *jaunes*, semblables aux precédens, contiennent d'ordinaire un principe amer, la gentiane, le curcuma,
le quercitron, la gaude, etc. Les *rouges* paraissent être astringens ou acidules, l'orcanette, la garance, le bois de Brésil, les
fruits rouges ; (car les acides tournent les couleurs au rouge,
comme les alcalis au bleu et au vert.) On fixe les teintures
sur les étoffes par divers mordans ; les astringens, les alcalis,
les acides, les dissolutions salines, etc. (*Voyez* Berthollet,
d'Ambourney, Chaptal, Pœrner, sur Teint.)

Des sucs gommo-résineux.

Tels sont ceux des *convolvulus*, les scammonées, la gomme-gutte, ceux des ombellifères férulacées, comme l'*assu-fœtida*, la gomme-ammoniac, le galbanum, le sagapenum, l'opopanax; ou des badamiers, tels que la myrrhe, le bdellium, ou le ladanum, les euphorbes, l'aloës, etc. Les liqueurs aqueuses, acéteuses et spiritueuses sont leurs dissolvans. On ne les pulvérise bien que dans le froid et par trituration. Découlent originairement sous forme de sucs, laiteux ou de diverse couleur, des plantes, par l'incision; d'autres s'extraient par expression; tous contiennent plus d'hydrogène dans leurs principes, que les précédens.

GENRE IIe. PRINCIPES IMMÉDIATS INFLAMMABLES OU AVEC PRÉDOMINANCE D'HYDROGÈNE. 1°. Fixes comme les cires végétales, les huiles fixes, et les résines simples ou balsamiques; 2°. volatils, comme l'huile essentielle, le camphre, les arômes. —Substances plus légères que l'eau, et n'y sont que peu ou point dissolubles.

1°. Cires ou beurres des végétaux; 2°. Pollen et matière verte.

1°. Les huiles fixes concrètes ou peu hydrogénées sont le beurre de cacao qui s'extrait par l'expression et la chaleur, le beurre de coco, usité comme aliment et adoucissant; la cire des galés et des crotons, dont on fait des chandelles; l'huile concrète des baies de laurier, qui entrent dans des onguens; l'huile concrète de muscade, chargée, comme celle d'anis, d'une huile essentielle. Le beurre de bambouc (Mungo - Park, *Voyage intér. Afriq.*) et plusieurs autres, appartiennent à ce genre. Elles raucissent moins que celles qui sont liquides.

2°. La matière verte des sucs exprimés des végétaux, le parenchyme, improprement nommé *fécule*, est une sorte de cire (plutôt que du gluten, comme on l'a dit,) ou de résine formée par l'action de la lumière, insoluble à l'eau, mais soluble dans les huiles grasses, l'éther et l'alcool; est unie à de l'albumine, et un peu plus légère que l'eau. De même, les pollens de fleurs sont tous d'une matière cérumineuse que les abeilles emploient pour leur cire et la propolis. Le pollen du lycopode est une poudre jaune résineuse, très-inflammable, ne se mouillant pas, et surnageant toujours l'eau; sert dans les feux d'artifice; on y a rencontré une matière saccharine. La poussière fécondante du dattier, *Phœnix dactylifera*, L., tient du phosphate de magnésie et de la gélatine, selon Fourcroy et Vauquelin. Le pollen des pins est analogue à celui des lycopodes.

Toutes les matières végétales dans lesquelles l'hydrogène existe en plus grande proportion que dans l'eau, sont huileuses ou résineuses. C'est ainsi qu'il y a dans les résines un excédant de 00,8 parties d'hydrogène, et dans l'huile d'olives, de 0,12 parties sur les autres substances.

Huiles fixes, ou grasses.

Ont la propriété de former des savons avec les alcalis caustiques, d'être immiscibles à l'eau, sans intermède; de dissoudre le soufre, le phosphore, les résines, la gomme élastique, les oxides de plomb, avec lesquels elles forment des emplâtres; se combinent aux graisses et cires, se peuvent charger de l'arôme et de l'huile essentielle des plantes; ne passent pas à la distillation, s'enflamment et brûlent bien en formant de l'acide carbonique et de l'eau. Toutes contiennent plus ou moins un *principe doux* (de Schèele) ou *muqueux*, de la plante d'où on les exprime, et qui, se décomposant, est la cause de leur rancidité. On les peut dérancir par le lavage à l'eau, l'alcool ou les solutions alcalines. On les purifie en les agitant avec de l'acide sulfurique, ou plus utilement, selon nos expériences, sans altérer les huiles, par une solution très-chargée de muriate de sonde; ce qui précipite le corps muqueux et les fèces trop abondantes. Les huiles sont ou *très-fluides*, ou *congelables* comme celles d'olives, de navette, de colsa, d'amandes douces (et amères, qui est aussi douce), de noisette, de ben, des quatre semences froides, de faîne, de sinapi ou moutarde, qui est un peu âcre; ou *siccatives*, qui s'épaississent à l'air, s'enflamment avec l'acide nitrique, forment des savons mous, telles sont les huiles de lin, de chanvre, de noix, d'œillette ou de pavots, de palma christi ou *kerva*, etc. Les huiles demi-concrètes des semences d'ombellifères, d'aneth, de carvi, de fenouil, de cumin, de coriandre, etc. contiennent beaucoup d'huile volatile lorsqu'on les tire par expression; et aussi celle de noix muscades.

Des résines solides, térébenthines et baumes.

Toutes ces substances sont dissolubles dans l'alcool, les huiles et graisses, non dans l'eau; les résines pures sont souvent

I.

13

idio-électriques, friables, vitreuses, combustibles, peu attaquables aux acides et aux alcalis. Le mastic, l'encens, le galipot, les espèces de poix sont des résines, ainsi que les sang-dragon, lacque, copal, qui servent en vernis. Les *térébenthines* sont des résines plus ou moins liquides, chargées d'une huile essentielle; ainsi nous classerons en cette section le baume de la Mecque ou de Giléad, les résines élémi et animé, le baume acouchi, celui de copahu, la tacamaque du fagarier, etc. On n'en tire que des huiles essentielles odorantes par distillation, et il reste une résine pure. Mais les *vrais baumes* sont des résines chargées d'acide benzoïque, comme le benjoin, le storax calamite, le styrax liquide, les baumes du Pérou, de tolu, la tacamaque du peuplier, le baume vert de calaba? le baume houmiri, etc. Plusieurs végétaux en contiennent, comme les amomes et la vanille. Ces baumes sont en partie miscibles à l'eau, à cause de leur acide, qui est dissoluble, volatil, d'une odeur suave, le même dans tous, à quelques variétés près. Les résines donnent, par l'acide nitrique, du tannin amer.

Des huiles volatiles ou essences.

S'extraient pures par distillation, sont très-odorantes, très-inflammables, de saveur âcre, aromatique, se volatilisent à l'air, ou s'y épaississent en résine; ne forment, avec les alcalis, que des savons imparfaits ou savonules (celui de Starkey); perdent de leur odeur par leur oxigénation, se colorent à la lumière; fréquentes dans le règne végétal, sur-tout dans les semences des *ombellifères*, les péricarpes des *hespéridées* ou *citronniers*; les feuilles, fruits et bois des *lauriers*, des *myrtes*; les fleurs des *labiées*, les semences et racines des *amomes* ou *balisiers*, les sommités des *corymbifères*, les écorces des *térébinthacés*, etc. On les distille par l'intermède de l'eau qu'on peut rendre plus pesante par l'addition du sel marin, afin qu'elle prenne plus de chaleur. Jadis on distillait les essences de girofles, de sassafras, de canelle, etc. *per descensum*; mais ce moyen infidèle, qui fait perdre beaucoup d'huile, et les colore en brun noir, est abandonné. Plusieurs huiles essentielles entraînent un principe colorant avec elles; celles d'absinthe, de persil sont souvent vertes; celle de camomille, bleue; celle de thym, rouge; celle de millepertuis, aigue-marine, etc. Par l'intermède du sucre (*oleo-saccharum*) ou d'un mucilage, les huiles volatiles se mêlent à l'eau; dissoutes dans l'alcool, l'eau les précipite en un état blanc laiteux; elles dissolvent le camphre, le soufre, le phosphore; précipitent l'or à l'état métallique, de l'eau régale (d'où l'or potable); s'unissent aux graisses, huiles, cires et résines; s'enflamment par l'acide nitrique très-concentré, et forment une sorte de résine très-poreuse en forme de *champignon*, dit *philosophique*.

Les *huiles volatiles* se distinguent, 1°. en *très-légères* et *fluides*, comme celles des labiées qui déposent des cristaux de camphre, avec le tems; il en est de même de celles des lauriers et sassafras, quoique plus pesantes, ainsi que celles des racines de valériane, de bénoîte, de dictamne; 2°. en *pesantes*, comme celles de bois de rhodes, de canelle, de girofle, de cassia lignea, de raventsara, de macis', d'amome, dont plusieurs déposent des cristaux d'acide benzoïque; 3°. en *concrètes*, comme l'essence ou beurre de roses, d'aunée, celles d'anis, de fenouil, de carvi, etc., pour lesquelles il faut un peu plus de chaleur dans le réfrigérant lorsqu'on les distille. L'expression pourrait suffire pour extraire l'huile volatile des semences d'ombellifères et des péricarpes des différens fruits. On sépare les huiles essentielles de l'eau par un syphon, ou par du coton dans un entonnoir. Devenues vieilles, elles agissent comme acides sur le liége, le papier, etc.

Du camphre.

Substance conerète, cristalline, blanche, très-volatile, très-combustible, dissoluble dans les huiles volatiles et fixes, l'alcool et l'éther; rendu d'abord huileux par l'acide nitrique, est changé ensuite en acide camphorique; sert aux feux d'artifice et aide aux dissolutions de résine copal, de gomme élastique, selon Morelot. Plusieurs racines, comme l'aunée, la valériane, donnent du camphre, ainsi que la lavande, le romarin, l'aurône, le thym, la sauge, la camphrée, plusieurs anémones, les scitaminées, comme la zédoaire et le gingembre, et tous les lauriers, plus ou moins. En faisant agir du gaz acide muriatique sur essence de térébenthine, on la réduit en une espèce de camphre.

Des arômes, esprits recteurs. (Boerhaave, Hoffmann.)

Principes volatils, odorans, qui s'exhalent des plantes, sont analogues à leur huile essentielle, ou à la propre substance de ces corps dissoúte dans l'air environnant. Ils ne sont pas d'une seule nature; quoique plusieurs chimistes les aient seulement rapportés aux huiles volatiles. Cependant nous en connaissons de beaucoup d'espèces que nous distribuerons ici, 1°. en *arômes suaves, huileux volatils*, qui sont ceux de toutes les plantes à huile essentielle, dont il est parlé ci-devant; 2°. en *arômes hydrocarbonés gazéifiés*, vireux, âcres et caustiques, se fixant difficilement, décomposables par l'oxigène. Tels sont ceux du *rhus toxicodendron*, L., et des arbres à vernis, du garou, des euphorbes, ricins, bryones, hellébores, aconits, renoncules, lauriers-roses, apocyus, ainsi que des scammonées et liserons. Les fusains et nerpruns tiennent de ce principe qu'on retire abondamment du suc distillé du manioc, qui réside dans les pommes de mancenille, dans plusieurs champignons laiteux et vénéneux, et sur-tout dans les ombellifères aquatiques; 3°. en *arômes enivrans* ou *narcotiques*, qui paraissent se rapprocher du caractère de l'azote, tel est celui de l'opium, des solanées, du chanvre, du tabac, de la laitue vireuse, de l'œillet d'Inde, etc. Sont dus à une matière glutineuse, virulente; 4°. en *arômes extracto-muqueux*, fétides, plus ou moins fugaces, comme dans les orchis, la vulvaire, les stachys, les géranium fétides, l'épervière puante, les scrophulaires, le bois puant (*anagyris*), la mercuriale, la scille, les iris, le colchique, etc.; 5°. en *arômes alliacés*, piquans, comme l'oignon, l'ail, l'assa-fœtida, l'alliaire, etc., qui contiennent du soufre, peut-être à l'état d'oxide. Le phosphore brûlant donne cette odeur; 6° en *arômes âcres des crucifères*, raifort, moutarde, cochléaria; est très-soluble dans les alcools, décomposable par la chaleur, donne du soufre et des hydrosulfures, etc. Les racines d'*arum* et de *calla*, le poivre de Guinée ou piment, ont aussi beaucoup d'âcreté, mais presque inodore.

Les arômes des *rosacées* sont astringens, ceux des *crucifères*, antiscorbutiques; les *extracto-muqueux fétides* sont vomitifs, les *hydrocarbonés*, corrosifs; les *enivrans* assoupissent; les *odorans huileux* sont excitans, stimulans, échauffans; les *alliacés* servent de condimens. Plus les plantes naissent dans les contrées chaudes, sèches, et à la lumière, plus les arômes huileux, les narcotiques, les hydrocarbonés sont actifs, développés. Mais les arômes âcres des crucifères, étant très-fugaces, sont plus abondans sous les climats froids et humides (pays où le scorbut est aussi endémique). Les *arômes balsamiques* sont acides, contiennent de l'acide benzoïque, se forment dans les contrées les plus ardentes de la terre. La dessication des végétaux augmente quelquefois leur arôme, par une sorte de maturation.

GENRE III°. Principes immédiats des végétaux, qui contiennent de l'azote.

Du gluten et du ferment.

Substance molasse, élastique, grisâtre, qui se retire sur elle-même; d'odeur fade de sperme, dissoluble dans l'acide acéteux et les alcalis caustiques, susceptible de passer à la fermentation acide et putride comme le fromage, donnant au feu de l'ammoniaque et une huile animale (pyrozoonique); s'extrait des farines des graines céréales, sur-tout de celle de froment qui en tient un quart environ, en les pétrissant sous un filet d'eau. Sa connaissance est due à Beccari et à Kessel-Meyer. L'acide nitrique en dégage de l'azote et la convertit en une sorte de suif. Plus elle abonde dans les farines, plus elle les rend propres à faire de bon pain; se décompose dans la fermentation panaire de la pâte *levée*. Seule, est de très-pesante digestion. Dissoute dans l'alcool, lorsqu'elle a passé à la fermentation acide, elle peut s'unir aux couleurs végétales et leur servir de vernis, selon Ch.-L. Cadet(*Ann. Chim.*, tom. *XLI*, *pag.* 315.) Ce qu'on a pris pour du gluten dans des fécules vertes de plantes, est plutôt de la cire végétale, selon nous. Le *ferment* de Thenard, qui se trouve dans le raisin, les baies de sureau, etc., est un gluten.

Albumine végétale, et sucs laiteux.

La matière verte des végétaux contient de l'albumine, qui se coagule par la chaleur et les acides; comme l'albumine, elle donne des produits animalisés, se dissout facilement dans les alcalis et forme une sorte de savon; se reconnaît également dans le chanvre non roui, les sèves de bouleau, de charme, la ciguë, les chiffons pour le papier, l'eau des amidoniers; se rapproche des caractères du gluten en plusieurs circonstances; est assez abondante dans l'orge, le froment, le chou, et dans presque toutes les plantes crucifères. Elle fournit au feu, de l'azote et de l'ammoniaque. (Vauquelin, Fourcroy.)

Les *laits* des végétaux, comme ceux de figuier, du papayer, des *asclepias* et *cynanchum*, celui des *convolvulus*, de la chélidoine, du pavot, des chicoracées et campanulées, des euphorbes, de quelques agarics, etc., contiennent beaucoup de cette albumine, mais dans un état particulier, concrescible à l'air, unie à un corps muqueux (Chaptal), et à un principe plus

ou moins vireux , âcre. Le lait d'amandes douces est une suspension dans l'eau , d'une matière blanche analogue au *caséum* du
lait , selon Proust. L'albumine existe encore dans les fèves, les
pois, les lentilles, le caffé vert, la pomme-de-terre , etc.

Du caout-chouc , de la glu , et des gommes élastiques.

Substances très-tenaces, visqueuses ou concrètes par l'oxigénation, très-élastiques, demi-transparentes, insolubles à l'eau, à
l'alcool, mais dissolubles dans les huiles fixes et volatiles et dans
l'éther. (Leur solution est aussi aidée par celle du camphre dans
l'alcool, ou dans l'acide nitrique, selon Morelot.) Le caout-
chouc, d'abord fluide, sous forme de lait glutineux, découle de
plusieurs arbres. (*Voyez* aux Familles d'Euphorbes , 88 , de
Figuiers, 90, et aux articles Houx et Gui pour les glus, qui sont
un caout-chouc verdâtre, toujours molasse.) Donnent par le
feu des produits animalisés ; se rapprochent des caractères du
gluten, mais les gommes élastiques seraient très-nuisibles, prises
à l'intérieur. Les alcalis caustiques s'y combinent difficilement
en une sorte de savon. Selon Bucholz, l'opium contient du caout-
-chouc. Diverses plantes visqueuses, des *robinia*, des *lychnis*,
des *saxifraga* contiennent aussi de la glu.

Du principe vireux.

Baumé et Derosne ont rencontré dans l'*opium*, et M. Vauquelin (1), dans le tabac, dans l'*helleborus hyemalis* L., etc. ,
une substance huileuse, à demi concrète, très-vireuse, très-
nauséabonde, soluble dans l'alcool, non dans l'eau ; de couleur
grise, brune ou verte, qui, prise à très-petite dose, cause les
plus graves accidens sur le système nerveux. Elle est peut-être
de la même nature que le poison *ticunas*, dont les Américains
enduisent leurs flèches, ils le retirent par décoction d'un arbrisseau.(*amyris toxifera*, L., ou peut-être de la famille des
tithymaloïdes ou de celle des apocyns). Le suc de quelques
figuiers, en Asie, le *bohon-upas* des Moluques (*cerbera oppositifolia*, de Rumph, *Herb. amb.*) les solanées, le chanvre et
plusieurs autres végétaux, contiennent ce principe vireux, en
partie volatil ; de là vient que le *rhus toxicodendron* et les extraits d'aconit, de mandragore, de jusquiame, en perdent une

---

(1) *Ann. Mus. d'hist. nat.*, n°. 43, p. 82, et Derosne, *Ann
de chim.*, tom. XLV, p. 263.

grande partie par l'action de la chaleur. C'est pour en priver la scammonée et l'opium qu'on leur fait subir diverses préparations. Dans le laurier-rose, cette substance est de nature amère, comme dans la noix vomique et la fève-saint-Ignace. L'acide acétique paraît son contrepoison.

Du principe amer, et de quelques autres peu analysés.

On trouve un *principe amer* très-abondant dans le bois et l'écorce du *quassia amara* L., le simarouba, la gentiane, le genêt-à-balais, la coloquinte, la camomille, la racine de bryone, la sabine, la rhue, la millefeuille, l'arnica, etc. Plusieurs caractères le rapprochent du tannin. Celui du caffé non torréfié précipite le fer en vert. Celui du houblon contient une résine rougeâtre, dissoluble dans l'alcool, et qui paraît donner à la lierre une qualité plus enivrante. On obtient du principe amer jaune, en traitant l'indigo par l'acide nitrique; plusieurs extraits de plantes en fournissent par ce procédé.

La *substance âcre volatile* des crucifères est sulfureuse (un hydrate de soufre?) Saussure fils a trouvé des traces de phosphore dans la graine de moutarde distillée à feu nu; Margraff en a pareillement tiré du froment où se rencontre du phosphate de potasse. Le suc âcre de l'oignon et des alliacés contient du phosphore. Les *sucs corrosifs* des aroïdes, des ranonculacées, des hellébores, des ombellifères aquatiques, des piquans de l'ortie, ont encore été peu examinés; le principe astringent est uni à l'âcreté des capucines et des câpres. La *matière nauséeuse* des scrophulaires, de la digitale pourprée est extracto-gommeuse, etc. Un corps *glutino-résineux* sert à la souplesse du fil de chanvre; et en s'oxidant, comme dans les chanvres des pays méridionaux, il le rend plus cassant.

Il faut remarquer dans toutes les plantes somnifères, et surtout les solanées, une matière albumineuse animalisée, abondante, avec un principe vireux, volatil, plus ou moins âcre, soluble dans l'eau et dans l'alcool, incolore, etc.

Les asperges ont donné à MM. Vauquelin et Robiquet une substance particulière cristallisable; ce dernier a trouvé une matière analogue dans la racine du réglisse, avec un principe sucré différent du sucre.

GENRE IV⁰. Principes immédiats des végétaux, dans lesquels l'oxigène surabonde.

Des acides végétaux. (Schèele.)

Ils sont de beaucoup plus d'espèces qu'on n'en compte jusqu'à présent, et plusieurs se modifient, se changent les uns dans les autres, soit par les maturations diverses, soit par les fermentations et l'art. Leurs radicaux sont le carbone et l'hydrogène.

1°. *Acide gallique*, abonde dans les galles des végétaux, les racines des polygonées, les écorces des rubiacées, du sumac, les sucs des rosacées, les fleurs et les écorces des saules, des myrtes et grenadiers, le chêne, etc.; précipite en noir d'encre le fer de ses dissolutions, réduit en partie les oxides des autres métaux; cristallisable, soluble dans l'alcool, se volatilisant au feu; semble être du tannin moins carboné. L'*acide kinique* brun, séparé par M. Vauquelin d'un sel à base de chaux, trouvé par Deschamps dans les extraits de quinquina, est cristallisable, analogue au précédent, car il y a de l'acide gallique dans les quinquinas, ainsi que du principe astringent. L'*acide prussique* a été démontré dans les eaux distillées de laurier-cerise et de fleurs de pêcher; elles sentent les amandes amères, comme cet acide qui ne contient pas d'oxigène, selon M. Berthollet.

2°. *Acide benzoïque*, d'une odeur suave, blanc, cristallin, existant en grande quantité dans le benjoin et tous les vrais baumes, se rencontrant dans la canelle, le raventsara, le girofle, ou à l'état de benzoate de chaux, dans les urines des herbivores ruminans et non ruminans (peut-être à cause que cet acide existe dans plusieurs végétaux dont ces animaux se nourrissent), et dans celle de l'homme adulte. Il forme des sels avec les diverses bases salifiables; très-volatil, sert aux parfums, soluble dans l'alcool et l'eau, il passe pour un médicament expectorart, incisif dans l'asthme.

3°. L'*acide oxalique*, qu'on peut extraire des *oxalis aceto-sella* et *corniculata*, L., des oseilles, ou *rumex*, qui forme un oxalate de chaux dans la rhubarbe. Ordinairement est à l'état de suroxalate de potasse (ou oxalate acidulé) dans les plantes, ou libre comme dans les pois chiches. Se sépare de ses bases, la chaux exceptée, par l'acide sulfurique, paraît être composé de carbone 26 parties, hydrogène 3, oxigène 71. Huit parties d'acide nitrique sur une partie de sucre ou de gomme, ou de fécule, ou sur de l'alcool, et sur presque toute autre substance végétale, la réduisent en cet acide; il dissout le gallate de fer. Son adhérence à la chaux est si forte, qu'il l'enlève partout, et sert de réactif pour en connaître la présence; il forme avec elle un sel presqu'insoluble. Cet acide est un rafraîchissant très-actif.

4°. *Acide tartarique* (qu'on nommait tartareux), se trouve à l'état de surtartrate de potasse, dans les vins et le raisin, les tamarins, les mûres, le sumac, les oseilles et rhubarbes, l'agave, le chiendent, le suc de pissenlit, etc., où il est aussi mêlé à d'autres acides. Il adhère beaucoup plus à la chaux pure qu'à la potasse. On l'en sépare avec de l'acide sulfurique. Cet acide pur, cristallisable, très-blanc, est usité comme rafraîchissant, antiseptique, soit à l'état de crème de tartre ou à l'état de sel trisule d'antimoine et de potasse, etc. (1). L'acide tartarique distillé à feu nu, donne le *pyrotartarique*, qui se rapproche de la nature de l'acide acétique mêlé d'huile empyreumatique, mais en diffère dans bien des cas.

5°. *Acide citrique*, qui compose presque tout le suc des citrons, limons et oranges, se rencontre aussi dans le verjus, les baies de l'airelle, la canneberge, les mérises, le putier (*prunus padus*), les groseilles, les fraises et framboises, les mûres de ronces, l'ananas, le tamarin, le cynorhodon, l'a-louche, etc., mais mélangé avec les acides tartarique et malique. Cet acide est cristallisable, s'unit à la chaux, de préférence, doit être séparé des substances muqueuses qui l'enveloppent dans les sucs de fruits, forme des limonades agréables; l'acide sulfurique et le nitrique peuvent aussi le changer en acide acétique. On le trouve combiné dans la douce-amère. Ne précipite pas les métaux blancs en sels insolubles.

6°. *Acide malique*, presque pur dans les pommes, les poires, prunes et prunelles, les sorbes, l'épine-vinette, le sureau; mêlé avec le précédent dans les groseilles, les fraises, les ronces, les tamarins, passe à l'état de malate de chaux dans les sucs de tabac vert, de joubarbe, d'orpin, de vermiculaire, de *crassula*, de glaciale, de *mesembryanthemum*, des *cactus*, dans les *arum*, etc. Se trouve aussi très-abondamment dans les vins non mûrs. Cet acide ne cristallise pas, forme des sels presque insolubles avec le plomb (dans l'extrait de Saturne, *acétate de plomb liquide*), ou le mercure et l'argent. On l'en

---

(1) Le tartrate de potasse et de fer compose les boules de Mars ou de Nancy, mais avec une surabondance d'oxide de fer (*sous-tartrate*).

sépare au moyen de l'acide sulfurique. Découvert d'abord par
Schèele. L'acide nitrique change aussi en acide malique, le
sucre, l'amidon, la gomme, etc.

7°. Les acides végétaux formés par l'art, sont *l'acide acétique* et ses variétés. Ainsi le produit de la distillation à feu nu
de la gomme, du sucre et des autres corps muqueux végétaux,
le produit du bois distillé sont un fort acide acétique, mais
souillé et bruni par une huile empyreumatique (acides pyromuqueux et pyroligneux). Le plus ordinairement cet acide
résulte d'une fermentation dans les liqueurs vineuses et sucrées,
le vin, le cidre et poiré, la bierre, plus avancée que la fermentation alcoolique, et lorsqu'une plus grande quantité d'oxigène s'y combine. On peut encore former du vinaigre par l'action
de plusieurs acides minéraux sur les substances végétales et même
animales. Les acides pyrozoonique et sébacique ne sont qu'un
vinaigre mêlé d'huile animale. L'eau sûre des amidoniers, les
choux passés à l'aigre dans la *sauer-kraut* ou *choucroute*, les
solutions de colle et de gomme qui tournent à l'aigre, le lait
fermenté, le résidu de l'éther sulfurique, les acides tartarique ou malique décomposés à l'air, enfin presque toutes les
matières végétales qui fermentent, passent à l'état de vinaigre.
Mais les liqueurs dans lesquelles il se forme d'abord de l'alcool, donnent seules un très-bon vinaigre. Toujours uni à un
peu d'alcool, cet acide acétique non distillé contient souvent des
acides malique et tartarique, s'il est tiré du vin; on le distille
pour le séparer d'eux. L'*esprit-de-Vénus*, qu'on extrait par la
distillation du *verdet* (acétate de cuivre), paraît encore plus
suave et plus éthéré, selon Derosne, et donne le meilleur vinaigre radical ou acide pyro-acétique. On en imbibe des cristaux de sulfate de potasse; il est pénétrant, stimulant, et ranime les forces défaillantes. La *terre foliée de tartre* (acétate
de potasse), l'*esprit-de-Mindérérus* (acétate d'ammoniaque),
les acétates de plomb (*extrait* et sel ou *sucre de Saturne*), de
cuivres saturés ou non saturés (*vert-de-gris* et *verdet*), l'*éther
acétique*, avec ou sans l'intermède de l'acide sulfurique, et
une foule d'autres préparations chimiques et pharmaceutiques
seront décrites en leur lieu. On connaît les usages du vinaigre
en alimens. S'il est mêlé avec l'acide sulfurique, pour augmenter sa force, on reconnaît celui-ci par le précipité qu'il donne
avec de la dissolution de muriate de baryte. S'il contient de
l'acide muriatique, celui-ci précipite le nitrate de mercure
qu'on y verse; enfin l'acide nitrique s'y décèle par la potasse,
qui forme des cristaux de nitre, lesquels il suffit de décomposer par l'acide sulfurique, pour reconnaître l'odeur et les vapeurs

rouges du gaz nitreux. Les acides lactique, formique et bombique sont composés de ceux du vinaigre et du phosphore. L'a-
cide acétique est formé de carbone 50, d'oxigène 44, d'hydrogène 6 sur 100. L'urine des animaux herbivores peut également
tourner en vinaigre, ainsi que celle des hommes attaqués
du diabète, qui est sucrée. (*Voyez* ci-après à la Fermentation
acide.)

8°. L'*acide succinique* peut être rangé parmi ceux des végétaux, car le succin a une origine évidemment végétale. Cependant on a coutume de le laisser parmi les minéraux, parce qu'il
a subi une sorte de minéralisation.

Des fécules amylacées ou amidons. (M. Parmentier.)

Elles existent toutes formées dans les végétaux qui en contiennent. Il suffit de broyer ou de déchirer par la râpe, leur
parenchyme, et de délayer dans l'eau les substances muqueuses qui enveloppent la fécule pour qu'elle se dépose en fèces au
fond des vases. Insoluble dans l'eau froide, elle se dissout
et forme une colle dans l'eau chaude. Est d'ordinaire très-blanche, inodore, fade au goût; se conserve bien sèche, se décompose aisément par l'humidité; paraît être absolument iden-
tique ou de même nature dans les végétaux les plus différens.
L'amidon du froment et des semences frumentacées, le premier
connu, se dégage en partie par le simple lavage de la farine;
mais celui qu'on extrait du son et des recoupettes se débarrasse
mieux par la fermentation acide, comme font les amidoniers.
Cette fermentation détruit les principes glutineux, albumineux
mucososucrés qui retenaient l'amidon. (Vauquelin a trouvé aussi
du phosphate de potasse et de chaux dans les farines de céréales.) Par la fermentation panaire, l'amidon change de caractère. La fécule des pommes-de-terre, sur-tout de celles qui
sont violettes, s'extrait par la râpure et le lavage. J'ai remarqué
que la fécule existe encore très-pure dans les racines gelées et
putréfiées qu'on jette mal-à-propos. M. Parmentier a cherché
la fécule dans tous les végétaux nourrissans. (*Voyez* son beau
travail sur ce sujet. Paris, 1781, in-8°.) Les plantes vénéneuses
donnent même une fécule nullement dangereuse, témoin le
manioc, d'où se tire la cassave; la fécule de bryone, d'*arum*,
des mandragores, des griffes de renoncules, de l'hellébore et
autres qu'il suffit de laver pour en ôter tout le suc vénéneux. Le
sagou, moëlle des palmiers, le salep ou les orchis, le colchique, le chiendent, la filipendule, les iris et glayeuls, la serpentaire et les aristoloches, le marron d'Inde, les glands de

chêne ; les patates , le topinambour , enfin la plupart des
fruits, des racines, des écorces (celles de bouleau, de pin ,
la berce , la bistorte , la racine de nénuphar, les pommes , les
nèfles, les coings) en donnent plus ou moins. Les fécules des
semences légumineuses, pois , fèves, haricots , etc. , sont plus
grossières et moins douces , mais non moins nourrissantes. Elles
contiennent une matière albumineuse ou végéto-animale , et paraissent être plus venteuses et moins digestibles que la précédente. Celle de la racine d'aunée (l'*inuline* de Thomson et de
Rose) offre des caractères particuliers; avec les acides , elle
forme une matière résineuse ; par l'acide nitrique, les fécules
donnent de l'acide oxalique. On les emploie comme des alimens très-sains , et pour les colles ou empois végétaux , les
cataplasmes , etc. Baumé a inventé un moulin pour râper les
racines à fécule.

1°. *De la gomme ;* 2°. *du muqueux.*

1°. Les *gommes* sont des corps solubles dans l'eau , non dans
l'alcool, très-peu dans les huiles , inodores , insipides et incolores ou transparens lorsqu'ils sont très-purs ,brûlant en se bour-
souflant, et presque sans s'enflammer au feu ; transformables
en acide acétique par les acides minéraux, en oxalique par
l'acide nitrique. Dissous dans l'eau , il passent promptement à
la fermentation acide. Sont susceptibles d'alimenter , sur-tout
joints au sucre. On suppose la gomme composée de 88 parties
de carbone, 10 hydrogène , 52 oxigène , environ , sur 100. Cependant la gomme adraganthe plus opaque, plus glutineuse ,
moins soluble , paraît contenir plus de carbone que les
gommes arabique ou de cerisier, de prunier , de diverses acacies , etc.

2°. Les *mucilages* très-abondans dans toutes les plantes,
qui commencent même par l'état muqueux dans leur jeunesse,
ressemblent plutôt aux solutions de la fécule dans l'eau chaude,
qu'à la gomme proprement dite , et plusieurs caillebottent l'eau.
Toutes les malvacées, tous les oignons des liliacées, les semences
de lin, de psyllium , de thlaspi , de fenugrec, de coings , de
grémil , de sésame , etc. , en donnent de plus ou moins purs.
Les *lichen pulmonarius , physodes , prunastri, islandicus ,
glaucus , fraxineus , hirtus , caninus , farinaceus, caperatus,*
L. , les *fucus*, la mousse de Corse , forment, par décoction , des
gelées ou mucilages. (Amoreux, *Mém. sur Lich.* Lyon , 1787,
pag. 95, et Willemet, Hoffmann.) On les emploie en médecine
comme pectoraux, adoucissans. Plusieurs *tremella* et *ulva* sem-

blent n'être qu'un mucilage, mais qui contient aussi de l'albumine, comme je m'en suis assuré, car il devient opaque et
concret dans l'eau chaude. Le muqueux des jacinthes est nauséeux et vomitif ; celui de plusieurs fucus, purgatif.

On fait usage des gommes ou mucilages, soit en alimens, soit
en boissons adoucissantes, soit pour les apprêts de plusieurs
étoffes, des couleurs en détrempe, etc.

De la gélatine ou gelée végétale. *Rob, sapa*, defructum.

Toutes les gelées de fruits, outre les principes extractifs, le
ferment, etc., sont formées par une matière muqueuse ou gélatineuse, qui, concentrée, se coagule par le refroidissement,
et qui contient diverses proportions de sucre imparfait, ou
rendu tel par plusieurs acides végétaux. Les gelées de pommes,
de coings, de groseilles, de framboises, d'abricots, font des
confitures, ainsi que les robs de cerises, d'epine-vinette, de
prunes, etc., et l'on y joint du sucre ; mais le raisiné, le *sapa*
ou *defructum* du moût de raisin ou vin cuit, très-sucré par lui-
même ; les robs de sureau et d'yèble, de nerprun, et ce qu'on
nomme extraits de genièvre, de casse, de tamarins ; diverses
pulpes ou compotes de pommes, de pruneaux, de cynorhodon
présentent cette matière gélatineuse mucoso-sucrée, contenant
plus ou moins de sucre cristallin. Elle existe de même dans le
suc des racines de betterave, de carotte, des tiges de maïs, la
mélasse, etc. L'alcool en peut séparer des cristaux de sucre, mais
la gélatine végétale pure y est soluble. Ce principe très-nour-
rissant, de saveur agréable d'ordinaire, plus ou moins laxatif,
est acidule ; ne forme pas de la vraie gomme par sa dessication, mais peut passer à la fermentation alcoolique, car il recèle
du sucre et du gluten ou ferment ; et de là tourne à l'acide
acétique.

Le principe muqueux doux des huiles fixes, celui qui se
développe dans la germination des grains de blé, d'orge, etc. ;
celui qui entoure les fécules, sur-tout les sucs de melons, de
concombres, de courges et potirons, et le muqueux de tous les
fruits sucrés, sont encore cette gélatine végétale qui est une
transition de la gomme au sucre, par l'acte de la maturation.

Du sucre, et des substances saccharines.

Ce sel, dit *essentiel*, d'une saveur si agréable, qu'il est recherché
par tous les animaux, et qui est très-nutritif, se rencontre dans
la plupart des plantes et des fruits, sur-tout lorsqu'ils mûrissent

sous un climat très-chaud, et toujours accompagné du mucoso-sucré ou de la gélatine. Lorsqu'il en est parfaitement débarrassé, le sucre pur, transparent cristallise en octaèdres cunéiformes incomplets ou en prismes tétraèdres terminés en biseaux. Il est dissoluble dans l'eau et peu dans l'alcool, phosphorique par frottement, non fermentescible par lui seul, mais le devient à l'aide d'un ferment; est composé, selon Gay.-Lussac et Thenard, de 7 parties d'hydrogène, 41 environ de carbone, et 52 d'oxigène sur 100; brûle et s'enflamme bien au feu; il produit beaucoup d'acide oxalique lorsqu'on le traite avec l'acide nitrique. C'est le plus usité des condimens ou assaisonnemens végétaux; il sert aussi pour conserver plusieurs liquides, ou des parties de végétaux, dans les sirops, les confitures sèches ou liquides, les conserves, les pâtes, les sucs, les fruits, etc. Il est le seul corps de la nature qui forme, par la fermentation spiritueuse, l'alcool; car toutes les matières qui passent à cette fermentation contiennent du sucre, comme les fruits pulpeux, le suc de canne, d'où se tire le *rhum* ou *taffia* et les *eaux-de-vie de grains*, etc.

Le suc exprimé de la canne se nomme *vesou*; il contient du gluten et de l'acide malique; décanté de ses fèces, et concentré par l'ébullition, il est débarrassé par de la chaux et de l'alcali, de l'acide malique qu'il contient, et des matières glutineuses, extractives, etc. par la clarification, au moyen de la chaleur et de l'albumine du sang de bœuf. Le *sirop*, versé dans des moules coniques, s'y cristallise en *moscouade* brune, muqueuse, sur laquelle on étend de l'argile délayée en bouillie. L'eau entraîne, en se filtrant au travers de la moscouade, le mucoso-sucré brun, ou la *mélasse*, qu'on laisse égoutter, de la pointe des vases coniques. La *cassonade* ou le *sucre terré*, débarrassé ensuite par des clarifications successives et les mêmes procédés, de tout mucoso-sucré, devient sucre pur. On nomme *caramel* le sucre brûlé.

Le mucoso-sucré contient un sucre difficilement cristallisable, mêlé à des matières extracto-glutineuses; il est susceptible de fermenter de lui-même. Il abonde dans le suc des raisins, mais uni à un surtartrate de potasse, et aux acides citrique et malique. La moscouade de raisin a fourni à M. Proust, en Espagne, 75 livres de sucre cristallisable, et 24 livres 7 onces de sucre liquide, avec un peu de gomme et de malate de chaux, par quintal. Mais cette moscouade doit être d'abord débarrassée par des clarifications et des lessives d'alcali et de chaux, des acides et même du sulfate de chaux qui se trouvent dans le moût. Plus on cuit les sirops de raisins, moins leur sucre est cristallisable. A poids égal, ce sucre ou cassonade de raisins sucre moins, n'a point d'odeur ou de saveur étrangères, s'il est préparé avec soin. M. Parmentier, qui s'est occupé avec zèle et patriotisme de la fabrication des sirops doux de raisin, fait connaître les divers procédés, le choix des raisins, selon les pays, le climat, et les usages auxquels ce sirop peut être employé dans la pharmacie et l'économie domestique. (*Instruct. sur les sirops et conserves de raisins*, troisième édit., Paris 1810, 8°.) Margraff et Achard ont tiré du sucre des racines de betterave. Les carottes, les patates, la tige de maïs, tous les fruits des rosacées, à pépins et à noyaux, les figues, les dattes, les groseilles, les racines de plusieurs ombellifères, le panais, le chervi, la berce, ou même la gentiane, malgré son amertume, etc. en tiennent; mais sur-tout la sève de l'érable du Canada, d'où l'on tire une moscouade brune, recommandée comme adoucissante et pectorale. Les mélasses peuvent se purifier à l'aide du charbon. Nous parlons, à l'article des Produits animaux, du miel et du sucre de lait.

La manne du frêne, ou celle du mélèze et de l'alhagi contient avec du sucre imparfait, un principe mucoso-saccharin, laxatif, recelant un peu d'acide malique combiné. Il paraît que les acides empêchent la cristallisation des substances saccharines, tant qu'ils leur sont unis. On a trouvé un principe gommoso-sucré abondant dans la sarcocolle.

La germination développe le corps sucré dans les graines céréales (*voyez* l'article des Fermentations), comme dans l'orge germé, *drèche* ou *malt*, pour faire la bierre.

DES PRINCIPES IMMÉDIATS DES ANIMAUX
USITÉS EN PHARMACIE.

Les matières animales sont formées de quatre élémens : l'azote, le carbone, l'oxigène et l'hydrogène en diverses proportions (1). Traitées par le feu, elles donnent de l'ammoniaque, de l'acide prussique, des huiles animales, des gaz; par l'acide nitrique, elles dégagent de l'azote, et forment une huile concrète. Peu

---

(1) Nous parlons ailleurs du soufre, du phosphore, du fer, de la chaux, de la soude et de quelques autres substances qu'on y trouve encore; car celles-ci ne forment pas aussi essentiellement partie de l'organisation.

d'entre elles passent à la fermentation acide, mais presque toutes à la putréfaction d'elles-mêmes.

GENRE Ier. Des matières dans lesquelles l'azote et
le carbone surabondent.

De la fibrine.

Analogue au corps ligneux des végétaux, est la fibre muscu-laire de la chair, bien séparée par des lavages et par l'expres-sion, de toute gélatine, de l'albumine, de l'osmazôme, de la graisse, ou du sang qui la colore; insoluble à l'eau, dissoluble dans les acides, et y donnant de l'acide acétique; devient bru-nâtre par dessication. Elle existe dans le caillot du sang bien lavé est élastique, flexible, plus ou moins tenace, plus com-pacte dans les vieux que dans les jeunes animaux; donnant au feu beaucoup de carbonate d'ammoniaque, par l'acide nitrique beaucoup d'azote, et une sorte d'huile concrète; formant avec les alcalis fixes, caustiques, ou la chaux vive, un savon animal, à l'aide de la chaleur et en dégageant de l'ammoniaque. Tenue longuement sous l'eau, ou privée d'air, se tranforme en *adipo-cire*, comme la chair des cadavres enterrés; se durcit par dessi-cation et se conserve longtems, comme les *momies* naturelles, ou lorsqu'on l'expose à la fumée (comme les viandes boucanées, les poissons sorets qui se pénètrent de l'huile empyreumatique et de l'acide acétique exhalés dans la combustion du bois.) Se crispe à la chaleur; est en faisceaux parallèles dans les muscles, et feutrée dans la peau. Originairement formée par l'albumine ou la gélatine concrétées, la fibre devient solide, imputrescible par l'action du tannin, plus flexible par l'huile dans le corroyage. Les tissus parenchymateux des glandes conglobées, le foie, la rate, le pancréas, les reins, etc. paraissent de la nature de la fibrine.

Des poils, plumes, soie, ongles, épiderme, etc.

Ces matières paraissent toutes composées d'une albumine con-crétée et oxigénée, insoluble à l'eau, imputrescible si elle demeure sèche. Elles contiennent aussi de la gélatine concrétée et un peu de soufre.

1°. Les *poils*, les cheveux, les laines, les soies du porc, le fanon de baleine et la corne de rhinocéros (formés de poils agglutinés), l'éponge composée d'un feutre de la nature du poil, etc.

2°. Les *plumes*, leurs barbes, le duvet, la moëlle fongueuse, la portion creuse et transparente ; les piquans du porc-épic, etc.

3°. Les *ongles*, becs, les écailles de poissons, de serpens.

4°. L'*épiderme* durci des callosités et cors, le test coriace des insectes, la poussière furfuracée, écailleuse de la peau des lépreux, celle des ailes de papillons, etc.

5°. La *soie* des chenilles fileuses, des araignées tapissières ; et le *byssus* des coquilles bivalves, comme de la pinne marine, formés par une liqueur d'apparence gommeuse, qui se durcit sur-le-champ hors de l'animal, en s'oxigénant.

Toutes ces substances fournissent par le feu, par l'acide nitrique, par les alcalis caustiques les mêmes produits anima-lisés, savoir : de l'ammoniaque ou de l'azote, de l'huile, de l'acide prussique, des gaz plus ou moins fétides. Les poils et plumes brûlés passent pour antihystériques (on en tire aussi de l'huile animale ou pyrozoonique, de Dippel). L'éponge calcinée en vaisseaux clos est, dit-on, antiscrophuleuse. On se sert de la matière perlée de la peau de l'ablette pour imiter les perles ; on tire de la soie crue, distillée, une liqueur chargée de carbo-nate ammoniacal fétide, employée dans les gouttes céphaliques d'Angleterre. Le test des insectes recèle une matière cérumi-neuse, vésicatoire.

Une substance huileuse endoit la plupart de ces couvertures du corps animal ; les alcalis s'en emparent ; c'est ainsi qu'on opère le *décreusage* de la soie, qu'on prive les laines de leur suint (*œsipe*, jadis usité en médecine, a l'odeur fétide du bélier). Traitées par les alcalis caustiques, toutes ces matières donnent aussi un savon animal qui, brûlé, fournit des prussiates alca-lins.

1°. *De l'albumine ;* 2°. *du caséum.*

1°. Abonde dans le sang, le blanc de l'œuf, les liqueurs lymphatiques, limpide, transparente ; elle est concrescible vers 50° de chaleur ou par l'alcool, par les acides, par les oxides métalliques qu'elle précipite tous de leur dissolution (le cobalt excepté), ou par le tannin qui la rend insoluble, imputrescible. Les alcalis caustiques la dissolvent ; elle donne moins d'azote que la fibrine, par l'acide nitrique, mais plus que la gélatine. Elle peut enduire les surfaces des corps et s'employer en vernis, ou cirage. Le cristallin de l'œil, les cartilages, les tendons con-tiennent une albumine solidifiée.

Les plus grands usages de l'albumine sont de servir d'aliment et de clarifier les liquides, en s'emparant, par la coagulation ;

I.

des substances qui les rendent opaques. Elle est toujours mêlée
de gélatine, et contient différens phosphates, de la soude, etc.
Paraît peu abondante dans les classes des reptiles et des poissons.
L'albumen de l'œuf contient du soufre et de la soude libre.

2°. La partie caséeuse qui se sépare du lait, soit par des
acides, soit par le principe astringent, soit par un corps fermentescible, ou par la commotion électrique, etc., se comporte comme
de l'albumine, est dissoluble dans les alcalis (*Voy*. Parmentier
et Deyeux, *Mém. sur le lait*); susceptible de demeurer en demi-
putréfaction dans le fromage passé (1), mêlée au beurre dans la
crème, elle retient du sérum, des phosphates de chaux et de
soude, etc.; abonde sur-tout dans le lait des animaux ruminans;
a plus de consistance à mesure que l'accouchement ou le part est
plus éloigné. C'est la matière la plus animalisée, la plus nourrissante du lait, la plus appropriée à l'estomac des enfans;
elle peut servir à clarifier les liqueurs, et s'employer, aussi
bien que l'albumen de l'œuf, avec la chaux vive, pour recoller
la fayence et la porcelaine cassées. L'on distingue l'albumine
de la gélatine, avec laquelle elle se trouve mêlée d'ordinaire,
parce qu'elle précipite l'oximuriate de mercure (sublimé corrosif): ce que ne fait pas la gélatine. Aussi ce sel mercuriel rend
l'albumine imputrescible.

De la gélatine liquide, ou desséchée en matière cornée.

La gelée animale est très-abondante dans tous les êtres vivans,
sur-tout pendant leur jeunesse; elle est la base de presque tous
leurs organes blancs, la peau, les membranes, ligamens et
tendons; elle sert de réceptacle au phosphate calcaire dans les
os, les dents, l'ivoire, la corne de cerf; est presque pure dans
les os cartilagineux des poissons chondroptérygiens, dans la
vessie natatoire, la peau de tous les autres poissons, dans les

---

(1) La manière de cailler le lait par la présure, la séparation du
sérum avec ou sans compression, la salaison de la *tomme*, ou du
coagulum, l'état de fermentation caséeuse, le point où l'on doit
l'arrêter par le sel, ne sont pas des objets que doive ignorer le
pharmacien : il sait que le *Gruyère*, le *Parmesan*, le *Chester* se font
par le moyen de la chaleur et de la compression; que la compression
seule s'emploie dans les fromages de *Hollande* et du *Cantal*; qu'on
ne comprime pas ceux de *Brie*, de *Marolles*, de *Neufchâtel*, de
Viry, etc.; que l'on colore le Parmesan avec le safran, le *Chester*
avec du rocou; qu'on mêle des graines de cumin à celui de Gé-
rardmer, etc.

cornes des quadrupèdes, les écailles des tortues ; enfin on l'extrait de toutes les chairs et membranes, par l'ébullition dans l'eau, pour former des tablettes de bouillon, des colles-fortes plus ou moins pures, etc. On fait avec la gélatine liquide qui se prend, par refroidissement, en masse tremblante et demi-transparente, des alimens très-restaurans qu'on assaisonne de diverses manières. Les colles d'animaux âgés et maigres sont les plus fortes, ainsi que celles extraites des os. L'art du papetier, la peinture en détrempe, les chapeliers, les fabricans de draps, les ébénistes et marqueteurs, les doreurs en or bruni, etc., font grand usage de ces colles.

En se décomposant par la fermentation, la gélatine passe d'abord à l'acidité acétique. Elle est insoluble dans l'alcool, insipide quand elle est pure ; donne peu d'azote par l'acide nitrique et paraît moins animalisée que l'albumine et la fibrine. L'acide oximuriatique (mur. oxigéné.) la précipite en blanc, la rend insoluble à l'eau sur laquelle elle vient nager ; elle se dessèche alors en poussière à l'air comme du mucus. Sur-tout la gélatine est précipitée par le tannin, avec lequel elle forme le cuir. Tous les procédés du tannage des peaux (*Voyez* Seguin et Macbride) sont fondés sur cette propriété. Les alcalis dissolvent la gélatine, empêchent sa concrétion.

Les bouillons, jus, coulis de viandes sont composés de beaucoup de gélatine, et en outre de l'*osmazôme* de M. Thenard, substance extractive, sapide, brunâtre, rissolée, ou comme du caramel, et qui donne de l'acide pyrozoonique (acide acétique, mêlé d'une huile animale plus ou moins empyreumatique), résultat de l'action du feu. L'osmazôme est la matière des tablettes de bouillon avec la gélatine. C'est l'extrait sapide de la chair.

La gélatine paraît être parmi les liquides animaux, le premier degré d'animalisation ; l'albumine est le second, et la fibrine, le troisième. L'azote y augmente en même proportion.

GENRE II. Des liqueurs et secrétions animales formant des combinaisons particulières.

Du sang.

Si la sève des végétaux est une sorte de bois encore liquide, le sang sera, comme on l'a dit, une chair coulante ; car il la répare comme toutes les parties du corps qui se détruisent. Il est composé, 1°. de *fibrine*, plus abondante chez les animaux carnivores, chez les oiseaux qui respirent beaucoup, chez les individus forts, et sujets à des concrétions polypeuses, et dans les maladies inflammatoires, où elle forme une *couenne* sur le caillot; chez les mâles plus que dans les femelles, chez les animaux à sang chaud plus que dans ceux à sang froid, comme les reptiles et les poissons, enfin dans la portion du sang artériel plutôt que le sang veineux qui en est presque dépouillé; 2°. d'*albumine* ou *sérum*, mêlée de *gélatine*, plus abondante aussi dans les espèces à sang chaud que dans celles à sang froid, et sur-tout chez les herbivores, chez les femelles et les jeunes animaux, chez les espèces qui s'assoupissent en hiver (comme les loirs, les marmottes, etc.); 3°. de la *partie rouge* colorante et du *phosphate acidule de fer* et de *soude*; elle se colore davantage par l'acte de la respiration, et dans le sang artériel plus que dans le veineux, dans celui des oiseaux et des mammifères plus que chez les reptiles et les poissons qui respirent moins; paraît ne pas exister dans la sanie blanchâtre qui tient lieu de sang aux mollusques, aux insectes et aux zoophytes; est moindre chez les individus étiolés, privés du grand air et de la lumière, et dans les personnes chlorotiques ou atteintes des pâles couleurs; c'est pourquoi les préparations martiales ou ferrugineuses leur conviennent (*Voyez* Parmentier et Deyeux, *Mém. sur le sang*); 4°. de l'*hydrogène carboné*, que l'acte de la respiration combine à l'oxigène de l'air, pour former de l'eau et de l'acide carbonique, selon Lavoisier, Seguin, Jurine, Goodwyn, etc., qui est surabondant dans le sang veineux et noirâtre, et non vital à cause de cela; cet hydrogène carboné tend à former de la graisse ou de l'huile; les poissons, les oiseaux et les mammifères aquatiques qui respirent le moins, sont gras et huileux aussi; la graisse se dépose sur-tout vers les branches du système de la veine-porte; 5°. enfin la soude libre, le soufre, l'eau, et quelques sels (phosphates et muriates), en diverses proportions.

Le sang, hors du corps, se sépare en caillot rouge ou *cruor*, et en *sérum*, il n'est plus coagulable par le venin de la vipère. Il varie en qualité selon les régions du corps, l'état de santé et de maladie, il paraît se décomposer dans les scorbutiques, les hydropiques, être bilieux dans la jaunisse (quoiqu'on n'en puisse pas séparer de la bile). Sa chaleur dans l'homme est de 32° environ, sur-tout celui des artères. Leuwenhoeck, ensuite Boerhaave ont cru que la couleur rouge du sang était due à l'agrégation de ses globules qui réfrangeaient la lumière en rouge. Vauquelin a formé un sang artificiel, pour la couleur, avec un phosphate de fer, fort oxidé. Proust admet l'acide benzoïque dans le sang; avec le sang desséché, brûlé, on prépare l'acide prussique pour précipiter le fer en bleu. Son *sérum* ou sa lymphe contient des carbonates, des muriates et des phosphates de soude et de chaux avec du soufre; elle verdit les couleurs bleues végétales; son albumine sert pour clarifier les liquides; elle donne par le feu, comme le *caillot*, une eau fétide, une huile empyreumatique avec du carbonate d'ammoniaque, de l'acide prussique et des gaz hydrogène carboné, sulfuré et quelquefois phosphoré, avec un charbon ferrugineux attirable à l'aimant. Les acides coagulent le sang; les alcalis le dissolvent; les astringens en précipitent de l'oxide de fer. La lymphe des hydropiques, tirée par la ponction, contient de la gélatine et de l'albumine, mais moins que dans le sérum du sang. Il y a des phosphate et muriate de chaux et de l'hydrogène sulfuré.

Du lait.

Secrétion des seuls animaux mammifères, formée du *caséum* ou fromage (*Voyez* ci-devant, art. *Albumine*), du *sérum* ou petit-lait, qui recèle un principe extractif, d'une huile concrète ou *beurre*, du *sucre* ou sel essentiel de lait, et de quelques sels, phosphates, muriates, carbonates de potasse, de soude et de chaux. Cette liqueur récrémentitielle, qui sort du sang, et qui peut s'y résorber, est une sorte d'*émulsion végéto-animale*; évaporée lentement, elle s'épaissit en *frangipane*; déposée à l'air, la *crème* qui contient le beurre, surnage. Dans la femme, le lait contient beaucoup de matière sucrée; celui des ruminans est plus caséeux; celui des solipèdes, plus séreux. Les premiers jours après l'accouchement, le lait très-séreux et laxatif pour le nourrisson qu'il purge du *méconium*, ou des premiers excrémens noirâtres, porte le nom de *colostrum*. Le lait participe souvent des odeurs et des saveurs fortes des alimens mangés par les femelles qui allaitent; ainsi une nourrice qui se purge ou qui prend du mercure, purge ou fait saliver son nourrisson. Les passions font aussi varier les proportions des principes du lait.

Le lait peut passer à la fermentation spiritueuse, et les Tartares tirent une eau-de-vie de celui de jument; ensuite le sérum devient acide acétique, propre alors à blanchir les toiles, à conserver la chair fraîche, etc.

Le lait est meilleur au printems qu'en hiver, mais celui-ci est plus caséeux; en automne il est plus butyreux, sur-tout celui de brebis; est plus riche en principes, trait le matin que le soir, et dans ses dernières portions plus que dans ses premières, ou lorsque l'animal vit de fourrages, plutôt que d'herbes vertes, aqueuses. L'*oxygala*. ou lait mêlé à du vinaigre, est vanté comme rafraîchissant par Galien. En Italie et dans l'Inde, on y mêle du vin et du suc de limons, en le mangeant. Les plantes ombellifères paraissent augmenter la secrétion du lait chez les animaux. (*Voyez Précis d'expér. sur le lait*, par Parmentier et Deyeux, *Paris*, *an* 7, in-8°.) Nous parlerons ci-après du beurre et du sucre de lait. En faisant bouillir du lait avec des alcalis fixes, sa partie caséeuse se dissout en liquide rougeâtre, selon Boërhaave. La séparation du beurre ne peut pas se faire sans l'intermède de l'air et l'absorption de l'oxigène, dans la baratte ou bat-beurre.

Du mucus animal, et des mucus venimeux.

Il en est de plusieurs sortes : le mucus des poissons, le frai des grenouilles, la bave des mollusques, comme les limaces, les huîtres, la salive, le mucus nasal, donnent par dessication, ainsi que les larmes, une substance insoluble dans l'alcool, non coagulable au feu, et que ni le tannin, ni l'oximuriate de mercure ne précipitent; mais qui l'est par le nitrate d'argent, les acétate et suracétate de plomb. L'air l'oxide et la rend insoluble, en forme une masse croûteuse. Cette humeur contient souvent des muriates de soude et de potasse et quelques autres sels. On use du frai de grenouille et de la bave des limaces comme topiques rafraîchissans. La salive, vantée comme détersive des ulcères, s'emploie aussi pour *éteindre* le mercure.

Le pus et les croûtes qu'il forme, sont une sorte de mucus albumineux, non alcalin, analogue au fromage passé et coulant ; quelquefois acide, précipitable par des sels métalliques ; formé par les débris des tissus animaux qui se décomposent. L'acide oximuriatique, ou la seule exposition à l'air, le concrètent, le rendent insoluble à l'eau. (Voyez *Mém. de* Schwilgué *sur le pus.*) Mais la sanie blanchâtre diffère de l'exsudation âcre des ulcères malins ou cancéreux, ou phagédéniques, qui sont ammoniacaux et hydrosulfurés ; ou de la matière putrescente des bubons, et anthrax pestilentiels qui exhalent des miasmes contagieux (1). Le venin de la vipère est, selon Fontana, de nature muqueuse, ni acide, ni alcaline, mais septique ; se concrète à l'air. Les acides minéraux détruisent les qualités délétères de ces substances, sur-tout le nitrique et l'oximuriatique. Le mucus âcre et fétide des glandes cutanées des crapauds, celui des

---

(1) Tous ces pus inoculés dans les animaux vivans y déposent, comme des fermens, leur même maladie ; la gale, la petite-vérole, la vaccine, etc. Ils ne produisent aucun mal, introduits dans l'estomac ; la force digestive les décompose.

salamandres, celui des lézards-geckos avec lequel les Africains
enveniment leurs flèches et zagaies, sont peu connus. On sait
cependant que quelques-uns se dissolvent dans les huiles fixes.
Il en est de même du mucus des zoophytes, méduses, ou du
lièvre marin, *Aplysia depilans*, L.

De quelques autres secrétions.

Le *suc gastrique*, trouvé acide dans l'estomac des herbivores (sur-tout dans la caillette du veau) ; sans acidité chez les
carnivores, fluide, aide à la digestion des alimens, n'offre
à l'analyse que des produits animaux ordinaires, comme la salive. On l'emploie quelquefois en frictions sur la peau, pour
faire pénétrer les substances auxquelles on l'associe, comme la
bile, la scille, etc. Le suc pancréatique paraît de nature analogue.

On n'emploie pas le *chyle*, le *sperme*, les autres liquides
animaux en médecine.

La *synovie*, sorte d'albumine exsudée par les capsules des
articulations osseuses, paraît contenir beaucoup de phosphate
de chaux qui s'ossifie dans les maladies goutteuses, et produit
des ankyloses. L'humeur de l'amnios qui entoure le fœtus,
donne un acide découvert par Buniva et Vauquelin. L'*hippomane* des cavales, si célèbre chez les anciens, pour des philtres
amoureux, paraît avoir été un dépôt albumineux de cette humeur. Ses vertus paraissent imaginaires.

GENRE III. DES MATÉRIAUX HUILEUX ET OÙ DOMINE
L'HYDROGÈNE; DES CÉRUMENS, ET DES SAVONULES ANIMAUX.
(Les huiles empyreumatiques animales n'étant pas des
produits immédiats, sont traitées ailleurs.)

Des huiles, graisses et suifs.

A mesure que ces substances ont une plus grande proportion
de carbone, elles sont plus concrètes : ainsi l'axônge en tient
plus que l'huile, et le suif plus que l'axônge ou le beurre.
Toutes sont inflammables et fixes, immiscibles à l'eau, presque
insolubles dans l'alcool, d'un toucher onctueux, propres à former
des onguens, oindre et assouplir les organes ; formant des savons
avec les alcalis, rancissant par les acides, s'oxigénant par l'acide
nitrique, donnant à feu nu de l'acide acétique, mêlé d'huile
pyrozoonique (ce qu'on appelait acide sébacique) de couleur

rousse, de saveur âcre et forte, avec de l'hydrogène carboné ; elles peuvent s'emparer d'une partie de l'oxigène des oxides métalliques, comme dans les emplâtres, et se rapprocher de la consistance résineuse. Elles dissolvent bien les résines et s'unissent aux huiles volatiles, aux cires végétales, etc.

La *rancidité* est d'autant plus prompte, que la matière gélatineuse ou albumineuse contenue dans ces huiles est plus disposée à s'aigrir ou se corrompre par une douce température ; c'est pourquoi le beurre non débarrassé par la liquéfaction d'une portion de *caséum*, rancit bientôt ; le sain-doux, la moëlle, sont de même. Le lavage à grandes eaux, ou avec un peu d'alcali, ou avec l'alcool, enlèvent la rancidité en grande partie, sur-tout si l'on purifie par la fonte ces corps gras de leurs substances gélatineuses et albumineuses ; mais celles-ci leur donnent une saveur plus douce et plus agréable. Ces huiles concrètes prennent une forme cristalline après la liquéfaction. Étant oxigénées, elles éteignent ou oxident facilement le mercure ; sont rances et moins inflammables, contiennent de l'acide acétique.

Dans les quadrupèdes carnivores, la graisse est très-fluide, d'odeur désagréable ; chez les herbivores elle est plus concrète et plus inodore ; les ruminans forment tous du suif seulement. On peut tirer de l'huile de tous les poissons. Elle est très-fluide et très-hydrogénée dans le lard des cétacés. Toutes les huiles de poisson exposées à l'air déposent plus ou moins dans le commencement du *blanc de baleine*. (Nous en traitons plus loin.) Souvent extraites par cuisson et par expression, elles retiennent une grande quantité de gélatine qui les rend plus visqueuses. On les en débarrasse en les agitant avec un peu d'acide sulfurique, qui précipite en fèces cette gélatine oxidée et brunie. Les huiles visqueuses conviennent pour corroyer les peaux et pour brûler, ou pour faire des savons animaux. Elles sont plus tenaces et plus grasses que les huiles végétales. La graisse des tortues marines est verte.

Le beurre est plus abondant dans le lait des brebis, ensuite celui de vache et des autres ruminans, mais en petite quantité dans ceux de femme et des animaux non ruminans. L'huile tirée des jaunes d'œufs est un peu concrète et de la nature du beurre, qui, moins animalisé que les graisses, se rapproche plutôt des huiles végétales. Il tient moins d'azote que d'autres produits animaux. Combiné aux terres, il se durcit.

1°. *Des cires ;* 2°. *des résines animales ;* 3°. *des cérumens fournis par des glandes sébacées.*

1°. La *cire des abeilles* paraît être formée du pollen des fleurs, travaillé dans le corps de cet insecte, au moyen d'un acide animal ; est disposée en cellules hexagones, dont la réunion compose les gâteaux alvéolaires ou rayons qui contiennent le miel et le couvain. Huber de Genève pensait qu'elle était exsudée d'entre les segmens du corps des abeilles, et le miel même digéré par ces insectes ; ce qui manque de confirmation. La cire est de nature plus végétale qu'animale, inflammable, insoluble dans l'alcool à froid qui la rend friable (par ce moyen, on enlève les taches de cire sur les étoffes), dissoluble dans l'alcool et dans l'éther bouillans, mais s'en précipite par le refroidissement. Sa matière colorante jaune, d'odeur agréable, se détruit par l'exposition à l'air et à l'humidité ; c'est ainsi qu'on blanchit la cire, ou par l'oxigénation au moyen de l'acide oximuriatique ; le nitrique la décolore aussi, mais l'attaque ; les acides concentrés la brûlent ; les alcalis forment avec elle un savon qu'on nomme *encaustique*, ou *cire punique*, qui, mêlé à des couleurs, sert à enduire et peindre des boiseries d'appartemens, etc. La cire entre dans les onguens, les cérats, les emplâtres ; sert en bougies, en luts, etc. On la purifie par la liquéfaction dans l'eau bouillante. La cire de plusieurs végétaux (du cirier galé, du croton, etc.) sert aussi en bougies ; toutes donnent, par la distillation à feu nu, de l'eau, de l'acide acétique, de l'huile empyreumatique âcre, des gaz hydrogène carboné et acide carbonique. La cire mêlée de suif s'en sépare en partie par une liquéfaction lente ; le suif tombe au fond.

La *propolis* est une cire plus molle, plus brune, dont les abeilles enduisent l'intérieur des ruches ; paraît amassée par ces insectes sur les bourgeons des arbres et les boutons des fleurs. Soluble dans l'alcool, la propolis se rapproche de la nature des résines et en particulier du baume du Pérou, car elle a l'odeur de l'acide benzoïque ; en contient, ainsi que du tannin. On s'en sert quelquefois en forme d'emplâtre.

2°. *Les résines animales* se séparent, d'ordinaire, au moyen de l'alcool ; tel est le cérumen verdâtre des cantharides, d'une odeur fétide, de saveur très-âcre, de nature inflammable, soluble dans les huiles, précipité par l'eau. La plupart des insectes fournissent une matière analogue ; la fourmi rouge donne une résine rouge. L'huile jaune, fétide, âcre qui sort des articulations des proscarabées (*meloë*), est soluble dans les huiles et de

nature résineuse comme la matière colorante des cochenilles , et
kermès (*coccus*) , qui se dissout en partie dans l'eau. La bile,
l'ambre gris , le musc . la civette , le castoréum , donnent des
résines solubles dans l'alcool.

3°. Les *cérumens* secrétés par des glandes particulières sont
de plusieurs sortes. Le *musc*, en partie soluble à l'eau , refuse
de s'unir aux huiles. L'alcool, en le dissolvant, altère son
odeur ; les alcalis en dégagent de l'ammoniaque ; matière sèche ,
brune, grumeleuse, un peu savoneuse . de saveur âcre, amère.
(*Voyez* Succin.) La *civette*, plus onctueuse , plus jaunâtre ,
d'odeur moins forte, s'uni bien aux huiles et se dissout dans
l'alcool ; approche de la nature de l'adipocire. Le *castoréum* ,
d'une couleur brune comme du sang desséché, d'une odeur désagréable , donne , par l'eau, une matière muqueuse, mêlée d'un
sel cristallisable , et par l'alcool ou l'éther , une résine âcre et
amère , analogue à celle de la bile. Le suint (*œsipe*), jadis
usité, recueilli entre les cuisses des béliers ; celui des boucs,
dont l'odeur est si pénétrante ; enfin toutes les secrétions des
glandes des aisselles et autres lieux , le cérumen âcre, amer,
résineux et inflammable du méat auditif, ont à - peu - près un
même caractère chimique.

Des adipocires, et des savonules animaux.

1°. Parmi les *adipocires* usitées , sont le blanc de baleine et
l'ambre gris. La première est une matière légère, demi-cristal-
line, en écailles, onctueuse au toucher, brillante, solide comme
du suif ; on la purifie en la liquéfiant avec de l'argile blanche,
dans de l'eau. Quoique tirée des huiles grasses et fixes , elle
s'élève à la distillation à feu nu sans décomposition. Dissoluble
dans l'alcool chaud, dans l'acide sulfurique , s'en séparant par
l'eau où elle ne se dissout pas ; inflammable , on en fait de la
bougie ; elle entre dans des loochs, lorsqu'elle n'est pas rance,
mais le devient bientôt à l'air, où elle jaunit : on en fait, avec
les alcalis, des savons , avec les huiles, des pommades, des
onguens, etc. On trouve abondamment de l'*adipocire* dans les
chairs longtems enfouies sans air , sous la terre, ou submergées
dans l'eau, dans l'alcool, etc., car elles s'y transforment en cette
matière mêlée d'ammoniaque ; sont alors blanches , friables , se
liquéfient au feu , se dissolvent en partie dans l'alcool , ne sont
plus susceptibles de putréfaction. Les acides contribuent à la
formation des adipocires ; celles-ci ne paraissent plus capables de s'altérer. La moëlle cérébrale , le foie sont encore plus
susceptibles de devenir adipocireux que les muscles. L'adipo-

cire dissout le caout-chouc comme les graisses ; il fait de bons luts alors. *L'ambre gris* (voyez *Mat. méd. animaux*, *art. Cétacés*, p. 8) , est dissoluble dans l'alcool à chaud et l'éther, se volatilise au feu , y donne de l'acide acétique et de l'huile empyreumatique, insoluble à l'eau, contient une substance résineuse et de l'acide benzoïque, selon Thomson.

2°. Parmi les *savonules animaux*, la *bile* tient le premier rang. Sa couleur est olivâtre , sa saveur très-amère , son odeur fade , devient quelquefois ambrée en se putréfiant. Le fiel se trouve dans la vésicule adhérente au foie des animaux , et chez ceux qui manquent de vésicule, il est dans les méats cholédoques qui se versent à l'intestin duodénum. La bile des vaisseaux du foie n'est pas encore bien formée ; elle est pâle, limpide, peu amère , tandis que la bile cystique est olivâtre , visqueuse, extrêmement amère , sur-tout chez les animaux carnivores (qui sont d'un naturel bilieux), et en été ou dans les pays chauds. Les acides la décomposent, coagulent son albumine ; elle est alcaline et verdit les couleurs bleues végétales. L'alcool en coagule aussi l'albumine, mais dissout la résine verte qu'elle contient et une partie du picromel. La résine de bile se précipite par l'acide muriatique , est très-amère, dissoluble aussi par les alcalis, et de nature sébacée. La bile de bœuf est un composé d'eau , d'albumine , de picromel, de résine , de soude, des phosphate , muriate et sulfate de soude , du phosphate de chaux et d'un peu d'oxide de fer, avec une matière jaune albumineuse; dans celle de l'homme, il y a de l'albumine sans picromel. *Le picromel*, ainsi nommé par Thenard , est visqueux, d'une saveur amère et douce; il sert de dissolvant à la résine et à l'albumine jaune. Par sa qualité savoneuse, la bile peut enlever les taches de graisse. Épaissi par évaporation au bain marie , le *fiel de bœuf* forme un extrait usité comme stomachique, tonique et vermifuge. On emploie en peinture la pierre-de-fiel ou le fiel épaissi, sur-tout celui de la carpe. Dans les bestiaux qui vivent longtems de fourrages secs, il se forme des concrétions biliaires ou *calculs*, sortes de *bézoards*. (*Voyez* ci-après à l'art. des Calculs).

Nous rangeons le *jaune d'œuf* parmi les savonules animaux. Il contient une albumine unie à une huile grasse, avec une sorte de mucilage. Il se délaie également bien dans l'eau et dans l'huile, et les rend miscibles ; par son moyen, on divise les térébenthines , les résines, le camphre, les huiles volatiles dans les digestifs, les loochs jaunes, etc. ; délayé dans l'eau, le jaune d'œuf forme le *lait de poule*. Il y a du soufre et un peu de soude dans cette partie de l'œuf, d'où vient qu'elle noircit l'argent, et exhale de l'hydrogène sulfuré par la putréfaction. L'alcool sépare l'albumine de l'huile dans le jaune d'œuf.

GENRE IV. Des principes saccharins ou acidifiables des animaux.

Du miel.

Bien que le miel paraisse un résultat immédiat de la végétation, qu'il existe dans les nectaires des fleurs, qu'il exsude des feuilles de plusieurs arbres par la chaleur, comme le miellat, la manne, etc. que beaucoup de sèves sucrées présentent une matière analogue, cependant il offre un caractère particulier, celui d'être uni à un acide, et élaboré dans le corps des abeilles, qui lui donnent un mucilage animalisé. Il est aussi mêlé plus ou moins à la cire, sur-tout celui des alvéoles qui avoisinent le couvain. On peut considérer le miel comme une substance sucrée, combinée avec les acides acétique et malique de l'abeille (car elle donne aussi ces acides à la distillation), un mucilage animalisé et de la cire. Cavezzali a remarqué qu'en saturant par la chaux ces acides et en débarrassant le miel par des clarifications, ou par l'alcool de ses diverses substances, on en extrayait du sucre cristallisable. L'acide nitrique le change en acide oxalique. Distillé à feu nu, il donne, outre l'acide acétique, une huile et une sorte de caramel. Il peut garantir les chairs de la putréfaction. Celui du Cotentin et de plusieurs lieux de Normandie, contient beaucoup de pollen du blé sarrazin (*Polygonum fagopyrum*, L.), qui lui donne une saveur peu agréable et l'empêche de se clarifier. Le miel de Narbonne est le plus beau, le plus limpide, le plus aromatique; le Gatinois se clarifie bien, est le meilleur pour l'usage ordinaire, après celui de Narbonne; les autres sont de qualités inférieures et usités pour la fabrication du pain d'épice commun, etc. Le miel découlant naturellement des rayons, est *vierge* et limpide; il dépose des cristaux grenus de sucre, sorte de candi. L'exposition à l'air y contribue. En faisant bouillir le miel dans de l'eau, il jette beaucoup d'écume qui contient de la cire. Plus l'ébullition se prolonge, plus le miel noircit; son mucoso-sucré s'oxide, se caramélise. Le liquide, moins sucré, devient un peu amer. En vieillissant, le miel est moins sucré. Sa fermentation avec l'eau forme l'hydromel vineux. Mêlés à de la farine, les vieux miels reprennent de la consistance et de la blancheur; mais cette sophistication se reconnaît par la liquéfaction dans l'eau, où il se forme de la colle. En ajoutant de la poudre de charbon et

de la chaux pure aux miels qu'on despume, on leur enlève une
grande partie de leur saveur particulière, selon Brugnatelli. Le
miel des pays de montagnes est plus odorant, à cause des herbes
aromatiques; tel était celui du mont Hymette chez les anciens.
Celui de quelques contrées de la Colchide (Mingrélie), recueilli
sur des plantes vénéneuses, était stupéfiant. Celui d'Espagne
sent souvent le romarin, la fleur d'orange, ou les stéchas et
d'autres labiées.

Les pucerons (*aphides*) exsudent une sorte de liqueur miellée
qu'ils pompent sans doute sur les plantes où ils vivent. Les
fourmis et d'autres insectes viennent sucer cette sorte de miellat.

Tous les miels sont pectoraux, laxatifs, détersifs; sur-tout
les blancs, qui sont les meilleurs.

Du sucre de lait, et du sucre des diabétiques.

Lorsqu'on laisse déposer une grande quantité de petit-lait, il
se cristallise sur les parois des vases un sel saccharin, blanc,
groupé en parallélipipèdes réguliers, terminés par des pyramides à quatre faces. Insoluble dans l'alcool, il se dissout dans
sept parties d'eau. Il donne au feu du caramel, et une huile
empyreumatique qui a l'odeur du benjoin. Traité par l'acide
nitrique, il se précipite en poudre blanche acide, qu'on a
nommée *saclactique*, ou du sucre de lait, et se trouve mêlé à
de l'acide oxalique également formé. Le sucre de lait paraît un
sucre ébauché, peu sapide. On s'en peut servir pour faire du
petit-lait factice; il passe pour rafraîchissant, laxatif. Le lait
de femme contient plus de ce sucre que les autres laits.

Willis a remarqué le premier, ensuite Méad, Cruikshanks
et Rollo, que l'urine des personnes attaquées du diabète (maladie
dans laquelle on urine encore plus qu'on ne boit, et le corps
tombe en consomption) (1), contenait une sorte de miel; on
l'évalue à $\frac{35}{1000}$ au moins. Il est jaunâtre, et, selon M. Thenard,
de nature saccharine. On présume qu'il provient des substances
alimentaires; et quand le malade se nourrit de chair seulement
sa quantité diminue et disparaît.

Le picromel, l'osmazôme, la chair rissolée dont la saveur
approche de celle du caramel, paraissent contenir aussi des élémens saccharins.

(1) Il y a aussi un diabète dans lequel l'urine est insipide et
très-limpide; mais il est plus rare. Arétée l'a décrit.

De l'urée.

Matière jaunâtre, grenue, tenace, attirant l'humidité, d'une odeur fétide, urineuse, d'une saveur âcre, désagréable, piquante, ammoniacale, tirée de l'extrait d'urine, sur lequel on verse d'abord de l'alcool rectifié qui dissout l'*urée*. On sépare ensuite celle-ci des muriates de soude et d'ammoniaque qu'elle retient, par de l'acide nitrique affaibli, lequel est séparé par de la potasse. Une seconde dissolution dans l'alcool donne l'urée pure. Elle est soluble dans l'eau à laquelle elle communique l'odeur et la saveur de l'urine. Combinée aux muriates de soude ou d'ammoniaque, elle change leurs formes cristallines. L'acide nitrique la fait d'abord cristalliser en lamelles rayonnantes, ensuite il la change en acide urique. Elle donne par fermentation de l'acide acétique. Le feu la fond, il s'en exhale de l'acide benzoïque, une huile empyreumatique et des gaz. (Carbonate d'ammoniaque, hydrogène carburé, acide prussique.) Découverte en 1799 par Vauquelin et Fourcroy. Entrevue par Rouelle cadet en 1773. Inusitée, mais son acide, entrant dans les calculs et concrétions urinaires, est connu. Elle contient plus d'azote que les autres matières animales, rend l'urine putrescible.

GENRE V. DES PRODUITS D'EXCRÉTIONS; DES SELS, DES ACIDES ANIMAUX, DES CALCULS ET BÉZOARDS.

De l'urine, de l'humeur de la transpiration, des excrémens solides, et de quelques autres produits.

L'*urine* que les médecins ont beaucoup examinée, ainsi que les chimistes, secrétée du sang dans les reins, versée par les urétères dans la vessie, est un liquide variable dans l'état de santé et de maladie. Sa base est l'urée, avec une matière animale analogue à la gélatine; on rencontre dans celle de l'homme des phosphates de chaux (formant un sédiment blanc), de soude, d'ammoniaque et de magnésie (sel perlé), des muriates de soude et d'ammoniaque, enfin des acides phosphorique, acétique, urique et benzoïque libres. Chez les goutteux, la proportion de l'acide phosphorique et du phosphate de chaux augmente beaucoup après les accès, non pendant sa durée; mais l'urine des herbivores ne donne point de cet acide libre; elle contient, au contraire, de l'acide benzoïque en notable quantité, et l'eau distillée d'urine de vache, usitée dans la toilette sous le nom d'*eau de mille fleurs*, en a l'odeur. Il en est de même de l'urine des enfans, qui est peu colorée ; mais les adultes qui usent de beaucoup d'alimens animaux, et les carnivores n'en ont pas dans leur urine (1). *L'acide urique* se dépose dans celle des fiévreux, des goutteux, des vieillards, en sédiment briqueté ; est la base des graviers des reins et de la vessie. Il n'existe pas dans l'urine des herbivores, qui tient plutôt du carbonate calcaire. L'urine crue, au sortir des repas, est secrétée aussi par la membrane séreuse de la vessie. Lorsque la bile reflue dans les humeurs, chez les ictériques, l'urine est très-jaune, teint le linge ; la betterave ; les figues d'Inde, mangées en abondance, colorent l'urine en rouge ; les asperges, la térébenthine lui communiquent des odeurs peu agréables. La rhubarbe prise à l'intérieur la teint en jaune. Chez les carnivores, l'urine devient promptement ammoniacale. Lorsque celle de l'homme se putréfie, elle exhale de l'ammoniaque, s'emploie par les teinturiers pour tourner en bleu les teintures de plusieurs végétaux, la maurelle dont on fait le tournesol, la parelle et l'orseille ou licheno, ou pour des bains d'apprêt. Les sels microcosmiques (carbonate, phosphate et muriate de soude) servent de flux ou fondans pour les métaux. Brandt et Kunckel ont, les premiers, découvert le phosphore qu'ils tiraient de l'urine.

L'humeur de la transpiration paraît de la même nature que l'urine ; et plus elle augmente, plus celle-ci diminue, comme dans les pays et les tems chauds. On y trouve à-peu-près les mêmes sels ; ainsi la sueur du cou des chevaux contient du phosphate et de l'urate calcaire : la sueur des articulations des arthritiques contient des acides phosphorique, urique et même acétique libres, avec des phosphate et urate de chaux et de soude. Il en est de même des concrétions qui se forment dans ces articulations par la goutte.

Les *excrémens solides* ont été quelquefois vantés comme puissans maturatifs, sur les furoncles et les bubons. Les alchimistes ont beaucoup travaillé sur la matière fécale, et Homberg a trouvé par elle le pyrophore. (Sulfure carburé d'alumine inflammable à l'air humide.) Il paraît qu'elle contient encore des substances nutritives, puisque les cochons et d'autres animaux la mangent. Elle est aussi mêlée à la résine de la bile, et peut-être au picromel. Chez les carnivores, elle est très-fétide et

---

(1) Celle des chats est corrosive ; elle contient beaucoup d'acide phosphorique capable d'effacer l'encre d'imprimeur. Les larmes donnent aussi du muriate et du phosphate de soude, comme le mucus nasal.

putrescible ; dans les herbivores, elle l'est moins et sert d'engrais. L'*album græcum* du chien contient beaucoup de phosphate calcaire des os qu'il a rongés. La fiente des oiseaux en donne aussi ; c'est pourquoi elle est peu propre à servir d'engrais.. Celle des grives et d'autres oiseaux granivores n'est pas dédaignée dans les repas, ainsi que la fiente huileuse de certains oiseaux marins dans les Indes (des hirondelles .de mer). Les excrémens de quelques rats sentent le musc et s'emploient dans des parfums. Il en est de même de ceux de crocodiles, de lézards, de serpens, qui servent de cosmétiques en Égypte et en d'autres pays. On sait que les Arabes ont les premiers extrait le sel ammoniac (muriate) de la fumée des excrémens ou bouzes de chameaux, qui leur servent de combustible. On connaît la *gadoue* tirée des fosses d'aisance, et qui, desséchée en *poudrette*, sert d'engrais. Les paysans italiens qui vivent de sorgho ou millet, rendent des excrémens rouges.

La *laite de carpe* et d'autres poissons contient du phosphore en état de combinaison. Il paraît qu'il en existe aussi dans la moëlle épinière, la pulpe cérébrale et nerveuse.

1°. *Des sels et concrétions calculeuses ; 2°. des bézoards ; 3°. des acides animaux.*

1°. Les *calculs urinaires*, très-bien analysés par Fourcroy et Vauquelin, contiennent différens sels et en diverse proportion, outre l'urée qui est presque dans tous. Les uns se composent presque seuls d'acide urique, d'urée et d'urate d'ammoniaque ; tels sont les graviers des reins, rouges comme la brique pilée. Ils descendent dans la vessie où souvent ils deviennent le noyau de plus grosses pierres ; eux seuls sont dissolubles par les lithontriptiques alcalins. Les calculs múraux, ou mamelonnés comme les mûres, sont de l'oxalate de chaux. Ces pierres causent par leurs aspérités les plus grandes douleurs. Leur couleur est brune ; elles sont très-dures et se décomposent difficilement. Les calculs de phosphate ammoniaco-magnésien (matière perlée) sont poreux, légers, friables et blancs comme la craie. D'autres sont du phosphate de chaux, mêlé par couche avec le sel triple précédent. Il en est qui contiennent de l'urate d'ammoniaque avec le phosphate de chaux, soit par couches séparées, soit mélangés. D'autres sont de l'oxalate de chaux et de l'acide urique ; d'autres enfin réunissent plus ou moins de ces différens sels. Quelques-uns contiennent même un peu de silice. Une matière animale glutineuse semble le lien de ces molécules pierreuses; aussi les peuples méridionaux qui boivent beaucoup d'eau et d'infusions aqueuses, sont moins exposés à ces calculs et aux maladies arthritiques. Les concrétions goutteuses sont sur-tout de l'urate de soude, etc. (*Voyez* à l'article de l'*Humeur de la transpiration.*)

Le *phosphate calcaire* , ou sursaturé d'acide , ou avec excès de chaux, est le sel le plus abondant de l'économie animale (1). Plus il abonde dans les tissus gélatineux où il se dépose, plus il les rend durs. Il forme la charpente osseuse de tous les animaux vertébrés. Celui des dents , sur-tout de leur émail , ou partie corticale , est extrêmement dense et dur; peu abondant dans le squelette des poissons cartilagineux , il le laisse mou et flexible. Les os des animaux âgés en contiennent plus que ceux des jeunes; c'est pourquoi ils sont plus fragiles. Le bois ou corne de cerf, l'ivoire contiennent de ce phosphate calcaire, comme de véritables os. Si l'on mêle de la garance aux alimens des animaux, elle colore ce sel terreux en rouge, et l'on apperçoit que l'os s'accro t par couches. On fait des dents artificielles avec l'ivoire, et sur-tout avec les défenses de la vache marine (*tri-chechus*). L'ivoire brûlé en vaisseaux clos, ou charbonné, ensuite porphyrisé , donne un beau noir velouté à la peinture. On blanchit tous les os par l'eau de chaux. La coquille d'œufs, le test des tortues donnent plus de carbonate que de phosphate de chaux.

Les substances osseuses des animaux sans vertèbres sont presque toutes de carbonate de chaux dans une gélatine animale; ainsi l'os des sèches, les coquilles d'huîtres et d'autres bivalves ou univalves , la nacre et les perles , la coralline et les coraux ne présentent rien autre. Il y a cependant du phosphate dans le carbonate calcaire des concrétions dites yeux d'écrevisses, ainsi que dans leur test, ou coque.

2°. La plupart des *bézoards* sont des calculs biliaires, ou intestinaux. Ceux-ci, nommés d'ordinaire *occidentaux* et moins estimés, sont des phosphates de chaux, d'ammoniaque et de magnésie. On en trouve de très-gros dans les chevaux, les élé-phans, les rhinocéros , etc. On n'a guère employé que ceux du chamois ou ysard des Alpes (*antilope rupicapra* , L.), ou du bouquetin (*capra ibex* , L.). Le sanglier, le mulet, la vigogne (*camelus vicuna* , L.), le caïman ou crocodile d'Amérique (*crocod. caïman* , Daudin), le bœuf, le chien, le castor, presque tous les antilopes ou gazelles, les chèvres, le singe douc, etc., en fournissent; ils contiennent aussi une matière

(1) Les os contiennent aussi de la magnésie.

I.

animalisée verdâtre, et sont formés par couches feuilletées, concentriques, sans stries cristallines dans leur fracture. On les imite avec des coquilles d'huîtres, ou des yeux d'écrevisses pulvérisés dans une eau gommée, avec un peu d'ambre gris ou de musc. Ces boulettes séchées se distinguent des vrais bézoards par leur défaut de couches intérieures ; elles ne donnent pas une trace olivâtre sur du papier enduit de craie; n'ont pas à l'intérieur un noyau, ou quelque matière végétale ; on les nomme *pierres de Goa*, ou de *Malacca*. Elles font effervescence avec les acides ; n'ont pas l'odeur et la saveur urineuse, et ne colorent point en vert la salive comme les vrais bézoards.

Les *bézoards orientaux*, les plus estimés jadis, sont d'ordinaire des concrétions de couleur olivâtre, quelquefois musquées (car la bile développe souvent l'odeur du musc), composées d'une matière ligneuse (1), soit avec de la résine de bile, soit avec les carbonate ou phosphate de chaux ou de magnésie. Celui du porc-épic (*piedra del porco* des Portugais), vanté en amulette contre la contagion, est musqué et résineux. La gazelle, l'antilope des Indes (*antilope cervicapra*, L.), la chèvre sauvage (*capra œgragus*, L.), la plupart des ruminans à cornes creuses , et dont la chair est musquée, fournissent les meilleurs bézoards. Leurs *égagropiles* sont des boules de poil feutré. On nomme *bézoard animal* le foie de vipère desséché.

3°. Les acides animaux sont le *phosphorique*, l'*urique* (l'*acétique* est donné par les fourmis, la chenille de la soie, les meloë ou proscarabées, les sauterelles, les punaises, l'abeille, etc., ou formé par un grand nombre de décompositions animales); l'acide *malique* mêlé souvent au précédent; l'acide *prussique* formé par la combustion ; le *saclactique* , par l'oxigénation du sucre de lait , etc. (*Voyez* Lait.) Ce qu'on nommait acides *lactique* , *formique* , *bombique* , n'est que celui du vinaigre mêlé à des substances animalisées , de même que le *sébacique* et le *pyrozoonique* unis à une huile empyreumatique. L'acide urique, le seul qui appartienne exclusivement aux animaux, a été reconnu d'abord par Schèele en 1776 ; est peu soluble, forme des sels neutres avec les alcalis, se sublime au feu, devient d'un rouge de carmin par l'acide nitrique; mêlé au phosphate de chaux , est l'*acide rosacique* de Proust. Le phosphorique, séparé de ses bases par l'acide sulfurique, mais retenant

---

(1) Berthollet, *Mém. Soc. d'Arcueil*, tom. II, p. 448 et suiv.; mais il y a d'autres bézoards, examinés par MM. Fourcroy et Vauquelin, *Annal. Muséum d'hist. nat.*, tom. IV. Ce sont des concrétions intestinales contenant une résine verte analogue à celle de la bile.

très-obstinément une partie de la chaux (sur phosphate calcaire), peut se fondre en verre transparent ; privé de son oxigène par le carbone, il donne du phosphore (*Voy.* l'article qui en traite), et de l'acide phosphoreux, etc. L'acide *prussique* observé dans ses combinaisons dès 1670, reconnu dans les tourbes, les fleurs de pêcher, le laurier-amandier, et d'autres végétaux aussi, paraît un hydrocarbure non oxigéné, selon Berthollet ; précipite le fer en bleu et d'autres oxides métalliques en diverses couleurs ; s'unit bien à la chaux et aux alcalis (*Voy.* la préparation du bleu de Prusse) ; combinable, selon Berthollet, à l'oxigène de l'acide oximuriatique.

APPENDICE.

Des principes colorans tirés des animaux.

Nous ne parlons point ici du bleu de Prusse et des autres couleurs factices, mais de celles que fournissent naturellement les animaux.

Nous avons traité ci-devant de la bile qu'on emploie en quelques peintures de couleur olive, sur-tout celle du carpeau.

L'encre de la Chine est la liqueur noire des poulpes calmars, épaissie avec de la colle de riz, pour lui donner de la consistance dans les moules où on la forme. Son odeur ambrée est naturelle à l'animal ; est purgative.

La pourpre des anciens tirée d'un petit réservoir vers la gorge du *murex brandaris*, L., et des *buccinum lapillus*, *patulum* et *reticulatum*, L. (*Purpura* de Bruguière et Lamarck) ; jaunâtre d'abord, âcre, elle devient pourpre par l'absorption de l'oxigène à l'air et au soleil ; se fixe bien sur la laine, mais il faut d'immenses quantités de ces animaux. On marque le linge avec elle en quelques lieux d'Angleterre et de l'Inde. (Voyez aux *Mollusques testacés univalves.*)

La *Cochenille*, la plus brillante des couleurs, tirée du gallinsecte du nopal ; par décoction dans l'eau, est précipitée en *carmin* par le nitromuriate d'étain mêlé à l'alumine, et en *écarlate*, par le même sel d'étain avec la crème de tartre, qui éclaircit la couleur rouge et la fixe sur les étoffes. La graine d'écarlate de Pologne, le kermès végétal, donnent aussi de beaux rouges en teintures ; sont fixes et solides. La résine lacque sert à colorer en rouge les cires et les alcools. On nomme *lacque carminée* l'alumine colorée par la précipitation de la couleur de la cochenille.

DES FERMENTATIONS ou décompositions spontanées des substances végétales et animales.

(Beccher, Boerhaave, Lavoisier, etc.)

Ce sont des mouvemens intestins, spontanés, qui s'opèrant dans toutes les matières végétales ou animales privées de la vie, les réduisent à des combinaisons moins compliquées, et peuvent les amener successivement à la séparation ou à l'isolement de leurs divers principes. Ils ne peuvent s'établir dans les substances minérales, mais seulement chez les corps organisés (1).

Plusieurs conditions sont nécessaires pour que ce mouvement de décomposition s'établisse : 1°. l'humidité ou la liquidité; 2°. quelques degrés de chaleur ou tiédeur, car le froid et la dessication s'y opposent. Dans plusieurs cas, la présence de l'air et celle d'un ferment l'accélèrent beaucoup; mais tout ce qui dessèche et durcit les matières, comme les astringens, les acides, l'alcool ou des sels, retarde ce mouvement fermentatif.

Beccher l'avait considéré comme une sorte de combustion latente; car il se développe de la chaleur. Boerhaave a distingué trois sortes de fermentations : la *vineuse*, dont le produit est l'alcool et qui ne s'établit que dans les corps sucrés ou de nature végétale; l'*acide*, dont le résultat est du vinaigre; la *putride*, plus prompte sur-tout dans les matières animales, et dont le résultat est ammoniacal. L'illustre Lavoisier a regardé les fermentations comme des analyses et des simplifications graduelles des matières organisées, dont les principes s'unissent différemment.

Fourcroy considérait la maturation des fruits et la germination des graines, comme une sorte de fermentation dans laquelle il se développait un principe saccharin. La fermentation panaire doit être rapportée, ainsi que celles de la *sauer-kraut*, de l'eau des amidoniers, de l'indigo, etc., à la fermentation acide.

DE LA FERMENTATION SACCHARIFIANTE.

Elle ne s'opère que dans les fruits, les semences ou autres parties organisées. Le mucoso-sucré, la fécule que contiennent

---

(1) On avait mal-à-propos nommé *fermentation*, l'effervescence d'un acide sur un métal, une terre ou un alcali carbonaté, ou la décomposition des pyrites qui s'effleurissent, ou l'échauffement de la chaux vive avec l'eau, etc.

l'orge, le bled, le riz et les autres céréales, le marron d'Inde, le gland, etc., passent à l'état sucré lorsque se développe en eux la germination, au moyen de l'humidité, d'une douce chaleur, et de l'absorption de l'oxigène; alors il se forme du gaz acide carbonique, suivant l'observation de M. Théodore de Saussure. C'est par cette raison que des graines enfoncées trop profondément dans la terre, et manquant d'air, ne peuvent germer, et qu'au contraire une eau très-aérée, ou imprégnée d'acide oximuriatique, hâte la germination selon M. Humboldt.

On fait le *malt* ou la *drèche* pour la bierre, en mettant de l'orge en macération dans de l'eau tiède pendant 48 heures environ; il s'y gonfle; on l'en retire et on l'étend sur le plancher à une température douce; il germe en absorbant l'oxigène, prend une saveur sucrée, exhale du gaz acide carbonique et une odeur de pommes mûres. L'eau dans laquelle il a macéré, contient du nitrate de soude. On arrête les progrès de la germination dans la *tourraille*, espèce d'étuve qui chauffe jusqu'à 40 ou 42 degrés l'orge et qui le dessèche. Alors on le moud et on le met dans la cuve pour la fermentation spiritueuse.

Dans la maturation des fruits, il y a de même conversion de leurs principes en matière saccharine ou mucoso-sucrée, par l'isolement d'une partie de leur carbone, qui s'unit à l'oxigène et s'exhale, comme on l'observe dans les fruitiers. Bullion a remarqué que le tartre, dans le raisin, paraissait se convertir en partie en sucre par la maturation, puisque le moût devient alors plus sucré et moins tartareux. Il en est de même des fruits âpres et acerbes que la chaleur et la maturité amènent à l'état doux. Après la floraison, les sèves des végétaux perdent beaucoup de leur sucre qui se transforme, ou en fécule (dans les palmiers, les graminées, les fougères), ou en parenchyme de fruits, dans les autres plantes, par le progrès de la végétation.

De la Fermentation vineuse; des Vins et de l'Alcool.

Celle-ci consiste dans la transformation du sucre en alcool, par la séparation d'une partie de son carbone et de son oxigène, au moyen d'un ferment de nature animalisée. De là vient que l'alcool contient plus d'hydrogène; ce qui le rend inflammable, liquide, léger et volatil. Le sucre très-pur ne fermente pas lui-même dans l'eau; mais, placé dans des circonstances favorables, en contact avec une matière végéto-animale que M. Thenard nomme spécialement le *ferment*, il se combine avec elle, en perdant de l'oxigène et du carbone qui s'exhalent abondamment en gaz acide carbonique. Cette sorte de combustion s'opère avec chaleur et bouillonnement de la liqueur ; elle se trouble ; diverses particules filandreuses la traversent en tout sens ; il s'élève une écume vers la surface (le chapeau de la cuve), et il se dépose au fond une lie contenant la portion de ferment ou gluten altéré. La présence de l'air n'est pas indispensable pour cette fermentation, et il ne s'absorbe point d'oxigène.

Le *ferment* se trouve dans la levure de bierre ou le gluten de l'orge et des graines céréales, ou dans le raisin et tous les fruits sucrés, mais renfermé entre les membranes qui forment les cellules contenant le suc ou le moût de ces fruits, selon l'observation de Fabroni : de là vient que ceux-ci ne peuvent pas fermenter si leurs cellules ne sont pas brisées (*Tratt. dell' arte de vini fic.*, etc. *Firenz.* 1785, 8°.) Il est nécessaire à toute fermentation alcoolique, et le sucre ne se décompose qu'à proportion de ce principe. Selon M. Proust, le gluten du ferment cède de son azote, qui se dégage aussi dans la fermentation. A mesure que le ferment est privé d'une portion de ce principe, il devient insoluble, se précipite en lie ; est incapable d'opérer alors la décomposition du sucre. Divisé par le tartre, le ferment n'en paraît que plus propre à opérer la conversion du sucre en alcool ; la chaleur le concrète, c'est pourquoi le raisiné ou moût de raisin concentré au feu ne peut plus fermenter de lui-même. Le gluten de froment, la partie concrescible de plusieurs sucs de plantes, sont de vrais fermens, on en trouve même dans la fleur de sureau. S'il y a trop de matière sucrée dans le liquide relativement au ferment, une partie du sucre reste indécomposée ; tels sont les vins liquoreux du Midi. Si le ferment surabonde, il décompose tout le sucre, et tend à faire passer la liqueur à l'état d'acide acéteux comme dans les vins des pays plus froids ; c'est pourquoi il faut les séparer de leur lie, les clarifier en les collant, ou les *soufrer* pour coaguler le ferment surabondant. Les liqueurs dans lesquelles on retient de l'acide carbonique, sont fumeuses et mousseuses comme le vin de Champagne et les bierres.

Des vins en général.

On fait non-seulement du vin avec les raisins, mais avec tous les fruits ou liquides contenant une matière sucrée ; le cidre, le poiré, les *piquettes* de fruits ; l'hydromel vineux, les bierres d'orge, de riz, de blé, de sorgho, de maïs (chica des Américains), les vins de sèves de palmiers, d'érable, de bouleau, et une multitude d'autres boissons alcoolisées ou enivrantes. Les plus spiritueuses se font avec le sucre, la mélasse, le vesou (qui contient aussi un ferment).

Le vin de raisins est composé, outre de l'alcool, de substances extractives, du sucre et un peu de mucoso-sucré indécomposés, d'une matière colorante extracto-résineuse, rouge-brune dans les vins rouges, fauve-claire dans les vins blancs; de l'acide carbonique, des arômes particuliers qui donnent le *bouquet* et le *goût de terroir* de chaque vin ; enfin du surtartrate de potasse ou tartre, et des acides malique, acétique, ou même le citrique quelquefois, en diverses proportions. Le principe extracto-résineux des vins, rouges sur-tout, est astringent et propre à les conserver. C'est pour la même raison que l'amertume et l'astriction tannante du houblon est nécessaire à la conservation des bierres, mais ne s'emploie pas pour celles destinées à fabriquer du vinaigre.

Ce sont les diverses proportions des élémens du vin qui en produisent toutes les différences. Les vins du Midi sont hauts en couleur, chargés d'extracto-résineux, de tartre et d'alcool, comme les gros vins du Roussillon, qui servent à colorer et à fortifier, par leur mélange, ceux de pays plus froids, qui contiennent de l'acide malique (d'où vient la verdeur et l'acidité des vins plats), qui ont moins d'alcool et de sucre, ou qui sont aqueux, *sans corps*, sur-tout dans les années froides et humides. On nomme *vins secs* ceux qui, ne contenant plus de corps muqueux, laissent une impression tonique, sèche, dans la bouche; les *vins gras* sont au contraire plus muqueux; ils sont sujets à se gâter, à devenir acides, à *filer*, etc.

La matière colorante des vins qui réside dans la pellicule du raisin, n'est pas seulement dissoute par l'alcool, mais encore par l'acide du tartre. Dans les vins vieux, elle se précipite avec le tartre en lamelles micacées au fond des bouteilles; le vin se déteint, devient paillet. Les vins blancs contiennent moins d'extracto-résine ordinaire et passent pour plus légers; mais, en général, ils sont plus acides et moins spiritueux que les rouges.

Les vins liquoreux se préparent avec des raisins en partie desséchés au soleil, et qui contiennent plus de sucre et moins d'eau; une portion de ce sucre reste indécomposée dans la liqueur. La concentration du moût par l'évaporation, y produit un effet analogue, mais elle dissipe leur parfum naturel. Le muscat, le Malaga, le Madère, les vins de Tokai, de Monte-fiascone, de Lachryma-Christi, ceux de Malvoisie, de Lesbos, de Candie, de Chio, les vins de Naples et de Calabre, ceux de Piémont et du Montferrat, etc. sont plus ou moins liquoreux et cordiaux.

Tous les vins rouges naturels précipitent leur couleur en vert plus ou moins foncé par un alcali, tandis que ceux qu'on a colorés avec le tournesol en drapeau donnent un précipité violet clair; si c'est avec le bois d'Inde, il est prune-monsieur; si c'est avec le Brésil ou Fernambouc, ou la betterave, il est lacque rouge; si c'est avec les baies d'yèble ou de troène, ou les mûres, violet bleuâtre; si c'est avec les baies d'airelle, la couleur est celle de la lie sale.

Il ne paraît pas qu'aujourd'hui les frelateurs de vins y ajoutent de la litharge pour les adoucir; la chaux et la potasse le font avec bien moins de danger, et sont employés. On reconnaît la présence de la chaux par l'acide oxalique, celle de la potasse par l'acide sulfurique; celle du sulfate d'alumine, ou par la potasse qui précipite l'argile, ou par la baryte qui s'empare de l'acide sulfurique. L'évaporation du vin à sec donne aussi le résidu des matières qu'il tient en dissolution. Les hydrosulfures (foies de soufre en liqueur) recommandés pour précipiter en noir les oxides métalliques contenus dans les vins frelatés, noircissent les vins très-rouges, quoique purs. Les vins mêlés avec le cidre et le poiré, donnent, comparativement, plus d'extractif par l'évaporation et plus d'acide malique; cet extractif exhale, en brûlant, l'odeur du caramel, selon M. Deyeux.

Les pèse-liqueurs pour les vins (*œnomètres*, ou plutôt *hydromètres*, car ils indiquent leur dégré d'aquosité), ne donnent pas des résultats exacts pour la quantité d'alcool. Il est des vins qui fournissent, dans le midi, jusqu'au cinquième d'eau-de-vie, et même plus; mais étant très-chargés en tartre et en extractif, le pèse-liqueur n'y descend pas autant à proportion que dans des vins plus légers, comme ceux du Rhin, quoiqu'assez peu spiritueux.

Il faut des vins généreux, ou chargés en alcool, pour la préparation des vins médicinaux. L'eau-de-vie ajoutée aux vins se peut reconnaître par la distillation, car n'étant pas combinée, elle passe plus promptement au récipient. La manière d'imiter les différens vins est longue et trop étrangère à cet Ouvrage pour l'exposer ici. On la pratique sur-tout dans le Nord, en Hollande et dans les Bays-Bas. On y fabrique même du vin sans raisin et de toutes pièces.

On a cru mieux combiner certaines substances avec le vin, en les y mettant avant ou pendant sa fermentation. Telles sont l'absinthe, la fleur du sureau, etc. Cependant une portion se décompose alors, et ne donne pas des produits aussi chargés que par la simple infusion. (*Voyez* aux *Vins médicinaux*.) L'opium que l'on fait fermenter avec le miel et l'eau, selon l'abbé Rousseau et Seguin, y perd une partie de son principe vireux.

Il y a diverses bierres; les brunes ou rouges sont plus chargées du mucoso-sucré de l'orge et plus houblonnées; les bierres blanches, mucilagineuses, passent pour moins *cuites* et plus indigestes. Les bierres fortes, le *porter* des Anglais, le *farau* de Bruxelles, ou les autres bierres, comme celles de Louvain, de Diest, l'*aïle*, etc. ont diverses proportions des élémens de l'orge et différens degrés de fermentation. L'on fait aussi des bierres médicinales. Elles se chargent bien sur-tout des substances résineuses des arbres verts ou conifères.

De l'alcool, ou eau-de-vie.

L'esprit-de-vin, *brandtwein*, ou vin brûlé, se sépare, au moyen de la distillation, de toutes les liqueurs vineuses. Cette opération, qui remonte au XIIIe siècle, dans la France méridionale, était déjà connue de Raimond Lulle et d'Arnauld de Villeneuve, qu'on en a crus auteurs; mais elle vient des Arabes, et les noms d'*al-ambic*, d'*al-kool*, qui sont de leur langue, le désignent. Les anciens Grecs, en plaçant des éponges ou de la laine au-dessus d'un liquide en ébullition, n'obtenaient qu'une distillation très-imparfaite. Les meilleurs appareils distillatoires sont ceux qui, étant larges, échauffent mieux et plus également tous les points du liquide. (*Voyez* Chaptal, *Chimie des Arts*, et *Art de faire le Vin*, etc.)

Tous les alcools ne diffèrent point essentiellement dans leur nature intime, mais sont plus ou moins aqueux, imprégnés d'arômes divers, d'huiles, ou volatiles, ou empyreumatiques, ou combinées à quelques acides; ainsi l'eau-de-vie contient toujours de l'acide acétique (qu'on neutralise par quelques gouttes d'ammoniaque liquide, et l'eau-de-vie paraît vieillie sur-le-champ, car elle s'adoucit). Il y en a beaucoup dans les esprits de cidre, de poiré, ce qui les rend acerbes. L'eau-de-vie de grain, le *schnik* des Flamands, *whisky* ou *gin* des Anglais, contractent toujours un goût empyreumatique dû au corps mucoso-glutineux qui se charbonne au fond des alambics; ce qui est remarquable aussi dans l'eau-de-vie de pomme-de-terre. La rectification sur le charbon, aidée ou de chaux, ou d'un peu d'acide nitrique ou oximuriatique, n'enlève point toute cette odeur désagréable; on la masque encore par le genièvre, par d'autres aromates. Le *rhum* ou *taffia*, et *guildive*, eau-de-vie du sirop de mélasse, porte une saveur et une odeur particulière de caramel. Les eaux-de-vie ordinaires se jaunissent avec du caramel de sucre ou de miel (1). L'alcool de mérises est le *kirchen-wasser*; en Dalmatie, le *marasquin* est celui de prunes ou de pêches, etc. Celui du riz fermenté se nomme *arak* dans l'Inde; le *koumiss* des Tartares Nogaïs est celui du lait de cavale fermenté. Les aromates, le sucre joints aux alcools, constituent les liqueurs de table; avec les sucs de fruits, on fait des ratafiats, etc.

Le plus sûr moyen de reconnaître le degré des eaux-de-vie, est le pèse-liqueur ou hydromètre; plus il s'enfonce, plus le liquide est léger, et par conséquent, spiritueux; de 20 à 22 degrés, l'eau-de-vie est la plus propre à la boisson et pour les teintures médicinales. De 28 à 32 degrés, on la nomme eau-de-vie double; elle prend le nom d'esprit, de 33 à 37 degrés Par des cohobations successives, en séparant toujours les premiers produits comme plus purs et plus légers, l'alcool le mieux déphlegmé ne pèse plus spécifiquement que 0,821, l'eau supposée 1000. Mais Lowitz, et ensuite Richter, ont obtenu un alcool bien plus pur en lui enlevant l'eau par beaucoup de potasse desséchée et chaude, et en distillant. Cet alcool, à la température de 16°. ½, ne pèse plus que 0,792. Il est alors très-pénétrant et suave. On rectifie ordinairement l'alcool en le distillant sur du sulfate de soude effleuri, ou sur du muriate calcaire desséché, et autres sels qui s'emparent de l'eau, mais sans agir sur la portion alcoolique comme le font les alcalis.

L'alcool, incongelable au plus grand froid, dissout par la chaleur un peu de phosphore, et le soufre à l'état de vapeur; il dissout aussi les alcalis caustiques, comme dans le *lilium* de Paracelse, et ils réagissent sur ce liquide, y forment une sorte d'huile éthérée. La baryte et la strontiane s'y dissolvent en partie. Il absorbe fortement le gaz nitreux; dissout plusieurs acides, excepté les métalliques et le phosphorique; se transforme en éther par les acides sulfurique, nitrique, oximuriatique, etc. (*Voyez* aux Éthers.) Plusieurs sels se dissolvent aussi dans l'alcool. Ce liquide contient, selon Lavoisier, hydrogène 17, carbone 34, oxigène 49, sur 100 parties. En brûlant avec l'oxigène, 16 onces d'alcool rendent 18 onces d'eau. Passé à travers un tube de porcelaine rougi au feu, il se décompose, donne du gaz acide carbonique, de l'hydrogène carburé, de l'eau qui contient une huile volatile concrétée en cristaux brillans, l'intérieur du tube est tapissé de charbon.

---

(1) Plus rarement par le safran, ou le curcuma; ce qu'on reconnaît en précipitant ces teintures par de la potasse carbonatée.

L'on sait que les alcools sont les dissolvans des résines, servent à faire des vernis, à séparer les huiles volatiles, à s'emparer des arômes, de l'acide gallique, du camphre, etc.; à coaguler l'albumine, précipiter plusieurs sels, à conserver des matières animales, etc.

DE LA FERMENTATION ACÉTEUSE, ET DU VINAIGRE.

Elle n'est pas seulement la suite de la fermentation vineuse, mais se déclare spontanément aussi sans être précédée d'aucune autre. Ainsi les liquides gélatineux ou séreux des animaux, le petit-lait, l'urine avec de l'alcool, les gelées de viandes s'aigrissent à l'air; et dans les végétaux, la gomme, les liquides muqueux, les sucs et gelées, etc. tournent d'eux-mêmes à l'aigre, et tous donnent pour produit de l'acide acétique plus ou moins pur, mais d'une même nature partout.

Pour l'acétification du vin, ou du cidre et de la bierre, on expose à l'air et à la chaleur de 20 degrés environ ces liqueurs; sur-tout avec leurs lies, ou avec du levain de pâte ou de la levure de bierre, car il est nécessaire qu'une portion de ferment ou gluten végéto-animal y existe pour faire du fort vinaigre. Ce ferment, souvent sous forme de pellicule, se nomme *mère du vinaigre*. Il s'absorbe alors beaucoup d'oxigène de l'air: il y a formation d'un peu d'acide carbonique qui se dégage, suivant la remarque de Théod. de Saussure, mais sans mouvement tumultueux dans la liqueur; elle se trouble et ne s'échauffe point par elle-même. Le procédé des vinaigriers est encore celui de Boerhaave. On prend deux tonneaux, l'un séparé en son milieu par une cloison ou diaphragme avec des trous; on remplit de râfles ou marc de raisins une des loges de ce tonneau, et on y verse du *vin poussé* ou tournant déja à l'aigre; on soutire ensuite ce vin, qu'on remplace par du vin de l'autre tonneau. On répète cette transfusion jusqu'à ce que le vinaigre paraisse assez fort. Les vins les plus faibles tournent aisément à l'acidité, mais donnent un faible vinaigre; plus ils sont spiritueux, et plus cet acide est fort; c'est pourquoi l'on doit ajouter de l'eau-de-vie aux vins qu'on veut changer en bon vinaigre.

L'alcool, une grande partie de l'acide malique et de l'acide du tartre disparaissent, se décomposent et sont oxidés par l'acétification, aussi bien qu'une portion du gluten. Ce dernier exhale souvent une odeur très-putrescente lorsqu'on le retire des tonneaux. Il existe encore dans les bons vinaigres un peu d'alcool, qui les rend suaves.

Pour rendre plus fort le vinaigre de bierre, on fait d'abord concentrer celle-ci par évaporation, et on y ajoute de la mélasse. La levure de bierre hâte, avec la chaleur, son acétification ; mais son produit est toujours plus trouble et moins suave que celui du vin. Les vinaigres de vins blancs, tels que ceux d'Orléans, sont les meilleurs. Lorsqu'ils marquent 10 degrés sous o, à l'hydromètre ou pèse-liqueur, ils sont très-forts (1). On leur donne beaucoup de force en les concentrant à la gelée, car l'eau seule se glaçant, laisse l'acide plus rapproché.

La plupart des vinaigres de vin, de cidre, de bierre, etc., contiennent de l'acide malique, ce que l'on reconnaît bien par le moyen de l'acétate de plomb liquide ; il se forme du malate de plomb, qui se précipite. Mais cet acide ne monte point avec le vinaigre à la distillation ; c'est pourquoi ce procédé donne de l'acide acétique pur, ou seulement mêlé avec de l'alcool, sur-tout dans les premiers produits. Cet acide distillé exhale une odeur pénétrante, agréable, qui ne diffère de celle de l'*esprit-de-Vénus*, ou vinaigre radical, que par une moindre concentration. On pensait que le vinaigre ordinaire était moins oxigéné que celui-ci, et on le nommait acide *acéteux*, et ses sels *acétites*; mais on a reconnu que l'état d'oxigénation ne différait point dans tous, et qu'ils étaient également *acétiques*.

Cet acide est aussi le plus répandu dans la nature. L'acide sulfurique, en agissant sur les matières animales et végétales, solides ou liquides, les convertit presque toutes en cet acide. La distillation à feu nu de ces mêmes substances en donne, mais sali par des huiles empyreumatiques. Enfin presque toute fermentation tend à l'acescence avant la putréfaction, et la plupart des acides animaux et végétaux se tournent en vinaigres en se décomposant. (*Voyez* les Acides végétaux, ci-devant, pag. 202.)

Pour donner au vinaigre du *mordant*, les vinaigriers y mettent quelquefois infuser ou du poivre-long (*capsicum*), ou des racines de pyrèthre, de galanga, d'arum, etc. On travaille de même les eaux-de-vie faibles pour déguiser au goût leur peu de spirituosité. Ces fraudes se reconnaissent, parce que ces liqueurs enflamment la bouche lorsqu'on s'en gargarise.

---

(1) Lorsqu'une once de vinaigre sature un gros de potasse (ou 32 grammes en saturent 4), le vinaigre est aussi réputé fort ; mais nous verrons plus loin la distinction qu'il faut faire, si les vinaigres sont mêlés ou non d'autres acides.

On fait avec le vinaigre des compositions médicamenteuses, les oxymels, les sirops de vinaigre, les infusions de cet acide sur la scille et d'autres végétaux, les cornichons; ou celui des quatre voleurs, etc., propre à sanifier l'air des salles d'hôpitaux.

L'eau sûre ou aigre, par laquelle les amidoniers séparent la fécule du corps muqueux, la fermentation qui dégage les fécules de l'indigo et du pastel ou vouède de leurs tissus, est d'abord acide, et poussée ju. qu'à la putréfaction; alors le mucilage végétal s'oxide. Dans la panification, cette acidité est manifeste, sur-tout dans le levain qu'on mêle à la pâte pour en diviser le gluten et le corps muqueux par cette fermentation commençante. Les *yeux* du pain sont dus au dégagement de bulles de gaz acide carbonique, lorsque la pâte lève.

DE LA PUTRÉFACTION.

Dernier résultat qui, disgrégeant les principes des corps organisés végétaux et animaux, les réduit à l'état le plus simple. L'humidité, la tiédeur favorisent singulièrement aussi cette sorte de fermentation, que retardent ou empêchent l'alcool, le tannin, les acides, différens sels, le froid, la dessication, etc. Le gaz oxigène, quoique très-propre à la favoriser, n'y est pas absolument indispensable. Les corps soumis à cette décomposition se ramollissent, quelquefois s'échauffent beaucoup et fument, ce qu'on remarque dans les fumiers, les mottes de tan; on a même vu des meules de foin s'enflammer en cet état. Il se développe des odeurs fétides, des gaz hydrogènes. Ainsi le sang, en se putréfiant, exhale de l'hydrosulfure ammoniacal; l'oignon, le poisson, des gaz hydrogènes phosphurés; l'œuf, un hydrosulfure très-fort; les végétaux, de l'hydrogène carburé; quelques matières deviennent phosphorescentes dans l'obscurité, comme plusieurs poissons et mollusques, ou absorbent la lumière, comme le bois pourri. Lorsque la putréfaction est plus avancée, il s'écoule souvent une eau ou sanie rousse, âcre, fétide, qui est un ferment très-septique, sur-tout dans les matières animales. Garcilasso de la Véga observe que des Américains trempaient leurs armes dans cette humeur putréfiée pour les rendre venimeuses. Elle détermine une prompte gangrène chez les corps vivans, car elle est un levain de putréfaction. Il paraît que les miasmes contagieux de la peste, des anthrax, des maladies putrides des hommes, des épizooties des bestiaux sont d'une nature analogue; mais il est certain que les gaz acide nitrique et oximuriatique détruisent sur le-champ leur qualité malfaisante.

Lorsqu'on suspend la putréfaction à certaine période dans les substances animales, elle y développe des odeurs ou des saveurs recherchées, les rend plus digestibles ou plus sapides. Ainsi des Africains aiment la chair à moitié putréfiée, des peuples du Nord font à demi corrompre le poisson pour le manger (1). Les harengs *saurs* ont un commencement de décomposition, ainsi que le *caviar* ou les œufs d'esturgeon ; le *garum* des anciens était un coulis de poissons salés et à demi putréfiés, assaisonnement très-recherché. Les Siamois, les Chinois aiment les œufs *couvés*. Les diverses sortes de fromages passés, le Parmesan, le Roquefort, etc., prennent une saveur vive par une demi-putréfaction, car lorsque les principes d'un corps tendent à se séparer, ils manifestent plus d'activité. Il paraît que cette demi-corruption contribue à augmenter l'odeur du musc, du castoréum, etc. ; et le fiel de bœuf, en se décomposant, exhale des odeurs analogues, hydrogénées. Lorsque la thériaque a passé par les fermentations alcooliques et acides, elle s'affaisse, et ses parties constituantes plus assimilées par ces décompositions successives, agissent d'une manière plus douce et plus uniforme ; c'est pourquoi l'on préfère la thériaque vieille. Il en est de même de plusieurs électuaires, excepté de ceux dans lesquels dominent les substances mucoso-sucrées, qui se détériorent.

Lorsqu'enfin la putréfaction est portée à son comble, il se dégage de l'azote, de l'acide carbonique, et sur-tout des gaz alcalescens ou ammoniacaux et hydrosulfurés dans les matières animales, dans les plantes crucifères (les choux pourris, etc.). Il se forme divers composés encore peu étudiés. Le carbone en partie séparé est dissoluble dans l'eau, comme on le remarque dans les eaux noires des fumiers, et devient alors très-propre à la nutrition des plantes. Il paraît que le soufre, l'acide nitrique se forment dans les décompositions animales ; elles servent aux nitrières artificielles.

---

(1) Il paraît que la putréfaction concourt, chez les serpens venimeux, à la digestion. Leur venin est septique ; les animaux qu'ils dévorent, exhalent dans leur estomac des odeurs putrides, nauséabondes, stupéfiantes.

LIVRE·TROISIÈME.

Du Laboratoire, et de l'Officine.

Il convient, pour bien exercer la pharmacie d'être situé dans un local commode, outre le logement pour les personnes. Quatre emplacemens sont nécessaires : 1°. *le magasin de médicamens*, qui, placé en lieu sec, aéré, avec des tablettes en bois, une table, des balances, spatules, etc. contiendra les matières premières dont on doit faire usage. Il est utile que cet emplacement soit élevé au-dessus du sol; 2°. *la cave* et un *caveau plus sec*, lieux frais dans lesquels on doit conserver tout ce que la chaleur peut détériorer. Il y faut ménager un courant d'air pour éviter la moisissure et le méphitisme. On y place les sirops, les huiles, les sucs, l'alcool, le camphre, les eaux distillées, etc. ; 3°. *le laboratoire* sert pour préparer, il doit avoir une bonne cheminée à manteau et une fontaine, ou de l'eau avec facilité, n'être pas trop étroit ou trop bas, ou trop humide, ou trop peu aéré, ou trop obscur : le bûcher et le dépôt pour le charbon seront voisins. Tous les instrumens et fourneaux nécessaires, chacun en leur ordre, y seront rangés; 4°. *l'officine*, lieu de distribution des médicamens, contiendra les médicamens simples et composés, en petite quantité, bien rangés, étiquetés dans des vases ou boîtes placés sur des rayons et tablettes. Il y aura un comptoir, des armoires, des mortiers, balances garnies, spatules, mesures, etc. Dans un coin à part se placeront les registres, ordonnances, table pour écrire, armoire fermant à clef, pour les poisons et autres objets. La plus grande propreté et l'ordre doivent régner jusqu'à la minutie même.

Il serait bien utile de joindre à ces lieux un grenier aéré et chaud, avec des claies pour sécher les plantes, une étuve, ou un four à dessécher les racines, un jardin pour cultiver divers végétaux, et les avoir frais sur-le-champ, etc.

Des précautions-pratiques.

On ne peut trop répéter que l'ordre, la propreté sont de toute nécessité en pharmacie, que c'est le seul moyen de prévenir de funestes erreurs, des pertes inévitables, qu'il n'y a pas de plus sûre manière d'inspirer la confiance générale. Il faut tout peser ou mesurer; il faut tout nettoyer, étiqueter sur-tout, fermer ou couvrir. Il faut faire attention à la nature des vases qu'on emploie, à leur netteté, au degré de température qui fait fermenter plusieurs matières, en dessèche ou dissipe d'autres, peut faire casser des appareils distillatoires et perdre les substances, ou enlever par ébullition les sirops, le lait, des emplâtres, etc. : dans ce cas on doit avoir près de soi de l'eau. On prévient par des tubes de Welther, par l'appareil de Woulf, par la manière de luter, les accidens d'une trop vive chaleur, et l'on doit savoir modérer les feux, etc. L'action de l'air, de la lumière, du grand froid, de l'humidité sur presque tous les médicamens, du frottement sur des corps inflammables, etc. étant connue, il faut prendre une continuelle attention; ainsi que contre la poussière et les insectes. Un autre soin est celui de disposer en ordre successif tous les objets dont on a besoin dans une série d'opérations, soit afin ne n'être pas interrompu, soit pour ne rien oublier. Ainsi l'on doit toujours avoir d'avance des filtres, des paquets, des masses de quelques pilules, etc. On ne doit rien préparer dans l'officine et en présence du public qui soit capable de causer du dégoût.

Tous ces détails dans lesquels on est obligé de descendre, ne paraîtront superflus qu'aux personnes qui en ignorent la véritable importance. Il en est de même en chimie, pour l'exactitude des résultats, et en mathématiques où l'on ne doit pas négliger les fractions, lorsqu'on veut des quantités précises. La justesse de l'esprit dispose même à cette exactitude, de là vient que les personnes réfléchies y font plus d'attention que les jeunes gens.

DES INSTRUMENS DE PHARMACIE.

Ce sont les fourneaux,   les instrumens proprement
     les vaisseaux,   dits.

DES FOURNEAUX.

Polychrestes.   De coupelle.   Fourneau à manche.
Évaporatoires.   A réverbère.   — de docimasie.
De fusion.   Fourneau de forge.

DES VAISSEAUX.

Il y en a de trois espèces :   3°. — destinés à conserver les
1°. Les vaisseaux opératoires ;   médicamens.
2°. — destinés à servir de réci-
     piens ;

Opératoires.

Marmites en fonte.
Bassines en métaux.
Poëlons, *idem.*
Boules à bouillons.
Terrines.
Creusets en terre, ou en platine.
Vaisseaux distil- { les alambics,
  latoires,   { — cuines,
— sublimatoires,   { — cornues,
— cristallisatoires. { — matras.

Les entonnoirs.
Tous ces vaisseaux sont formés ou de matières métalliques, ou de terres argileuses vernies et non vernies ; ou en
faïence,
porcelaine,
verre,
grès.

Récipiens.

Bassins : grands.
          moyens.
          petits.

Sceaux de faïence.
Les bouteilles de verre.
Les matras à col court et long.

Vaisseaux destinés à conserver les médicamens.

Les boîtes de bois.
Coffres de marbre.
Pots à canon.
Bocaux de verre.

Bouteilles à goulot renversé.
Bouteilles à col droit.

Flacons garnis de leur bouchon.
Flacons de cristal.

DES INSTRUMENS.

On les divise en :
Instrumens de main.
— de boissellerie.

Instr. tranchans ou de dynamique.
— de mécanique.

Instr. de physique.
— de chimie.

Instrumens de main.

Les spatules.
Rouleaux.
Rouloirs.
Pulpoirs.
Bistortiers.

Les piluliers.
Emporte-pièce.
Sparadrapiers.
Pinces.
Moules à chocolat.

Les claies d'osier.
Carrés à pointes.
Chausses de drap.
Blanchets à sirop.
Étamines.

Instrumens de boissellerie.

Les tamis de crin.
— à mailles simples.
        croisées.

Les tamis de soie.
— à tambours.
— couverts.

Les cribles.
Étuves portatives.

Instrumens tranchans, physique dynamique.

Les couteaux à leviers, { grands,
            à mains,   { moyens,
                         { petits.

Les ciseaux.
Forces.
Petites forces.

L.

INSTRUMENS DE PHARMACIE.

Instrumens de mécanique.

Les mortiers d'argent.	Les mortiers de porcelaine.	Avec les pilons appropriés.	Planes.
— de cuivre (1).	— de verre.	Le Porphyre et sa molette.	Escouènes.
— de fonte de fer.	— d'agate.		Les limes.
— de pierre.	— de serpentine.	Les presses.	Queues-de-rat.
— de marbre.	— de gayac.	Moulins.	Râpes.
— de faïence.	— de buis.	Étaux.	Houssoirs.
			Vermicelliers.

Instrumens de physique.

Statique . . . . .
- Balances ord^{res}. ou aérostatiques, hydrostatiques (2).
- Les poids de marc.
- — décimaux.

Hydrostatique.
- Les pèse-liqueurs, tels que :
- l'aréomètre.
- l'hydromètre.
- le pèse-acide (oximètre).
- le pèse-sel (halomètre).

Aérométrie.
- Les thermomètres.
- Les baromètres.

Dioptrique.
- Le microscope, et
- Les verres lenticulaires achromatiques.

Électricité.
- La machine électrique.
- L'électromètre.

Hydraulique.
- Les seringues, grandes, moyennes et petites.
- Les éolipiles.
- Les syphons.

Instrumens de chimie.

Les alambics.
Les cucurbites et leurs chapiteaux, avec le serpentin.
Les cornues, de verre, de terre, de porcelaine, ou de grès, ou de fer.

Le digesteur de Papin.
La cuve, les cloches, les tubes, de Woulf, de Welther, et autres appareils pneumato-chimiques.

DES LUTS.

On lute, ou l'on mastique les jointures des vaisseaux avec des bandes de papier que l'on colle, pour éviter la déperdition des substances qu'ils contiennent. La vessie mouillée s'applique de même, mais la chaleur et l'humidité la ramollissent et l'entr'ouvrent. Les vapeurs acides font sur-tout cet effet. Le *lut gras* est alors le meilleur : il se compose avec de l'argile en poudre et de l'huile de lin cuite grasse, avec de la litharge, ou même sans litharge. Ce mastic se pile dans un mortier ; il est le même que celui dont se servent les vitriers pour

---

(1) Ils ne doivent jamais servir que pour des médicamens extérieurs.
(2) Pour les pesanteurs spécifiques.

Fig. 1.   *Fig. 3.*

Fig. 2.

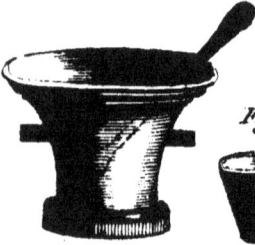
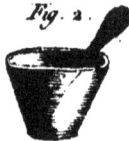
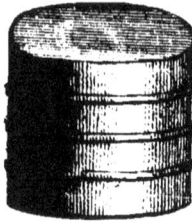

Fig. 4.   *Fig. 5.*

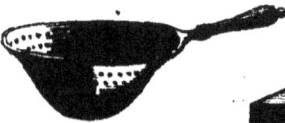
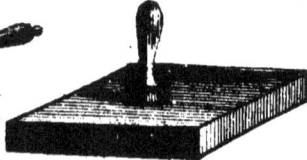

Fig. 6.   *Fig. 7.*

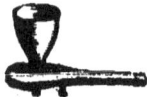
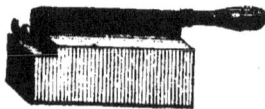

Fig. 8.   *Fig. 9.*

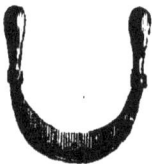
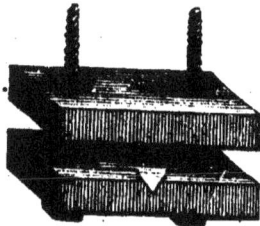

J. J. Virey del.   *N. Ransonnette Sc.*

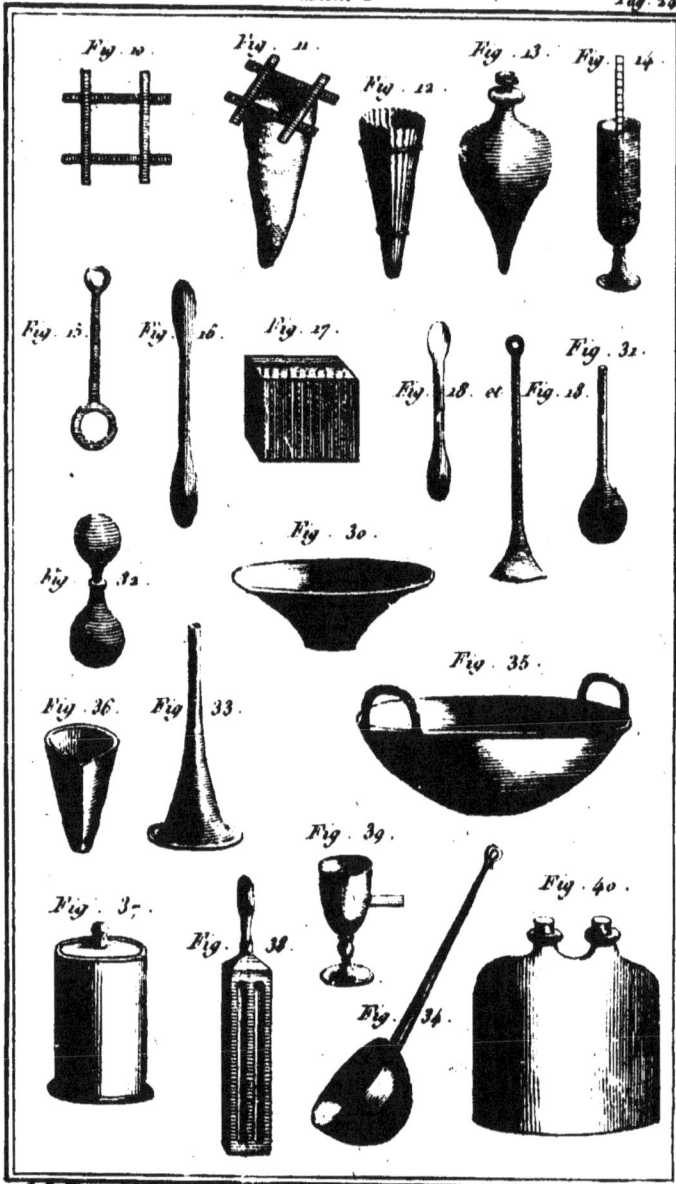

Fig. 10. Fig. 11. Fig. 12. Fig. 13. Fig. 14. Fig. 15. Fig. 16. Fig. 27. Fig. 28. et Fig. 28. Fig. 31. Fig. 32. Fig. 30. Fig. 35. Fig. 36. Fig. 33. Fig. 39. Fig. 37. Fig. 38. Fig. 34. Fig. 40.

J. J. Virey del.   N. Ransonnette sc.

les fenêtres. On peut assujettir ce lut par des bandelettes de papier collées avec du blanc d'œuf mêlé à la chaux vive. Il est alors très-solide.

Un autre lut ou enduit dont on enveloppe les cornues de verre destinées à subir l'action d'un grand feu de réverbère, se fait avec de l'argile ou terre glaise détrempée, ou *pourrie*, et pétrie avec du crottin de cheval, ou de la bourre de poils. Cette pâte s'applique en enduit de l'épaisseur d'environ deux lignes, autour du vase ; on fait sécher lentement d'abord, et on ajoute de nouvel enduit sur les crevasses. Les fibres de crottin ou de bourre entrelacent la terre, et elle résiste au feu, même quand la cornue se fend.

Le caout-chouc (gomme élastique) dissous, enduit les taffetas et étoffes, les rend imperméables à l'eau.

Le lut, pour empêcher l'écoulement des eaux se prépare avec de la poix noire, dans laquelle on incorpore de la brique bien pilée ; il s'applique par la chaleur. C'est une sorte de ciment.

Le fromage blanc et mou, avec de la chaux, forme aussi un ciment pour reco¹ler des vases de faïence, etc.

Explication des instrumens et ustensiles figurés.

Fig.

1. *Mortier et Pilon.*
2. *Mortier* en verre, ou en agate, ou en serpentine.
3. *Tamis.* Il y en a en soie, en crin, en parchemin perforé (sorte de crible), ainsi qu'en fil-de-fer, ou en bois.
4. *Passoire.* Si elle sert pour les emplâtres, on garnit son fond d'un peu de filasse.
5. *Porphyre et Molette.* On peut employer aussi un moulin, ou un mortier de porphyre, dans lequel entre une meule exactement emboîtée, et qu'on fait tourner dedans.
6. *Entonnoir pour les trochisques.*
7. *Couteau à découper les racines,* dont l'une des extrémités est fixée.
8. *Couteau recourbé,* à deux manches. Il sert à découper les feuilles (les choux pour la *sauerkraut*), en Allemagne.
9. *Presse.* Ses plateaux sont en fer ou en étain ; la vis en bois, ou fer, etc.

Fig.

10. *Carrelet.* Châssis pour étendre les étamines, etc.
11. *Chausse d'Hippocrate.* Sac conique, de flanelle ou de toile.
12. *Paniers d'osier,* pour filtrer : on les garnit au-dedans d'un filtre.
13. *Entonnoir à séparer les huiles essentielles* plus pesantes que l'eau.
14. *Aréomètre.* Tube de verre divisé en degrés, ayant deux renflemens inégaux, en bas ; le premier et le plus petit se leste avec du mercure. On en fait de deux sortes ; l'*Aréomètre* pour les sels ou les liquides plus pesans que l'eau, et l'*Hydromètre,* pour les liquides plus légers, comme les *esprits,* etc.
15. *Anneaux à couper le col des cornues.* Leur grandeur doit varier ; on en fait peu d'usage : une mèche soufrée les remplace.
16. *Bistortier.* Sorte de pilon de

Fig.

bois, pour mêler les emplâtres exactement.

17. *Moule lingotière*, en fer, pour couler la pierre infernale. Sorte de moule en deux plaques réunies.

18. *Spatules* : sont en fer, en bois, en ivoire, etc.

19. *Fourneau à alambic* : se construit en briques ou pierres. Il a trois parties ; la portion supérieure qui reçoit la cucurbite ; la partie moyenne ou foyer, l'inférieure ou le cendrier ; le foyer et le cendrier se ferment avec des portes de fer. Une grille en fer sépare le foyer du cendrier.

20. *Fourneau de digestion*, usité en Allemagne ; se fait en brique, a une grille et un cendrier *a* ; on place sur le fourneau une tisse en fer *b*, dans laquelle se mettent les vases pour l'évaporation ou la digestion. En *q* est au-dessus du foyer une tour qu'on remplit de charbon, et qu'on ferme bien : ce charbon tombe peu-à-peu. C'est ce qu'on nomme *athanor*. La cheminée est en *c*.

21. Le *Fourneau à bain de sable* : sa forme intérieure ressemble au fourneau d'alambic. *V*. n°. 25.

22. *Fourneau de réverbère* ; est comme le précédent, mais il se recouvre d'un dôme, et la cornue se place au-dedans sur deux barres de fer.

23. *Fourneau à lampe*, ou cornue soutenue au-dessus de la flamme d'une lampe d'Argant, et qui se baisse ou se hausse à volonté. Peu usité.

24. *Fourneau et Alambic* : *a* est la *cucurbite*, recouverte *b* par un *chapiteau* conique qui a dans l'intérieur une rigole avec un *tuyau e* ; le *réfrigérant* en

Fig.

d, se remplit d'eau froide qu'on renouvelle souvent ; ou bien on se contente, en quelques cas, d'entourer d'eau le chapiteau (*tête de more*) *e* ; le récipient est en *f*.

25. *Bain de sable* ; est un vase en fer ou terre, qui contient du sable ou des cendres tamisées ; se place sur un fourneau.

Nota. Le *Bain marie* consiste à mettre au milieu d'une eau bouillante, un vase contenant l'objet qu'on veut chauffer. Le *Bain de vapeurs* se fait en soumettant aux vapeurs de l'eau, ce qu'on veut chauffer ou ramollir par ce moyen ; si c'est dans un vase fermé, les vapeurs sont plus chaudes.

26. *Cornue* ou *Retorte*. Vase en poire, à col recourbé.

27. *Ballon* ou *Récipient*. Boule de verre, avec un col droit.

28. *Cornue tubulée*. La tubulure placée à sa partie supérieure se ferme avec un bouchon de cristal.

29. *Cucurbite tubulée*. Le goulot placé sur leur ventre sert au passage des gaz dans la distillation. Quelquefois recouverte d'un chapiteau, elle sert pour distiller au bain de sable. Le chapiteau peut porter une tubulure par laquelle on introduit diverses substances sans déluter.

30. *Vase évaporatoire*, rond, en verre, ou porcelaine, ou terre, ou métal ; avec ou sans bec.

31. *Matras*. Sorte de fiole toute ronde.

32. *Vases circulatoires*. Deux fioles renversées et à goulots réunis.

33. *Matras à fond applati*, comme l'enfer de Boyle.

34. *Poêlon à queue*.

35. *Bassine*.

36. *Creuset*, triangulaire ou rond.

Fig. 26.   *Fig. 27.*   *Fig. 28.*

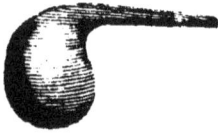
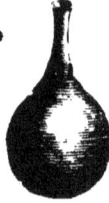
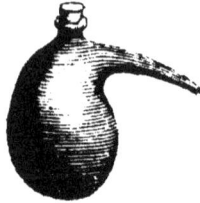

Fig. 24.   *Fig. 29.*

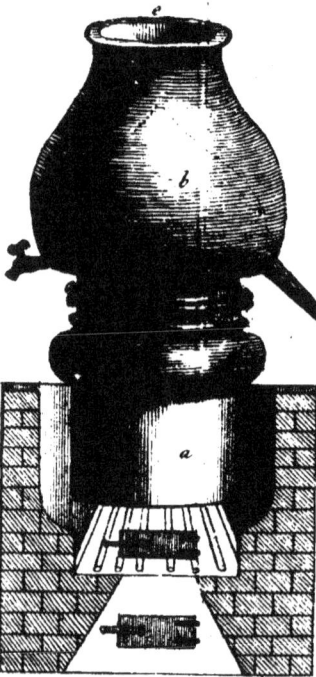
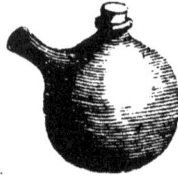
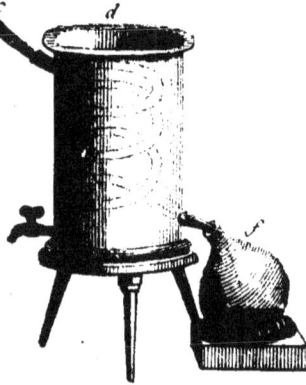

Fig. 19.

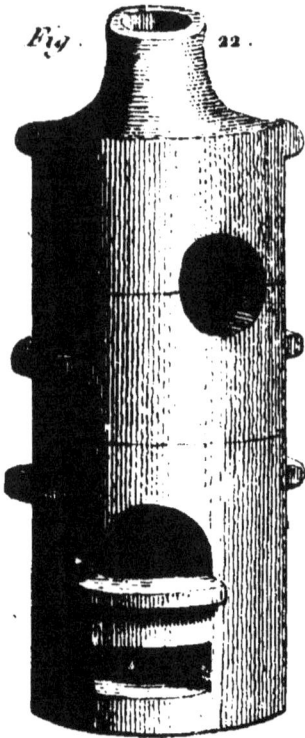

Fig. 22.

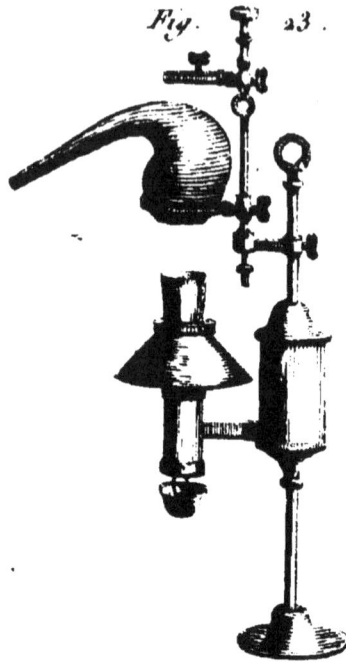

Fig. 23.

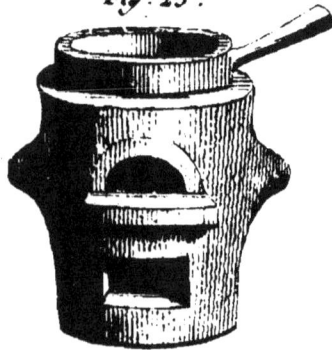

Fig. 25.

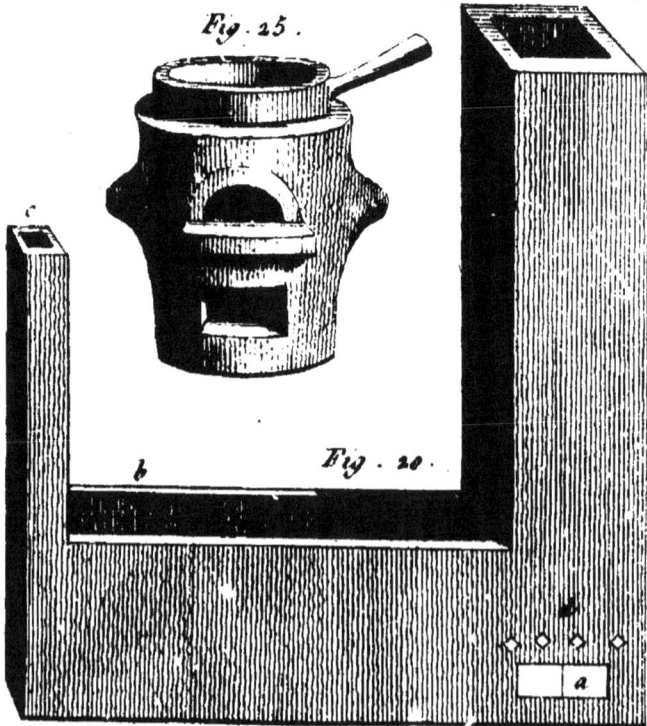

Fig. 24.

b

a

J. J. Virey del.   N. Ransonnette Sc.

Fig.
bo
ex
17. *M*
co
de
ni
18. *S*
en
19. *F*
tr
tr
rie
la
l'i
fo
av
gr
ce
20. *F*
en
a
or
ca
se
pe
d
to
et
bo
qu
m
21. L
sa
fo
22. F
ce
se
c
d
23. F
so
d
se
lo
24.
la
u
d
u

Fig.

La Hesse (Westphalie) en fournit de bons.

37. *Vase cémentatoire*, cylindrique ; ou creuset avec un couvercle.

38. *Lingotière*. Fer creusé en rigoles, analogue au n°. 17, qui est un moule.

39. *Cône* métallique, ou creux, pour y couler des culots de métaux.

40. *Flacon* à deux tubulures.

Syphon. C'est un tube recourbé, dont la branche qui doit plonger dans la liqueur est droite, l'autre est plus longue et un peu recourbée à son extrémité. Il y a des syphons en métal pour transvaser les vins, etc., et de petits syphons en verre. On plonge la branche la plus courte dans le liquide, on aspire l'air par l'autre branche, et l'atmosphère pesant sur la liqueur la force à descendre. On décante ainsi les liquides de dessus leur lie. Voyez *N*, planche 5.

Emporte-pièce. On nomme ainsi un cône creux, ou cornet en métal, tronqué par son extrémité, et ouvert de manière à y passer le doigt. Les parois de cette extrémité sont tranchantes. En appuyant cet emporte-pièce sur une pâte étendue en tablette, on enlève des plaques rondes. Telles sont les *rotules, morsulis*, et autres préparations pharmaceutiques.

Pilulier. Sur une planchette longue d'un pied, large de six pouces, on creuse un petit réservoir carré ; on fixe, dans une partie de la longueur, une plaque d'étain creusée de trente ou quarante cannelures parallèles, égales, bien rondes. Les bords de ces cannelures sont tranchans. Une autre planchette qu'on applique transversalement sur la première, contient dans son milieu une plaque semblablement

Fig.

rayée et creusée, de manière que ces cannelures venant à se rapporter les unes avec les autres, leur réunion forme une rangée de trente à quarante cylindres creux. En appliquant un rouleau de masse pilulaire sur la plaque cannelée inférieure, et en promenant la plaque supérieure dessus, on coupe et on forme en même tems trente à quarante pilules égales, qui se rendent dans le réservoir carré.

Cet instrument usité sur-tout en Allemagne, forme des pilules également calibrées. En France, on se contente de faire une masse cylindrique bien égale, et avec une règle de métal ou d'ivoire divisée en dents, à une distance égale et déterminée, on marque sur cette masse le lieu où l'on doit la couper. Ensuite on roule entre les doigts chaque portion de ce cylindre découpé.

La *Boîte* dans laquelle on doit agiter des pilules avec des feuilles d'or ou d'argent, pour les dorer ou argenter, doit être sphérique comme une boîte à savonnette. On humecte de son haleine les feuilles métalliques afin qu'elles s'attachent mieux aux pilules.

PLANCHE 5.

Appareil de Woulf, monté.

A. Tube recourbé, avec un entonnoir supérieur, pour verser un liquide dans la cornue, par la tubulure.

B. Cornue tubulée.

C. Bain de sable.

D. Fourneau.

E. Est le foyer. ⎫
F. Le cendrier. ⎬ Se peuvent fermer avec des pièces en terre cuite.

G. Allonge.

H. Récipient à tubulure.

Fig.
I.   Coussinet rond en paille tressée, pour soutenir les ballons.
J.   Support à trois pieds.
KK. Sont les tubes de sûreté, à la manière de Welther. La tige intermédiaire garnie d'un entonnoir supérieur, se recourbant et se renflant en boule, doit contenir de l'eau qui empêche la sortie des gaz, mais qui ne pourrait pas les arrêter dans les trop fortes dilatations, capables de fracturer les vaisseaux.
LL. Sont les flacons à deux tubulures, contenant un liquide où vient plonger le tube qui fournit le gaz ; l'autre tube, qui ne plonge pas dans le liquide, reprend le gaz qui surnage.

Fig.
MM. Sont des supports.
N.   Est un tube recourbé comme un syphon, portant le surplus du gaz sous l'appareil hydro-pneumatique.
O.   Est la cloche de verre recevant les gaz.
P.   Est la planchette de la cuve, pour soutenir la cloche ; il faut que cette planche soit percée pour que le tube puisse s'abaisser sous l'eau.
Q.   Est la cuve ; caisse garnie en plomb ; mais dans l'appareil au mercure, ou hydrargyro-pneumatique, la cuve doit être ou en fer, ou en pierre, ou en bois.
R.   Est l'eau, ou le mercure dont on remplit les cloches de verre.

TABLEAU DES ANCIENS POIDS MÉDICINAUX.

La livre de médecine, à Paris, est de seize onces.
Une livre se désigne ainsi . ℔ j.
La demi-livre, ou huit onces . . . . ℔ ß.
L'once, ou huit gros . . . ℥ j.
La demi-once, ou quatre gros . . . . ℥ ß.

Le gros ou dragme, qui vaut 3 scrupules ou 72 grains. . . . . 3 j.
Le demi-gros . . . . 3 ß
Le scrupule ou 24 grains. . Ə j.
Le grain. . . . . g̃ j.

Nota. La livre de médecine, en Allemagne, est de 12 onces, le reste à l'ordinaire ; de même en Angleterre.

TABLEAU DES MESURES PAR ABRÉVIATION.

Abréviations.   *Noms et valeurs.*

Fasc. j. . . . . . . Fascicule ou brassée. Ce que le bras plié peut contenir.
Man. j., ou M. j. . Manipule ou poignée. Ce que la main peut empoigner.
Pugil. j., ou P. j. . Pugille ou pincée. Ce que peuvent pincer les doigts.

N°. 1., 2., etc., exprime . . . Le nombre de morceaux ou parties.
Ana, ou a͞a, désigne. . . . . *De chaque.*
P. é. . . . . Parties égales.

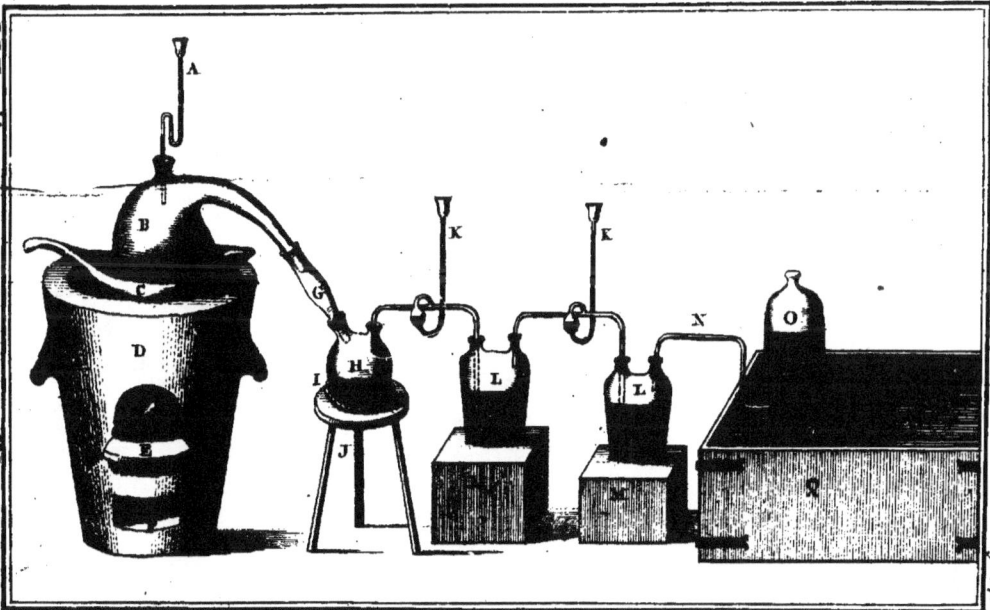

Q. s. . . . . Quantité suffisante.
Q. v. . . . . Quantum volueris, ce que vous
                                        voudrez.
S. a. . . . . Selon l'art.
B. m. . . . . Bain marie.
B. v. . . . . Bain de vapeurs.
℞. . . . . Recipe, prenez.
Cochlear. j. . . . . Une cuillerée.
Cochleatim. . . . . Par cuillerée.
Gutt. j. . . . . Une goutte.
M. . . . . Misce, mêlez.
F. . . . . Fiat, faites.

Ces quantités, toujours variables, ne doivent servir que pour des choses de peu d'importance ; du reste, on doit tout peser.

TABLEAU DES NOUVEAUX POIDS ET MESURES
COMPARÉS AUX ANCIENS, EN NOMBRES RONDS.

Poids nouveaux.	Poids anciens.
5 Milligrammes (ou millièmes de gramme), valent.	⅛ de grain.
1 Centigramme (ou centième) vaut	⅕ de grain.
2 Centigrammes	⅓ grain.
5 Centigrammes	1 grain.
1 Décigramme (ou dixième de gramme). .	2 grains.
6 Décigrammes.	12 grains.
1 Gramme vaut.	18 grains ½.
1 Gramme 3 décigrammes.	24 grains, ou Əj.
1 Gramme 6 décigrammes	30 grains.
2 Grammes.	36 grains, ou Əj. ß.
4 Grammes.	un gros, ʒj.
6 Grammes.	ʒj. ß.
1 Décagramme (ou 10 grammes), vaut. .	ʒ ij. Əj. et 12 grains.
1 Décagramme 6 grammes, vaut	demi-once, ou ʒ iv.
2 Décagrammes, valent	ʒ v.
3 Décagrammes 2 grammes	℥ j.
4 Décagrammes	℥ j. ʒ ij.
6 Décagrammes	℥ j. ʒ vij.
6 Décagrammes 4 grammes	℥ ij.
8 Décagrammes	℥ ij. ß.
9 Décagrammes 6 grammes, font. . . .	℥ iij.
1 Hectogramme (ou 100 grammes), fait.	℥ iij. ʒ j.
128 Grammes font	℥ jv.
192 Grammes	℥ vj.
200 Grammes	℥ vj. ʒ ij.
250 Grammes	℔ ß, ou ℥ viij.
286 Grammes	℥ jx.
320 Grammes	℥ x.

MESURES.

352 Grammes . . . . ℥ xj.
384 Grammes . . . . ℥ xij.
416 Grammes . . . . ℥ xiij.
444 Grammes . . . . ℥ xjv.
476 Grammes . . . . ℥ xv.
492 Grammes font . . . . ℔ j.
500 Grammes (se prennent pour la livre). . ℔ j. ℨ ij.
1 Kilogramme (1000 gr^mes.), qui se prend
    pour 2 livres, pèse exactement . . . . . ℔ ij. ℨ v. ℈ ij., ḡ j.
1 Myriagramme (10 kilogrammes, pèse . . ℔ xx. ℥ vij. ℈ ij. g x.
5 Myriagrammes (50 kilogr.), pèsent . . . 102℔. ℥ iij. ℨ iij. ℈ ij

MESURES DE CAPACITÉ.

Mesures nouvelles.	*Mesures anciennes.*
1 Litre vaut une pinte (ou 1000 grammes d'eau distillée), ou juste	℔ ij. ℨ v. ℈ j. ß. Six verres de liq.
5 Décilitres valent une chopine (500 grammes.), ou	℔ j. ℨ ij. Trois verres.
2 Décilitres, ou 200 grammes, valent un poisson et $\frac{1}{2}$, ou . .	℥ vj. ℨ ij. Un verre plein, ord^re.
1 Décilitre (100 grammes), vaut $\frac{3}{4}$ de poisson, ou	℥ iij. ℨ ij., ou demi-verre.
5 Centilitres (50 gramm.), valent .	℥ j. ℨ jv. ß., ou un quart de verre.
2 Centilitres (20 gramm.), font . .	ℨ v. Un verre à liqueur.
1 Centilitre (10 gramm.), fait . . .	ℨ ij. ß., ou une cuillerée.

MESURES LINÉAIRES EXACTES.

Nouvelles.	*Anciennes.*
2 Millimètres (millièmes de mètre), valent. près de	1 ligne, ou 0,89.
2 Millim. 26 centièmes, valent . .	1 ligne.
1 Centimètre (100e. de mètre), vaut	4 lignes 0,43.
1 Centim. 3 millim. $\frac{1}{4}$, valent . . .	6 lignes.
2 Centimètres 7 millimètres, valent	1 pouce.
1 Décimètre vaut.	3 pouces 8 lignes 0,34.
1 Décim. 6 centim. 2 millim. . . .	6 pouces.
3 Décim. 2 centim. 5 millim. . . .	1 pied.
5 Décimètres valent.	1 pied 6 pouces 5 lignes $\frac{3}{4}$.
1 Mètre vaut.	3 pieds 11 lignes 0,44.
1 Mètre 1 décim. 8 centim. 8 mil- limètres valent	1 aune de Paris, ou 3 pieds 66 lig.
1 Mètre 6 décim. 2 centim. 4 mil- limètres, valent.	5 pieds, ou la brasse.
1 Mètre 9 décim. 4 centim. 8 mil- limètres valent	6 pieds, ou la toise.

5 Mètres 8 décim. 4 centim. 5 mil-
limètres, valent . . . . 18 pieds, ou petite perche. (La
perche moyenne est de 20 pieds,
4444 Mètres 4 décim. 4 centim. 4 la grande, de 22 pieds.)
millim. (ou près de 5 kilom.)
font. . . . . la lieue de 25 au degré, ou 13686
pieds 48. (Près de 2400 toises.)
1 Myriamètre fait. . . . . 5132 toises $\frac{1}{5}$, ou plus de 2 lieues.

PHARMACIE OPÉRATOIRE.

La Pharmacie, dont le nom vient du grec φάρμακον, medica-
mentum, est l'art qui enseigne à connaître, choisir, conserver,
préparer, et sur-tout mêler les médicamens convenablement à
leur nature. Elle est donc fondée sur l'histoire naturelle des
trois règnes pour la matière médicale, et sur la chimie, pour la
connaissance de la nature intime des médicamens. Elle exige
ainsi une étude plus ou moins profonde de la zoologie, de la
botanique, de la minéralogie; ensuite de la physique générale
et particulière, et de toute la chimie, indépendamment des
connaissances préliminaires des langues savantes, de la géographie, des mathématiques.

La division de la pharmacie en galénique (du nom du médecin Claude Galien, de Pergame, qui vivait au 2e. siècle,
du tems de Trajan (1)), et en chimique, n'est plus convenable
parce que la pharmacie est inséparable de la chimie, sans laquelle on n'opère qu'en aveugle et à la manière des empi-
riques.

La matière médicale a donné la CONNAISSANCE des médicamens.

Leur CHOIX, ou ÉLECTION, doit se faire, 1°. relativement au
climat; ainsi les pays chauds fournissent toujours des végétaux
plus aromatiques, plus sapides, plus actifs, ou plus sucrés, ou
plus huileux, plus colorés que ceux des lieux froids; ceux-ci
fournissent de meilleurs antiscorbutiques, de meilleurs produits

___

(1) Ses écrits sur la pharmacie, sont ses livrés des antidotes, de la
ptisane, de la thériaque, des facultés des purgatifs, des succédanés ou
médicamens substitués, des euporistes ou préparations faciles, de la
composition des remèdes selon les lieux et les genres. Voyez l'édition
grecque et latine de ses œuvres, par René Chartier. Paris, 1639,
13 vol. in-fol.

des arbres verts, des huiles animales moins rances, de la rhubarbe plus compacte et plus riche en extractif. Les plantes vénéneuses au Midi sont presque sans danger au Nord.

2°. *La saison.* Il faut recueillir les racines en automne, les tiges avant la fin de la floraison, les feuilles avant l'automne, les écorces au tems de la sève, les fleurs avant qu'elles se fanent, les graines et les fruits après leur maturation. Les animaux doivent être préférés lorsqu'ils sont jeunes, vigoureux, et avant l'accouplement ou la gestation.

Van Helmont appelle *tems balsamique* l'époque la plus convenable à la cueillette de chaque végétal, et qui est celle de la maturité particulière de la partie qu'on recherche. Ainsi la bourrache jeune ne contient encore que du sulfate de chaux; plus âgée, elle contient beaucoup de nitre et de sulfate de potasse. Les jeunes pousses d'aconit, d'apocyn, se peuvent manger comme des asperges, sur-tout dans les pays froids; ces plantes plus âgées sont des poisons. Il y a bien plus d'acide malique et de suc acerbe, de tannin, dans les fruits avant qu'après leur maturité, où on les trouve sucrés, etc. Il y a d'ailleurs des tems dans lesquels les plantes contiennent plus d'eau de végétation et de corps muqueux qu'il ne faut; les extraits qu'on en fait alors, sont sujets à moisir et à s'aigrir, tandis qu'ils deviennent plus secs et plus ligneux, faits à une époque plus avancée de leur végétation.

Quant à *la partie* du végétal qu'il convient de préférer, elle est souvent indiquée par l'odeur et la saveur plus fortes, comme la racine dans les gentianées, les *rumex* et *rheum*; les fleurs dans les labiées et les rosacées avec le calice même; les semences dans les ombellifères, car elles contiennent beaucoup d'huile essentielle; les fruits et les fleurs dans les rosacées et les hespéridées ou citronniers; les écorces dans les rubiacées; les sommités dans les corymbifères; les feuilles dans les crucifères pour le principe antiscorbutique, ou les graines pour l'huile; les légumes ou gousses dans les papilionacées; les sucs dans les térébinthacées, etc.

La succulence. Elle est recherchée dans plusieurs fruits sucrés, dans les végétaux émolliens; mais elle est en général à rejeter dans plusieurs cas, parce qu'elle résulte souvent d'une surabondance d'eau de végétation et de corps muqueux, assez inertes. De plus elle est défavorable pour la dessication et la conservation des végétaux, les dispose à moisir, noircir et se pourrir.

La récolte. Au printems, on peut recueillir d'abord les racines mucilagineuses et les bulbes, les bourgeons (peuplier, sapin, câpres, etc.), les premières fleurs ou les alpines, telles que violettes, crucifères, tussilage, liliacées; ensuite celles des rosacées; plus tard, vers mai et juin, la plupart des fleurs et sommités. En été, fleurissent la plupart des composées cinaro-céphales et corymbifères, les malvacées, plusieurs labiées, et les ombellifères. On recueille alors les *fruits horaires* rouges, comme cerises, groseilles, fraises, etc.; ensuite les graines céréales ou frumentacées. Vers la fin de l'été, les semences d'ombellifères, les cucurbitacées, les caryophyllées, plusieurs fruits des rosacées sont mûrs. En automne, on a la plus grande partie des fruits et des baies, sur-tout les fruits secs, ou qui se conservent en hiver, principalement ceux des arbres amentacées et des conifères; on recueille les fougères, le safran, le col-chique; c'est le tems d'arracher les racines tubéreuses, etc.

Toutes les fleurs vernales ou très-printannières sont celles des Alpes. Celles d'Amérique sont souvent automnales; celles de l'Afrique australe ne fleurissent que l'hiver, en serre chaude. Voyez le *Calendrier de Flore*, de Linné.

3°. Le *lieu* ou *sol*, soit pour y trouver les végétaux, soit pour connaître où il convient de les planter, soit pour distinguer les diverses qualités qui en résultent; car les plantes n'ont point les mêmes saveurs et les mêmes sucs dans tous les terrains, et à toutes les expositions. La culture adoucit l'âpreté des fruits et des herbes, les ramollit, les rend plus succulens. Les lieux secs, aérés, stériles, les rendent plus ligneux, plus maigres, plus exténués. Les ombellifères, nées le pied dans l'eau, y prennent souvent des qualités très-vénéneuses. Les terrains in-cultes où l'on jette les immondices, font croître des solanées vireuses, la ciguë, l'ésule. On trouve dans les champs ouverts, arides, la plupart des plantes amères, des chicoracées et corym-bifères, gentianes, etc. Les prés fertiles et humides nourrissent des herbes douces, les trèfles, les lysimachies, les scorsonnères. On trouve dans les lieux sablonneux des plantes arides, les polygonées, les caryophyllées, les bruyères. L'indication d'un terrain tourbeux se tire de l'abondance des pédiculaires, et des *aira*; les saxifrages annoncent un terrain sablonneux stérile; le violier jaune, les gaudes et réséda, une terre crayeuse. Dans les lieux inondés, croissent les bidens, le riz, etc.; dans les marais, les nénuphars, les trèfles d'eau, les joncs; sur les rives des eaux, on trouve des scrophulaires, des eupatoires, des salicaires; sur les bords de la mer, des salicornes et kalis, des panicauts, des *chenopodium*; les fontaines donnent le beccabunga, le cresson. Dans les bois, naissent le calament, les

alleluia, les aspérules, les garous, la sanicle, les *convallaria*,
des anémones et pulmonaires. Sur les montagnes viennent les
arbousiers, les véroniques (d'où les vulnéraires de Suisse),
les gentianes et violettes, l'arnica, les pieds-de-chat, etc. Près
des roches, des lieux rocailleux, naissent les aloës, les *sedum*,
et autres plantes succulentes, l'origan, la cymbalaire, etc. Le
Dictionnaire des jardiniers, par Miller, traite de l'exposition
et du sol propres à chaque végétal.

4°. La *substance propre falsifiée*. On reconnaît par une
pesanteur spécifique moindre, par une trace noire et oxidée,
par un résidu de l'évaporation sur-tout, que le mercure coulant
est amalgamé avec le bismuth et le plomb. On falsifie les
baumes de Copahu, de Canada, de la Mecque, avec des térébenthines limpides; celui du Pérou, noir, avec l'huile qu'on
retire de la distillation du benjoin, digérée sur des bourgeons
de peuplier, mais l'odeur est moins suave. Les gommes et les
résines se mêlent souvent dans le commerce; la résine élémi se
falsifie avec le galipot; la manne se pétrit avec du miel et de la
farine et des substances purgatives, sur-tout les sortes qu'on
nomme *grasses*. Le poivre blanc est souvent blanchi par l'amidon
et la céruse; la résine de jalap et celle du gayac s'imitent avec
de la poix-résine mêlée de colophone. Les fleurs de carthame se
mêlent au safran; les salsepareilles sont entremêlées de celles
de lianes. On fait du sang-dragon faux avec des résines qu'on
colore en rouge de lacque; les tamariñs sont souvent mêlés de
pulpe de pruneaux rendue acide par le tartre ou de l'acide
sulfurique, la vanille est souvent enduite de styrax liquide et
de baume du Pérou; diverses écorces se joignent à celles des
quinquinas, etc. Plusieurs autres falsifications ou substitutions
ont été signalées aux articles de la matière médicale, avec les
moyens de les reconnaître. Mais il faut que le pharmacien s'ha-
bitue aussi à voir et à manier souvent les divers médicamens.

5°. L'*âge*. On doit préférer les plantes émollientes dans la
jeunesse, les racines compactes après plusieurs années de crois-
sance, comme la rhubarbe. Les borraginées et autres herbes
insipides deviennent plus nitreuses et plus sapides en vieillissant,
de même le gayac le plus compacte et le plus âgé est le meilleur.
Le vin se mûrit en vieillissant, et aussi les teintures alcooliques.
Au contraire, les huiles, les graisses, les matières animales, le
miel récens, sont préférables. La plupart des vieux médicamens,
sur-tout les extraits, les robs, les électuaires, se détériorent par
le tems; les racines, les poudres se détruisent par les vers,
l'air, la lumière, l'humidité, etc. Les eaux distillées simples

se corrompent; les sirops fermentent ou candissent; les emplâtres s'endurcissent; les onguens rancissent, etc.

6°. La *forme*, la *couleur*. Les végétaux qui prennent plus de volume qu'à l'ordinaire, et des couleurs moins intenses, tiennent plus d'humidité et de corps muqueux, sont plus sujets à moisir par la dessication, donnent moins de résine, d'arôme, etc., que ceux qui sont plus secs, plus minces, plus colorés. Les plantes étiolées sont fades, adoucissantes.

7°. La *saveur* et l'*odeur*, moyens subsidiaires de connaissance. La plupart des médicamens sont d'autant plus actifs qu'ils ont davantage de ces qualités, excepté les humectans, les émolliens, etc., chez lesquels le contraire a lieu. La solubilité est encore un caractère utile dans les sels.

8°. La *pesanteur* ou la *légèreté*. On doit rechercher la plus grande densité ou pesanteur spécifique pour chaque espèce de métal, pour les acides, les bois, ou les diverses racines les plus résineuses; la plus grande légèreté dans les alcools, les éthers, les huiles, etc. On peut étendre cet examen à toutes les autres qualités, comme *dureté*, *sécheresse*, *friabilité*, ou leurs contraires, etc.

DE LA PRÉPARATION EN GÉNÉRAL,

ET DES OPÉRATIONS PHARMACEUTIQUES.

Il en est de beaucoup de sortes, indépendamment des préliminaires, comme le *triage* des meilleurs objets, la *mondification* de leurs parties étrangères, ou le retranchement de celles qui seraient malsaines ou inutiles; l'*excortication*, ou écorcement, qui se fait pour la scille avec un couteau de bois (1); l'*exacination*, qui est l'action d'ôter les pepins et les noyaux des fruits, etc.

On nomme *lotion* ou *ablution* le lavage des objets, soit dans l'eau, soit dans le vin ou l'alcool. Ainsi les cloportes, les vers se lavent dans du vin blanc qui leur ajoute quelque propriété de plus en se séchant. On lave dans l'eau, les fécules, la magnésie, les terres bolaires et les craies, les oxides blanc ou rouge hydrosulfuré d'antimoine (kermès minéral), l'oxide de mercure

---

(1) Ce n'est pas qu'un couteau de fer l'empoisonne, comme on le croyait jadis; mais il la colore et noircit; car elle contient du tannin et de l'acide gallique.

(précipité blanc), celui de plomb demi-vitreux (litharge), le soufre sublimé (fleurs de soufre), pour leur ôter des sels ou des acides, ou d'autres substances étrangères solubles. On fait périr les cantharides à la vapeur du vinaigre. La térébenthine lavée, ou cuite dans l'eau bouillante, y perd une partie de son huile essentielle, devient opaque et plus solide. On bat avec un maillet, et on frotte entre les mains l'amadou ou le *fungus* pour l'amollir, le rendre propre à arrêter les hémorrhagies. Si on le trempe dans de l'eau de poudre à canon, et qu'on l'en frotte bien, on fait de l'amadou à prendre feu, étant sec.

Une autre *préparation* est celle de l'éponge fine; on l'humecte bien, on la découpe en morceaux plats, et on la soumet à la presse, ou on la lie fortement afin qu'elle se dessèche sous un petit volume; ou bien on la trempe dans de la cire fondue, et on la comprime à la presse, en lui laissant un peu de cire. En ces états, on l'emploie en petits morceaux dans les plaies et cautères pour les dilater; car l'éponge s'y gonfle.

De l'adoucissement et édulcoration.

On tempère la grande violence de plusieurs médicamens par divers moyens. L'oxide vitreux d'antimoine, pulvérisé (*poudre de Bellebat*), trop violent émétique, se modère en le faisant chauffer avec de la cire, jusqu'à ce qu'il soit réduit en une poussière noire, charbonneuse, et que la cire brûlée ne fume plus au feu. Ce verre d'antimoine désoxidé ou ciré devient quatre fois moins actif. Sa plus haute dose est de 4 à 5 grains.

L'âcreté de l'euphorbe s'adoucit en la dissolvant dans le suc de citrons; on évapore le tout, après l'avoir passé à travers un linge. Ou bien on porphyrise l'euphorbe avec de l'huile d'amandes douces, et l'on fait cuire cette pâte dans un coing ou un citron creusé. Mais ces préparations ne sont guère usitées, parce que l'euphorbe ne s'emploie plus à l'intérieur.

La scammonée de Smyrne sur-tout est un violent drastique; sa poudre, nommée *diagrède*, s'adoucissait autrefois, ou en la faisant cuire dans un coing, ou en la dissolvant dans le suc de coing (*diacrydium cydoniatum*), ou dans une forte infusion de réglisse (*diacr. glycyrrhisatum*), ou enfin en l'exposant sur un papier gris à la vapeur du soufre enflammé (*diacr. sulfuratum*), et en l'agitant. Il est certain que les acides diminuent l'action de ces sucs âcres, gommo-résineux, et leur enlèvent une partie de leur odeur vireuse.

Le garou en est un autre exemple : on fait tremper son écorce dans le vinaigre, lorsqu'on la veut appliquer en vésicatoire.

Souvent les seuls lavages édulcorent des fécules ou d'autres substances qui recèlent des corps âcres. On peut dire que divers excipiens ou menstrues tempèrent ou masquent les propriétés trop désagréables ou nuisibles au goût; ainsi le miel, le sucre rendent les saveurs plus agréables dans les sirops, les conserves, etc. ; la manne, l'acide des tamarins adoucissent ce que le senné a de nauséabond; d'autres substances s'adoucissent par la cuisson, la torréfaction, l'oxidation, la fermentation saccharine ou maturation, etc. La simple dessication diminue beaucoup l'âcreté de l'arum, du raifort et d'autres racines.

Le lavage dans l'eau bouillante enlève considérablement de l'âcreté aux huiles rances, sans leur ôter toutefois leur odeur. Ce procédé est nécessaire sur tout pour priver l'huile de ricin de sa propriété drastique. L'alcool, une eau un peu alcaline, enlèvent plus facilement que tout autre moyen la rancidité des huiles.

I°. De la division; II°. de la pulvérisation; III°. de la pulpation.

Ce sont diverses espèces de *disgrégation* des corps : I°. la *division* s'opère, ou par la simple *comminution*, ou par *incision*, par *sciage*, ou par *râpation*, *limation*, etc., avec des couteaux, ciseaux, haches, serpes, scies, râpes, limes, etc. On incise les bois, les racines; on scie les cornes, les os ; on râpe les fruits, les racines tubéreuses ; on lime les métaux, les os, les matières cornées, etc. L'excortication de l'orge (orge mondé) et des autres semences s'opère par un moulin qui les froisse sans les écraser.

II°. La *pulvérisation*, moyen très-employé, se pratique de cinq ou six manières, selon la nature des corps secs qu'on y soumet : 1°. c'est, ou par *contusion* dans un mortier, à l'aide d'un pilon dont on frappe les corps ligneux, fibreux, les sels, etc. (il est utile dans ce cas d'inciser d'abord les racines, les bois, de dessécher les feuilles, les fleurs, les graines farineuses); 2°. ou par *trituration* pour les matières friables, gommeuses ou résineuses, ou extracto-résineuses, etc., susceptibles de s'échauffer, de s'agglomérer en masse par une percussion violente. Il est nécessaire alors de maintenir le mortier froid, ou de n'opérer ces pulvérisations qu'en hiver. La trituration se fait en promenant circulairement le pilon dans le mortier. Les gommes doivent être d'abord desséchées, ainsi que les substances animales, non huileuses.

Lorsque les corps à pulvériser contiennent des parties hétérogènes, on doit user de divers moyens pour en séparer les produits. Ainsi l'écorce résineuse de l'ipécacuanha se détache par trituration de la partie ligneuse, qui ne se pulvérise que par percussion, et qui est bien moins vomitive. Les premiers produits sont donc les meilleurs. Au contraire, dans les quinquinas, l'épiderme et le corps ligneux se pulvérisent plus promptement que la substance extracto-résineuse ; ainsi leur seconde poudre est la plus active. Dans la pulvérisation des tiges et des feuilles, la partie fibreuse, inerte, est la dernière à se réduire en poudre. Le mélange de la première et de la dernière portion est nécessaire pour avoir un produit égal du tout.

Dans toute pulvérisation, il s'élève une poussière plus ou moins abondante, selon la légèreté des matières, et qui quelquefois incommode beaucoup le pileur, sur-tout s'il pile des corps âcres et irritans. Le seul moyen pour prévenir ces inconvéniens et la perte, est de couvrir d'une peau large le mortier, de manière que le pilon y puisse agir librement. L'addition d'un liquide, ou de corps oléagineux pour retenir ces poussières, comme on l'a proposé, ont l'inconvénient, ou de disposer la poudre à moisir par l'humidité, ou à s'imprégner d'odeur rance par l'huile.

On remarque que le soufre, les résines, étant électriques par frottement, s'attachent autour du mortier métallique où on les triture.

Il y a des semences qui, contenant de l'huile, forment une pâte lorsqu'on les veut pulvériser. Il convient de les joindre au sucre bien sec, pour faciliter leur division ; car le sucre s'imbibe de la portion d'huile qui agglutinait leurs parties.

La *tamisation* ou *cribration* est la séparation des molécules les plus déliées des corps qu'on pulvérise en les faisant traverser un tissu plus ou moins serré, de soie ou de crin, etc. ; les cribles ont des mailles fort larges, et servent à séparer des semences entières de diverses grosseurs. Plus on met de matière dans un tamis et plus on l'agite en le frappant, plus on force de grosses molécules à passer. Le moyen de bien mélanger diverses poudres, est de les tamiser ensemble, pourvu qu'elles ne soient pas de pesanteur trop différentes, car les plus légères passeraient moins vîte.

3°. Une autre sorte de pulvérisation est la *porphyrisation*. Elle s'emploie pour les terres et pierres, les minéraux, les substances fragiles que l'eau ne pénètre pas intimement ; ainsi le corail, les limailles de métaux, les yeux d'écrevisses, etc. s'écrasent à l'aide d'une *molette*, dont la surface s'applique exatement contre un *porphyre*. Souvent on imbibe d'eau les matières à porphyriser, pour que leur pâte subisse plus uniformément l'écrasement; aussi leur poussière, qui ne se tamise pas, est elle bien plus fine que par la pulvérisation ordinaire. Les anciens la nommaient *alkool*, mot arabe, qui désigne tout corps dans un état d'extrème ténuité ou d'impalpabilité. Aussi la *lévigation* ou l'opération de polir, d'adoucir les poudres, est-elle la même chose que la porphyrisation. Cependant on désigne par là plus ordinairement celle qui se fait avec l'intermède de l'eau. On fait ensuite de petits trochisques de la pâte de ces poudres, au moyen d'un entonnoir, avec une petite cheville qui ne laisse écouler que de petites portions de cette matière liquide sur un papier gris. (*Voy*, fig. 6, pl. I.)

Il faut d'abord pulvériser grossièrement les substances qu'on veut porphyriser. La limaille de fer et la mousse de Corse se porphyrisent sans eau.

4°. La pulvérisation par *lavage* s'opère en délayant dans un mortier ou une terrine, avec un pilon de bois, une terre naturellement divisée, comme la craie, l'argile et les terres bolaires, avec beaucoup d'eau. Les particules les plus ténues se suspendent dans l'eau qu'elles troublent; on décante cette eau et on la passe au travers d'un tamis, puis on la laisse déposer; le dépôt, séché sur un filtre de papier gris, est une poudre très-légère; on répète cette opération jusqu'à ce qu'on ait enlevé toute la terre fine, et qu'il ne reste plus que du sablon ou gravier, ou d'autres molécules grossières qui se trouvaient dans ces terres. C'est ainsi une sorte de séparation ou de décantation.

On se sert du même moyen pour la litharge; mais il faut la triturer dans le mortier à mesure qu'on la lave de nouveau.

5°. La pulvérisation par *mouture* comme les grains qu'on réduit en farine par la meule. Il convient qu'ils soient secs pour ne pas la graisser, c'est-à-dire ne pas remplir ses petites cavités, de manière à former une sorte de surface plane. Les moulins à tabac ont des meules en râpe pour déchirer le tissu des feuilles. Il en est à-peu-près de même des moulins pour le caffé, le poivre, etc.; mais la poudre n'est jamais bien égale, quoique cette manière soit expéditive. Il faut tamiser les produits, si on les veut très-atténués.

6°. La pulvérisation par *frottement* se fait, pour la céruse, l'agaric blanc, en les frottant sur un tamis de crin; pour le talc de Venise où blanc de fard, sur des tiges de prêle; pour des cornes et os, en les râpant, etc.

III. La *pulpation* ne s'exerce que sur des substances molles

I.   17

et qu'on ne peut réduire qu'en forme de pâtes bouillies, ou telles que les substances charnues des végétaux, les parenchymes de fruits, de racines, etc. En prenant l'intérieur de la casse en bâtons, ou des tamarins qu'on ramollit avec un peu d'eau chaude, et en frottant ces substances contre un tamis de crin, à l'aide d'un *pulpoir*, large spatule de bois, il passe une pâte débarrassée de noyaux et de fibres. Pour extraire la pulpe des pruneaux, il faut les amollir par l'ébullition dans l'eau : la coction est nécessaire aussi pour pulper les pommes et les poires, les oignons de lis, les racines mucilagineuses. Pour pulper les plantes vertes, on pile celles-ci auparavant ; mais leur pulpe, moins homogène, laisse écouler une partie de leur suc par le repos.

Lorsqu'on a lieu de craindre que la pulpe de tamarins, par exemple, ne contienne du cuivre, (ce que l'on reconnaît en y plongeant une lame de fer ; au bout de quelques heures, on l'en retire rouge par le cuivre qui s'y est déposé ;) dans ce cas, il faut délayer dans beaucoup d'eau toute la pulpe, et laisser déposer. Une grande partie de l'oxide de cuivre se dépose ; mais s'il en reste toujours une portion combinée aux acides des tamarins, et ne pouvant l'ôter sans détruire aussi les autres qualités de leur pulpe, il vaut mieux la rejeter dans ce cas.

De l'extraction, et de la séparation des sucs, huiles, graisses, résines, etc.

Nous ne parlons pas ici des séparations ou analyses que la chimie fait des différentes substances des corps ; mais d'une analyse mécanique qui comprend l'*expression* des sucs ou leur extraction.

Il y a quatre sortes de sucs à extraire des végétaux ; les *sucs aqueux*, les *sucs laiteux émulsifs* ou *gommo-résineux*, les *sucs huileux* ou *huiles*, et les *sucs résineux*. Nous avons parlé des sucs animaux ci-devant (*voyez* Sang, Lait, Gélatine, etc.).

1°. Les *sucs aqueux* des plantes sont ou mucilagineux, ou extractifs, ou âcres, ou aromatiques, ou acides, etc.

Pour obtenir les sucs mucilagineux, il est nécessaire d'ajouter un peu d'eau à ceux des malvacées, des borraginées, en les pilant et les exprimant, afin de délayer leurs parties trop visqueuses. Les racines muqueuses qui glissent au lieu de s'écraser sous le pilon, doivent être râpées, comme la consoude, l'aunée. La macération pendant quelques heures, rend les sucs plus fluides, mais commence à les faire fermenter.

Les sucs extractifs s'obtiennent par expression et sans eau, à moins que les plantes ne soient trop sèches et trop ligneuses, comme sont d'ordinaire les labiées, etc. Dans ce cas, on ajoute de l'eau. Mais la macération pouvant diminuer beaucoup l'odeur aromatique, il ne convient pas de les y soumettre. Les plantes inodores, comme les chicoracées, n'ont pas cet inconvénient.

Pour extraire les sucs des fruits, on enlève ou leurs noyaux, ou les rafles des raisins et groseilles, ou les écorces épaisses des citrons, des cucurbitacées; ou doit râper les fruits à parenchyme solide, comme coings, pommes et poires. La simple expression suffit pour les baies. (sureau, airelle, nerprun, etc.) Il est plus avantageux d'extraire les sucs de groseilles, de mûres, de framboises, etc. ou par expression, ou par une douce chaleur; on laisse leur peau, qui contient un principe odorant. Les sucs de fruits avant leur maturité se conservent plus longtems.

Il faut avoir le soin d'extraire les sucs acides sans qu'ils touchent des vases ou instrumens métalliques et terreux attaquables. Le cuivre est dangereux, le fer noircit souvent, le marbre sature une partie des acides. On se sert de bois, ou de vases de verre, de porcelaine, de fayence, etc.

Les antiscorbutiques ne doivent pas rester longtems à l'air libre. Les racines de raifort donnent plus de suc, pilées avec des feuilles de cochléaria ou de cresson, qui les humectent.

2°. Les *sucs laiteux* concrescibles comme ceux du pavot, de l'euphorbe, de l'aloës succotrin, de la gomme-gutte, etc., découlent par incision du végétal; mais quelques-uns se préparent aussi par l'expression du suc, comme les aloës communs, la scammonée, l'opium brut, ou par la décoction, dont on fait un extrait plus ou moins pur.

Les émulsions des semences huileuses se font par l'intermède de l'eau, et en les pilant en matière pultacée. L'huile reste suspendue dans le liquide par le corps mucilagineux et la fécule; mais le repos la fait surnager en forme de crême.

3°. Les *sucs huileux* fixes se préparent au moyen de l'expression, avec ou sans la chaleur, qui est nécessaire pour les moins liquides, comme les graisses ou cires. Les huiles fluides, au contraire, sont meilleures par la seule expression et à froid, car elles se chargent moins de matières extractives et muqueuses, sujettes à rancir, comme l'huile de ben, d'amandes douces fine, de pistaches, etc. La seconde huile de ben se fige moins que la première.

On ne doit pas monder les amandes ou graines huileuses de leur écorce, car elles donneraient alors une huile plus sujette à rancir (1). Il faut excepter celle de ricin, dont l'écorce est un trop violent purgatif. L'huile d'olives *vierge* s'extrait par l'expression simple d'olives écrasées, après les avoir laissées 10 à 12 jours en tas, pour se ressuyer après la cueillette. Ensuite on arrose d'eau bouillante le marc, pour augmenter la fluidité de l'huile et dissoudre le mucilage qui l'enchaîne. On obtient d'une seconde expression une huile moins pure. En quelques contrées, on laisse fermenter les olives entassées, afin que le mucilage se détruise; on les exprime ensuite, et on obtient plus d'huile que par les autres moyens, mais elle est moins belle et plus rance. L'on reconnaît que l'huile d'olives a été mélangée à celle d'œillette ou de pavots, en ce que celle-ci ne se fige pas au froid de la glace, et qu'elle forme, par l'agitation, des bulles en grains de chapelet autour du vase.

L'eau bouillante jetée sur les semences huileuses, en tire de l'huile sujette à la rancidité; mais on est obligé de torréfier les graines de lin, de jusquiame, de pavot, pour diviser un mucilage abondant qui s'oppose à la sortie de leur huile. Cependant ce moyen dispose toujours ces huiles à rancir; ainsi celle de moutarde devient âcre lorsqu'on l'extrait à chaud, tandis qu'elle ne l'est nullement à froid, ou par le ramollissement de la graine à la vapeur de l'eau bouillante.

Tant qu'une huile est figée, elle ne rancit pas. L'huile d'olives, en cet état, dépose une portion de mucilage et du principe doux de Schèele, mais elle en devient plus disposée à se rancir en se liquéfiant. Elle ne reste fluide qu'à 9 ou 10° + 0 Réaumur. L'huile de ben n'est fluide qu'à 12 ou 15° + 0; aussi rancit-elle difficilement, et c'est pourquoi elle est employée sur-tout par les parfumeurs, les horlogers, etc. Au contraire, l'huile de noix que le froid le plus vif ne fige pas, rancit promptement, même celle qu'on tire sans chaleur. L'huile d'amandes douces ou amères (celle-ci n'est point amère) ne se congelant qu'à 10° — 0, rancit vîte aussi. Celles d'œillette, d'arachide, quoique peu concrescibles, ne rancissent guère. Il paraît même que celle de faîne, contenant un principe astringent, devient meilleure avec le tems et ne rancit que tard. Les huiles de graines de crucifères, colza, navette, moutarde, caméline, etc., rancissent vîte, et portent une saveur peu agréable.

---

(1) On monde cependant les amandes douces pour en tirer l'huile, mais c'est afin que celle-ci soit moins colorée, et sur-tout afin d'avoir un tourteau de *pâte d'amandes* blanche, qu'on vend pour laver les mains et adoucir la peau, comme cosmétique.

On peut tirer par expression des huiles de pepins de raisins , de groseilles; elles sont âcres, épaisses , mais bonnes à brûler. Les pepins de sorbes, les noyaux de cornouilles, les amandes du prunier, du cerisier, d'abricots , de pêches , de noisettes , de pistaches , de pignons doux, fournissent des huiles plus ou moins agréables à manger. Celles de semences de cucurbitacées, de chenevis, peuvent servir aussi à la table. En Orient, on use de celle de sésame.

En général , toutes les semences ou amandes, ou fruits huileux, contiennent du mucilage , et celui-ci est d'autant plus abondant , qu'il y a moins de maturité ; c'est pourquoi il faut laisser mûrir et sécher ces semences, afin d'en obtenir davantage et plus facilement de l'huile. Mais une trop longue attente aussi donnera des huiles rances.

Les huiles concrètes de baies de laurier , de lentisque , de lierre , de myrte , de fruits d'avoira, palmier de Guinée (huile butyreuse odorante de palme) , s'extraient en pilant ces baies ou fruits, et les faisant bouillir dans l'eau ; on exprime le marc. L'huile vient se concréter, par le refroidissement, au-dessus de l'eau. La cire végétale des croton, le beurre de coco et autres , se tirent de cette manière.

On extrait les huiles concrètes ou cires végétales, comme le beurre de cacao, en torréfiant les amandes pour en détacher l'écorce qu'on sépare en les vannant ; broyées à chaud ensuite en pâte molle sur la pierre à chocolat, on les fait bouillir dans l'eau ; on recueille le beurre qui nage à sa surface, et se fige par le refroidissement. Ce beurre, fondu au bain marie dans un vase cylindrique, laisse déposer ses fèces, et la portion pure surnage. La cire du galé s'extrait de même par l'ébullition dans l'eau de ses graines concassées. Il est convenable de les soumettre à la presse entre des plaques de fer chaudes, pour extraire toute la cire. Ce moyen s'emploie aussi pour le cacao , pour l'huile d'anacarde. Celle de muscade , contenant une partie volatile , ne doit pas être soumise à l'ébullition, mais à la pression avec chaleur ; car elle est épaisse comme le suif. Le beurre de cacao blanchit en rancissant. On le falsifie en le mêlant à du bon suif.

La liquéfaction avec un peu d'eau, pour éviter que quelque partie ne se charbonne, est usitée dans la séparation des huiles , graisses et suifs des animaux, de leurs membranes, tissu cellulaire, etc. On soumet ensuite le tout à la presse. Il est nécessaire auparavant de bien laver et de diviser par portions la panne, le lard , la moëlle ou les autres substances dont on doit extraire les graisses, et même on doit les pétrir dans l'eau. Cependant,

plus il reste d'humidité dans les graisses fondues, plus elles
sont sujettes à rancir. On extrait l'huile de jaunes d'œufs durcis,
en les chauffant dans une poële, en les écrasant, et les agitant
pour qu'ils ne roussissent pas. On les soumet à la presse entre
des plaques de fer. Cinquante œufs donnent cinq onces d'huile.
Morelot indique un autre moyen : celui de délayer les jaunes
non cuits dans beaucoup d'eau, et de précipiter l'albumine par
de l'alcool ; l'huile vient surnager par le repos, et on la sépare
au moyen d'un entonnoir. Les œufs vieux en donnent davantage.

4°. Quoique l'expression fournisse plusieurs *huiles volatiles*,
sur-tout celles des semences d'ombellifères et de muscades;
elles sont toutefois mêlées par ce moyen d'huile grasse. Aussi la
meilleure méthode, pour obtenir les huiles essentielles, est la
distillation avec l'eau ; car elles montent seules et viennent surnager dans le récipient; on les en sépare au moyen d'un syphon
ou d'un entonnoir. Celles des bois, des racines odorantes, sont
moins légères que celles des sommités, des fleurs ou graines.

Selon Fréd. Hoffmann, en ajoutant du muriate de soude à
l'eau, elle peut prendre une plus forte chaleur et faire mieux
monter cette huile à la distillation. Cela n'est utile que pour les
huiles essentielles les moins légères, comme celles de girofle,
de canelle, de santal citrin, de sassafras, de muscade, etc., qui
ne surnagent pas toujours l'eau. (*Voyez tom. II*, aux Huiles
volatiles.)

Les végétaux dont on veut extraire les huiles volatiles, doivent
être d'abord concassés, ou divisés d'une manière quelconque,
puis macérés plus ou moins de tems selon que leur tissu est plus
ou moins compacte. Les plantes sèches fournissent de ces huiles
plus que les fraîches, soit que l'eau de végétation et le mucilage
en retiennent une partie, soit que la dessication produise une sorte
de maturation. Les huiles très-fluides ont besoin, lorsqu'on les
distille, que le réfrigérant et le serpentin soient presque froids;
mais les concrètes demandent une chaleur de 30 à 40 degrés
dans ces parties de l'appareil distillatoire : telles sont celles de
roses, d'aunée, d'aneth, de cumin, de fenouil, etc., figeables
à 8 degrés sur 0. On rectifie les vieilles huiles essentielles
résinifiées, en les redistillant avec les mêmes plantes qui les ont
fournies; ce procédé les rajeunit. Il convient sur-tout aux
plantes labiées.

Si l'on veut extraire par expression l'huile volatile d'écorces
de citrons, limons, cédrat, bergamotte, limette, orange, etc.,
on râpe et on exprime la pulpe de ces écorces entre deux
glaces. Ces huiles sont plus suaves que celles obtenues par
distillation, moyen employé aussi, mais elles contiennent une

portion de mucosité et d'huile grasse; aussi leurs taches sur les étoffes ne disparaissent point comme celles de leurs huiles distillées, et elles rancissent plutôt.

5°. Quant aux *sucs résineux* et aux *baumes naturels*, la plupart découlent par incision de différens arbres, et se dessèchent plus ou moins à l'air. Cependant on en obtient encore d'autres manières; ainsi les bourgeons, les sommités de plusieurs arbres résineux, du xylobalsamum (*amyris*), du baumier du Pérou, du liquidambar, etc., donnent par décoction dans l'eau des résines balsamiques qu'on recueille, mais qui sont à la vérité moins pures, moins odorantes que celles fournies par l'incision; plus brunes aussi, elles contiennent une matière extractive. L'huile empyreumatique résineuse d'un genèvrier (huile de cade) s'obtient par écoulement ou distillation de son bois que l'on brûle. Le goudron s'extrait de la même manière du bois des pins, et la *cedria* du cèdre, etc.

L'alcool extrait de même les résines d'un grand nombre de végétaux sur lesquels on le met infuser, et l'eau les sépare ensuite de ce menstrue. On doit diviser les substances sur lesquelles on le fait agir, et l'aider d'une douce chaleur.

Des clarifications et dépurations.

Elles s'opèrent de plusieurs manières : par la *chaleur*, par la *coagulation* de matières albumineuses, par les *acides* ou l'*alcool*, par *précipitation*, *repos* et *décantation*, par *dissolution* et *filtration*, etc., ou même par *fermentation*. On appelle *décantation* la séparation des lies ou fèces d'une liqueur, en la versant doucement par inclinaison, ou en la soutirant à l'aide d'un syphon.

On clarifie immédiatement par la filtration dans un entonnoir, au moyen de papier gris, les sucs de joubarbe, des plantes succulentes d'*elaterium* et d'autres cucurbitacées, dont la défécation s'opère d'elle-même par le repos. Il en est de même des sucs acides de fruits, dont les fèces se déposent au bout de quelques jours, lorsque le principe mucoso-sucré qui les suspendait dans le liquide, a subi un commencement de décomposition. Tels sont les sucs de groseilles, de cerises, de citrons, d'épinevinette, etc. On les tient d'abord dans un lieu tiède, ensuite on les filtre. Si l'on veut les conserver longtems, il convient de plonger le vase qui les contient dans l'eau bouillante, pour coaguler, à la manière de M. Appert, une partie du gluten ou ferment de ces sucs, et les empêcher de fermenter. Ensuite en verse à leur surface une couche d'huile d'olives, afin d'intercepter tout contact avec l'air. Ces sucs se soutirent au moyen du syphon. Celui de nerprun, quoique non acide, s'éclaircit par les mêmes procédés.

Lorsque les sucs ne contiennent pas de principes volatils appréciables, comme ceux des chicoracées, des borraginées, des malvacées, on les clarifie sur le feu avec des blancs d'œufs, et on les filtre.

Mais si ces sucs sont ou antiscorbutiques, ou odorans et aromatiques, comme ceux des ombellifères (suc de cerfeuil, etc.) ou des labiées, on doit les verser dans un matras de verre mince bouché par du parchemin; on les plonge ainsi par degrés dans l'eau bouillante, afin de coaguler la fécule verte. Etant bien refroidis, on les filtre promptement. Ils perdent peu par ce procédé.

Plusieurs sucs antiscorbutiques admettent des acides, l'oseille par exemple; alors ils se clarifient d'eux-mêmes, et il suffit de les filtrer. Un peu de suc de bigarade, de limons ou d'oranges amères les fait éclaircir également et déposer leurs fèces; cette acidité est souvent convenable aux scorbutiques.

L'alcool, versé sur les sucs des plantes, coagule aussi sur-le-champ la fécule verte, et on peut les filtrer clairs. On précipite par cet intermède le malate de chaux, du suc de joubarbe. Mais l'addition de l'alcool peut ajouter aux sucs des qualités qu'on ne recherche pas.

Les sucs concrets gommo-résineux, comme l'opium du commerce ou *méconium*, l'acacia, l'hypocistis, le cachou, le suc de réglisse, l'aloës caballin, etc., se purifient en les faisant dissoudre dans l'eau chaude, en passant la solution au travers d'un blanchet pour séparer les corps hétérogènes, et en faisant évaporer à la consistance d'extrait. Autrefois on recommandait de purifier le galbanum, le sagapenum, l'opopanax, la gomme-ammoniac et d'autres sucs d'ombellifères, en les dissolvant dans du vinaigre ou du vin, ou des sucs de diverses plantes; de passer la solution avec expression à travers une étamine, et de réduire par évaporation en extrait. Mais ces manipulations ôtent beaucoup aux vertus de ces sucs et ne sont plus d'usage.

On croyait autrefois purifier le mercure en le faisant passer au travers d'une peau de chamois, mais on ne le sépare véritablement de ses alliages métalliques qu'en le distillant.

On purifie le styrax liquide, en le liquéfiant davantage par le feu et en le passant à travers un tamis de crin serré, et en aidant par le frottement d'une spatule de bois. (*Voy.* à l'article des Huiles fixes, la manière de les clarifier.) Les clarifications des infusions purgatives, des opiatiques et autres, par l'albumine de l'œuf enlèvent une grande partie de leurs propriétés.

Clarification par deux intermèdes. Du petit-lait.

On coagule le lait, ou par le moyen des acides, ou par celui des astringens comme les *galium album* et *luteum*, la fleur d'artichaut ou de chardonnette, et autres chardous, ou par la *présure* de l'estomac du veau, la membrane du gésier des oiseaux, etc. Mais il vaut mieux employer les intermèdes qui communiquent le moins de substance étrangère au lait. Les acides saturent le carbonate de potasse en excès dans le lait, et son sérum rougit alors les couleurs bleues végétales au lieu de les verdir, comme il le fait lorsqu'on n'emploie pas ces réactifs ; ainsi la présure est préférable.

Un ou deux litres (ou pintes) de lait de vache récent, chauffé jusqu'à l'approche de l'ébullition, se coagule lorsqu'on y verse 24 à 30 grains (1 ou 2 grammes environ), de présure délayée dans un peu d'eau. On a soin de la mêler au lait avec une spatule ou cuiller. La coagulation étant bien faite, on retire le lait du feu ; on le passe, à moitié refroidi, par une étamine. Mais ce petit-lait est encore blanchâtre et conserve une partie du caséum non coagulé. C'est pourquoi on le replace sur le feu dans un vase propre, et au moment de l'ébullition, on y projette le blanc d'un ou deux œufs fouetté avec une petite quantité d'eau ou de petit-lait. Si l'on ajoute à ce blanc d'œufs quelques grains de crême de tartre en poudre, la clarification est plus facile et plus parfaite ; mais le petit-lait n'est pas alors sans acide. On passe le tout au travers d'un filtre de papier gris dans un entonnoir de verre. Les premières colatures moins claires se repassent sur le filtre. Ce petit-lait très-clair et de couleur verdâtre, de saveur douce, est rafraîchissant et laxatif ; il délaie ; il passe pour antiputride (le petit-lait, clarifié avec les acides, convient alors), pour antiscorbutique, pour dépuratif sur-tout dans les maladies cutanées. On le prend dans la matinée, depuis un verre jusqu'à 4, 6 ou 8, à une heure d'intervalle. Souvent il cause des flatuosités et relâche le ventre.

On a cru pouvoir faire du petit-lait factice en dissolvant dans de l'eau du sel ou sucre de lait, un peu de soude, de sel marin, etc. ; mais la substance séreuse du lait et son extractif, parties efficaces, n'y existent pas.

Le vinaigre, l'alun, etc., ne doivent pas s'employer pour faire du petit-lait pur.

Clarification et collage des vins.

Elle se fait ordinairement en séparant les vins de la lie par le soutirage, au moyen d'un syphon, ce qu'on peut répéter à quelques mois d'intervalle, pour les *tirer à clair*. On les préserve ainsi de la disposition à tourner, ou graisser, ou s'aigrir, car on les sépare de leur ferment, ce qui est sur-tout nécessaire à l'approche de l'été. On doit opérer en tems froid et sec le soutirage.

La seconde opération est le collage, qui se fait ou par six à huit blancs d'œufs fouettés avec un peu de vin, jetés dans le tonneau plein de vin, qu'on agite avec des baguettes, ou par de la colle de poisson dissoute dans un peu de vin et formant une gelée. On la mêle de même. Quelquefois on joint à ces collages du muriate de soude, ou du lait, ou de l'amidon. Ces colles se répandent d'abord à la surface du liquide, et en se précipitant, elles enveloppent, entraînent les parties qui troublaient sa transparence. C'est un filtre passant au travers du liquide. Les liqueurs alcooliques se clarifient en les agitant avec un peu de crème, et les filtrant ensuite.

Des filtrations.

Le procédé est le même pour toutes, mais les filtres sont de plusieurs espèces. L'eau de rivière, de la Seine, par exemple, se filtre dans des jarres ou des fontaines, sur du sablon fin, ou sur une composition poreuse composée de sablon, de charbon et de quelque ciment spongieux qui les agglutine, comme dans les pierres ou grès à filtrer. Le charbon est sur-tout très-propre à s'emparer des substances muqueuses, extractives qui corrompent les eaux. Le verre pilé est un sablon plus pur que tout autre pour filtrer les acides minéraux.

En Egypte on a des vases de terre poreuse (argilo-siliceuse), appelés *bardaks*; l'eau s'y filtre et y dépose son limon.

Les *alcarazzas* d'Espagne pourraient servir au même moyen, en ajoutant à leur pâte une plus grande proportion de sable ou du muriate de soude, qui, se dissolvant à l'eau, laisse ensuite des pores.

Le papier gris, le papier joseph non collés, sont les filtres les plus communs des liqueurs, et se placent sur des entonnoirs. Il est utile de laver auparavant ces filtres, en y faisant passer un peu d'eau chaude qui en sépare toujours quelque matière jaunâtre. L'éponge bien lavée sert aussi de filtre.

On sépare les huiles des liquides aqueux, au moyen de mèches de coton imbibées de la même huile qu'on veut séparer. Ces mèches se placent au trou central de l'entonnoir où se versent les liquides ; ceux-ci passent, et l'huile est retenue. Quand la mèche serait mouillée par l'eau, l'huile ne la traverserait pas, pourvu que cette mèche fût assez épaisse. On sépare ainsi les huiles essentielles des eaux distillées (1). Des languettes de drap blanc imbibées chacune du liquide qui compose les mélanges qu'on veut séparer (je suppose du vin, de l'huile, de l'essence de térébenthine), attirent chacune le sien ; on les place en manière de syphon sur les bords du vase contenant le mélange.

1°. *Des macérations, digestions et infusions ;* 2°. *des décoctions.*

1°. La *macération* consiste à faire tremper à froid, dans de l'eau, ou du vin, ou du vinaigre, ou de l'alcool, etc., un corps quelconque, soit pour le ramollir, soit pour l'imprégner de diverses substances, soit pour en extraire d'autres. On fait macérer la chair ou le poisson dans le vin ou le vinaigre pour les attendrir, dans la saumure pour les conserver. Les olives s'y conservent aussi et y perdent leur saveur acerbe. Les cornichons se confisent au vinaigre. La soille s'y macère. On fait les teintures alcooliques, les vins médicamentaux, les vinaigres odorans par macération sur des matières végétales. On aide cette opération en exposant ces substances au soleil, ou à une douce tiédeur. La macération rend aux légumes secs une partie de leur eau de végétation. Plusieurs macérations se font aussi avec les huiles, comme celles qu'on veut imprégner de l'odeur des fleurs, de la couleur des plantes, etc.

La *digestion* ne diffère que par une température un peu plus élevée (de 25 à 30 degrés, R.) et continuée pendant plus ou moins de tems, même un an, comme pour l'opium séparé de son principe vireux. Ce qu'on nomme *infusion* se fait dans l'eau ou d'autres menstrues, à une température moins élevée que l'ébullition, pour extraire les substances solubles et aromatiques d'une matière végétale et animale. Si l'on fait une infusion de fleurs ou de substances délicates odorantes, on verse sur elles de l'eau bouillante, qu'on laisse agir pendant quelques minutes dans un vaisseau fermé, sur-tout s'il y a des

---

(1) On emploie aussi le matras à huile essentielle, ou à l'italienne.

principes volatils , comme pour le thé. On doit passer l'*infusum*
ou l'*infusé* , sans expression. Si l'on infuse des bois , des racines , on donne plus de chaleur et plus de tems à l'action du
menstrue.

2°. La *décoction* s'opérant par l'ébullition à 80° Réaumur, à
l'air libre, d'ordinaire, a pour but d'extraire les parties plus
fixes d'un corps. Elle est nécessaire pour les bois , les racines,
les chairs, les os ; elle sert également pour la *coction* des alimens ; celle-ci ne se fait pas seulement dans un liquide, mais
souvent l'humidité des corps est suffisante par elle - même ,
comme dans les fruits , le pain , les chairs rôties , etc. On remarque un changement de saveur et une sorte de maturation
saccharifiante, opérée par la chaleur. La décoction donne les
principes extractifs et extracto-résineux ; mais plus on la prolonge, plus les parties mucoso-sucrées et autres noircissent,
s'oxident, se décomposent et perdent de leur arôme. La rhubarbe , les myrobolans, la casse , qui sont laxatifs par une
légère ébullition , deviennent seulement âcres , astringens par
une forte décoction.

On a pour objet, dans ces opérations, d'obtenir les parties
muqueuses, extractives, salines, la gélatine, la substance colorante, etc., des corps. Telle est l'*extraction* ; et lorsqu'on a
concentré les parties solubles par l'évaporation du liquide, on
a l'*extrait sec.* Les *decoctum* se passent avec expression.

De la solution, la cohobation, la lixiviation.

On appelle *solution* , la simple division d'un corps dans un
menstrue ou résolvant, sans que ses parties éprouvent d'altération , comme de la gélatine , ou d'un sel dans l'eau, de manière qu'on puisse les en retirer en même état par la soustraction du liquide. La solution parfaite doit être transparente. Le
mercure, dans l'acide nitrique , n'y est pas en solution , mais
en dissolution ; le sucre , une résine dans l'alcool , y sont en
solution , non en dissolution. Le résolvant ou menstrue est le
corps qui conserve sa forme et la donne à l'autre.

La *cohobation* consiste à verser un produit obtenu par distillation sur son marc ou sur d'autre matière non épuisée, pour
obtenir un produit plus chargé. Cela est sur-tout nécessaire
pour obtenir les huiles essentielles des végétaux et les autres
produits volatils. Ainsi l'eau de laitue et la première décoction
à l'alambic, repassées sur de nouvelle laitue, jusqu'à cinq ou
six fois , acquièrent des propriétés éminemment narcotiques.

On appelait *circulatoire* un vase dans lequel les liqueurs pouvaient s'élever en distillation et retomber sur le marc, opération inutile, qui ne diffère point d'une décoction en vaisseau clos. Boerhaave a distillé cinq cents fois la même eau sans rien obtenir, que quelques particules terreuses qu'elle contenait, et et qu'il croyait formées par sa décomposition.

D'ordinaire, la *lixiviation* ou *lessive* s'opère sur les cendres des végétaux en versant de l'eau chaude dessus, en filtrant et faisant évaporer pour obtenir les sels. Par ce même procédé, on extrait aussi le nitre des terres et plâtres, ce qui constitue l'art du salpêtrier. On tire de même les sulfates des terres alumineuses et vitrioliques. Les sels qui se trouvent dans les extraits des plantes se tirent en laissant putréfier les sucs ou extraits délayés dans de l'eau, ensuite en clarifiant, passant le liquide, le faisant évaporer et cristalliser dans un lieu frais. On sépare les cristaux salins des moisissures qui se forment. Les borraginées, la pariétaire donnent du sulfate de chaux étant jeunes, mais plus âgées elles fournissent du nitre, du sulfate de potasse et du muriate de soude. Le soleil (*helianthus*) donne beaucoup de nitre et de carbonate de potasse; le tamarisc, du sulfate de soude; l'absinthe et l'yèble, du sulfate de potasse et du muriate de soude; la dernière un peu de malate de chaux, sel fréquent aussi dans plusieurs sèves de plantes. On tire le sel de l'oseille (suroxalate de potasse), la crème de tartre (surtartrate de potasse), l'acide tartarique des tamarins, etc., par évaporation et cristallisation spontanée des liquides végétaux qui les contiennent.

Des dissolutions, et de la cristallisation.

Par la *dissolution*, les corps ne sont pas seulement fondus dans un liquide, mais combinés entre eux ou disgrégés; ainsi un métal, ou une terre, ou un alcali, sont en dissolution dans un acide; il y a pénétration mutuelle. L'oxide de plomb est dissous dans les emplâtres, l'huile dans les savons, etc. On ne peut les séparer que par intermède ou par analyse.

La cristallisation ne s'opère qu'au moyen de la liquidité ou de la fusion. Ainsi les métaux, le soufre, cristallisent par la chaleur, le phosphore par sa solution dans l'huile, la plupart des sels par l'eau, le sublimé corrosif (oximuriate de mercure), le muriate d'ammoniaque, les acides boracique, benzoïque, par sublimation au feu, etc. Les beaux travaux de Romé-de-Lille, et sur-tout, ceux de M. Haüy, ont fait connaître les formes géométriques qu'affectent tous les corps cristallisables. Ce dernier a sur-tout montré les figures

cristallisées primitives, d'où toutes les autres paraissent déri-
vées. Ce sont le tétraèdre (quatre faces), l'octaèdre (huit
faces), le cube (six faces), le dodécaèdre (douze faces),
l'icosaèdre (vingt faces). Elles forment le noyau des cristaux
plus composés, par des additions successives de petits cristaux, suivant certaines lois d'accroissement ou de décroissement. La plupart des sels affectent des formes prismatiques,
ou le rhombe, l'octaèdre, le cube et leurs dérivés. Si l'on place
un cristal régulier de même sel dans une dissolution saline, on
détermine sa cristallisation régulière.

L'évaporation, le froid, l'affusion de l'alcool pour s'emparer
de l'eau, quelquefois la commotion électrique, ou un petit
mouvement imprimé au liquide, déterminent la cristallisation.
Plus le vase a de surface, plus la cristallisation s'opère facilement; c'est pourquoi l'on place des baguettes, des pailles, etc.,
dans ces liquides. Les sels déliquescens à l'air, ou qui en attirent l'humidité, ayant beaucoup d'affinité avec l'eau, cristallisent difficilement, et plutôt par l'évaporation de l'eau que
par le froid; car les molécules cristallines ont d'autant plus
de tendance à se réunir, qu'elles sont plus rapprochées, et *vice
versâ*.

De l'évaporation, des concentrations, de la dessi-
cation, etc.

Il faut distinguer la *vaporisation* avec ou sans dissolution
d'un liquide dans l'air et l'*évaporation*, laquelle produit la
dessication. Dans la vaporisation, l'on considère la vapeur, sa
raréfaction, sa force d'expansion (dans les pompes à feu), sa
densité, etc. comme l'objet principal. Dans l'évaporation, c'est
plutôt le résidu et son état plus ou moins concentré que l'on
recherche pour cuire les sirops, rapprocher les extraits, concentrer les acides, faire cristalliser les sels. L'air, même très-froid,
évapore la glace. En présentant de grandes surfaces à l'air, les
liquides s'évaporent bien; c'est ainsi qu'on verse les eaux salées
sur des fagots, pour hâter le rapprochement des sels.

Il y a plusieurs sortes de *concentration*, telle est la distillation qui sépare les alcools, les éthers et autres corps très-volatils,
d'une portion d'eau, parce qu'ils montent à une moindre chaleur
qu'elle, et sont d'autant plus purs qu'on chauffe moins; c'est
la *rectification* : l'on peut encore rectifier ces liqueurs sur de la
craie, des alcalis et d'autres sels qui ont beaucoup d'affinité avec
l'eau et la retiennent, ce qui s'appelle *déphlegmation*. L'alcool
coagule l'albumine en s'emparant de son eau de solution ce qui

est une concentration; l'eau séparant l'alcool des teintures résineuses, fait précipiter ou concentrer la résine. C'est ainsi que
l'alcool précipite des solutions de sels, en s'emparant de leur
eau. Une autre concentration se fait par le moyen de la *congé-
lation*; car le froid glaçant l'eau dans le vinaigre, le vin, les
solutions salines, etc., concentre ces liquides, moins congelables
par eux-mêmes. Les marins obtiennent même de l'eau potable
avec l'eau de la mer, par ce moyen. Il convient sur-tout pour
les liquides qui perdent des principes par la chaleur et l'évaporation.

La *dessication* n'est que la soustraction de l'humidité des
végétaux et des animaux, par l'action de la chaleur ou de l'air
sec. Alors leurs principes, plus rapprochés sous un même
volume, offrent plus de sapidité, d'odeur, etc.; mais perdent
plusieurs substances volatiles, sur-tout dans les plantes crucifères ou antiscorbutiques. La dessication étant un des principaux moyens de conservation, il en sera parlé en traitant de
celle-ci.

L'*efflorescence* de plusieurs sels est la perte d'une partie de
leur eau de cristallisation; de là vient que leurs molécules salines
se détachent en poussière farineuse (1). Plusieurs sels à base de
soude (carbonate, sulfate, phosphate), y sont sujets à l'air.
L'alun qu'on *calcine* ou plutôt qu'on dessèche au feu, se bour-
soufle, devient poreux, blanc et léger. La *décrépitation* se fait
dans le muriate de soude soumis à la chaleur; c'est l'effraction
de ses cristaux cubiques par la vaporisation de l'eau qui s'y
trouve qui produit cet effet. Ce sel, ainsi que d'autres à l'état
sec, attirent l'humidité de l'air, loin de s'effleurir.

1º. *De la liquéfaction, fusion et liquation;* 2º. *de la
torréfaction, de l'ustion et incinération.*

1º. La *liquéfaction* se dit des corps gras concrets, fondus
par une chaleur modérée; mais la *fusion*, s'appliquant sur-tout
aux métaux, en exige une plus intense. Cependant d'Arcet avait
trouvé un alliage d'étain 8 parties, plomb 5, bismuth 3, qui
fondait dans l'eau bouillante, quoique chacun de ces métaux,
séparément, ne se fondît qu'à une chaleur bien supérieure. Le
nitrate d'argent que l'on fond pour la pierre infernale, le borax
qui sert de flux, et d'autres sels, entrent aussi en fusion par la
chaleur. La *liquation* est une séparation par la chaleur du

---

(1) Comme la *fleur*, ou les écailles de l'épiderme des fruits.

mélange de corps inégalement fusibles. Ainsi un bloc de cuivre, allié à beaucoup de plomb, étant soumis à la chaleur, le plomb s'écoule par la liquation, et entraîne même avec lui des métaux avec lesquels il a de l'adhérence, comme l'or. Cette opération se pratique dans les mines avec des fourneaux particuliers. On pourrait séparer de même une partie de l'huile mêlée à de la cire, etc.

2°. Quand on expose au feu nu des corps secs, végétaux ou animaux, ils se torréfient, roussissent, se charbonnent, exhalent toute l'eau qu'ils contenaient encore; les matériaux immédiats, autrement combinés, forment des odeurs, des saveurs particulières, comme le *caramel* dans les substances sucrées, une *huile volatile* dans le caffé, le *gratin*, le *roux*, etc., dans les chairs et graisses, rôties, grillées, demi-brûlées. La rhubarbe torréfiée devient astringente et n'est plus purgative.

Si la torréfaction est poussée plus loin, c'est l'*ustion* ou l'*incinération* faite dans les vaisseaux clos, comme l'éponge brûlée; elle produit un charbon retenant encore quelque matière combustible empyreumatique plus ou moins soluble dans l'eau. Faite à l'air libre, l'incinération est plus complette. Ainsi l'ivoire, les os, la corne de cerf chauffés jusqu'à devenir blancs, ont perdu tout principe combustible. Il faut bien distinguer l'incinération de la *calcination*. (*Voyez* cet article, pag. 274.)

De la distillation, et de la sublimation.

Elles ne diffèrent qu'en ce que l'une agit sur des substances ou liquides ou qui en fournissent, et l'autre sur des sèches; toutes deux sur des principes volatils. Elles consistent à séparer ceux-ci des parties fixes d'un corps composé; elles ne s'opèrent que par l'intermède de la chaleur et des vaisseaux clos.

La *distillation* était jadis distinguée en trois espèces, *per ascensum*, *per latus*, et *per descensum*. Mais cette dernière est imparfaite et inusitée aujourd'hui; celle par côté ou avec la cornue, est essentiellement la même que celle par ascension, et résulte toujours de l'écartement des molécules du foyer de la chaleur. On distinguera mieux la distillation en celle au *bain marie* dont la chaleur est d'environ 60° Réaumur, en celle à l'*eau bouillante* de 80 à 85°, en celle *au bain de sable* ou *à feu nu*, à une chaleur supérieure à 100° et qui se pousse à l'incandescence, ou à plusieurs degrés du pyromètre de Vedgewood (1).

---

(1) Il consiste dans le retrait que prend un petit cône d'alumine, retrait d'autant plus considérable que la chaleur est plus vive.

On distille au bain marie, ou à une douce chaleur, les éthers, les alcools, les *esprits* aromatiques qui s'élèvent à un degré inférieur à celui de l'eau bouillante, sur-tout lorsqu'on rectifie.

A l'eau bouillante, dans l'alambic ordinaire, à feu nu, les eaux distillées, les huiles essentielles passent, mais il est à craindre que les matières ne se brûlent vers la fin de la distillation, lorsque le résidu se concentre ou se dessèche (comme il arrive dans les distilleries *d'esprits-de-grains*), et que la liqueur distillée ne prenne une odeur et une saveur d'empyreume. D'ailleurs la chaleur de l'eau est plus élevée dans des vaisseaux fermés que lorsque son évaporation est libre.

La distillation à une chaleur supérieure ne produit que des décompositions pour les matières végétales ou animales ; on peut distiller des corps secs, comme les bois, les os, etc. que la chaleur réduit en combinaisons liquides ou gazéiformes. Elle est propre aux matières minérales sur-tout. On emploie sur le bain de sable, ou des cucurbites, ou des cornues de verre, avec le récipient, et souvent les appareils de Woulf ou la cuve hydro-pneumatique pour recueillir les gaz. Dans les feux violens, on prend des cornues lutées de verre ou de grès, ou de terre cuite, ou de fer, placées au fourneau de réverbère.

Dns toutes ces opérations, l'on doit luter avec soin les jointures, si l'on ne veut rien perdre ; à moins qu'on ne craigne la fracture des vaisseaux par un trop grand dégagement de vapeurs ou de gaz, sur-tout lorsqu'on n'adapte pas les tubes de sûreté de Welther aux appareils. Dans les matières qui se figent au col de la cornue, comme le beurre d'antimoine (oximuriate), et interceptent le passage, il faut entretenir de la chaleur pour les faire couler. On a soin aussi de refroidir souvent par de nouvelle eau le chapiteau des alambics ; et pour que le récipient ne soit pas trop voisin du foyer de la chaleur, on l'éloigne par une allonge.

La *sublimation* s'opère dans un matras placé sur un bain de sable, comme pour sublimer l'oximuriate de mercure, le sulfure de mercure rouge ou cinnabre, etc. Pour le soufre, on se servait de pots de terre, superposés en pile et ouverts au fond, ce qu'on nommait *aludels*, afin que le soufre s'élevât dans cette cheminée. L'acide benzoïque se sublime dans une terrine servant de couvercle (1) à celle où l'on fait chauffer le benjoin ; avec la précaution de bien unir leurs jointures. Si quelques-unes de ces *fleurs de benjoin* sont jaunies par de l'huile empyreumatique, on les sublime une seconde fois. Au reste, le meilleur procédé

(1) On y pratique une petite ouverture.

pour les extraire, est la voie humide et la combinaison avec la chaux. Lorsque l'alcool et le soufre se trouvent en contact à l'état de vapeur ou de sublimation, ils se combinent par ce moyen seulement.

Du grillage, de la calcination, de la vitrification.

Le *grillage* se dit des minérais, qui, après avoir été bocardés, ou concassés par des pilons, sont soumis au feu sur des grils de fer, pour dissiper le soufre, l'arsenic et autres substances contraires à la réduction de la mine à l'état métallique. Cette pratique est sur-tout usitée pour les pyrites ou sulfures. Quant aux mines de mercure, on doit recueillir la vapeur, qui est le métal même volatilisé; c'est alors une distillation.

On doit distinguer la *calcination* proprement dite de l'incinération et de l'oxidation; car la vraie calcination consiste seulement à priver la chaux, par exemple, d'eau et d'acide carbonique, par la chaleur qui les fait dissiper. Les écailles d'huîtres se calcinent ainsi. On calcine des os à blancheur, en les privant, par le feu, de leur gélatine et de leur eau; en calcinant la magnésie, la potasse, etc., on les prive d'eau et d'acide carbonique; mais les métaux sont plutôt oxidables, et les substances végétales ou animales sont plutôt incinérables qu'oxidables ou calcinables. Ces distinctions importent beaucoup pour la netteté des connaissances.

En poussant la calcination au feu, l'on parvient à la *vitrification*, pourvu que les matières soient fusibles ou jointes à des fondans; comme la silice aux alcalis fixes pour faire le verre, aux oxides métalliques pour des verres colorés ou émaux, aux terres pour des verres plus ou moins opaques. On vernit les poteries grossières avec l'alquifoux (galène ou sulfure de plomb) ou la litharge; l'émail de la fayence se fait avec de la fritte de sable, de la potée d'étain (oxide) et du plomb. Le safre (oxide de cobalt) donne les émaux bleus, le cuivre fait le vert, safre et manganèse font le noir, manganèse et potée d'étain font le pourpre (1); en y joignant le tartre, on a du jaune. Le fer donne les rouges et bruns, le chrôme les verts, l'antimoine les orangés, etc. Les fondans sont les alcalis, les terres alcalines ou les oxides avec la silice. La porcelaine prend $\frac{1}{6}$ de retrait par la cuisson, et les autres poteries, d'autant plus qu'elles

---

(1) L'or oxidé fait le pourpre, aussi celui de Cassius. On précipite pour cela, le nitro-muriate d'or, par l'étain.

contiennent plus d'alumine. Les sels neutres contenus dans les alcalis surnagent en écume le verre en fusion, et se nomment *fiel de verre*. Les verres achromatiques ou sans couleurs et denses, pour les lunettes, se font avec les oxides de plomb et la silice, comme le *flint-glass* des Anglais. On nomme savon des verriers, l'oxide de manganèse, dont l'oxigène décolore le verre où il entre; mais si cet oxigène est en excès, il le rend violet. La *fritte* n'est qu'une demi-vitrification. Le muriate de plomb fritté (suite de la décomposition du sel marin par la litharge) fait le *jaune de Naples*, utile en peinture à l'huile. La fritte de cobalt ou safre, est l'*azur* pour l'empois.

Cémentation, stratification, coupellation, départ.

On cémente le fer, pour le rendre *acier*, en le faisant rougir fortement au feu, entouré de charbon pilé, qui forme un carbure propre à durcir ce métal. L'acier contient $\frac{1}{7}$ de charbon. Le plâtre en contact avec le verre, donne, par le même moyen, un verre opaque (porcelaine de Réaumur). On nomme eaux de cémentation celles qui, chargées de sulfate de cuivre, déposent ce métal sur la ferraille qu'on y met tremper.

La *stratification* consiste à placer des couches alternatives de deux ou plusieurs substances, superposées, *stratum super stratum*; elle s'opère pour la cémentation. En stratifiant des lames de cuivre avec des râfles de raisin humides, on forme le vert-de-gris.

La coupelle, ou petite coupe se fait avec des os bien calcinés, lavés, mis en pâte. On y place de l'or, ou de l'argent impurs mêlés au plomb ou au bismuth, et on chauffe au feu de réverbère; les métaux les plus oxidables, ou s'imbibent dans les pores de la coupelle, ou se volatilisent, et le métal moins oxidable reste pur.

Dans le *départ*, on sépare de même le métal le plus oxidable par le feu, comme l'étain du cuivre qui est pour $\frac{22}{100}$ dans le métal des cloches. Les corps oxigénans, le nitre, le manganèse y aident. Le départ se fait aussi par la voie humide avec les acides : l'acide nitrique dissout l'argent mêlé à l'or, sans toucher à celui-ci, ou le cuivre mêlé à l'or, ou l'étain au plomb; cet acide dissout le cuivre ou le plomb, et précipite l'étain en oxide. (*Voyez* aussi au mot liquation, p. 271.)

Déflagration, détonnation et fulmination, effervescence, etc.

La *déflagration* est lorsque le nitre *fuse*, et se décompose sur les charbons ardens, ou sur un métal chauffé comme dans les *clyssus* d'antimoine, pour en faire l'oxide diaphorétique, ou le foudant de Rotrou, ou le foie d'antimoine (oxide d'antimoine hydrosulfuré) de Ruland, etc.

Une *détonnation* est une plus prompte inflammation, et avec bruit comme fait la poudre à canon inventée au XIVe siècle par le moine Berthold Schwartz, et dont les meilleures proportions sont 77 salpêtre, 14 charbon, 9 soufre (l'usage ordinaire est salpêtre 76, charbon et soufre a˜a 12.) Il faut choisir du charbon poreux de bois blanc et non humecté à l'air. Plus la compression est forte, plus le dégagement subit des gaz cause une vive explosion.

On n'en peut guère distinguer la *fulmination*, qui s'opère dans des oxides d'or, d'argent, de mercure, précipités par l'ammoniaque, lorsqu'on les touche ou qu'on les broie. Il s'opère une combinaison de l'oxigène avec l'hydrogène de l'ammoniaque. L'oximuriate de potasse agit de même avec les combustibles secs (six parties avec soufre et charbon a˜a une partie font une poudre très-violente selon M. Berthollet), mais qui s'enflamme par le seul choc. La poudre fulminante faite avec nitre, soufre, potasse et sciure de bois (ou du tartre brut), s'enflamme par la seule chaleur.

Le mot *effervescence* ne désigne qu'un dégagement de bulles dans un liquide, soit par suite de la dissolution d'un métal dans un acide, soit par fermentation spiritueuse, soit par l'action d'un dissolvant qui dégage l'acide carbonique des carbonates, etc. Elle se fait avec chaleur lorsque l'acide nitrique mêlé d'un peu de sulfurique enflamme les huiles essentielles sur lesquelles on le verse.

De la combustion, l'oxidation, l'acidification ou l'oxigénation.

C'est principalement sur ces phénomènes que se fonde la nouvelle théorie chimique. George-Ernest Stahl (1), fondateur de l'ancienne, avait établi dans son Traité *de Sulphure et Salibus*, que le soufre et les autres corps combustibles étaient formés d'une base soit acide soit terreuse, etc. et d'un principe inflammable, le *phlogistique*, qui, se détruisant par la combus-

_____

(1) Célèbre médecin et chimiste, homme de génie, né au 17e. siècle, dans la Marche de Brandebourg ; a été disciple de Beccher ; a fait aussi une révolution dans la médecine, en fondant la secte des *animistes*.

tion, laissait la base libre ; qu'en rendant le phlogistique aux corps brûlés, on les revivifiait ; que ce principe du feu étant très-léger, allégeait les corps, d'où vient qu'ils prenaient plus de poids quand ils en étoient privés (mais cette explication a été postérieure à cet auteur) ; que les corps très-déphlogistiqués comme les acides enlevaient le phlogistique aux métaux, etc.

L'illustre Lavoisier a reconnu, au contraire, que la *combustion* consistoit toujours dans la fixation de l'oxigène de l'air (ou des corps qui le donnent) sur le corps combustible, d'où venait un plus grand poids des oxides métalliques: ce qu'on pouvait constater par la séparation de cet oxigène ; que les corps combustibles étaient tous simples, mais plus ou moins susceptibles de se combiner à cet oxigène : c'est pourquoi souvent ils se l'enlevaient les uns aux autres ; que la chaleur et la flamme dans les combustions vives venaient de l'oxigène fondu en gaz par le calorique lui-même, et qu'alors l'air se solidifiait en perdant ce calorique ; qu'en le reprenant (comme les oxides de mercure chauffés au rouge), il redevenait gazeux, et le corps brûlé reprenait sa combustibilité ; que le charbon enlevant l'oxigène à l'acide sulfurique, rétablissait le soufre; que le phlogistique n'étant pas un corps démontrable et isolable, n'offrait qu'une hypothèse ingénieuse, etc.

Il y a deux sortes de *combustions* : celle à l'air libre, et l'autre latente ou cachée, comme les métaux et d'autres combustibles qui s'oxident par les acides, ou par oxidation lente, avec ou sans le contact de l'eau, telle que la rouille du fer, les fermentations acides et putrides, etc. Celles-ci s'opèrent sans dégagement de lumière ou même de chaleur sensible. D'ailleurs l'oxigène déja en partie solidifié dans l'eau ou les acides, contient moins de calorique que celui à l'état gazeux.

L'*oxidation* des métaux, jadis nommée calcination, n'est ainsi qu'une fixation de l'oxigène. On nomme à présent *peroxide*, l'oxide au maximum, et *protoxide*, celui au minimum d'oxigénation.

Excepté l'hydrogène et plusieurs métaux, presque tous les corps combustibles deviennent acides par leur combinaison avec l'*oxigène*. C'est pourquoi on lui a donné ce nom qui désigne cette faculté acidifiante (1), et les acides ne sont tels que par lui. L'analogie l'indique pour ceux qu'on n'a pu décomposer encore, comme le muriatique, le fluorique, etc. L'*oxigénation* est un autre degré de combinaison qui ne produit pas l'acidité. La *suroxigénation*

_____

(1) Ο'ξύς, aigre, γεινομαι, engendrer.

s'opère sur l'acide muriatique qui se charge de beaucoup d'oxigène, outre celui qu'il doit avoir comme acide. Cette surabondance diminue souvent l'acidité du corps oxigéné, et c'est pour cela peut-être que l'oxigène ne rend pas l'hydrogène acide, en formant de l'eau avec lui.

De faibles oxigénations dans les corps végétaux et animaux y produisent divers composés, mais non toujours la formation d'acides.

Désoxigénation, revivification.

L'on voit par ce qui précède que le *débrûlement* d'un corps, la réduction des acides sulfurique, phosphorique, carbonique, etc., en soufre, phosphore, carbone, et des oxides, en métaux, ne sont que la soustraction de l'oxigène qui leur était uni. Cela se fait par l'intermède de substances qui, ayant beaucoup d'affinité avec lui, l'enlèvent aux corps qui le contiennent. Ainsi on revivifie les oxides de mercure par la seule chaleur en vaisseaux clos ; on désoxigène l'acide phosphorique par le charbon, etc.

DE LA CONSERVATION DES SUBSTANCES
DES TROIS RÈGNES.

Nous connaissons sept procédés pour conserver les corps végétaux et animaux destinés à l'usage pharmaceutique, ou économique, etc. C'est 1°. la *dessication* et aussi l'*infumation* ; 2°. la *concrescibilité* au moyen de la *chaleur* ou par le *froid* ; 3°. les *condimens*, soit *acides*, soit *salins*, soit *huileux* ; 4°. les *spiritueux* ; 5°. l'*oxidation* ; 6°. le *tannage* et l'*embaumement* avec des *aromates* ; 7°. la *modification naturelle*, hors du contact de l'air.

Les substances minérales, formées de principes simples, n'ayant ni *vie* ni *mort* réelles, se conservent d'elles-mêmes en les mettant à l'abri des causes extérieures de décomposition ; ainsi une terre, un sel, un métal se conserveront en même état hors du contact de l'humidité, de l'air, de la lumière. Mais il n'en est pas de même des corps organisés ; formés par un principe de vie, ils tendent d'eux-mêmes à se décomposer par la mort, indépendamment des choses extérieures, comme s'ils réunissaient des élémens ennemis qui réagissent les uns contre les autres par fermentation et putréfaction spontanées. C'est donc à prévenir et empêcher ces mouvemens destructifs, que consiste l'art de conserver ces corps.

1°. De la dessication ; de l'infumation...

La *dessication* privant d'humidité les corps, durcissant leurs parties, est l'un des plus grands obstacles aux décompositions. Elle varie selon la nature des substances.

Pour les racines qui se conservent mieux que les feuilles ou les fleurs ou les fruits, parce qu'elles sont plus ligneuses, on doit d'abord les brosser dans l'eau pour enlever la terre, et même un peu de substance muqueuse qui moisirait facilement à leur surface. On coupe ensuite les plus grosses ; on fend celles dont le centre est très-massif; on ratisse celles qui ont l'écorce épaisse (excepté les racines aromatiques, comme celles des ombellifères, dont l'odeur réside sur-tout dans l'épiderme); on les étend sur des clisses d'osier, et on les fait sécher ou dans l'étuve jusqu'à 40°, ou dans un four à demi refroidi. L'on doit les agiter afin de changer les surfaces. Pour les racines les plus épaisses et les plus succulentes, comme la rhubarbe, la bryone, la pivoine, le nénuphar, on les incise par tranches qu'on enfile dans une ficelle et qu'on fait sécher en chapelets à une chaleur de 25 ou 30°. On détache de même les squammes de l'oignon de scille, et on les sèche, étant enfilées, autour d'un tuyau d'un poële, ou dans une étuve bien chaude. Elles sont très-disposées à se ramollir. Baumé conseille de laver la rhubarbe et de la faire dégorger d'une partie de son principe muqueux dans l'eau, avant de la sécher; sans cette précaution, elle noircit, et se ramollit lorsqu'on la pile.

On sèche les pommes-de-terre, après leur cuisson dans l'eau et les avoir coupées par tranches, pour en former une sorte de sagou. Les bulbes des orchis bouillis dans l'eau se sèchent au four, pour faire le salep.

Rien de plus facile à dessécher que les bois ; mais leur aubier est sujet à devenir la pâture des insectes. Buffon a conseillé, pour durcir les bois de construction, d'écorcer les arbres un an avant que de les abattre; car pendant ce tems l'aubier se durcit et devient aussi compacte que le cœur.

On a recommandé d'imbiber les bois de marine d'une solution d'arsenic pour empêcher les vers marins de s'y mettre. Les bois flottés ou macérés dans l'eau y perdent du principe extractif et cette sève sucrée que recherchent les larves des insectes ; ils sont moins attaquables et plus durs. Le lessivage fait de même, sur-tout dans une solution d'alun, où ils deviennent aussi moins combustibles.

En desséchant les écorces d'arbres, on devrait avoir soin

d'enlever, ou râcler l'épiderme, qui est plus ou moins rugueux et inerte. Pour les dessécher, la chaleur de l'air, en tems sec, suffit d'ordinaire. On remarque dans les écorces des jeunes branches, plus d'acide gallique, et dans les plus grosses, davantage de tannin. On préfère les plus fines dans les quinquinas, et dans celles du chêne pour le tannage.

Pour les écorces des fruits, celles de grenades (ou *malicorium*), d'oranges et de citrons doivent être séparées de la plus grande partie de la matière fongueuse blanche de leur intérieur, et non humectées par le suc du fruit.

Les tiges, les feuilles et sommités des herbes recueillies par un tems sec, mondées des feuilles jaunies et pourries, séparées de la terre et de la poussière en les secouant, se placeront sur des claies d'osier couvertes de papier *brouillard*, s'exposeront à la chaleur du soleil ou d'une étuve, en lieu sec et aéré. Plus la dessication sera prompte, plus elle sera parfaite, moins elle donnera le tems de fermenter et moisir, sur-tout pour les plantes succulentes, comme les borraginées, les chicoracées, les malvacées. Il convient de les clairsemer sur les claies, car mises en tas, elles s'échauffent et noircissent, ou jaunissent. On doit les retourner souvent. Après la dessication, on les secoue dans un tamis large pour séparer les œufs d'insectes qui pourraient éclore dans les boîtes où l'on serre ces plantes. Les herbes aromatiques doivent aussi se sécher promptement à une chaleur modérée, car comme elles perdent de leur huile volatile, on doit hâter cette dessication; elles perdraient davantage en la prolongeant, et auraient une couleur moins vive, ce qui annonce toujours un commencement d'altération. Presque toutes les plantes, après avoir été très-desséchées et rendues fragiles, se ramollissent un peu ensuite, et reprennent plus d'odeur, comme le mélilot, le botrys, les roses rouges, la petite centaurée. Il est remarquable que la même quantité de plantes distillée donne souvent plus d'huile volatile après la dessication, que distillée à l'état frais. En plusieurs circonstances, la dessication produit une plus grande maturation ou élaboration dans les sucs végétaux, sur-tout dans les fruits. On ne doit pas dessécher les plantes crucifères, elles perdent toutes leurs propriétés antiscorbutiques, qui sont trop volatiles. La dessication au bain marie, proposée par quelques auteurs, fait subir aux plantes une demi-coction par la réaction de la chaleur humide sur leur tissu, car l'évaporation est moins prompte en vaisseaux clos.

On doit dessécher les fleurs avec beaucoup de rapidité. On monde du calice et des onglets, les pétales des œillets, etc.

Lorsque les fleurs sont trop petites, on laisse le calice et même les sommités fleuries entières, comme chez la plupart des labiées. Plus les plantes sont succulentes, plus elles perdent (1). Les corymbifères à semences aigrettées, comme le tussilage, le pied-de-chat, doivent être plus desséchées que d'autres, avant leur entier épanouissement, parce qu'un peu d'humidité restante suffit pour développer les aigrettes, qui forment alors un coton nuisible dans les infusions, et y laissent de petites paillettes irritantes sur la gorge. Les fleurs inodores, ou d'odeur faible, peuvent subir 20 à 30 degrés pour leur dessication prompte. On ne peut pas dessécher les pétales succulens des liliacées, des narcisses, des iridées, etc. Leur odeur est très-fugace; leur parenchyme mucilagineux se pourrit et noircit. Les parfumeurs se contentent d'enlever l'arôme des tubéreuses, des lis, par l'huile de ben. Plusieurs sommités fleuries, de petite centaurée, de muguet, d'absinthe, de mélilot, de scordium, etc., se lient en petits paquets (manipules), et se suspendent en guirlandes pour être séchées, ou bien on les place dans des cornets de papier, au soleil, pour qu'il ne les décolore pas. La couleur des pétales de roses rouges se conserve par une prompte dessication avec chaleur; on sépare, en criblant, les anthères ou sommets jaunes des étamines. Les roses de Provins acquièrent plus d'odeur par la dessication,

---

(1) Voici un tableau de la déperdition d'eau que font plusieurs plantes usitées : ce qui nécessite diverses proportions dans leur emploi à l'état de sècheresse ou de fraîcheur.

Les fleurs des borraginées (buglosse, pulmonaire, bourrache), de muguet, de violettes, de millepertuis, de coquelicot, rossolis, perdent $\frac{14}{16}$ en poids environ. Les fleurs de nénuphar encore plus. Les fleurs de souci, de genêt, de romarin, de sauge, et de presque toutes les labiées, même les sommités de scordium, celles aussi d'absinthe perdent 13 ou 12 $\frac{1}{2}$ sur 16 parties. Les roses et œillets rouges, les feuilles de bugle, les sommités d'origan, celles de matricaire, de camomille, d'arnica, de pied-de-chat, et autres corymbifères, perdent 12 ou 11 $\frac{1}{2}$ sur 16. Il en est de même des fleurs malvacées. La racine d'aunée perd presque autant. L'euphraise, le caille-lait jaune, le mélilot, et plusieurs papilionacées en herbes, la sanicle, la fleur de tilleul, perdent 10 ou 11 sur 16. La pervenche, les sommités de petite centaurée, le bédéguar du cynorhodon, enfin toutes les tiges herbacées qui ne sont pas ligneuses, perdent de 9 à 10 sur 16. Les racines de saxifrage et de plusieurs plantes de moyenne grosseur, perdent 9, ou un peu plus de moitié; et même la rhubarbe perd les $\frac{3}{5}$, ainsi que les racines succulentes de bryone, d'arum, etc. Les écorces, les bois, sur-tout ceux qui sont résineux, perdent environ moitié, plus ou moins.

ainsi que les œillets rouges; une grande partie de l'odeur réside dans le calice des labiées.

Après quelque tems, les fleurs de violettes, de buglosse, de bourrache sèches jaunissent et se décolorent entièrement, surtout si on les place dans des bocaux de verre où pénètre la lumière. Leur corps muqueux se décompose; elles perdent leur vertu. En les plongeant un instant dans l'eau bouillante, et l s exprimant légèrement avant leur dessication à l'étuve, leur couleur bleue reste sans s'altérer. Mais ce moyen, très-bon pour la couleur, enlève à ces fleurs la propriété adoucissante et mucilagineuse qu'on y recherche, et nous adoptons le sentiment de Baumé, qui rejette cette pratique, quoique suivie par d'habiles pharmaciens.

Il est facile de sécher les semences des céréales ou frumentacées, à l'étuve, comme le blé séché au four, selon Duhamel et Tillet. Les légumes farineux peuvent l'être de même, hors de leurs gousses; tels sont les haricots, les pois. On sèche les châtaignes ou marrons à la fumée, sur des claies, au-dessus du feu; ils *suent* ou expriment leur eau.

Les graines huileuses ou émulsives ne doivent pas être séchées à la chaleur, mais à l'air seulement, et même elles sont sujettes à rancir bientôt. C'est ainsi que les graines des crucifères perdent promptement leur faculté germinative. Elles ne la conservent que lorsqu'on les tient dans du sablon humide, hors du contact de l'air et d'une température un peu élevée. Les amandes douces, les pistaches se conservent plus longtems sans rancir dedans que dehors de leurs coques, et cela est général pour toutes les semences renfermées dans leurs capsules ou enveloppes naturelles. Ainsi les noix, noisettes ne doivent se sécher qu'au grenier ou sur des planches, à l'air frais. Les semences cornées, quoique très-desséchées, conservent longtems leur faculté germinative, laquelle est toujours un signe de non altération. Les semences des ombellifères, quoique huileuses (mais d'une huile volatile), se dessèchent bien à l'air.

On conserve sur la paille les fruits qu'il faut cueillir avant leur parfaite maturité pour qu'ils se gardent. Ils mûrissent dans le fruitier, qui doit être en lieu frais (à 5° ou 10° au plus), sec et ombragé. Dans cette maturation spontanée, il se dégage de l'acide carbonique. Les citrons et les oranges mûrissent ainsi sans altération, quoique cueillis encore verts. On doit préserver les fruits de se toucher, pour éviter qu'ils se pourrissent en se communiquant leur humidité. Les fruits meurtris se gâtent.

On sèche au four à 36°. les cerises, les prunes de Sainte-Catherine pour pruneaux, et celles de damas noir pour les pruneaux laxatifs. Les figues, les dattes, les jujubes, les sébestes, les myrobolans, etc., se dessèchent au soleil, sur des claies, dans les pays chauds. On fait des raisins secs à Damas, à Corinthe, et des raisins *passes* en Espagne, en Calabre, en Provence, en trempant les grappes dans une lessive alcaline chaude de cendres ou de soude barille à 12 ou 15° de l'aréomètre, et en les desséchant ensuite au soleil. Ils perdent les deux tiers en poids, et se couvrent d'une exsudation blanche, sucrée. (Nous parlons plus loin des autres conservations de fruits.)

L'on emploie aussi la dessication au four ou à l'étuve pour les chairs de vipère, de scinc, pour les cantharides, les cloportes, la cochenille, etc. Mais si les larves des insectes y éclosent, il faut leur faire subir une chaleur de 40°, qui les tue. On doit renouveler souvent les matières animales, à cause de leur tendance continuelle à la putréfaction. Les substances odorantes se conservent mieux, comme le castoréum, le musc.

Dans les solitudes de l'Amérique, on conserve longtems de la chair bonne à manger, en la découpant en petits filets, la faisant promptement sécher au soleil et l'exposant à une forte fumée avec la chaleur du bois vert brûlant. Cette pratique se nomme *boucaner la viande*. L'on fait subir également une dessication par l'infumation, aux harengs saurs, au stock-fisch et à d'autres poissons. Dans cette opération, une partie du suc et de la graisse des chairs s'écoule, se dissipe; étant plus sèches, elles se gardent plus longuement. D'ailleurs une portion de l'acide pyroligneux (acétique) de la fumée se fixant avec de l'huile empyreumatique à la surface de ces chairs, les enduit, les pénètre, et concourt à empêcher leur putréfaction.

2°. *De la concrescibilité par la chaleur, et celle par le froid.*

Le procédé qu'a publié M. Appert, et qu'il pratique avec tant de succès sur tous les légumes, sur beaucoup de fruits pour les conserver très-longtems à l'*état frais*, consiste dans la concrescibilité par la chaleur de la pellicule ou de l'enveloppe de ces corps (1). Par ce moyen, la partie glutineuse et fer-

(1) *Le Livre des ménages, ou l'Art de conserver, pendant plusieurs*

mentescible de cette enveloppe demeure inactive, sur-tout étant hors du contact de l'air, et empêche que l'intérieur du fruit ou du légume qui se cuit aussi, ne se détériore. On prend pour cet objet une bouteille à large ouverture, un fort bocal en verre; on y introduit ou de la chair cuite aux trois quarts, ou des légumes blanchis, ou des petits pois, ou des fruits non cuits, jusqu'aux trois quarts du vase; on ferme très-hermétiquement avec du liège bien luté par un lut de chaux et de fromage mou, et assujetti fortement avec du fil de fer. De l'exactitude de l'obturation, dépend le succès de l'opération. Ensuite on soumet graduellement à la chaleur de l'eau bouillante ces bocaux enveloppés d'un sac de toile forte, pendant plus ou moins de tems, selon la dureté ou l'épaisseur des légumes ou fruits, et jusqu'à ce qu'ils soient présumés cuits dans leur eau de végétation. Les pêches, les abricots, les fruits à pepins se conservent par le même procédé à l'état de condit, qui développe leur principe sucré comme par la maturation.

On connaît encore la méthode de faire *blanchir* les légumes verts, c'est-à-dire, de les plonger quelque tems dans l'eau froide, et ensuite dans l'eau bouillante pendant six à huit secondes au plus; on les met égoutter et sécher à l'étuve (à 35° environ), ou on les tient dans de la saumure. Les petits pois, après avoir été blanchis, se trempent dans une eau bien sucrée, et se dessèchent. Le sucre fait un vernis léger à leur surface.

Dans tous les pays froids et en Sibérie, l'on conserve plusieurs années de la chair ou du poisson sans la moindre putréfaction, en faisant bien geler cette substances et la tenant en fosse dans de la paille; mais il faut s'en servir aussitôt qu'on la fait dégeler. On sait qu'on a trouvé en Sibérie une tête et un pied de rhinocéros avec leurs chairs, conservés sous la glace depuis, peut-être, des milliers d'années. Les glacières peuvent servir aussi de lieu de conservation pour les matières animales.

---

années, les substances animales et végétales, par Appert. Paris 1810, in-8°. La chair, le bouillon, les sucs, coulis, etc., se conservent de même, après une demi-cuisson préalable, lorsqu'on les met en bocaux, et qu'on les soumet à la chaleur au bain marie.

3°. *Des condimens, ou salins, ou acides, ou huileux.*

Les *condimens salins* sont ou le sucre et le miel, ou le sel marin et la saumure, ou le nitre, ou l'alun, ou le sublimé corrosif; mais ces deux derniers ne servent point pour des matières destinées à être mangées.

Tous les condits, comme les fruits glacés, les confitures sèches, les pâtes, les dragées, les marmelades et gelées de fruits, les conserves et les sirops (objets décrits en leur lieu), ont pour but d'imprégner les matières végétales ou leurs sucs, de sucre qui par lui-même ne se corrompt pas, qui s'empare de leur eau de végétation, ou forme un vernis capable de les défendre de l'air. C'est ainsi qu'on envoie l'ananas d'Amérique, que l'on confit dans du sucre cuit à la grande plume, des tiges d'angélique, des écorces d'oranges, etc. Les confitures liquides demandent moins de cuisson. Plusieurs conserves se font sans feu et avec du sucre en poudre. Il en est de même de quelques sirops dont on craint d'altérer l'odeur ou les couleurs, celui de violette, par exemple. On *blanchit* les fruits, les tiges, avant de les confire, excepté lorsque l'odeur en est très-fugace. Un ramollissement préliminaire est utile pour les substances solides.

On n'emploie guère que pour la conservation des chairs, le muriate de soude. En s'imbibant dans elles, il s'empare de leur suc et découle en saumure; le tissu charnu se resserre et se dessèche. Retirées de la saumure, on doit ajouter une surabondance de sel. Les chairs désossées se conservent mieux, comme M. Parmentier a conseillé de le faire pour les approvisionnemens de la marine. A Hambourg, le bœuf se soumet à la presse pour être plus sec et mieux pénétré de sel. On le *fume* aussi, comme on fait pour le porc et les chairs grasses. Les poissons salés se préparent à-peu-près de même après avoir ôté leurs intestins. Dans l'Inde, on joint des aromates aux salaisons. Lorsqu'on ajoute du nitre au sel, la chair acquiert une rougeur vive dans sa cuisson. Le *garum* des anciens était une saumure découlée de poissons délicats et aromatisée. On l'employait en coulis dans l'art culinaire. Le caviar d'œufs d'esturgeons se conserve aussi par le sel.

Des haricots, des artichauts, préalablement *blanchis*, se conservent dans la saumure; il faut éviter, pour toutes ces substances, le contact de l'air. Les olives picholines se mettent ainsi macérer dans de l'eau salée.

Des objets d'histoire naturelle, comme les animaux entiers,

les fruits succulens, peuvent se garder dans de l'eau chargée d'alun : il faut avoir soin de la renouveler ; car dans la première macération, la substance, en s'imbibant d'alun, se resserrant sur elle-même, a perdu de son suc propre qui a coloré la solution de ce sel.

M. Chaussier a proposé de le remplacer par une solution assez chargée d'oximuriate de mercure (environ 1 gros par pinte d'eau); ce moyen garantit bien les chairs et concrète leur albumine; elles deviennent blanches, imputrescibles même à l'air, lorsqu'elles ont été bien imprégnées.

Les *condimens acides* s'emparent également de l'eau du végétal. Les cornichons se préparent en choisissant d'abord les plus verts et encore petits; en coupant légèrement leurs extrémités, en les macérant quelques heures dans de l'eau fraîche et les frottant. Etant égouttés, on verse dessus du vinaigre bouillant. Après le refroidissement, on ferme le vase. Trois jours après, on prend le même vinaigre, ou d'autre qu'on fait bouillir et qu'on verse sur ces mêmes cornichons; ce qu'on répète une troisième fois ou plus, pour concentrer toujours l'acide et priver d'humidité ces fruits (1). Les petits oignons, l'estragon, le piment, l'ail et le sel, servent pour rendre leur saveur plus agréable ou aromatique. Les jeunes épis du maïs, les fruits de la capucine, les cerises, les boutons à fleurs du câprier, du genêt, etc., se conservent de la même manière. La *sauer-kraut* se fait avec des choux découpés menu, soumis, avec du sel par couches, à une fermentation acide spontanée, et dont l'acidité (acétique) les conserve. On y ajoute ensuite quelques aromates, comme des baies de genièvre. Lorsqu'on lave ces choux fermentés, pour les manger, il s'en dégage beaucoup d'hydrogène sulfuré.

Les *condimens gras* servent pour priver les corps de tout contact de l'air. Dans l'Archipel, on conserve ainsi sous le beurre des cailles crues prises au tems de leur passage. Le thon, le saumon, se conservent sous l'huile d'olives. On a soin de bien luter avec du plâtre les jointures des vases, car l'huile se rancirait par l'air. Les foies de volaille se conservent sous la graisse. Les truffes perdent, au bout de quelque tems, une partie de leur eau de végétation sous l'huile d'olives. Les odeurs très-fugaces, de jasmin, de tubéreuse, des liliacées, se retiennent mieux par les huiles fixes que par tout autre excipient.

---

(1) On doit éviter, pour cette opération, les vases de cuivre, ou ceux vernissés par le plomb.

4°. *Conservation par les spiritueux.*

Avant de confire dans de l'eau-de-vie les prunes, les abricots, les cerises, les pêches, fruits qu'on doit prendre avant leur maturité parfaite, il faut les faire macérer pendant quelques heures dans une eau un peu alumineuse ou séléniteuse (sulfate de chaux) qui les raffermit et ôte la mucosité de leur épiderme. On ajoute 5 parties de sucre sur 32 d'eau-de-vie. Celle-ci s'affaiblissant par le suc des fruits, il convient de la prendre au moins à 22°.

Les animaux et même les fruits qu'on veut longtems garder comme curiosité naturelle, doivent être dégorgés d'abord dans une eau plus fortement alumineuse, et plongés ensuite dans de l'alcool à 28° au moins ; lorsqu'il s'est affaibli et coloré, il faut le changer.

5°. *Conservation par oxidation.*

La solution d'oximuriate de mercure produit une sorte d'oxidation dans les substances animales qu'elle pénètre. On a conseillé, de même, de macérer la chair dans de l'eau imprégnée d'acide oximuriatique. La surface de ces chairs blanchit, mais leur odeur putride disparaît sur-le-champ. Au reste, ce moyen convient peu pour celles qu'on destine à être mangées ; cet acide détruit les couleurs fugaces. La vapeur du soufre brûlant ou l'acide sulfureux est encore très-usitée en beaucoup de circonstances, quoiqu'elle ronge aussi les couleurs. Mais lorsque la surface des corps végétaux s'est durcie en se combinant à l'oxigène, elle ne s'altère presque plus. On *mute* les vins ou le moût par la combustion d'une mèche de soufre dans les tonneaux. Le vin est rendu *muet*, ou ne tourne point à l'acide, parce que son gluten fermentescible est précipité par l'oxidation du soufre. De même en soumettant à la chaleur du bain marie les sucs de groseilles ou de berbéris, on oxide leur gluten, et ils ne tendent plus à fermenter.

6°. *Du tannage, de l'embaumement, et des aromates.*

C'est principalement pour la conservation des animaux que s'emploient ces moyens. On tanne les cuirs en ramollissant d'abord dans l'eau, les peaux fraîches, en les dégraissant et débourrant par une lessive de chaux ou d'alcali, et en les plongeant dans une solution de tannin ou dans la poudre du tan qui se combine à la gélatine et à l'albumine de ces peaux, et les rend imputrescibles. (*Voyez* les *Mém. de Seguin*, Ann. Chim., tom. XX, p. 18, sq. et la méthode de *Macbride*.) Dans la mégisserie du chamois, du buffle pour gants, culottes, etc., on enlève seulement la gélatine par une longue macération de la peau dans l'eau, après l'avoir passée et débourrée à la chaux. Ensuite l'eau, avec de l'acide sulfurique (2 ou 4 millièmes), rend cette peau, qu'on y macère, imputrescible. Passée à la chaux seulement, raclée et desséchée ensuite, la peau fait le parchemin. Si l'on imprègne de suif des peaux épaisses et mégissées, c'est l'hongroierie qui les rend souples et tenaces. Les cuirs trop peu tannés se ramollissent à l'eau; trop tannés et desséchés, ils se détruisent et sont *brûlés*. On rend le cuir imperméable à l'eau en l'imprégnant de suif, et l'on corroie avec des huiles les cuirs à demi tannés.

L'*embaumement* conserve les cadavres par trois moyens; ou par un tannage, ou par des résines et des aromates, ou par des sels et des substances propres à éloigner les insectes.

Les anciens Égyptiens embaumaient leurs morts par des procédés analogues, selon Hérodote (1). Le cadavre, vidé et lavé avec du vin de palmier, était farci de poudres aromatiques et de myrrhe (point d'encens), et macéré pendant 70 jours dans une solution de natron (soude carbonatée.) Ensuite on le lavait, on l'enveloppait de bandelettes de toile de lin, imprégnées de résine. Une méthode moins dispendieuse consistait à injecter dans les intestins la *cédria*, huile empyreumatique du cèdre, qui dissolvait les intestins pendant les 70 jours de la macération du cadavre dans le natron. L'on faisait sortir alors la cédria du ventre. Il est nécessaire de réduire en savon les parties du corps susceptibles de le devenir par macération dans les alcalis. Elles forment avec eux une sorte d'adipocire qui se conserve bien.

La poudre pour embaumer Louis XIV s'est faite avec tan 26 parties, aloës, myrrhe, asphalte, ā̃a 1 partie ; racines de souchet, d'iris de Florence, de valériane, d'aristoloche ronde, de gentiane, d'angélique, d'impératoire, de gingembre, ā̃a 4 parties ; ladanum, poivre noir, petit cardamome, feuilles de scordium, d'absinthe, de thym, de marrube blanc, d'hyssope, ā̃a 3 parties. Le corps, bien épongé, vidé, lavé avec l'alcool et étuvé d'huile de lavande, a été oint ensuite de baume du Pérou. Puis on l'a saupoudré à l'extérieur d'une poudre faite de benjoin, storax, encens, myrrhe, aloës, ladanum, asphalte, sandaraque, tacamahaca, iris de Florence, bois d'aloës, ā̃a 2 parties; d'écorces d'oranges, de sommités de marjolaine, thym, romarin, lavande, pouliot, ā̃a 1 partie; girofle et cassia lignea, ā̃a ½ partie. Enveloppé enfin d'une toile cirée, le corps a été enfermé dans un cercueil de plomb. Mais tout cela peut être beaucoup simplifié,

_____

(1) *Histor. Euterpe*, lib. 2,

et réduit au tannage avec l'action des alcalis, comme l'a remarqué Rouelle. (*Voyez* son Mém. sur les momies, dans ceux de l'*Acad. des scienc.*)

Pour conserver les animaux qu'on *empaille*, on se sert du savon arsenical de Bécœur. Il se prépare avec savon et oxide blanc d'arsenic, a~a 32 parties; souscarbonate de potasse (sel de tartre), 12 parties ; camphre, 5 parties ; chaux vive, 4 parties. On fond au feu le savon avec un peu d'eau; on y ajoute l'alcali et la chaux, ensuite l'arsenic en poudre; enfin le camphre, divisé par l'alcool, s'y mêle dans un mortier, et à froid. Ce savon s'applique, délayé en bouillie, avec un pinceau; il écarte tous les insectes. On a conseillé encore la vapeur du soufre, mais elle décolore et détruit les matières animales; l'huile volatile de térébenthine et celle de cajéput, éloignent aussi les insectes destructeurs et la putréfaction. Plusieurs résines ne conservent qu'en formant un vernis qui défend les corps de l'action de l'air. Les momies du commerce sont des cadavres imprégnés d'asphalte et desséchés au four. On s'en sert comme d'appât pour prendre les poissons.

7°. *De la momification naturelle hors du contact de l'air.*

Les œufs bien couverts de cire, ou de vernis, ou de plâtre durci, se conservent sains pendant plusieurs années. On sait que des hommes, surpris dans les déserts de la Lybie, par des vents chargés d'un sablon sec et fin, ont été trouvés desséchés et conservés en momies naturelles. Les plantes grasses ou succulentes qu'on ne peut mettre dans les herbiers, se dessèchent de même dans le sablon pur, sec, et avec la chaleur. Elles peuvent encore retenir leurs formes naturelles par ce moyen. Les cadavres enfouis sous terre, sans air, dans un sol crayeux et absorbant, s'y dessèchent en matière blanche, savoneuse (adipocire avec ammoniaque.) Telles sont souvent les *reliques* des corps saints. On a trouvé de ces cadavres à Toulouse et dans les catacombes de Rome.

Plusieurs graines stratifiées dans un sablon frais et humide, y conservent pendant longtems leur faculté végétative. On fait ainsi passer la zône torride, sans altération, aux semences et aux fruits les plus délicats.

La chair peut se conserver fraîche pendant longtems dans la poussière de charbon; il suffit de la laver ensuite dans de l'eau acidulée. Les raisins les plus beaux, cueillis sans être froissés, peuvent se garder dans des caisses bien closes et sans contact de l'air, dans un lieu frais et sec, ou bien on les plonge dans

I.

une bouillie faite de cendres et d'eau. Etant bien enduits, on les recouvre de cendres sèches, et on les place dans des boîtes en lieu frais. Pour les manger très-frais, après plusieurs mois de conservation, on les lave dans de l'eau. Les graines, les fruits se peuvent très-bien conserver sous le miel, qui empêche le contact de l'air, et ces végétaux peuvent ensuite germer ou se développer sans altération.

LIVRE QUATRIÈME.

De la Mixtion des Médicamens, et de la Prescription.

La mixtion ne s'opère que sur des médicamens déja préparés, conservés ou choisis, ainsi que nous venons de l'indiquer. On distingue les médicamens en *simples* et en *composés*, et ceux-ci en *composés galéniques* ou *chimiques*; enfin, en *internes* ou *externes*, et sur-tout en *magistraux* et en *officinaux*.

Les médicamens simples, comme un infusum ou décoctum d'une plante, ou sa poudre, un suc non mêlé, un extrait, une conserve, un sirop, sont de ce genre. Les teintures vineuse ou alcoolique, ou acéteuse, d'une seule substance, ne sont pas simples à cause de l'excipient, qui agit aussi comme médicament.

On peut dire que peu ou point de médicamens sont réellement simples (si ce n'est le soufre, la limaille de fer, etc., ou d'autres corps indécomposés); car les plantes sont des corps très-composés par la nature. Aussi les mélanges de médicamens dans les électuaires, les onguens, sont fort compliqués.

On ne peut établir aucune démarcation entre les composés galéniques et chimiques, parce qu'il ne s'opère pas une simple mixtion entre la plupart des médicamens qu'on unit; mais d'ordinaire ils réagissent les uns contre les autres, et forment des mixtes dont les propriétés sont fort différentes de celles de chacune des substances prises séparément. Prenons pour exemple la thériaque la plus compliquée d'Andromaque (1), composition très-galénique. D'abord le sulfate de fer desséché et la terre sigillée ferrugineuse se portant sur l'acide gallique et sur le tannin de plusieurs plantes astringentes, sont précipités en noir dans cet électuaire. Cet acide et ce tannin se combinent en partie aux matières animales. Les résines, gommes-résines et sucs astringens tendent à s'agglomérer en grumeaux; les principes muqueux délayés avec le miel et le vin, et en contact avec la chair de vipère, le castoréum et autres corps fermentescibles, dégagent de l'acide carbonique, et boursouflent la composition; les huiles essentielles et les arômes des diverses substances se combinent, se neutralisent, ou au contraire s'exaltent en fermentant de plusieurs manières différentes et inconnues; de là vient le changement dans l'odeur et la saveur du composé, après quelque tems. Les parties ligneuses s'imprègnent des substances humides, huileuses, résineuses; et réciproquement toutes s'unissent ou se combattent, selon leurs attractions électives simples ou composées. De là vient que la thériaque prise dans les premiers jours de sa composition, est très-variable dans son action; elle perd de sa qualité somnifère en vieillissant, parce que l'opium s'y décompose par suite de la fermentation. Enfin lorsque celle-ci s'est bien établie, une portion des huiles essentielles s'exhale avec de l'acide carbonique, il se forme un peu d'alcool par la fermentation du miel et du vin d'Espagne, qui donne alors une qualité plus échauffante; mais ensuite la fermentation s'appaise, passe à l'acidité, et la plupart des matières oxidées perdent de leurs propriétés. C'est alors de la thériaque vieille qui agit plus doucement dans l'économie animale, car tous ses principes s'étant combinés et simplifiés, les affinités qui tendaient en divers sens se réunissent en un seul, et donnent à la composition une action uniforme et régulière. On en peut dire autant du mithridate, de l'orviétan et de tant d'autres électuaires, confections, antidotes, opiats, etc.

Quoiqu'il soit facile de blâmer ces indigestes compositions, il est certain qu'il s'y développe souvent, ou par la fermentation, ou par la réaction de leurs divers principes, des propriétés nouvelles et bien constatées dans la pratique médicale, comme

---

(1) Ce médecin de Néron imagina cette composition célèbre, d'après l'électuaire de Mithridate, publié en vers, par le médecin Damocrates, lorsque ce fameux roi de Pont eût été vaincu par Pompée. L'objet de ces deux compositions si compliquées, était de résister aux poisons stupéfians, aux venins coagulans, par le moyen d'un grand nombre d'aromates échauffans, mais tempérés par l'opium.

il arrive aussi à plusieurs autres d'être détruites ou changées. Le pharmacien seul est en état d'apprécier ces modifications, que l'art chimique n'est pas toujours parvenu à connaître, et qui ont pourtant une influence incontestable sur le corps humain.

L'art de la mixtion consiste donc à savoir tantôt exalter ou adoucir certaines propriétés, à en détruire d'anciennes ou en former de nouvelles, à réunir des qualités divergentes ou à faire diverger celles qui convergent; à éliminer les parties nuisibles, à bien observer les objets qui se conviennent ou qui répugnent entre eux; assimiler les principes dissemblables, ou séparer les analogues; à connaître dans quel ordre et en quelles conditions les différens ingrédiens se combinent; à quels inconvéniens il faut parer dans telle opération, etc. Par exemple, les corps huileux et résineux ne s'unissant point aux liquides aqueux, il faut savoir en quelle circonstance un intermède alcalin, ou le sucre, ou la gomme, ou le jaune d'œuf, etc., conviennent pour en faire la liaison; en quelle quantité se font les saturations salines; en quel cas il survient des effervescences, des coagulations, des précipitations ou séparations, des résolutions et dissolutions, etc.; enfin quel procédé convient le mieux à chaque espèce de corps. L'art consiste véritablement en ces objets, mais il faut avouer qu'il n'est pas aussi avancé qu'il pourrait l'être. Il ne suffit point des attractions chimiques connues, il en est d'autres, encore peu observées, comme celle des corps gras pour les oxides métalliques, des résines pour certaines substances ligneuses où elles se fixent, de plusieurs fécules pour l'extractif, des poudres pour s'imbiber d'arômes. D'autres effets sont également inexpliqués. Ainsi les alcalis dissolvent les mucilages et gelées, les acides diminuent dans les matières sucrées la faculté de cristalliser, rendent solubles plusieurs sels; l'ammoniaque exalte les odeurs et les saveurs animales; les principes âcres et narcotiques des végétaux se détruisent par les acides, s'augmentent par les alcalis; la coction ou la chaleur accroît la matière sucrée de plusieurs fruits et semences, change la fécule en matière muqueuse, etc. On ignore comment la scrophulaire corrige le senné, comment le muriate d'ammoniaque ou les alcalis développent les propriétés du quinquina, comment le curcuma aiguise l'activité du soufre dans le corps humain, la potasse tempère les propriétés des purgatifs, et comment les aromates corrigent la qualité stupéfiante de l'opium, comment certains principes des végétaux sont neutralisés et dénaturés par d'autres contraires. Un exemple remarquable est celui d'une empoisonneuse qui, ayant mêlé deux poisons végétaux différens, croyant ajouter à leur force, ne fit qu'une composition qui excitait l'appétit. De même le sublimé corrosif et le virus syphilitique perdent, en se mêlant, leur activité délétère. Mais au contraire, des corps assez inactifs prennent souvent, en s'unissant, des facultés très-violentes, et l'on en connaît nombre d'exemples en chimie.

Toutes ces connaissances, très-nécessaires au médecin qui formule, le sont plus encore au pharmacien qui opère, et qui est plus que tout autre, capable de rectifier les recettes ou défectueuses ou indigestes. Depuis que les sciences physiques se sont éclairées, une multitude de remèdes ont été réformés ou très-simplifiés. Mais ces suppressions indispensables pour beaucoup de compositions, ont été souvent portées à l'extrême. Plus on ignorait quel pouvait être l'effet des substances, plus on en rejetait. Il est certain cependant que les compositions ne produisent pas les mêmes résultats avant qu'après ces réformations arbitraires et hasardées, soit que les proportions des autres médicamens augmentent trop ou agissent trop à nu, soit que tel remède qui semble inutile serve de correctif ou opère d'une manière inconnue dans le composé. Les anciens qui rédigèrent ces formules si compliquées, cachaient souvent leur ignorance sous un vain étalage de médicamens ; mais lorsque l'expérience a prononcé, lorsqu'une raison éclairée a montré ce qu'il fallait retrancher ou conserver, une simplification ultérieure ne peut qu'altérer la composition. Autant une polypharmacie fastueuse et ses prescriptions gothiques annoncent le charlatanisme et l'ignorance, autant l'affectation de simplifier décèle la médiocrité du génie et l'incapacité, qui méconnaissent les ressources qu'offre la nature. N'a-t-on pas vu une drogue négligée réussir où tant d'autres ont échoué ? Il y a peut-être telle modification dans telle espèce de végétal qui convient plus à un tempérament, à un état maladif, qu'à tous les autres. C'est l'empirisme qui d'abord a fait connaître les propriétés des médicamens. Si Hippocrate était né parmi nous, croit-on qu'il n'eût pas employé le quinquina dans les fièvres, et les bois sudorifiques dans les maladies vénériennes ? La découverte d'un nouveau monde et l'état actuel de la civilisation ont introduit parmi nous de nouvelles maladies, avec un autre genre de vie ; nous avons donc aussi besoin de nouveaux remèdes.

De l'art de formuler.

La division des compositions en *officinales* et en *magistrales* est l'une des mieux fondées. Les médicamens officinaux sont ceux qu'on peut garder un assez long espace de tems (un an ou plus), et qu'on prépare d'après des formules généralement approuvées ou adoptées dans les codex, les dispensaires, ou d'après des recettes dont on fait un secret pour s'en réserver un débit exclusif.

Les préparations magistrales sont celles qui, formées pour être employées au moment même, s'exécutent d'après les prescriptions du médecin, et ne peuvent pas se conserver au-delà d'un ou de quelques jours au plus sans qu'elles se détériorent.

On distingue ordinairement dans les formules, 1°. la base; 2°. l'auxiliaire ou adjuvant; 3°. le correctif; 4°. l'excipient; 5°. l'intermède; mais toutes ne renferment point ces cinq choses : telles sont les poudres, les extraits, les sels, les sirops, etc.

La *base* qu'on place en tête de chaque prescription n'est pas le médicament dont le poids ou la quantité dominent, mais celui dont les propriétés sont les plus essentielles. Il y a quelquefois plusieurs bases dans la même formule, ce qui complique le remède et le rend souvent moins commode à prendre : tels sont les électuaires, les opiats, etc.

On nomme *auxiliaire*, aussi le *stimulant*, parce qu'il donne plus d'activité à la base. C'est ainsi que des résines drastiques s'ajoutent à des purgatifs lents; que le camphre et les alcools augmentent l'activité des antiseptiques, qu'un peu d'opium accroît la vertu des sédatifs ou tempérans, qu'une huile essentielle imprime plus d'action aux aromates, etc.

Le *correctif* agit en sens contraire. Lorsqu'une base a trop d'activité, il convient de la modérer, comme nous le disons à l'article de l'Adoucissement (tom. I, pag. 254). On sait que les alcalis corrigent la violence des résines âcres en s'y combinant; les acides tempèrent la violence des purgatifs et celle de l'opium. Les mucilagineux, les gommes, les huiles grasses enveloppent les parties des corps trop irritans; les aromates masquent les odeurs fétides, les corps sucrés ôtent ou diminuent les saveurs amères ou déplaisantes.

L'*excipient* ou aqueux, ou huileux, ou spiritueux, ou acide, ou alcalin, etc., porte aussi le nom de *véhicule*, de *menstrue*, de *dissolvant*, etc., selon qu'il sert, soit à délayer, à suspendre, ou diviser, ou mélanger, ou agglutiner les parties d'un composé.

Enfin l'*intermède*, qui s'emploie pour lier ou unir des corps peu ou point miscibles, se confond quelquefois avec l'excipient ou le correctif, et s'en distingue en d'autres cas. Ainsi dans une potion avec le camphre, ou une résine, ou une huile, l'excipient peut être aqueux ; mais l'intermède est ou l'alcool, ou le jaune d'œuf, ou un mucilage, etc.

Exemple dans une potion purgative.

℞ Senné mondé. . . . . ℥ ij. } Bases.
Phosphate de soude . . . . ℥ iij. } Bases.
Jalap. . . . . ℈ j.   Adjuvant.
Suc d'un citron . . . . . .   Correctif.
Manne en larmes . . . . . ℥ ij. Correctif servant d'intermède.
Infusion de chicorée. . . . ℥ jv. Excipient.
Faites selon l'art.

En général les purgatifs perdent de leur qualité par une forte ébullition, et la chaleur fait grumeler les résines.

Précautions pour bien formuler.

On doit considérer ; lorsqu'on formule, tout ce qui peut altérer ou changer la nature de la composition ; quelles eaux l'on emploie pour menstrues, et s'il y existe des sels ou des sulfures capables de décomposer ou le tartrate de potasse antimonié, ou l'oximuriate ou le nitrate de mercure, etc. En mêlant deux sels différens (comme lorsqu'on en ajoute au petit-lait) il faut avoir égard à leurs affinités réciproques, pour qu'il n'arrive point de décompositions ou de précipitations imprévues ; ce qui survient sur-tout aux sels dont la base est une terre ou un oxide d'un métal blanc (consultez à cet égard les tables d'affinités). Il est important aussi d'examiner si l'on n'emploie pas des vases métalliques pour les acides, les alcalis, le soufre et les hydro-sulfures ; si l'on ne mêle point des substances terreuses avec des acides, ou des oxides avec des corps minéralisans, ou des sels métalliques avec des matières contenant du tannin, de l'acide gallique, etc.; dans les potions, si l'on doit mêler telle substance avant ou après telle autre. Dans les poudres composées, il convient de remarquer les pesanteurs spécifiques de chaque substance, les pesantes tombant au fond ; et quant à la pulvérisation, si l'on doit prendre la première ou la seconde portion qui est toujours plus dense, plus résineuse, ou plus ligneuse.

Dans les substances volatiles, si l'on doit les chauffer, à quel degré ? dans les décoctions, à quel état de concentration il se faut arrêter ? pour les extraits, s'ils doivent être préparés avec ou sans la fécule verte, s'il faut prendre l'herbe verte ou sèche ; avant ou après la floraison ; pour les sucs, s'ils doivent être clarifiés d'une manière plutôt que de l'autre ; si une conserve ou des tablettes doivent être préparées avec ou sans cuite du sucre ; si les sirops contiennent ou non un principe fermentescible et muqueux ; si un électuaire doit être employé récent ou ancien ; si dans les élixirs, comme celui de Mynsicht, l'acide n'a pas trop agi sur les matières végétales ; quant aux onguens et emplâtres, s'ils sont formés avec des corps gras et résineux seulement, ou avec des oxides métalliques réductibles, etc.

Il n'est pas hors de propos pour celui qui formule, de rechercher les substances dont l'odeur et la saveur causent le moins de répugnance, ou du moins les moyens de les corriger ; à moins que cette répugnance ne soit elle-même nécessaire, ou partie du remède, comme l'assa-fœtida, le castoréum pour les hystériques, etc.

De l'époque de quelques préparations.

Certaines compositions ne pouvant se faire qu'à des tems fixes dans l'année, nous croyons devoir les indiquer. Au mois de janvier, la froidure permet de concentrer les vinaigres ou autres acides, et liqueurs vineuses ou salines, auxquelles l'évaporation ôterait une partie de leurs principes. Le froid enlève aussi aux eaux distillées simples ou spiritueuses l'odeur de feu ou d'empyreume. Plusieurs opérations de chimie ne se font bien que dans le froid, comme l'acide oximuriatique concentré, etc. En février, on peut se procurer diverses racines, les fruits secs et pectoraux, qui sont apportés des pays méridionaux. La pulvérisation de plusieurs résines demande aussi une température basse comme dans ce mois. Mars permet de recueillir les premières fleurs, la violette, le tussilage, la primevère et les bourgeons de peuplier, pour commencer l'onguent de ce nom. En avril, on y ajoute la mandragore, et l'on récolte différentes herbes. Le mois de mai présente un grand nombre de plantes et de fleurs en pleine végétation, mais l'on doit s'abstenir de recueillir des racines récentes à cette époque. On fait alors toutes les préparations dans lesquelles entrent les antiscorbutiques, l'absinthe, la camomille, le romarin, le sureau, etc., comme l'emplâtre de ciguë, celui de bétoine, le diabotanum. Les cantharides et autres coléoptères s'amassent en ce tems. En juin, on

récolte sur-tout les roses et une multitude d'autres plantes et
fleurs; on distille les unes, on infuse les autres, ou dans l'alcool, ou dans des huiles fixes; on fait le baume tranquille, on
achève le *populéum*, on compose l'onguent *martiatum* et celui
de nicotiane; on continue l'eau des trois noix commencée en
avril. On peut, en juillet, tirer les huiles essentielles de plusieurs
fleurs de labiées et des semences d'ombellifères ou des sommités
des corymbifères. Les groseilles, les cerises, les framboises per-
mettent de préparer diverses confitures, vinaigres, sirops, conserves, comme aussi avec l'œillet, la mélisse, la fleur d'oranger, la menthe, etc. De même le cassis, la cerise noire; les
mûres, les noix vertes, plusieurs graines, vers le commencement d'août, se recueillent avec les fruits de cynorhodon, les
fleurs du grenadier; les concombres, melons et autres fruits
succulens mûrissent; les têtes de pavots s'amassent; les plantes
sont dans un état de maturité. Cet état augmente encore en
septembre, époque de la récolte de plusieurs fruits à noyau, les
pruneaux, les baies de l'alkékenge, du nerprun et sureau, les
fleurs de safran; on recueille alors plusieurs racines, la réglisse,
l'angélique, la fougère, ou les feuilles des capillaires. En oc-
tobre, on a le raisin et tous ses produits, les vins, les sirops, le
raisiné, les confitures, et aussi les fruits à pépin; on fait le
sirop de pommes, les sucs de coings, etc.; on tire les huiles
des amandes, olives, noix, palma christi, les fécules de pommes-
de-terre, de châtaignes; on amasse les baies de genièvre, la
coriandre, le sumac, le garou, le polypode, la garance, l'année,
la consoude et la cynoglosse, etc. En novembre, on prépare
l'agaric de chêne, on sèche plusieurs graines, on se procure
diverses racines bulbeuses. Enfin, décembre n'offrant rien pour
la végétation, le pharmacien emploie ce tems à plusieurs opérations de chimie, et met à profit la chaleur du foyer ou des
poëles pour diverses infusions, concentrations, etc.

DES ESPÈCES, ou MÉDICAMENS DÉSIGNÉS PAR
LEURS PROPRIÉTÉS.

On admet cinq racines apéritives majeures, l'âche, l'asperge,
le fenouil, le persil et le petit houx;

cinq racines apéritives mineures, celles du câprier,
du chardon-Roland, du chiendent, de l'arrête-
bœuf et de la garance;

On admet cinq capillaires, la perce-mousse, le capillaire du Canada, le cétérach, la sauve-vie ou *ruta-muraria*, et la scolopendre;

cinq plantes émollientes, le violier, la pariétaire, la mercuriale, la mauve, la guimauve, ou plutôt toutes les malvacées;

quatre fleurs cordiales, la bourrache, la buglosse, les violettes et les roses; mais il y en a de plus cordiales, comme l'œillet ou les fleurs labiées, celle d'orange, etc.;

quatre fleurs carminatives, la camomille, le mélilot, la matricaire et l'aneth;

quatre farines résolutives, celles d'orge, de fèves, d'orobes et de lupins. Au reste celles de seigle, de lentilles, et sur-tout celles de lin et de fenugrec, ne le sont pas moins;

quatre semences chaudes, l'anis, le cumin, le fenouil et le carvi;

quatre semences chaudes mineures, l'ammi, l'amomum, l'âche et la carotte; elles paraissent majeures comme les précédentes;

quatre semences froides majeures, de citrouille, de concombre, de courge, de melon, ou plutôt de toutes les cucurbitacées non purgatives;

quatre semences froides mineures, de chicorée, endive, laitue et pourpier;

quatre bois sudorifiques, le gayac, la squine, la salsepareille, le sassafras. On peut y ajouter le buis, le bois de Sainte-Lucie, etc.

cinq myrobolans, les bellerics, les chébules, les indiens, les emblics qui sont les plus purgatifs, et les citrins ou les plus astringens;

quatre eaux cordiales distillées, celles des 4 *fleurs cordiales*, mais celles de mélisse, de canelle, de citron, d'anis, de cerises noires, des labiées, etc., le sont bien plus;

quatre eaux dites pleurétiques, distillées, celles de chardon-bénit, de chardon-Marie, de scabieuse et de pissenlit, mais leur infusion est plus efficace;

quatre eaux dites catarrhales, celles de tussilage, de véronique, de scabieuse et de pissenlit;

trois huiles stomachiques, celles d'absinthe, de

coings, de mastic; mais celles de girofle, de
macis, de laurier, le sont bien plus;

On admet quatre onguens chauds, ceux d'Agrippa, d'al-
thœa, le martiatum, le nerval;

quatre onguens froids, le blanc (Rhasis) camphré,
le cérat de Galien, le populéum, le rosat;

cinq fragmens ou pierres précieuses (aujourd'hui
inusités), sont les grenats, l'hyacinthe, le saphir, la sardoine ou cornaline, et les émeraudes,
pierres inutiles en médecine.

Lorsqu'on prescrit ces médicamens, on les emploie d'ordinaire à parties égales.

Il faut connaître les *espèces* par leur composition, parce que
le médecin se contente souvent de les désigner par le titre. Elles
se préparent en mêlant les substances qui les composent, dans
des proportions déterminées. Il faut avoir soin de découper menu
sur-tout celles qui sont les plus denses ou les plus actives, afin
de les bien disséminer dans le mélange. Cependant, lorsqu'il y
a des substances divisées en poussière, elles tombent au fond,
et il est nécessaire de bien égaler le composé.

Espèces vulnéraires.

(Vulnéraire de Suisse, ou falltranck. De *fallen*, tomber, et *tranck*, boire.)

♃ Véronique.	
Millepertuis.	ãã 128 gramm. ℥ iv.
Fleurs de pied-de-chat. . .	
de pas-d'âne. . . .	
Sanicle	
Bugle.	
Pervenche.	
Lierre terrestre.	
Chardon bénit.	ãã 64 gramm. ℥ ij.
Scordium.	
Aigremoine.	
Bétoine.	
Millefeuille	
Scolopendre.	

Incisez et mêlez. On en prend en infusion théiforme, une
pincée pour une tasse d'eau chaude. On en fait usage dans
les chûtes, comme discussif, tonique, stomachique dans
plusieurs autres cas. C'est aussi un emménagogue.

Ces herbes se doivent recueillir dans le tems voisin de leur
floraison; on les sèche séparément. En faisant une teinture
de ces herbes dans l'alcool à 22°; on obtient un bon vulnéraire

en topique, et un discussif. Dans les gargarismes, il raffermit les gencives.

Espèces aromatiques.

Elles se composent de parties égales de sommités de romarin, thym, sauge, hyssope, lavande, origan, mélisse, serpolet, etc. On y ajoute des feuilles de laurier, des baies de genièvre ou autres aromates, si l'on veut.

Espèces apéritives.

℞. Racines de chiendent. . . .
     d'asperge. . . . . .
     de pissenlit. . . . . $\}$ ãã 16 gramm. ℨ jv.
     d'oseille . . . . . .
Réglisse ratissée. . . . . . .   8 gramm.   ℨ ij.
Nitrate de potasse. . . . . .   4 gramm.   ℨ j.
Pour 2 litres d'eau.

Espèces astringentes.

℞. Râpures de corne de cerf. .$\}$ ãã 16 gramm. ℨ jv.
     d'ivoire. . . . . . .
Riz lavé. . . . .   12 gramm.   ℨ iij.
Racines de tormentille . . .$\}$ ãã 4 gramm.   ℨ j.
     de bistorte . . . . .
Réglisse ratissée et coupée .   4 gramm.   ℨ j.

Les râpures de substances osseuses sont de peu d'utilité, quoiqu'elles puissent fournir de la gélatine ; mais la boisson qu'on en fait, est plus disposée à se gâter. Cette dose est pour deux litres ou deux pintes d'eau. Elle est utile dans les dysenteries. On y peut ajouter quelques gouttes d'acide sulfurique, ou d'eau de Rabel.

Espèces amères.

℞. Racines de gentiane . . . .   8 gramm.   ℨ ij.
Sommités de pet. centaurée.
     de chardon-bénit.$\}$
     de scordium . . . $\}$ ãã 8 gramm.   ℨ ij.
Zestes de citron. . . . . . .
Pour 2 litres d'eau.

Espèces antiscorbutiques.

℞. Racine de bardane. . . . .
     de patience . . . .$\}$ ãã 32 gramm. ℥ j.
     de raifort sauvage. . . . .

Feuilles récentes de beccabunga....
    d'herbe de ste.–Barbe.....
    de cochléaria.........} aᵃa 32 gramm. ℥ j.
    de cresson d'eau........
    de ményanthe........
Citron................N°. 1.

Pour deux litres de boisson. On doit toujours prendre les herbes fraîches, excepté la ményanthe, la bardane et la patience, qu'on peut prendre sèches ; alors on en diminue la dose de moitié.

Espèces émollientes.

R. Feuilles de bette ou poirée.   Feuilles de bouillon–blanc.
    mercuriale.   guimauve.
    violier.   branc-ursine.
    mauve.   pariétaire.
    seneçon.   part. égales.

On peut aussi employer toutes les malvacées, la semence de psyllium, de lin, de l'oignon de lis cuit sous la cendre. On en use en cataplasmes, dans les poudres, les décoctions émollientes, les boissons, etc.

Espèces sudorifiques.

R. Bois de gayac râpé............ 48 gramm. ℥ j. ß.
Racine de squine coupée par tranches..}
    de salsepareille coupée menu...} aᵃa 64 gramm. ℥ ij.
Bois de sassafras râpé........... 12 gramm. ℥ iij.
Réglisse de Provence, sèche....... 16 gramm. ℥ jv.
Pour 3 pintes d'eau à prendre en tisannes ou apozèmes.

Le carbonate de potasse, à la dose de deux grammes environ, rend ces boissons plus actives; il ne se doit pas mêler aux espèces, mais se mettre à part, au moment de la décoction.

Espèces antivénériennes.

R. Bois de gayac râpé......
Racine de salsepareille....} aᵃa 32 gramm. ℥ j.
    de squine......
Polypode de chêne...... 64 gramm. ℥ ij.
Senné mondé de la Palte.. 16 gramm. ℥ jv.
Rhubarbe concassée..... 8 gramm. ℥ ij.
Carbonate de potasse..... 2 gramm. ℥ ß.
Sulfure d'antimoine...... 128 gramm. ℥ jv.

Pour 4 litres d'eau.

Le sulfure d'antimoine et la potasse forment ensemble un peu de kermès minéral ; pour rendre ce médicament plus uniforme, il conviendrait de supprimer l'antimoine sulfuré et de mettre seulement $\frac{1}{2}$ grain ou 1 grain d'hydrosulfure rouge d'antimoine en place. La potasse agit aussi sur les substances soumises à la décoction, et n'est pas sans efficacité.

DES PRÉPARATIONS MAGISTRALES.

PRÉPARATIONS INTERNES.

Les Tisannes, Boissons, Apozèmes, etc.

Les *ptisannes*, ou *tisannes* (de πτισ-αν, *decorticare*, parce qu'on prenait de l'orge mondé de son écorce pour les faire), sont des boissons préparées avec des infusions ou de légères décoctions de substances végétales. On doit éviter de les trop charger. Plusieurs sont édulcorées.

On nomme *apozèmes* des décoctions plus chargées, souvent aiguisées avec des sels, et prises à moindre dose que les tisannes. (απὸ ζέω, *ferveo*, car ils se font par ébullition dans l'eau.)

Il convient de suivre dans ces préparations les principes décrits pour les *décoctions*, *infusions* et *macérations*; ainsi, selon la densité des substances végétales, la plus ou moins grande volatilité de leurs arômes ou autres substances, il faudra infuser ou soumettre à la décoction plus ou moins de tems. Par exemple, la première décoction de l'orge entier ne lui enlève qu'une portion âcre et résinéuse contenue dans l'écorce, et doit être rejetée; la seconde seule convient lorsque l'orge est crevé. De même, la réglisse bouillie donne un *decoctum* âcre et brun, mais son infusion est douce et sucrée. Les fleurs ne doivent pas bouillir, comme les bois et les racines.

En effet, il y a telle manipulation qui peut changer ou modifier du moins beaucoup les qualités d'une composition, de sorte qu'elle ne produira plus le résultat desiré, ou en produira un autre, si l'on ignore la vraie manière de procéder.

Tisanne commune.

℞ Orge entier . . . . 64 gramm. ℥ ij.
Racine de chiendent. . . . . 32 gramm. ℥ j.
Faites bouillir dans eau jusqu'à réduction de 1 kilogr. ℔ ij.
Racine de réglisse ratissée, découpée. . . . . 16 gramm. ℥ jv.

On rejette le premier décoctum d'orge, on ajoute le chiendent decoupé ; sur la fin, on met la réglisse ratissée et effilée; on passe au travers d'un blanchet, et on décante. Cette tisanne se peut aromatiser au citron ou à la coriandre, etc. Si l'on desire la rendre plus pectorale, on y joint des jujubes, ou des raisins secs, ou des figues, ou une pomme de reinette coupée, etc. Elle rafraîchit, tempère, est apéritive. On peut la rendre diurétique avec 5 décigr. (10 gr.) de nitre par litre ou pinte. La réglisse ne doit pas bouillir; on la met à la fin.

Eau d'orge.

♃ Orge entier . . . . . . 3a gramm. ℥ j.
Eau. . . . . 1 kilog. 5 hectog. ℔ j. et ℈, qui doit se
        réduire d'un tiers.

On rejette la première eau d'ébullition contenant une résine âcre et de l'albumine végétale. On peut aromatiser et édulcorer cette tisane, naturellement fade, adoucissante, humectante et nourrissante ; elle rafraîchit, modère la toux. C'était presque la seule tisane que prescrivait Hippocrate. On en prend un ou deux litres par jour.

Infusum froid de quinquina.

℞. Quinquina choisi, concassé. . . 3a gramm. ℥ j.
Eau commune. . . . . 5 hectog. ℔ j.

On infuse pendant deux jours en un matras fermé, à la température ordinaire. On passe, on décante. La liqueur doit être de belle couleur, comme pour faire l'extrait sec de quinquina de La Garaye. Elle se prend en quelques verres par jour, comme tonique, fébrifuge.

REMARQUE.

Nous appelons *infusion*, *décoction*, *macération*, etc., la manière de préparer diverses boissons ou des liquides quelconques ; mais le produit devrait se nommer l'*infusum*, le *décoctum*, le *maceratum*, etc. Cependant l'usage contraire a prévalu, quoique nous ayons dû le laisser subsister en plusieurs lieux de cet Ouvrage, lorsqu'il n'y a point d'amphibologie. Il serait à desirer qu'on s'accoutumât à séparer ces choses, comme les plus habiles chimistes et pharmaciens en donnent l'exemple aujourd'hui. Il ne s'ensuit pas qu'il faudrait latiniser le reste des dénominations, car au contraire on francise ces mots latins comme beaucoup d'autres. Un langage philosophique et bien fait, donnerait des idées plus nettes et éviterait beaucoup de longues explications.

Tisanne pectorale.

℞. Riz mondé et lavé.	32 gramm.	℥ j.
Eau	4 kilog.	℔ viij.
Racine de réglisse. . . . . . .⎫	aͫa 16 gramm.	℥ ß.
de guimauve. . . . . .⎭		
Capillaire du Canada	8 gramm.	ʒ ij.
Fleurs de pavot rouge.	4 gramm.	ʒ j.
de tussilage.	8 gramm.	ʒ ij.

On fait d'abord crever le riz dans l'eau bouillante; on ajoute le reste successivement en infusion, les racines avant les feuilles et les fleurs. On passe et on décante. Il convient de boire cette tisanne tiède. Elle est légèrement diaphorétique, mais fort adoucissante. L'oxymel simple ou scillitique peut s'y joindre à la dose de 2 onces par pinte.

Tisanne apéritive.

℞. Racines de chiendent . . . . . .⎫		
de pissenlit . . . .⎬	aͫa 16 gramm.	ʒ jv.
de fraisier. . . . .⎪		
d'oseille. . . . .⎭		
Eau réduite à	2 kilog.	℔ jv.
Réglisse	8 gramm.	ʒ ij.

On monde les racines et on les coupe. La décoction se doit faire suivant l'art et à l'ordinaire. On passe et on décante. Souvent cette tisanne admet du nitre, 1 gramme (18 grains) par litre ou pinte, ou du cristal minéral (sulfate et nitrate de potasse) en même dose. Elle est usitée dans les maladies des voies urinaires, à 1, 2 ou 3 litres dans 24 heures. L'acétate de potasse, ou d'ammoniaque (esprit de Mindererus) s'emploie aussi avec cette tisane.

Infusum émollient.

℞. Feuilles de mauve hachées.	128 gramm.	℥ jv.
Racine de guimauve incisée. . . .	32 gramm.	℥ j.
Semence de chanvre concassée. . .	96 gramm.	℥ iij.
Incisez, mêlez.		
℞. Du mélange ci-dessus.	32 gramm.	℥ j
Eau bouillante	1 kilog.	℔ ij.

Faites un infusum, passez avec expression et décantez. L'usage est pour adoucir, tempérer. On y peut joindre la gomme arabique, la graine de lin, etc. On en prend une ou deux pintes par jour.

Décoctum antifébrile.

R. Quinquina concassé . . . . 3₂ gramm. ℥ j.
Eau. . . . . 5 hectog. ℔ j.
Fleurs d'arnica. . . . . 4 gramm. ℨ j.
Sirop de camomille . . . . 64 gramm. ℥ ij.

Le quinquina doit bouillir avec l'eau, qui se réduit à moitié. Ensuite on retire du feu, on met l'arnica, qui infuse demi-heure. On passe, on ajoute le sirop. Chaque deux heures on prend trois cuillerées de cet apozème dans les intervalles des fièvres intermittentes.

Tisanne de Feltz, antivénérienne.

℞ Salsepareille incisée . . . . 64 gramm. ℥ ij.
Squine. . . . . 3₂ gramm. ℥ j.
Écorce de buis . . . . ⎫
   de lierre . . . . ⎬ā a 48 gramm. ℥ j. ß.
Colle de poisson . . . . ⎭
Sulfure d'antimoine concassé . . ₁₂8 gramm. ℥ jv.

On met celui-ci dans un nouet, on fait la décoction des bois dans eau, six litres ou pintes, réduites à moitié; on y fait fondre la colle de poisson coupée, ensuite on dissout dans la liqueur passée.

Oximuriate de mercure (sublimé corrosif) . . ₁ décigr. ¼ ou 3 grains.

Chaque jour on prend une pinte de cette tisanne, en quatre verres, comme antisyphilitique. Le sulfure d'antimoine ne produisant rien, on peut le retrancher.

Eau de goudron.

℞ Goudron pur de Norwège ou de France. . 5oo gramm. ℔ j.
Eau commune fraîche . . . . 15 kilog. ℔ xxx.

On agite de tems en tems, avec une spatule de bois. Après une semaine, on décante l'eau et on la filtre pour l'usage. Elle se prend dans le scorbut, les anciennes gonorrhées, les maladies cutanées, et passe pour dépurative, diaphorétique; mais sa saveur peu agréable a diminué son emploi.

Tisanne antiscorbutique.

♃ Ményanthe . . . . 8 gramm. ℥ ij.
    Eau . . . . 1 kilog. ℔ ij.
  Faites une infusion légère, qui étant refroidie, on y mettra macérer
  Racines fraîches de raifort incisées menu. . . . 64 gramm. ℥ ij.
  Passez. Cette tisanne doit se tenir dans un vase fermé.
  Il vaudrait mieux y mettre, au lieu de raifort,
  Esprit ardent de cochléaria . . . . 32 gramm. ℥ j.

C'est un bon tonique dans les maladies scorbutiques.

Cette sorte de tisanne n'admet point l'ébullition pour tous les végétaux crucifères ou tétradynames qu'on y peut faire entrer.

Tisanne astringente.

R. Corne de cerf râpée. . . . . ⎫ ã ã 16 gramm. ℥ jv.
   Ivoire râpé . . . . ⎭
   Eau. . . . . Q. s.
   Riz lavé . . . . 12 gramm. ℥ iij.
   Racines de tormentille.. . . . . ⎫ ã ã 4 gramm. ℥ j.
      bistorte . . . . ⎭

La corne de cerf et l'ivoire doivent bouillir longtems à l'eau pour fournir leur gélatine ; on ajoute ensuite le riz, puis les racines astringentes. Cette boisson qu'on édulcore avec le sucre (non le miel) ou avec un sirop astringent, ou à laquelle on joint quelquefois du tartrate de fer, etc., se prend dans la dysenterie et les flux de ventre diarrhoïques, à la dose d'une ou deux bouteilles par jour. De la gélatine ordinaire, pure, remplacerait bien celle de ces os d'animaux. Cependant on pense que le phosphate calcaire n'y est pas indifférent.

Décoctum blanc de la Pharmacopée de Londres.

♃ Corne de cerf calcinée et pulvér. 16 gramm. ℥ jv.
  Mie de pain blanc . . . . 64 gramm. ℥ ij.
  Eau. . . . . 1 kilog. 500 gr. (℔ iij.) réduite
  d'un tiers par ébullition; on passe, on édulcore avec
  Sucre. . . . . 32 gr. ℥ j. On aromatise avec
  Eau de fleurs d'orange, ou de
    canelle. . . . . 4 gramm. ℥ j.

Au lieu de mie de pain, on peut prendre de la gomme arabique. Il faut agiter cette boisson chaque fois qu'on en prend, car une portion du phosphate de chaux se dépose. C'est un bon adoucissant dans les ténesmes, les épreintes de la dysenterie, l'hémoptysie. La corne de cerf non calcinée serait préférable et donnerait de la gélatine.

Limonade.

R. Citrons ou limons . . . . N°. 1 ou 2.
Eau . . . . 1 kilog. ℔ ij.
Sucre blanc . . . . 64 gramm. ℥ ij.

Il ne faut pas peler le citron, mais le couper transversale-ment ou en tranches, avec son écorce, sans cela la partie fon-gueuse subcorticale rendrait la boisson amère. On frotte le su-cre contre l'écorce pour faire un oléo-saccharum, qu'on mêle à l'eau.

Au lieu de ces fruits, on fait une limonade sèche avec

Acide tartarique ou oxalique pur . . 1 gramm. ℈ xviij.
Sucre blanc . . . . - 64 gramm. ℥ ij.
Essence de citron . . . . Quelques gouttes.

Le tout se délaie dans deux livres d'eau. Les limonades et oran-geades cuites se font avec l'eau chaude.

Tisanne royale, de Vinache.

R. Gayac râpé . . . . ⎫
Salsepareille hachée. . . . . ⎬a̅a 32 gramm. ℥ j.
Squine coupée par tranches. . . ⎭
Rhubarbe choisie.. . . . . 8 gramm. ʒ ij.
Senné . . . . ⎫
Réglisse ratissée . . . . ⎬a̅a 16 gramm. ʒ jv.
Sassafras. . . . . 16 gramm. ʒ jv.
Coriandre . . . . 8 gramm. ʒ ij.
On ajoute le suc de deux citrons, à la fin.

On avait coutume de mettre, pendant l'ébullition, un nouet contenant deux onces de sulfure-d'antimoine concassé, pour rendre cette boisson plus sudorifique ; mais il ne fournit rien, à moins qu'on n'ajoute une petite quantité de potasse. L'ébul-lition doit commencer par les trois premiers bois sudorifiques. On ajoute la rhubarbe et le senné, qu'il suffit de faire infuser. Sur la fin on met le sassafras, la coriandre concassée et la réglisse effilée.

L'infusion refroidie, on passe, on laisse déposer ; la liqueur décantée se met en bouteilles.

On prend cet apozème comme dépuratif et léger purgatif, à la dose de 2 ou 3 verres tous les matins. Le suc de citrons, en diminuant sa saveur peu agréable, lui enlève aussi beaucoup de son efficacité.

Tisanne de Mlle. Stéphens.

R. Feuilles récentes de bardane hachées . . .⎫
                camomille romaine. .⎬ā̄ a 32 grmm. ℥ j.
                persil . . . .⎭
Masse savoneuse de Mlle. Stéphens . . . 136 gramm. ℥ jv ß.
   (*Voyez* Boules savoneuses.)
Eau . . . . 2 kilog. ℔ jv.

On verse de l'eau bouillante sur ces plantes , et l'on ajoute à l'infusion la masse savoneuse coupée menu. Ce savon dissous par la chaleur , on passe le tout, et on le décante après le dépôt. On remplit deux bouteilles de cette infusion, qui doit se prendre en quatre jours , à trois verres chaque jour. Si l'on emploie des herbes sèches , en hiver, on diminue leur dose d'un tiers.

On ne doit préparer en été que le quart de cet apozème à-la-fois , de peur qu'il ne se gâte. Il est recommandé dans la gravelle et les engorgemens des reins. Chaque verre se prend à 4 heures de distance.

Eau minérale émétique.

R. Tartrate de potasse antimonié (émétique). . 1 décig.   ℈ ij.
   Eau distillée. . . . . 64 gramm.   ℥ ij.

On fait cette dissolution pour être prise par cuillerées; ensuite on boit de l'eau tiède.

Solution d'oximuriate de mercure. (Liqueur de Van-Swiéten.)

   R. Oximuriate de mercure (sublimé
      corrosif) . . . . 8 décig.   ℈ xvj.
      Eau distillée. . . . . 1 kilog.   ℔ ij.

Cette dissolution se doit faire dans un mortier de verre. On en met une cuillerée dans un véhicule adoucissant (non dans le lait , où les phosphates le décomposent), et on en fait usage dans les maladies syphilitiques. Il faut l'administrer avec circonspection , et ne pas employer des vases métalliques.

Il paraît que les Tartares ont les premiers osé employer ce remède. Sanchez, médecin, l'ayant connu en Russie , en donna la recette à Van-Swiéten, qui la publia. On employait alors pour cette dissolution , de l'alcool de grains. Les eaux séléniteuses (chargées de sulfate calcaire) décomposent en partie cette solution saline ; elle se décompose aussi à la lumière : sa surface devient irisée, et elle couvre le verre d'une teinte grisâtre. Cette même solution, mais plus chargée, s'emploie encore à l'extérieur, en lotions antivénériennes ou en injections.

DES BOUILLONS.

Ce sont, à proprement parler, des tisannes animales, et qui peuvent être nutritives aussi. D'ordinaire le veau (le jarret, le mou ou le poumon) ou le poulet, les tortues, les vipères, les grenouilles, les colimaçons, les écrevisses, en sont la base. Le meilleur procédé pour les faire est celui du bain marie, dans un vase clos, comme une boule d'étain à bouillon. L'ébullition se doit faire pendant environ trois heures. On met les herbes, s'il y en doit entrer, plus ou moins tard, selon la nature de ces plantes. Ainsi les antiscorbutiques ou les aromates se mettent à la fin, les racines au commencement. Les écrevisses et les limaçons se doivent écraser auparavant. Il faut passer les bouillons à froid pour en séparer toute la graisse. On les prend tièdes, à la dose de 8 onces ou ℔ j. En les préparant en vases ouverts, ils perdraient leurs principes volatils.

DES SUCS DES PLANTES.

Nous avons parlé précédemment de la manière d'extraire et de clarifier les sucs d'herbes ou de fruits. Pour faire des *jus d'herbes*, on les prend récentes, et plutôt jeunes et avant la floraison que plus tard; car elles ont alors moins de suc, et même celui-ci change de nature à cette époque; il contient moins de mucilage et plus d'extractif résineux ou ligneux. Il y a moins d'extrait savoneux, de malate de chaux et d'autres sels fondans. Tels sont les sucs magistraux.

Quant aux sucs officinaux que l'on conserve toute l'année, comme ceux de citron, de limons, de bigarade, de grenade, de groseille, d'épine-vinette, etc., on doit les prendre un peu avant leur maturité; alors ils contiennent moins de principe muqueux et sucré qu'au tems de la parfaite maturation; de là vient qu'ils se gardent mieux. On doit les filtrer, et quelquefois les exposer à la chaleur du bain marie, pour que leur corps muqueux se dissolve bien et ne soit plus sujet à fermenter avec le gluten qu'ils contiennent aussi, mais que la chaleur prive de cette propriété.

Sucs antiscorbutiques.

℞ Oranges amères . . . . N°. 1 ou 2. On les
　　exprimera dans les sucs de cochléaria , de
　　beccabunga , de cresson . . . . 128 gramm. ℥ jv.

Lind , *Traité du Scorbut*, loue l'usage des acides mêlés aux
antiscorbutiques. En place de suc acide d'oranges, on peu;
prendre celui de l'oseille. Ils s'emploient contre le scorbut,
et dépurent le sang. Toutes les plantes tétradynames ou crucifères sont plus ou moins antiscorbutiques et fournissent des
sucs ; on ne doit pas les dépurer par le feu.

Sucs acides de fruits.

Les sucs de grenades , d'oranges et bigarades , de framboises,
de mûres, sont magistraux ou ne se conservent pas, à moins
qu'on n'en fasse des sirops. Ils contiennent beaucoup de mucilage fermentescible , et s'obtiennent rarement limpides. Tous
sont des rafraîchissans agréables , étant mêlés à l'eau et au sucre.
On les extrait par expression. Si l'on prend des mûres avant leur
entière maturité , leur suc pourra se conserver après une légère
fermentation à une température de 15 à 20°, ou lorsqu'on l'aura
extrait par la chaleur, en mettant ces fruits sur le feu et les
exprimant au travers d'un tamis de crin. Ce suc doit être couvert
d'une couche d'huile dans des bouteilles , et mis en lieu frais,
comme celui de berberis.

Le suc exprimé du verjus dépose, au bout de 24 heures , sa
gélatine végétale. On le filtre et on le garde.

Le suc de groseilles se colore et s'aromatise avec un peu de
ceux de mûres et de framboises. Il se prépare ou en écrasant
les groseilles séparées de leurs râfles , ou en les soumettant à
une fermentation de quelques jours. Le suc s'éclaircissant , on
le filtre. On peut aussi l'extraire par la chaleur, en exprimant
les groseilles , ou même sans les exprimer. Si l'on ajoute à ce
suc une cuillerée d'alcool par pinte ou par litre , et si on le laisse
dépurer par fermentation pendant quelques jours , on le filtre
et il se garde bien.

Nous traitons ailleurs des gelées de fruits et des robs , ainsi
que des extraits, sapa , defrutum , raisiné , condits , etc.

Les sucs de nerprun , d'yèble , d'airelle , de sureau, que l'on
veut conserver , se soumettent à la fermentation. Celui de nerprun forme alors un sirop plus purgatif. Le suc des cerises passe

à la fermentation vineuse et donne un vin agréable, ainsi que les prunes. Le suc de coings râpés et exprimés avant leur maturité, est astringent et austère; il convient dans les diarrhées, et passe à la fermentation vineuse. On y peut ajouter de l'alcool pour le conserver, et on le filtre. Tous ces sucs se peuvent concentrer par la gelée.

Des sucs sucrés.

Celui de la betterave râpée et exprimée récente, par le procédé de M. Deyeux (préférable au procédé d'Achard, de Berlin, qui faisait cuire cette racine et l'exprimait ensuite); ce suc, concentré, donne de la moscouade. 50,000 ℔ de ces racines ont donné 448 ℔ de sucre pur. Le moyen d'Achard en donne près d'un quart de moins. La sève sucrée de l'érable du Canada donne un dixième de sucre. La carotte, traitée comme la betterave, en fournit moins; le suc exprimé des tiges de maïs avant la floraison, en donne, mais il est impur. Le plus abondant, après le suc de canne, est le sucre fourni par le raisin. (*Voyez* aux Sirops de raisin.)

Des sucs huileux. (*Voyez* aux Huiles, p. 259 et suiv.)

Des sucs rafraîchissans.

Ce sont ceux de pourpier, de laitue, de scariole, d'endive, de poirée, de scorsonnère, de mâche, des plantes grasses, orpin et joubarbe, etc. La chaleur du bain marie les dépure.

Des sucs amers.

La fumeterre, la chicorée sauvage, le pissenlit et les autres chicoracées, sont amers, apéritifs, se dépurent par la chaleur.

Les sucs amers toniques de germandrée, bugle, véronique, petite centaurée, ményanthe (qui passe aussi pour bon antiscorbutique), se clarifient de même, s'extraient par addition d'eau.

Des sucs savoneux.

La saponaire, les saxifrages, la pariétaire, le houblon, les campanules, ne perdent rien par la dépuration à l'aide de la chaleur.

Des sucs apéritifs.

Les borraginées, la buglosse, la pulmonaire, la consoude,

ont besoin d'eau pour s'extraire, à cause de leur mucilage; on les clarifie par la chaleur. Les aspérules, la garance, le caille-lait, de même. Le cerfeuil, l'âche et le persil doivent se dépurer sans feu.

Des sucs aromatiques.

Les sauges, le lierre terrestre, la bétoine, la menthe, l'armoise, etc., perdent beaucoup par le feu, et ne s'extraient bien qu'avec addition d'eau. On doit les filtrer à froid.

Des sucs stupéfians ou narcotiques.

Ils sont pour l'usage externe, comme la morelle, le tabac, la belladone, ou pour des extraits, comme la jusquiame, la ciguë, la digitale, etc.

Les doses des sucs qui se prennent à l'intérieur sont de 2 à 6 onces, ou de 64 à 192 grammes.

Des Mixtures, ou Gouttes.

On donne ce nom à des mélanges de liqueurs d'ordinaire fort actives, qu'on prend par gouttes dans un véhicule approprié.

Gouttes antihystériques.

℞ Teinture alcoolique de castoréum . . . . 16 gramm. ℥ jv.
Camphre . . . . 1 décig. ℈ ij.
Sirop d'armoise . . . . 16 gramm. ℥ jv.

Faites une mixture selon l'art; en dissolvant le camphre dans l'alcool de castoréum. On en prend, chaque heure, 40 gouttes, pendant l'accès hystérique.

Mixture antiépileptique.

℞ Eau impériale . . . . } ā ā 32 gramm. ℥ j.
Eau de canelle distillée . . . . }
Esprit volatil de corne de cerf rectifié,
ou huile animale de Dippel . . . . 8 gramm. ℥ ij.
Esprit volatil de succin . . . . }
Carbonate d'ammoniaque huileux empy- } ā ā 4 gramm. ℥ j.
reumatique, de corne de cerf, ... }
Alcool de potasse, ou teint. de sel de tartre . 4 gramm. ℥ j.

Faites une mixture. La dose est d'un à 4 grammes (℈ j. à ℥ j.) après le paroxysme épileptique.

Mixtures résino-savoneuses..

Le docteur Plenck, de Vienne, a donné le procédé pour ces médicamens. En unissant une résine à un savon, dans une solution alcoolique, l'eau ne précipite plus les molécules résineuses lorsqu'on y mêle cette mixture.

Savon de résine de gayac.

♃ Résine de gayac. . . . . }
  Savon blanc d'huile d'amandes douces.} a͞a 32 gramm. ℥ j.
  Alcool rectifié à 36°. . . . .   250 gramm. ℥ viij.

On pulvérise la résine; on râcle 'e savon. Le tout, mis avec l'alcool dans un matras fermé et digéré, doit se filtrer. On conserve la teinture liquide, ou on la fait évaporer à siccité. Un gramme de ce savon sec, ou 4 grammes de cette teinture dans un véhicule approprié (une infusion sudorifique), est un bon remède contre la goutte atonique et les rhumatismes.

Savon de résine de jalap.

Il se prépare absolument de même que le précédent; mais la dose est de 4 à 6 grammes, étant liquide (℥j ou ℥jß.), dans un véhicule édulcoré. Etant sec, la dose sera de 10 à 20 grains, 5 à 10 décigrammes. Il purge bien et sans coliques, et n'a point une saveur désagréable pour les enfans.

Mixture antihystérique.

R. Eaux distillées de canelle. . . . . }
              de fleurs d'orange . . . . } a͞a 32 gramm. ℥ j.
   Alcool thériacal camphré . . . . }
   Teintures alcooliques de castoréum . . }
              de safran . . . . }
              de succin . . . . } a͞a 8 gramm. ℥ ij.
   Carbonate de potasse . . . . }
   Huiles volatiles de menthe. . . . . . . }
              de sabine . . . . } a͞a 6 gouttes.
              d'absinthe . . . . }

On doit mettre d'abord les teintures, l'alcool thériacal, les huiles volatiles; ensuite on mêle dans la phiole, par agitation, le carbonate de potasse, et enfin l'on ajoute les eaux distillées.
Cette mixture doit être d'une couleur laiteuse et avoir un caractère savoneux.

On la prend contre les vapeurs ou l'hystérie et l'hypocondrie, elle excite le flux menstruel. La dose est d'une cuillerée à caffé quatre fois le jour.

Mixture anthelmintique contre le tœnia.

℞ Huile de ricin lavée. . . . . 32 gramm.   ℥ j.
Éther sulfurique . . . . 4 gramm.   ℥ j.

Mêlez, faites prendre en une dose. L'huile de ricin est quelquefois trop violemment purgative (*Voyez* Ricin.) Le lavage lui ôte cette qualité, selon l'observation de M. Deyeux. On peut prendre avec ce remède, un bol fait avec 30 grains d'étain pur, en limaille fine, incorporé dans une conserve. L'huile de ricin se prend aussi en lavement.

Mixture lithontriptique, de Durande.

℞. Éther sulfurique . . . . 24 gramm.   ℥ vij.
Essence de térébenthine . . . . . 16 gramm.   ℥ iv.

Ce mélange se conserve dans un flacon bien fermé; on en prend 12 ou 24 gouttes dans une cuillerée d'eau sucrée, le soir en se couchant. Il excite l'urine, et agit, dit-on, sur les graviers des reins, ou les calculs de la vessie.

Liqueur de nitre camphrée, de Fuller.

℞ Nitre pur, en poudre . . . . . . 192 gramm. ℥ vj.
Alcool à 22° camphré . . . . . 32 gramm. ℥ j. Contenant .
   du camphre. . . . . 4 gramm. ℥ j.
℟ Eau . . . . 1 kilog. 500 gr. ℔ iij.

Cette eau se donne dans les gonorrhées, comme diurétique et calmante, à la dose de 12 à 30 gouttes dans un verre d'eau, six fois par jour (1). Au lieu d'eau, on peut prendre du vin blanc pour excipient.

Autre mixture diurétique.

℞. Essence de térébenthine . . . . 32 gramm.   ℥ j.
Acide muriatique. . . . . 12 gramm.   ℥ iij.

(1) M. Planche a remarqué qu'il se formait avec le tems, dans cette liqueur, de l'éther acétique, par la réaction de l'acide nitrique et le changement d'une partie de l'alcool en vinaigre.

Esprit de nitre dulcifié (alcool nitrique) .   12 gramm.   ʒiij.
Alcool de cochléaria . . . .   16 gramm.   ʒ jv.
Esprit volatil de succin. . . . . }
Élixir de propriété . . . . } aͣa 8 gramm.   ʒ ij.

Mixture utile dans les coliques néphrétiques, la strangurie. La dose est de 4 à 15 gouttes dans du viu blanc, plusieurs jours de suite. L'alcool de raifort et l'acétate d'ammoniaque liquide forment aussi une mixture très-diurétique.

DES POTIONS ET JULEPS.

Le mot de *potion* venant de *potus*, il s'ensuit que c'est un médicament liquide. On le prend par cuillerées ou petits verres, ou d'un seul coup, comme les potions purgatives. Dans quelques potions, on fait entrer des huiles, du kermès, etc.

Il faudrait réserver le nom de *julep* (tiré, dit-on, du persan *julap* ou *juleb*, breuvage doux) pour les potions altérantes seulement, comme les juleps calmans ou acidules, ou mucilagineux, etc.; mais on ne l'emploie pas pour les potions dans lesquelles entrent de l'huile ou des substances purgatives, ou des poudres ou des substances extractives.

L'art de bien préparer une potion ou un julep n'est point sans règles. Par exemple, dans une potion huileuse avec le kermès, le sirop de capillaire et une infusion pectorale, il y a une manière de diviser le kermès, d'unir, au moins pendant certain tems, l'huile aux liquides aqueux. Il y a des cas où il convient d'user d'intermèdes, par exemple, pour dissoudre ou le camphre, ou des huiles essentielles, ou du baume de copahu, et les mêler, à des liqueurs aqueuses; on emploie alors ou l'alcool, ou le sucre, ou le jaune d'œuf, ou des gommes, etc., selon ce qui est le plus convenable.

Potion astringente.

℞ Décoctum de tormentille. . . . . 128 gramm. ʒ jv.
Sirop de myrtille ou airelle . . . . . . 32 gramm. ʒ j.
Baume de copahu . . . . 6 gramm. ʒ j. ß.
Gomme kinô. . . . . 12 décig. ℈ j.
Eau de Rabel . . . . Gutt. xv.

Faites une potion selon l'art. Le baume de copahu doit se délayer dans un peu de jaune d'œuf, ainsi que la gomme kinô. Cette potion est utile contre les anciennes gonorrhées, et se prend par cuillerées.

Julep rafraîchissant.

R. Acide tartarique. . . . . 2 gramm. ʒ ß.
Eau distillée de cerises noires (non alcooliq.) 256 gramm. ℥ viij.
Sirop de framboises . . . . 32 gramm. ℥ j.

On mêle, on prend par cuillerées, dans les ardeurs d'entrailles.

Julep fortifiant, ou cordial.

R. Oléo-saccharum de citron . . . . 16 gramm. ʒ jv.
Eau de canelle vineuse . . . . 192 gramm. ℥ vj.
Sirop de limons, ou de grenades. . . 32 gramm. ℥ j.

L'oléo-saccharum, ou mieux *œleo-saccharum* de citron, se prépare en frottant du sucre contre l'écorce fraîche de ce fruit. Lorsque ce sucre est bien imprégné de l'huile essentielle et mêlé au parenchyme de cette écorce râpée par les petits cristaux de ce sel, il se ramollit; on le délaie dans les liquides. Les autres œleo-saccharum d'huiles essentielles se font en triturant avec du sucre quelques gouttes de ces huiles, pour les diviser et les rendre miscibles à l'eau.

Le julep fortifiant se prend par cuillerées, dans les faiblesses, à la suite de grandes évacuations.

Potion pectorale huileuse.

R. Décoctum d'orge . . . . } ā ā 96 gramm. ℥ iij.
       de jujubes. . . . . }
Huile d'amandes douces, récente . . . . . 32 gramm. ℥ j.
Blanc de baleine, non rance. . . . . . . 4 gramm. ℥ j.
Gomme adraganthe. . . . . 8 décig. ℈ xvj.
Sirop de guimauve. . . . . 32 gramm. ℥ j.
Oxide d'antimoine hydrosulfuré rouge. . 1 décig. g ij.

Faites une potion à prendre par cuillerées dans les grandes toux, les catarrhes, la péripneumonie, etc., pour faire expectorer. Le blanc de baleine se doit dissoudre dans l'huile, dans un mortier chauffé par l'eau chaude, si c'est en hiver, ou par seule trituration en été; on divisera en même tems le kermès. Cette huile se mêlera par l'intermède de la gomme au sirop, et on ajoutera peu-à-peu la décoction pour achever la potion.

Potion céphalique.

♃ Confection alkermès . . . . 4 gramm. ℥ j.
Esprit volatil de corne de cerf . . . . . . 12 décig. ℈ j.

Eau thériacale. . . . . 8 gramm. ʒ ij.
Eau distillée de marjolaine , ou infusion
   de fleurs de tilleul . . . . 48 gramm. ℥ ij. ß.
Sirop d'œillets. . . . . 32 gramm. ℥ j.

Elle sert dans les menaces d'apoplexie, de léthargie, de paralysie. On en prend une once à-la-fois. Pour les femmes, on
peut ajouter de la teinture de castoréum 30 gouttes. L'on délaie
la confection et l'esprit volatil avec les eaux et le sirop. Quelquefois on y joint poudre de Guttète 12 décigr. Ə j.

Potion antiseptique camphrée.

℞ décoctum de quinquina loxa. . . . . . 128 gramm. ℥ jv.
        de serpentaire de Virginie. . 64 gramm. ℥ ij.
Sirop de limons . . . . 48 gramm. ℥ j. ß.
Eau de Rabel . . . . xxx gouttes.
Camphre. . . . . 6 décig. ℈ xij.

On dissoudra le camphre dans l'eau de Rabel. Cette potion
se prend en trois ou quatre fois, dans les gangrènes, les fièvres
adynamiques. On y joint quelquefois du muriate d'ammoniaque
6 décigr. 12 grains.

Des Émulsions.

Ce mot vient d'*emulgere*, tirer du lait, parce que les émulsions sont des liquides d'apparence laiteuse, qui se préparent
avec des semences huileuses et mucilagineuses, comme toutes
les amandes, pilées et délayées dans l'eau ou quelqu'autre
véhicule, non spiritueux ni acide ; car ce *lait factice* se sépare-
rait alors comme le vrai lait.

C'est ordinairement l'huile divisée par un corps muqueux,
qui donne l'aspect laiteux aux émulsions ; et l'on remarque, en
les laissant reposer, que cette huile divisée monte vers la surface,
à la manière de la crème dans le lait. Le corps muqueux éprouve
bientôt la fermentation, sur-tout dans un tems chaud, et avec
l'intermède du sucre ; aussi les émulsions se séparent et se
décomposent en partie dans les 24 heures ; elle exhalent du gaz
acide carbonique et de l'hydrogène carburé.

Il y a des émulsions fausses qui se font en délayant dans l'eau
des gommes-résines, le lait ammoniacal, par exemple, ou un jaune
d'œuf (le lait de poule, etc.) ou même de l'huile, ou une résine,
par le moyen d'intermèdes, comme nous en donnerons des
exemples. Si l'on desire conserver les émulsions quelque tems
sans qu'elles se séparent, on doit ajouter des gommes ou des

mucilages, de même que pour les loochs, ou du sucre en sirop comme pour l'orgeat. On peut aussi joindre l'émulsion à des gelées animales (le blanc-manger) ou la faire congeler au froid, comme pour les *glaces*.

Les émulsions se font avec les amandes douces et amères de tous les fruits à noyaux, les pistaches qui donnent un lait vert à cause que leur parenchyme est de cette couleur, les pignons doux, les graines de pavot blanc, de chenevi, de lin, de pivoine, de pourpier, de citrons, de sapotille, de papayer, les noisettes et noix, les semences des cucurbitacées, des chicorées, etc., dites semences froides.

Pour bien préparer une émulsion, il convient de séparer l'enveloppe de ces semences, qui lui communiquerait de l'âcreté. Pour monder les amandes, on les immerge un instant dans l'eau bouillante, qui détache leur enveloppe, et il suffit de les presser entre les doigts pour les en séparer. Ces amandes mondées, lavées dans l'eau froide, essuyées, seront pilées dans un mortier de marbre ou d'agathe, ou de bois, avec un pilon de buis, et en ajoutant un peu d'eau pour empêcher que l'huile se montre. On peut aussi mettre le sucre, qui facilite la formation de la pâte, qu'on doit bien piler; on ajoute l'eau peu-à-peu, et ensuite on passe avec expression forte. Ordinairement les émulsions sont édulcorées par le sucre ou des sirops. On joint quelques amandes amères aux amandes douces, pour corriger la trop grande fadeur de celles-ci.

Dans le choix des semences émulsives, on doit éviter celles qui sont rances, ou cariées, ou vermoulues, etc.

Les alcalis empêchent, pendant un certain tems, les émulsions de se séparer; mais elles ne sont pas propres alors à être usitées à l'intérieur.

Émulsion simple.

R. Amandes douces récentes, mon-
dées de leurs pellicules . . . . 32 gramm. ℥ j.
Amandes amères. . . . . N°. 3.
Eau commune. . . . . 1 kilog. ℔ ij.
Sucre blanc.. . . . . 64 gramm. ℥ ij.
Eau de fleurs d'orange. . . . . 8 gramm. ʒ ij.

Après l'émulsion préparée comme il est dit ci-dessus, on ajoutera l'eau de fleurs d'orange. C'est un excellent rafraîchissant et humectant. Il convient aussi dans les affections spasmodiques.

Émulsion camphrée.

R. Amandes douces . . . . 16 gramm. ℥ iv.
Camphre . . . . 8 décig. ℈̄ xij.
Sucre . . . . 16 gramm. ℥ iv.
Eau commune . . . . 192 gramm. ℥ vj.

L'émulsion faite, on triture le camphre avec le sucre dans le mortier, et l'on ajoute peu-à-peu l'émulsion.

On la prend comme tempérante, rafraîchissante, sur-tout dans les ardeurs d'estomac ou de la vessie. Chaque deux heures on en avale une ou deux cuillerées.

Émulsion fausse, ou d'imitation, par le camphre.

℞ Camphre pur . . . . 4 décig. ℈̄ viij.
Jaune d'œuf récent . . . . N°. 1.
Sucre blanc . . . . 32 gramm. ℥ j.
Eau de pourpier . . . . 92 gramm. ℥ vj.

On divisera le camphre dans un mortier de serpentine ou de marbre, avec le sucre, en ajoutant par portions le jaune d'œuf; ensuite on délaiera le magma dans l'eau de pourpier. Cette émulsion, très-rafraîchissante dans les inflammations, les érésypèles et autres irritations de la peau, se prend par cuillerées chaque deux ou trois heures.

Les émulsions fausses avec les résines de gayac, de jalap, de scammonée, se font en divisant celles-ci par le sucre et le jaune d'œuf aussi.

Lait d'amandes térébenthiné.

℞ Émulsion ordinaire d'amandes douces . 128 gramm. ℥ iv.
Sucre . . . . 32 gramm. ℥ j.
Térébenthine pure de Venise . . . . . . 8 gramm. ℥ ij.
(ou plutôt son essence . . . . 2 gramm. ℈ ß.)
Jaune d'œuf . . . . N°. 1.

On divisera la térébenthine avec le sucre et le jaune d'œuf dans un mortier de marbre. Si l'on prend l'huile essentielle de térébenthine, on en fera un oléo-saccharum qu'on délaiera dans un peu du jaune de l'œuf, et on mêlera le tout à l'émulsion.

Elle se prend par cuillerées, à une heure de distance, dans les douleurs néphrétiques, ou les stranguries, à la suite d'anciennes maladies de l'urètre et de la vessie.

On peut aussi faire des émulsions avec le baume de copahu, celui de la Mecque ou de Judée, ou de Canada, etc., par les mêmes intermèdes. Ils enveloppent d'ailleurs les parties de ces résines, de manière qu'elles ne s'attachent pas à la gorge, où elles causeraient des irritations par leur âcreté. Au reste, ces sortes d'émulsions pourraient être rapportées parmi les loochs, parce que leur consistance est plus épaisse que celle d'un simple lait d'amandes.

Émulsion huileuse.

R. Huile d'amandes douces . . . . . 32 gramm. ℥ j.
     Gomme arabique en poudre . . . 4 gramm. ℥ j.
     Eau de cerises noires non spirit. 48 gramm. ℥ j. ß.
     Sirop de guimauve . . . . 32 gramm. ℥ j.

Faites, avec un peu d'eau de cerises et de sirop, un mucilage de gomme, dans lequel vous délaierez peu-à-peu l'huile d'amandes. Le mélange étant bien uni, vous ajouterez successivement le reste du sirop et de l'eau.

On prend cette sorte d'émulsion factice contre la toux, par gorgées.

Lait ammoniacal.

R. Gomme ammoniac en larmes . . . . . 16 gramm. ℥ jv.
     Eau d'hyssope distillée, ou par infᵒⁿ. 192 gramm. ℥ vj.
     Sirop de capillaire. . . . . 64 gramm. ℥ ij.
     Gomme arabique en poudre. . . . . . Q. s.

La gomme-résine ammoniac, divisée avec la gomme arabique et délayée dans l'eau, forme une émulsion factice, jaunâtre, odorante.

Elle se met par cuillerée dans un verre de décoctum de gruau ou d'orge mondé, et se prend chaque deux ou trois heures.

On en fait usage contre l'asthme, et comme expectorante, diaphorétique.

Des Loochs ou Éclegmes.

Le mot *looch*, originairement arabe, désigne un médicament magistral d'une consistance plus épaisse que le sirop, moindre que l'électuaire, d'une saveur douce et sucrée. On le faisait sucer jadis au bout d'un bâton de racine de réglisse effilé en pinceau. Le mot latin *linctus* qui désigne ce médicament, vient de *lingere*, lécher, ainsi que le mot *éclegme* du grec ιχ λιχω. L'usage des loochs étant toujours de faire expectorer, ou de servir d'adoucissant dans les maladies de la poitrine, la plupart contiennent des corps huileux et un mucilage. On y joint quelquefois des remèdes actifs, comme le kermès minéral, la scille, la térébenthine, etc. Leur consistance est sur-tout due aux gommes ou corps muqueux qui y entrent toujours.

Looch blanc.

℞. Amandes douces.	N°. xvj.	
amères.	N°. ij.	
Sucre blanc.	32 gramm.	℥ j.
Eau commune.	128 gramm.	℥ jv.
Gomme adragant en poudre. . . .	8 décig.	g xvj.
Huile d'amandes douces récente. .	16 gramm.	℥ jv.
Eau de fleurs d'orange.	8 gramm.	℥ ij.

On fait l'émulsion à la manière dite ci-devant ; étant passée, on nettoie le mortier, ou y divise la gomme adragant avec le sucre et un peu d'émulsion, puis les poudres de kermès ou d'ipécacuanha, si elles sont prescrites ; le mucilage bien formé et épais, on y doit incorporer l'huile par un mélange exact, on ajoute successivement le reste de l'émulsion, et à la fin on aromatise avec l'eau de fleurs d'orange. Ce médicament agréable se prend par cuillerées chaque demi-heure dans la toux, les catarrhes, pour exciter l'expectoration.

Après plusieurs heures, le looch commence à se séparer en partie, si l'on n'a pas su bien faire le mélange, et si l'on n'a pas agité suffisamment le liquide. L'essentiel est de bien lier l'huile à la gomme. Lorsqu'on emploie le blanc de baleine, on doit aussi le diviser avec la gomme et le sucre. En ne mettant les poudres que vers la fin, elles ne seraient jamais bien mêlées.

Looch vert.

℞. Sirop de violettes.	32 gramm.	℥ j.
Pistaches	16 gramm.	℥ jv.
Teinture de safran à l'eau. . . .	Gutt. 15.	
Eau commune	128 gramm.	℥ jv.
Gomme adragant	8 décig.	g xvj.
Huile d'amandes douces.	16 gramm.	℥ jv.
Eau de fleurs d'orange.	8 gramm.	℥ ij.

Faites selon l'art. On prend ce looch comme le précédent, et il a les mêmes vertus à-peu-près. L'eau de chaux que quelques personnes y ajoutent pour verdir davantage le sirop de violettes, est nuisible et ne doit pas être admise. Le safran et les pistaches verdissent assez.

L

Looch d'œuf.

R. Jaune d'œuf récent. . . . .   N°. 1.
    Huile d'amandes douces . . . . .   64 gramm.   ℥ ij.
    Sirop de guimauve de Fernel. . .   32 gramm.   ℥ j.
    Eau distillée de tussilage . . . . ⎫
        de pavots rouges. . ⎬ā ā 32 gramm.   ℥ j.
        de fleurs d'orange . ⎭

On n'a pas besoin de gomme dans ce looch ; le jaune d'œuf avec le sirop suffisent pour tenir l'huile en suspension dans l'émulsion ; mais à cause de la matière animale, ce looch se gâte plus promptement que les autres par la chaleur. Avant de mêler le jaune d'œuf à l'huile, on doit ajouter un peu d'eau pour faciliter la division. L'emploi de ce looch se fait dans les mêmes maladies que les précédens. Il peut servir pour les loochs térébenthinés ; ce dont les autres ne sont pas également susceptibles.

Looch d'imitation.

R. Gomme arabique blanche en poudre . 32 gramm.   ℥ j.
    Eau commune . . . . 128 gramm.   ℥ jv.
    Huiles d'amandes douces. . . . . . . 16 gramm.   ℈ jv.
    Sirop de guimauve. . . . . 32 gramm.   ℥ j.

On dissoudra la gomme dans l'eau, et on agitera fortement l'huile avec le sirop, en ajoutant ensuite l'eau gommée. Au reste, ce mélange se sépare bientôt ; il faut l'agiter chaque fois qu'on le prend, par cuillerées, à la manière des précédens et dans les mêmes cas.

Looch de choux, de Gordon.

℞ Suc de choux rouges dépuré. . .   500 gramm.   ℔ j.
    Safran gatinois. . . . .   12 gramm.   ℈ iij.
    Sucre blanc . . . . ⎫
    Miel de Narbonne. . . . . . ⎭ā ā 250 gramm.   ℥ viij.

Cuisez le tout en consistance de sirop, qui se prend comme un looch, par gorgées, dans l'asthme humide et les autres maladies de poitrine. Mesué recommandait cinq fois plus de suc de choux, avec 500 gram. de raisiné doux. Au reste, on préfère maintenant le sirop de choux rouges. (*Voyez* aux Sirops.)

Marmelade de Tronchin.

C'est une sorte de looch épais, d'une saveur agréable, un peu laxatif, pectoral et adoucissant; on le prend chaque matin, par cuillerée, d'heure en heure. La dose indiquée ici est pour deux jours, elle ne se conserve pas plus longtems.

℞ Huile d'amandes douces.....⎫
  Sirop de capillaire ....⎪
  Manne pure ou en larmes ....⎬ a̅a̅ 64 gramm. ℥ ij.
  Pulpe de casse très-récente...⎭
  Gomme adraganthe............ 8 décig. ℈ xvj.
  Eau de fleurs d'orange......... 8 gramm. ℥ ij.

On pèse séparément ces substances. La pulpe de casse et la manne épistées ensemble dans un mortier, et ramollies avec de l'eau de fleurs d'oranges, se passent au travers d'un tamis de crin serré, pour séparer toute impureté. Ensuite on fait un mucilage avec la gomme et le reste de l'eau de fleurs d'oranges, on y incorpore l'huile et la masse pulpeuse, ainsi que le sirop, et l'on forme du tout un looch épais comme un électuaire, de telle manière que l'huile ne s'en sépare pas.

On n'obtient les 2 onces de pulpe de casse qu'avec au moins 256 gr. ou ℥viij de casse fraîche et bien saine. Nous avons dit à l'article de la pulpation, la manière dont se préparent les pulpes. Le célèbre praticien Tronchin, de Genève, mit ce remède à la mode de son tems.

DES GELÉES OU GÉLATINES.

Il n'est ici question que des gelées non officinales, ou qui ne peuvent pas se conserver longtems; nous traitons ailleurs des autres. Celles-ci sont principalement les gelées animales ou gélatines, extraites par décoction dans l'eau, des chairs ou des os, et qui se congèlent par refroidissement en une masse d'apparence vitreuse. Rarement elles se conservent en bon état au-delà d'un ou deux jours, sur-tout en été. Ce sont des médicamens restaurans, qu'on peut rendre agréables par le sucre et des aromates, ou des corps acides ou émulsionnés.

On forme les gelées avec des substances soit végétales contenant du mucilage, soit animales contenant de la gélatine, par l'intermède de l'eau et de la chaleur. Nous les distinguons des gelées végétales des fruits, comme groseilles, coings, pommes, prunes, etc., qui se préparent en confitures ou en condits, *myva* et conserves, par le moyen du sucre, et qui se peuvent garder un an ou plus. (*Voyez* les Condits parmi les médicamens officinaux.) Ce n'est pas qu'on ne puisse dessécher les gelées magistrales pour les conserver; mais alors on en forme des tablettes, comme nous le dirons en leur lieu.

Gelée de corne de cerf.

R. Corne de cerf râpée, lavée . . . 250 gramm.　℔ ß.
Eau . . . . 2 litres et demi.
Sucre blanc. . . . . }
Vin blanc. . . . . }　aˉa 128 gramm.　℥ jv.

La corne de cerf, ou l'ivoire, ou les autres os d'animaux, fournissent, par une longue ébullition dans l'eau, beaucoup de gélatine pure ou légèrement mêlée de phosphate calcaire. Cette décoction se doit faire dans un vase couvert, et sur un feu doux. Lorsqu'on s'apperçoit que le liquide restant est assez rapproché, on le passe au travers d'un blanchet, avec expression; on ajoute du vin blanc et le sucre, ou du sirop de vinaigre, qui rendent la gelée plus transparente, soit en précipitant les molécules albumineuses, soit en dissolvant les parties de phosphate de chaux suspendues dans le liquide; on le clarifie ensuite avec des blancs d'œufs, et la gelée se passe enfin sur une étamine de laine, sur laquelle on place ou de la canelle concassée, ou du citron avec sa peau. On coule ce liquide dans des pots qu'on place en un lieu frais. L'usage est pour les dysenteries, les épuisemens, les consomptions, la phthisie et les maladies de poitrine. On en prend de 2 à 4 onces, une ou deux fois par jour.

Blanc-manger.

R. Gelée de corne de cerf, de forte
consistance. . . . . 248 gramm.　℥ viij.
Amandes douces . . . . 32 gramm.　℥ j.
Eau de fleurs d'orange. . . . . . 4 gramm.　℥ j.
Esprit de citron. . . . . 8 grains ou Gutt. iij.
Sucre. . . . . 16 gramm.　℥ jv.
Eau commune . . . . 128 gramm.　℥ jv.

Avec la gelée de corne de cerf, d'épaisse consistance, qu'on fait liquéfier à une douce chaleur, on mêle une émulsion chargée et faite selon l'art; ensuite on ajoute les aromates, et on coule dans des pots en un lieu frais.

C'est un aliment très-agréable, restaurant, délicat dans les ardeurs de poitrine ou d'entrailles, la dysenterie, l'hémoptysie.

Il est plus convenable de faire l'émulsion à part, qu'avec la gelée de corne de cerf dans un mortier échauffé, car la gelée s'altère un peu par ce procédé.

Remarques sur les gélatines.

Il y a dans les gélatines une portion de phosphate calcaire, et quelques parties d'albumine concrétée qui en diminuent la transparence. Si l'on fait des gelées de viande, comme de pieds de veau, ou de troncs de vipères séparés de la peau et des entrailles, il faut conduire le feu doucement et avec plus de lenteur, en un vaisseau clos, pour conserver l'arôme de ces chairs. De semblables gelées contiennent une partie savoureuse et extractive de la chair (osmazôme), et quelque peu de graisse; on doit séparer celle-ci par le refroidissement.

Lorsqu'il se forme de petites taches blanches livides à la surface des gelées, c'est une preuve qu'elles se putréfient, et elles exhalent bientôt une odeur fétide. Les acides qu'on y mêle retardent cette putréfaction.

GELÉES VÉGÉTALES.

Gelée de fucus, ou mousse de Corse.

♃ Mousse de Corse, ou helminthocorton . 128 gramm. ℥ jv.
Eau commune . . . . 2 kilog. ℔ jv.
Sucre (pour une livre et ½ de décoction). 188 gramm. ℥ vij.

On fait cuire à feu doux la mousse de Corse, jusqu'à réduction des deux tiers du liquide, et l'on passe avec expression au travers d'un blanchet. On y ajoute le sucre et l'on clarifie par les blancs d'œufs, à la manière accoutumée. On obtient plutôt un mucilage épais qu'une vraie gelée. Quelques pharmaciens ajoutent, pour l'épaissir, un peu de colle de poisson; mais cette addition est au moins inutile; elle fait même plutôt gâter ce mucilage.

On l'emploie comme anthelmintique, à la dose de 64 gr. ou ℥ij par jour, pour les enfans, et au double pour les adultes.

Gelée de lichen d'Islande.

♃ Lichen d'Islande . . . . 128 gramm. ℥ jv.
Eau . . . . Q. s.
Sucre (pour une livre et ½ de gelée). . . 128 gramm. ℥ jv.

On suit en tout le procédé de la gelée précédente. On peut l'aromatiser par l'eau de fleurs d'oranges. Elle est fort utile dans l'hémoptysie, les rhumes anciens, et autres maladies de poitrine. Quelquefois ce médicament est purgatif, sur-tout si l'on emploie du lichen venu du nord de l'Europe, au lieu de celui de Suisse ou de la Carniole et de la Carinthie, que Scopoli a trouvé en abondance près des racines des pins maritimes, dits *mughi*. Pour prévenir cet inconvénient, il serait à propos d'ajouter à la décoction un nouet de pepins de coings, qui donnent un mucilage un peu astringent et de couleur légèrement rougeâtre.

On le prend à la dose de 64 à 128 grammes 2 à 3 onces par jour, selon le docteur Plenck. Il nourrit; il est mucilagineux.

Gelée de pain.

℞ Pain biscuit. . . . . 128 gramm. ℥ jv.
Vin du Rhin, blanc. . . . . . 196 gramm. ℥ vj.
Sucre blanc. . . . . 750 gramm. ℔ j. ß.
Eau de canelle. . . . . 24 gramm. ʒ vj.

On fait bouillir le pain dans deux litres ou pintes d'eau, réduites à moitié; on passe à travers un blanchet, on évapore de nouveau à moitié, et l'on ajoute le reste suivant l'art. On obtient une gelée fort adoucissante, utile dans les dysenteries, les coliques, les relâchemens d'estomac et les maladies de poitrine; on en prend de 8 à 32 grammes 2 gros à une once.

Des Pilules et Bols.

Quoique plusieurs de ces médicamens soient magistraux, nous les avons réunis tous aux officinaux. (*Voyez* la section des Pilules et des Bols.) Nous y traitons aussi de la manière de les préparer, les diviser, les rouler, les envelopper de poudres ou de feuilles métalliques, etc.

MÉDICAMENS MAGISTRAUX
EXTERNES.

Des Gargarismes.

Ce mot vient de γαργαρεων, la gorge, parce qu'on use de gargarismes pour les maux de cette partie du corps. Ce sont des médicamens liquides, dont on se lave la bouche et la gorge sans les avaler, puisqu'ils contiennent quelquefois des substances nuisibles pour l'intérieur. On se sert ordinairement de *décoctum* de semences mucilagineuses, ou de racines, de feuilles, de fleurs ou d'*infusum* de diverse nature. On y ajoute des édulcorans, comme le miel, le sirop. Le véhicule est le plus souvent aqueux, quelquefois du vin, du lait. On augmente l'activité des substances ou par des acides sulfurique, acétique, ou par des alcools et teintures, ou par des sels, les sulfates de zinc, d'alumine, l'acétate de plomb, l'oximuriate de mercure à petite dose, etc.

Gargarisme astringent.

℞ Décoctum d'orge chargé . . . . 250 gramm.　℔ j. ß.
Roses de Provins . . . .⎫
Nois de cyprès ou de galles . . . . .⎪
Écorce de grenades, ou balaustes .⎬ āā　8 gramm.　ʒ ij.
Fleurs de sumach . . . .⎪
Fruits de berbéris . . . .⎭
Vin rouge . . . . 250 gramm.　℔ j. ß.
Miel rosat . . . . 64 gramm.　ʒ ij.
Acide sulfurique . . . . Q. s. jusqu'à agréable acidité.

On ajoute les végétaux à la décoction d'orge, le vin se met vers la fin.

On use de ce gargarisme pour arrêter la salivation.

Gargarisme antivénérien.

℞. Décoctum d'orge . . . . 5 hectog.　℔ j.
Liqueur de Van-Swiéten . . . . 32 gramm.　ʒ j.
Sirop sudorifique, dit de Cuisinier . . . 64 gramm.　ʒ ij.

Il est très-utile dans les ulcérations de la gorge, suites de maladies syphilitiques.

On ne doit pas en avaler.

Gargarisme adoucissant.

℞ Lait chaud . . . . 192 gramm.　ʒ vj.
Figues grasses fendues . . . . . N°. 4.

On les met macérer dans le lait chaud, et l'on passe le liquide, qui est un gargarisme très-adoucissant dans l'angine et l'esquinancie.

Il y a d'autres espèces de gargarismes, dans lesquels on fait entrer les sirops de groseilles, de mûres, de framboises; le miel. On emploie les décoctions de ronces, d'aigremoine, de plantain, etc.

DES COLLYRES.

Ils viennent de κολλύριον, qui désigne un médicament ou sec, ou gras, ou liquide, pour appliquer aux yeux malades. Il est pourtant des liquides nommés *collyres*, qui n'ont pas cet usage, comme celui de Lanfranc, mais il appartient à la même classe.

On emploie pour les collyres secs, des médicamens siccatifs ou rongeans, en poudre; l'oxide gris de zinc (tuthie), le sulfate de zinc ou de cuivre, ou d'alumine; le muriate d'ammoniaque, le sucre candi, les trochisques de Rhasis, l'iris : on souffle ces poudres dans l'œil avec un chalumeau.

Les collyres gras sont les onguens de tuthie, de cérat avec l'oxide rouge précipité de mercure (pommade de Grandjean), le cérat de Saturne, etc.

Les collyres liquides les plus fréquens, sont préparés avec des eaux astringentes ou adoucissantes, dans lesquelles on fait dissoudre des sels, ou qu'on anime par des spiritueux; ils s'appliquent ou par une compresse humectée, ou en distillant quelques gouttes dans l'œil, ou en baignant celui-ci dans une petite capsule en verre, qui s'applique sur l'orbite. Enfin il y a encore des collyres en vapeurs, comme lorsqu'on approche son œil de la paume de la main, frottée ou de baume de Fioraventi, ou d'eau de mélisse spiritueuse, ou d'ammoniaque liquide, etc.

Collyre de Brun.

℞ Aloës hépatique en poudre . . 4 gramm. ʒ j.
Vin blanc. . . . . } āā 48 gramm. ʒ jß.
Eau de roses. . . . . . . }

Faites un collyre selon l'art. Il convient pour déterger les petites croûtes galeuses et les ulcères des paupières. On y peut joindre de la teinture de safran, 20 à 30 gouttes. On fait dissoudre l'aloës à chaud, et on filtre le liquide.

Collyre antiphlogistique.

℞. Eau distillée . . . . 192 gramm. ʒ vj.
Acétate de plomb en poudre. . 3 décig. ℈ vj., ou de
l'extrait de Saturne. . . . . . Q. s.

On emploie souvent, au lieu d'eau simple, l'infusion de sureau. Ce collyre s'applique avec une compresse. On peut l'animer avec quelques gouttes d'eau-de-vie camphrée dans les grandes inflammations de l'œil.

Collyre de Lanfranc.

R. Vin blanc . . . . 5 hectog.   ℔ j.
  Eau distillée de roses . . . . . }
          de plantain . . . } a̅a̅ 96 gramm.   ℥ iij.
  Sulfure d'arsenic jaune, orpiment . 8 gramm.   ℨ ij.
  Oxide vert de cuivre. . . . . 4 gramm.   ℨ j
  Myrrhe . . . . }
  Aloës . . . . } a̅a̅ 2 gramm. 6 décig.   ℈ ij.

Les substances sèches, séparément pulvérisées d'abord, se mêlent avec les liquides dans un mortier de verre ; les corps métalliques se déposent : on remue le liquide lorsqu'on veut s'en servir pour corroder les ulcères vénériens ou autres de la bouche et de diverses parties. On doit éviter d'en avaler. Il s'applique avec un tampon : il entre aussi en quelques injections très-détersives. Rarement il sert pour les yeux, et ne s'emploie alors que très-limpide.

Collyre détersif.

R. Iris de Florence en poudre. . . . 16 gramm.   ℨ jv.
  Sulfate de zinc. . . . . 6 gramm.   ℨ j. ß.
  Eau distillée de roses . . . }
      de plantain. . } a̅a̅ 750 gramm.   ℔ j. ℥ viij.

C'est un très-bon remède contre les ophthalmies rebelles ou chroniques, par atonie. Une autre manière non moins bonne est de prendre

  Sulfate de zinc. . . . . 2 gramm.   ℨ ß.
  Blanc d'œuf. . . . . N°. 1.
  Eau de roses, ou eau simple . . 128 gramm.   ℥ jv.

On ne met que quelques gouttes de ce collyre dans l'œil, qu'il picote assez vivement d'abord.

Eau céleste.

R. Sulfate de cuivre. . . . . 2 décig.   Gr. 4
  Eau distillée . . . . 250 gramm.   ℥ viij.
  Ammoniaque fluor. . . . . . . Q. s. pour précipiter l'oxide
      de cuivre et le redissoudre ensuite en beau bleu.

Cette eau est astringente, siccative.

Pommade ophthalmique de Grandjean.

℣ Cérat blanc de Galien . . . . 32 gramm.   ℥ j.
Oxide rouge de mercure précipité . 5 décig.   g x.

On mêle le tout dans un mortier. La proportion d'oxide de mercure peut varier. En plusieurs cas ou y joint, tuthie en poudre, 4 gram. 3j.

Ce remède s'applique entre la paupière inférieure et l'œil, avec une barbe de plume, par petites portions : on ferme l'œil et on le frotte avec le doigt. C'est un très-bon siccatif et détersif dans les ulcères des paupières.

Collyre sec.

R. Sucre candi. . . . .}
Tuthie en poudre. . . . .} aͣa 2 gramm.   Gr. 36.
Iris de Florence . . . .}

On fait du tout une poudre qu'on insuffle par portions dans l'œil avec un tuyau de plume. Ce remède est connu en Egypte. Les Arabes le nomment *sief.* On nettoie d'abord l'œil avec un peu d'eau acidulée par le suc de citrons ou le vinaigre. Ce collyre dissipe, dit-on, les taies des yeux. On y fait entrer quelquefois aussi de la pierre médicamenteuse, 1 gramme.

DES ERRHINES, OU STERNUTATOIRES.

Le mot *errhine* vient d'ἐν ῥιν, *dans le nez*, où l'on introduit en effet ces médicamens, soit pour exciter l'éternuement et la secrétion du mucus nasal, soit pour arrêter l'hémorragie (epistaxis). Il y en a de *pulvérulens*, comme le tabac, l'hellébore blanc, l'iris, le muguet, la bétoine, la sauge, la marjolaine en poudre; de *liquides*, comme les sucs de ces plantes ou ceux de cyclamen, de soldanelle, ou des infusum, décoctum de poivre, de pyrèthre, des teintures spiritueuses ou vineuses qu'on introduit avec du coton imbibé, ou qu'on aspire par le nez; des *errhines en onguens*, comme de l'huile de laurier, dans laquelle on mêle des poudres âcres, de staphisaigre, de poivre, de pyrèthre; ou enfin de *solides*, comme lorsqu'on fait avec des poudres de mastic, de sang-dragon, de balaustes, de sulfate de zinc et de bol d'Arménie, une pâte à l'aide du blanc d'œuf, et qu'on en forme de petits cônes, pour introduire dans les narines comme astringens.

Des Masticatoires et Apophlegmatismes.

Ce sont des substances un peu âcres, qui excitent la secrétion de la salive lorsqu'on les mâche, comme les racines de pyrèthre, d'iris, de gingembre, de pimprenelle, de gentiane, le tabac, la moutarde en graine, les poivres, le staphisaigre. On peut faire des pastilles, des bols ou des liquides apophlegmatisans, ou l'on renferme dans un nouet les poudres âcres, ou on les mêle à la cire ou à la térébenthine liquéfiées, etc. Le mastic est le masticatoire habituel des Orientaux; le bétel, celui des Indiens, et le tabac celui des Américains. Ces remèdes sont utiles dans les engorgemens lymphatiques des glandes salivaires. Les gargarismes stimulans sont des apophlegmatismes; ils font cracher.

Des Dentifrices.

Ce sont des substances propres à nettoyer les dents par friction, ou à raffermir les gencives. Il y en a de *pulvérulens*, comme les poudres de corail, de crème de tartre, de pierre-ponce, de terre sigillée, l'os de sèche, la corne de cerf calcinée, etc. On s'en frotte avec une petite brosse mouillée, et on se nettoie la bouche avec un verre d'eau aromatisée par quelques gouttes d'essence de menthe poivrée, ou d'eau vulnéraire spiritueuse. Il en est en forme d'*opiats*, qui se font avec les mêmes poudres incorporées dans du miel ou du sirop, ou un mucilage. D'autres en *bâtons*, telle est la poudre de corail dont on forme un cylindre avec du mucilage de gomme adragant, comme pour les crayons de pastel. On s'en frotte les dents. Il y a des *eaux* pour les dents, comme l'eau vulnéraire colorée par la résine lacque et la cochenille, ou l'eau de la Vrillière, ou l'eau-de-vie de gayac. On emploie aussi des *racines* ou des *éponges dentifrices*, comme la racine de réglisse, ou de luzerne, ou de guimauve effilée par un bout, et qu'on a privée, par de fortes décoctions, de presque tout son extractif. Ces racines se peuvent ensuite colorer en rouge par une teinture de Fernambouc, d'orcanette et de cochenille aiguisée par l'alun. On en fait autant des éponges fines employées comme dentifrices, mais on les imbibe ensuite d'un alcool aromatisé par les essences de girofle, de lavande, etc.

Des Fomentations, Embrocations et Linimens.

Le mot de *fomentation* , qui vient de *fovere* , annonce qu'elle est destinée à ramollir, adoucir ou échauffer, fortifier une partie en y appliquant différens corps ou liquides , ou sous forme de sachets , etc. Les fomentations émollientes se font avec de forts décoctums de plantes malvacées , de racines , de semences mucilagineuses , avec lesquels on frictionne une partie du corps , ou appliqués chaudement par des compresses imbibées de ces liquides. Les fomentations toniques se font quelquefois avec des vins chargés de substances aromatiques , d'extraits astringens, ou avec des décoctums d'écorces , de plantes labiées , de baies de genièvre , de laurier , etc.

Les fomentations par sachets se font , soit en appliquant une vessie de cochon remplie de lait chaud sur le bas-ventre , soit en plaçant entre deux linges de l'avoine ou du son fricassés avec du vinaigre , contre les douleurs de côté, de rhumatisme. On fait un grand nombre d'autres applications qui se rapportent aussi aux cataplasmes.

Les *embrocations* (du mot grec ἰμβροχη , *aspersio*) sont des espèces d'onctions de quelque partie du corps avec un liniment ou une mixtion ordinairement grasse. Le mot de *liniment* signifie onction douce avec la main.

Liniment volatil.

℞ Huile d'olives . . . . .128 gramm. ℥ iv.
Ammoniaque caustique liq. . . . 32 gramm. ℥ j.

Mêlez dans une bouteille bien bouchée, le liquide devient laiteux comme un looch; c'est un vrai savon volatil, qui est très-résolutif dans les tumeurs. Il s'emploie aussi contre les douleurs rhumatismales , la sciatique, etc. On s'en frictionne les membres. Quelquefois on y joint de la teinture d'opium pour le rendre sédatif.

Liniment calcaire.

℞ Eau de chaux. . . . . 500 gramm. ℔ j.
Huile d'olives. . . . . 16 gramm. ℥ iv.

On agite le tout dans une bouteille. Ce savon calcaire est très-utile contre les brûlures.

Beurre de Saturne.

♃ Huile d'olives ou d'amandes donces⎱
   Acétate de plomb liquide ou extrait ⎰ā̄ a 64 gramm.   ℥ ij.
      de Saturne. . . . . ⎰

Mêlez, il acquerra une consistance butireuse. On s'en sert
comme liniment dessicatif, résolutif, rafraîchissant, à l'extérieur seulement. Il convient aussi dans les brûlures.
L'onguent nutritum est de la nature des linimens.

Oxyrhodin.

♃ Huile rosat . . . .   64 gramm.   ℥ ij.
   Vinaigre rosat. . . . .   32 gramm.   ℥ j.

Agitez ensemble. C'est un liniment contre les dartres, la gra-
telle, les inflammations érésypélateuses.

Liniment antiparalytique, ou eau de Barnaval.

♃ Carbonate d'ammoniaque alcoolisé (1) 80 gramm.   ℥ ij ß.
   Huile de petits chiens, ou huile grasse
      mucilagineuse . . . .   96 gramm.   ℥ iij.
   Savon noir . . . .   12 gramm.   ℈ iij.
   Alcool de romarin . . . . 192 gramm.   ℥ vj.

On délaie le savon avec l'huile, on ajoute l'alcool d'ammoniaque et celui de romarin ; on agite fortement le tout, qui est
susceptible de se séparer. On se frotte de ce liniment dans la
paralysie, le rhumatisme, l'engourdissement. Il serait utile de
réformer ce médicament, en employant de l'ammoniaque fluor
et de l'huile grasse de lin pour former un liniment qu'on éten-
drait dans l'alcool de romarin. On peut ajouter aussi du savon
blanc ordinaire. (*Voyez* le Baume opodeldoch anglais.)

Digestif.

♃ Térébenthine liquide pure . . . . 64 gramm.   ℥ ij.
   Jaune d'œuf. . . . .   N°. j.
   Huile de millepertuis ou rosat . .   Q. s.

Mêlez dans un mortier. On y peut joindre des teintures de
myrrhe et d'aloës, ou de l'alcool camphré. Ce liniment s'em-

_____

(1) On le fait en distillant le carbonate ammoniacal avec l'esprit-
de-vin, où en dissolvant dans l'alcool ℥ j. de ce sel ℥ ij.

ploie pour les plaies, comme détersif. On l'applique sur des plumasseaux de charpie.

DES ÉPITHÊMES, FRONTAUX, CUCUPHES, ÉCUSSONS, etc.

Le mot *épithéme* (d'ιπιτιθεμι , j'applique) désigne un topique quelconque, mais sur-tout ceux qu'on applique à la région des principaux viscères. C'est d'ordinaire un corps tonique ou stimulant, comme la thériaque ou d'autres électuaires, ou des eaux spiritueuses, ou des huiles aromatiques, ou des poudres. Ceux qui sont liquides s'appliquent au moyen de compresses, ou d'une éponge ou du coton, de la laine, imbibés de ces liquides.

Epithéme stomachique.

℞ Mie de pain. . . . .}a͂ a 64 gramm. ℥ ij.
Semences de cumin pulvérisées.}

Girofles. . . . .}en poudre a͂ a 4 gramm. ʒ j.
Noix muscades. . .}

Vin d'Espagne . . . . Q. s.

On fait du tout une pâte qu'on étend sur de la peau, et qu'on applique sur l'estomac, dans l'atonie et les langueurs de ce viscère.

Les *frontaux* qu'on applique sur le front, contre les céphalalgies et migraines, sont ou pulpeux, ou pulvérulens ou liquides. Ceux avec le vinaigre rosat et l'eau fraîche servent pour arrêter les hémorrhagies. Ceux avec des poudres aromatiques dissipent les engorgemens de la glande pituitaire.

Frontal hypnotique ou assoupissant.

℞ Feuilles de jusquiame. . . . .}a͂ a 32 gramm. ℥ j.
Fleurs de pavots rouges . . .}

Extrait d'opium. . . . . 3 décigr. 6 grains.
Vinaigre. . . . . Q. s.

Formez du tout une pâte à placer sur le front entre deux linges dans les violens maux de tête. L'opium doit être divisé dans le vinaigre.

Les *cucuphes* et *demi-cucuphes* sont des espèces de calottes ou bonnets, dans la doublure desquels on place des poudres céphaliques et aromatiques. On *pique* le bonnet afin de tenir ces poudres également réparties. Elles se composent de romarin, de sauge, de bétoine, de benjoin, de canelle, girofle, etc.

On les applique sur la tête nue, dans plusieurs maladies. On a imaginé, pour les maniaques et les frénétiques , une cucuphe faite d'une moitié de citrouille ou de melon vidé en calotte , pour tenir leur tête froide. On y peut mettre aussi de la glace pilée. Le fromage mou , dans le casque de don Quichotte , était de ce genre.

Les *écussons* (du mot latin *scutum*), sont un emplâtre solide applicable en divers lieux ; par exemple, on étend sur une peau de la myrrhe, au milieu de laquelle on place de l'opium, et on applique cet écusson sur la tempe contre la douleur de dents ou d'oreilles. On fait un écusson de thériaque et de storax, qu'on anime par quelques gouttes d'huile de girofle , pour l'appliquer sur l'estomac comme tonique. On met encore des poudres en sachets pour être appliquées ainsi.

Des Suppositoires , Pessaires , Bougies et Sondes.

Le mot *suppositoire* vient de *sub ponere* , poser dessous, parce qu'ils se placent dans l'anus ; ce sont des drogues âcres , de consistance un peu solide , formées en cônes alongés, dont l'usage est d'irriter l'intestin rectum pour exciter l'excrétion stercoraire. On leur donne environ 45 millimètres de hauteur, 1 pouce et demi. On incorpore pour cela des poudres d'aloës , ou de coloquinte , ou de scammonée , etc. , avec du miel épaissi, ou de la cire , ou du beurre de cacao , ou du savon blanc. On joint du muriate de soude à ces substances, que l'on coule liquéfiées dans des cornets de papier , où elles se figent. Le sel marin et le miel épaissis en pâte ferme, composent un suppositoire purgatif.

Les *pessaires* (de πεσσός, un plumasseau) sont des tentes ou sortes de cylindres creux comme un doigt de gant, faits de toile fine ou taffetas , et remplis de poudres ou autres matières. Ils s'introduisent dans le vagin , pour guérir ou les relâchemens de l'utérus , ou pour les hémorrhagies , ou pour exciter la menstruation. Il y a des pessaires en bois , en liège , en éponges, en coton. Plusieurs s'enduisent d'un liniment approprié à la maladie , comme de teinture de castoréum et de camphre , mêlés à l'onguent d'althæa , ou de l'huile empyreumatique de jayet pour l'hystérie , ou de l'huile rosat et des poudres astringentes pour resserrer le vagin. On attache un petit ruban au pessaire pour le retirer.

Les *bougies* sont , ainsi que les *sondes* , plutôt officinales que magistrales , et nous ne les plaçons ici que par le rapport

qu'elles ont avec les préparations précédentes. Il y a des bougies emplastiques ou d'autres en gomme élastique. Les emplastiques se font en prenant une mêche conique ou de coton, ou
de fil, ou de toile, qu'on trempe dans un emplâtre liquéfié
(celui de *vigo cum mercurio*, ou celui de Nuremberg, ou diapalme, ou tout autre); ensuite on roule cette mêche, à-peu-
près longue de deux à trois décimètres (6 ou 9 pouces), de
l'épaisseur d'une petite plume à écrire. On s'en sert pour l'insi-
nuer dans le canal de l'urèthre, afin de le dilater, ou pour affais-
ser ses carnosités, ou pour en cicatriser les ulcères. On prépare
maintenant des bougies élastiques avec le caout-chouc, ainsi que
des sondes creuses.

Pour faire celles-ci, on a un mandrin ou fil-de-fer uni, de
grosseur égale et moyenne, auquel on donne la courbure convenable; ensuite on découpe des lanières minces de caout-
chouc, ramolli par l'eau bouillante. Ces lanières très-ramol-
lies ou même plongées dans l'éther (ou dans une solution de
camphre par l'acide nitrique, avec addition d'eau-de-vie camphrée), s'appliquent en spirale autour de ce fil de fer, d'une
manière très-uniforme. On serre ensuite cette gomme autour
du mandrin, par une tresse ou un ruban de fil, assujetti avec
une ficelle qui comprime également partout. Quand cette
gomme est sèche, on enlève la ficelle et la tresse, on trempe
un instant la sonde dans l'eau chaude pour retirer le mandrin;
on fait deux ouvertures rondes près de l'extrémité de la sonde
qui doit plonger dans la vessie, enfin l'on forme un rebord de
cire à cacheter, à l'autre extrémité. Ce procédé de M. Gros-
sart est plus simple et moins dispendieux que celui de M. Berniard, qui consiste à dissoudre le caout-chouc dans l'éther ou
l'essence de térébenthine, etc., à en appliquer plusieurs couches sur un tissu de toile fine qui renferme un mandrin de
fer; enfin à former ainsi une bougie creuse par une toile bien
imprégnée de gomme élastique. Macquer recommandait de
faire ces bougies creuses en enduisant à plusieurs reprises un
cylindre de cire de dissolution de caout-chouc, jusqu'à ce
qu'on ait formé une couche épaisse. On fondait ensuite la
cire en la plongeant dans l'eau bouillante, et le tube restait. Si
l'on avait du caout-chouc frais ou encore liquide, il suffirait
de l'appliquer comme on le voudrait. Au reste, on fait les
taffetas gommés avec une solution de caout-chouc dans les
huiles grasses de noix ou de lin. L'huile de lin rendue siccative par l'oxide de plomb demi-vitreux, et par l'action de
l'air, forme aussi un enduit analogue à celui de la gomme élastique.

Des Sparadraps.

On donne ce nom ou celui de *Toile Gauthier* à des bandes larges de linge, qu'on imprègne ou recouvre d'emplâtre, d'un ou de deux côtés. On 'en sert pour appliquer sur d s ulcères, des cautères ou des plaies; et lorsque le sparadrap a servi d'un côté, on l'applique de l'autre face. Mais il vaut mieux, pour la propreté, n'employer que du sparadrap à une seule face.

Lorsqu'on veut préparer toutefois de la toile Gauthier, on prend de la toile neuve de Troyes ou autre, en large bande, on l'immerge dans un emplâtre liquéfié à une douce chaleur, jusqu'à ce qu'elle soit bien imprégnée. En la retirant du vase, on la fait passer entre deux règles de bois, plus ou moins serrées, afin de faire retomber le superflu de l'emplâtre. La toile desséchée à l'air peut ensuite être lissée sur une pierre polie, humide, avec un rouleau de bois aussi humecté.

Pour les sparadraps à un seul côté, on étendait sur une toile fixée à des clous, un emplâtre fondu, en se servant d'une palette pliante ou d'un couteau à lame flexible, comme celui dont les peintres se servent pour étendre les couleurs sur leur palette; mais aujourd'hui on fait usage du *sparadrapier*. C'est une tablette de bois avec deux montans dans lesquels s'emboîte un châssis parallélipipède. A la partie antérieure du châssis est une lame en métal ou en bois, qui ne presse pas immédiatement sur la tablette; on fait glisser la toile entre la tablette et le châssis, lorsqu'on a versé dans l'intérieur de celui-ci de l'emplâtre liquéfié. La lame rejette en dedans le superflu de l'emplâtre, lequel enduit également le dessus de la toile.

Sparadrap à deux faces.

Celui dont on donne ici la formule, est un bon dessicatif. On le coupe par disques ronds de diverse éten e, selon la plaie où il s'applique.

R. Cire jaune . . . . 192 grammm. ℥ vj.
Suif de cerf ou de bœuf. . . . . 64 grammm. ℥ ij.
Térébenthine. . . . . }ã a 48 grammm. ℥ j ß
Huile d'olives . . . . }
Minium en poudre. . . . . . . 128 grammm. ℥ jv.

Faites liquéfier, et mêlez.

Toile emplastique.

R. Emplâtre diapalme . . . . 128 grammm. ℥ jv.
Suif de mouton . . . . 16 grammm. ℥ jv.

I.

Elle est également siccative; mais on ne l'enduit que d'un seul côté par le sparadrapier.

Taffetas d'Angleterre.

R. Colle de poisson. . . . . 36 gramm. ℥ j. ʒ ij.
(a) Alcool à 20 degrés . . . . 368 gramm. ℥ xij.
　　Teinture de benjoin. . . . . 64 gramm. ℥ ij.
(b) Teinture de benjoin. . . . . 192 gramm. ℥ vj.
　　Térébenthine fine liquide. . . . 128 gramm. ℥ jv.

Cette espèce de sparadrap appliqué sur le taffetas blanc ou noir se prépare, en tendant celui-ci sur un châssis garni de pointes. On applique dessus une couche épaisse de colle de poisson, dissoute dans la teinture de benjoin à chaud et bien passée (a). Cette couche séchée, on en applique successivement encore cinq autres, le tout au moyen d'un pinceau. Ensuite on applique deux couches de teinture forte de benjoin unie à de la térébenthine pure (b), ce qui la rend flexible; mais d'autres pharmaciens y mettent, en place de cette seconde teinture, celle du baume noir du Pérou dans l'alcool. Quoique plus sujette à s'écailler, elle paraît plus agréable. Ce taffetas ensuite est roulé sur lui-même. On s'en sert pour agglutiner les lèvres des plaies par solution de continuité. Il s'applique très-bien sur la peau.

DES CATAPLASMES, SINAPISMES, ÉPICARPES, PATES, POUDRES, etc.

Le mot de *cataplasme* vient de κατα, *super*, et πλασμῦ, *fingo*; parce que c'est un médicament mou en consistance de pâte, qu'on applique et qu'on arrange sur quelque partie du corps. Il est des cataplasmes crus, d'autres cuits, quelques-uns sont mêlés avec des corps gras, comme des huiles, des onguens. Ordinairement on les fait avec des farines, des pulpes de racines ou de feuilles cuites; on y incorpore diverses poudres; on les anime, en quelque cas, avec des teintures alcooliques, des sels, etc.

Il faut remarquer que les poudres des plantes émollientes sèches, préférées par Baumé et d'autres auteurs, à leurs pulpes faites par décoction, n'ont pas un effet aussi émollient que celles-ci, qui ont peu à perdre dans la décoction. Il est donc utile de recourir à ce moyen, quoique plus long. Mais, pour les plantes aromatiques, il convient mieux de préférer leur poudre; car on ne cherche point alors un médicament émollient, et on perd moins de principes volatils que par la décoction et la pulpation.

Dans les cataplasmes émolliens, on fera donc cuire à l'eau les herbes (si c'est l'oignon de lis, on le cuira dans du papier sous la cendre). Elles seront broyées dans un mortier, et on les pulpera. On joindra des farines, ou d'autres substances prescrites, à cette pulpe.

Si l'on emploie des poudres de plantes, on les fera chauffer avec de l'eau, pour les attendrir et amollir; on ne met que sur la fin celles qui perdent facilement de leurs principes volatils.

Le *sinapisme*, ainsi nommé parce qu'il y entre de la graine de moutarde, est un cataplasme rubéfiant ou irritant sur la peau, et qui a pour véhicule le vinaigre, et pour excipient la pâte fermentée ou levain. L'*exutoire* sert à ouvrir un cautère d'où exsudent les humeurs.

L'*épicarpe* et le *suppédane* sont des sortes de cataplasmes qu'on applique, soit aux poignets ou au carpe (d'où le nom d'épicarpe), ou à la plante des pieds, d'où le nom de suppédane. Tel est le sinapisme le plus souvent. Ils s'appliquent crus et à froid.

Les *pâtes* sont destinées, soit à rendre la peau lisse et polie lorsqu'on la nettoie avec elles, soit pour faire tomber les poils, ou disparaître le hâle et les taches de rousseur. On y peut mêler des savons, des corps oléagineux qui donnent de la souplesse à la peau, ou des astringens pour la resserrer, pour en faire disparaître les rides, etc. Les pommades et quelques onguens rentrent dans cette classe.

Il y a aussi des *poudres* qu'on applique à l'extérieur sur la peau, soit pour diminuer la sueur, soit pour empêcher les froissemens, soit pour dessécher les écorchures. Nous ne parlerons ici que des poudres magistrales.

Cataplasme de mie de pain et de lait.

℟ Mie de pain blanc émiettée . . . 128 gramm. ℥ jv.
Lait . . . . 500 gramm. ℔ j.

Faites cuire le mélange en bouillie sur un feu doux, en ayant soin d'agiter, de peur qu'il ne brûle à son fond; sur la fin on ajoute, s'il est prescrit,

Safran gatinois en poudre . . . . 2 gramm. ℈ ß.

On fait du tout un cataplasme qui s'applique tiède, sur un linge. Il est très-adoucissant, et calmant pour les inflammations, les furoncles, les panaris, les érésypèles, etc.

REMARQUE.

Les cataplasmes s'aigrissent et fermentent assez facilement, sur-tout en été. Ceux faits avec de vieilles farines échauffées, ou qui ont fermenté, ne se lient plus en matière collante, et loin d'adoucir, ils irritent et échauffent la peau. De même les vieilles poudres de plantes sont peu convenables et perdent beaucoup de leur mucilage.

Cataplasme émollient.

R. Racine de guimauve . . . . . ⎫
   Fleurs de sureau . . . . ⎪
   Feuilles de mauve . . . . . . ⎬ aˉa 64 gramm.　℥ ij.
        de jusquiame . . . . ⎪
   Farine de lin . . . . . . ⎭
   Onguent de guimauve. . . . . . 16 gramm.　3 jv.

Il faut cuire les feuilles et la racine de guimauve, les broyer, les pulper; on y ajoute les fleurs broyées, et on mêle la masse avec la colle de farine de lin, faite à part avec le décoctum des herbes. Lorsque le mélange est bien fait et encore chaud, on y délaie l'onguent. C'est un puissant émollient et maturatif, qui s'applique tiède.

Cataplasme résolutif.

R. Feuilles de ciguë. . . . . . ⎫
       jusquiame. . . . ⎬ aˉa　64 gramm.　℥ ij.
Eau . . . . Q. s.
Gomme ammoniac dissoute
   dans du vinaigre. . . . . . . 32 gramm.　℥ ij.

On fait cuire les feuilles, et on en forme une pulpe au travers d'un tamis de crin. Ensuite on ajoute la gomme dissoute et pulpée. C'est un bon fondant, appliqué sur les glandes, les mamelles engorgées.

Cataplasme cru.

♃ Racines de carottes râpées menu.　Q. v.
   Décoction forte de ciguë. . . . . Q. s.

Pour en former un cataplasme qui s'applique à froid. C'est un bon résolutif; on y peut joindre aussi la décoction de morelle noire.

La fécule de pommes-de-terre donne un cataplasme émollient.

Epicarpe antépileptique.

R. Feuilles de rhue récente broyées 64 gramm. ℥ ij.
Vin rouge . . . . Q. s.
Musc. . . . . 5 décig. Gr. x.
Camphre. . . . . 8 gramm. ℨ ij.
Miel blanc. . . . . ·. . . 32 gramm. ℥ j.

Le musc et le camphre se divisent dans l'alcool; on fait du
tout avec le vin une pâte qu'on place sur les poignets; mais la
confiance en ce médicament est assez peu fondée. Il pourrait
être utile dans quelques spasmes moins violens que ceux de
l'épilepsie.

Exutoire de garou.

L'écorce de thymelæa, ou saint-bois, ou mézéréon, détachée
avec un couteau d'une branche bien unie, de la longueur de
6 à 8 lignes (15 à 20 millim.), et macérée pendant quelques
heures dans du vinaigre ou de l'eau, ensuite appliquée, ou sur
le bras, ou sur la jambe, y forme un cautère ou exutoire. La
dentelaire appliquée ouvre de même un ulcère. La racine d'hellébore fait aussi un exutoire pour les bestiaux.

Sinapisme.

R. Levain de froment . . . . }
Semence de moutarde pulvérisée } aˉa 64 gramm. ℥ ij.
Muriate de soude en poudre fine . . 16 gramm. ℨ jv.
Vinaigre scillitique . . . . Q. s.

On incorpore dans le levain la moutarde et le sel pulvérisés,
et on ajoute le vinaigre pour donner une consistance de pâte qui
s'applique, soit à la plante des pieds, soit sur des tumeurs indolentes et froides. Il excite la rougeur, la chaleur et une sorte
d'érésypèle à la peau, où il détermine une secrétion de lymphe.
C'est un exutoire et un dérivatif utile. La roquette et autres semences de crucifères peuvent remplacer la moutarde.

Pâte astringente, dite pommade de la comtesse d'Ol....

♃ Galles de chêne . . . . }
Noix de cyprès . . . . } aˉa 8 gramm. ℨ ij.
Écorce de grenades . . . . . }
Sumach en fleurs . . . . . }
Sulfate d'alumine . . . . . . } aˉa 16 gramm. ℥ ꝓ.
Conserve de roses . . . . Q. s.

Prenez toutes ces substances en poudre, mêlez exactement, et incorporez à la conserve. On appelle aussi ce mélange, *pommade virginale*, parce qu'elle sert pour cet objet. On peut l'employer en pessaire, hors le tems des règles. Elle diminue cependant la sensibilité des parties.

Pâte d'amandes pour les mains.

R. Amandes douces . . . . . . }ā a 128 gramm. ℥ jv.
      amères . . . . . . }
Suc de citron . . . . 64 gramm. ℥ ij.
Avec eau. . . . . 32 gramm. ℥ j.
Huile d'amandes douces. . . . . 96 gramm. ℥ iij.
Eau–de–vie à 19 ou 20 degrés. . 192 gramm. ℥ vj.

On prend la pâte d'amandes, résidu des émulsions (celle dont on n'a pas extrait l'émulsion est cependant la meilleure), on y mêle peu-à-peu le suc de citron et l'huile d'amandes, ensuite l'eau-de-vie pour empêcher la fermentation et les insectes de s'y mettre; car ils en sont friands. Cette pâte se garde dans un pot couvert. On en prend une boulette lorsqu'on se lave les mains ou le visage; elle assouplit et blanchit très-bien la peau. Il importe peu quelle soit la proportion des amandes amères, ou qu'il y ait même des amandes douces ou amères; toute amande émulsive non rance est bonne pour cet objet.

Pâte dépilatoire. (Rusma des Turcs).

R. Sulfure d'arsenic jaune . . . . . 32 gramm. ℥ j.
Chaux vive. . . . . 500 gramm. ℔ j.
Amidon blanc en poudre . . . . 320 gramm. ℥ x.
Eau . . . . Q s.

On pulvérise à part ces substances, sur le porphyre; on mélange bien le tout, qui se conserve dans un pot couvert. L'addition de l'eau, échauffant la chaux, réduit l'amidon en colle. Cette pâte, frottée sur les parties couvertes de poils, fait tomber ceux-ci; on lave ensuite la partie avec de l'eau.

Couchette pour les rachitiques.

R. Feuilles de fougère mâle. . . . . . 1500 gramm. ℔ iij.
Marjolaine . . . .
Mélisse . . . . }ā a Manip. ij.
Menthe. . . . ; . . . .

Fleurs de mélilot. . . . .⎫
de trèfle odorant . . . .⎬aˉa   64 gramm.   ℥ ij.
de sureau . . . .⎪
de roses rouges . . . . .⎭

On pulvérise grossièrement toutes ces plantes et fleurs sèches, et on les mélange avec le double de leur poids de paille d'avoine ou d'orge; le tout est enfermé dans une paillasse.

Les enfans rachitiques couchent sur ce lit, qu'on a soin de tenir sec et d'exposer souvent à l'air. Au lieu de fougère, on peut prendre une plante plus odorante.

Poudre pour les parties froissées.

♃ Poussière de lycopodium . . . . 32 gramm.   ℥ j.
Oxide blanc de zinc . . . . 16 gramm.   ℥ ß.

Mêlez exactement. Cette poudre s'applique avec une houppe sur les parties froissées, comme chez les personnes grasses qui ont marché pendant la chaleur, ou chez les enfans à peau tendre, entre les cuisses, sur-tout s'ils ont couché sur des linges imbibés de leur urine. La poussière de bois vermoulu, ou de la sciure très-fine, est aussi très-bonne. La poudre de lycopodium seule sert pour les femmes qui, travaillant à des ouvrages délicats, veulent garantir leurs mains de la sueur.

Poudre pour les écorchures des mamelles.

♃ Nacre de perles, ou carbonate
de chaux pure, en poudre. . 12 gramm.   ℨ iij.
Gomme arabique pulvérisée . . .   8 gramm.   ℨ ij.
Mastic en poudre. . . . .   4 gramm.   ℨ j.

Mêlez. On en souffle avec un tuyau de plume sur les mamelons excoriés.

DES FUMIGATIONS.

Ce sont des expansions dans l'air, de vapeurs, soit comme parfums médicamenteux, soit comme propres à purifier l'air de ses miasmes nuisibles. Toutes se font par l'intervention du calorique. Les premières résultent de la combustion de résines odorantes ou de végétaux aromatiques, ou de substances animales, etc.; les secondes se font plutôt avec des acides réduits à l'état de vapeurs.

On réduit ou en poudre, ou en trochisques, ou en bâtons, les substances propres aux fumigations odorantes. Des fumigations astringentes ou d'acide gallique, de la noix de galle, du sumach, de l'écorce de grenade, du brou de noix, se reçoivent sur une chaise percée pour arrêter les leucorrhées, et pour resserrer les organes sexuels de la femme. Il en est de même des fumigations fétides de plumes ou laine, ou cornes brûlées, de succin, d'assa-fœtida, de galbanum, pour les femmes hystériques. La fumée de tabac insufflée dans le *rectum* et quelquefois dans les bronches, à l'aide d'un soufflet, a été proposée pour stimuler les facultés vitales dans les noyés, les asphyxiés. L'ammoniaque agit de même.

Le genièvre qu'on brûle, le vinaigre jeté sur une pelle de fer rougie au feu, la poudre à canon enflammée, le tabac en fumée, et d'autres vapeurs semblables, ne purifient point l'air, mais le chargent, au contraire, de vapeurs ou carboniques, ou hydro-carburées, hydrosulfurées, etc., plus nuisibles qu'utiles. Les vapeurs acides ne sont pas utiles dans l'air méphitisé par le gaz acide carbonique, dans les caves, les lieux fermés où il se rassemble beaucoup de monde. Il faut plutôt neutraliser ce gaz par l'eau de chaux, ou le chasser par la ventilation.

Fumigatoire antiloïmique ou antipestilentiel.

R. Fleurs de soufre . . . . ⎱
  Nitrate de potasse purifié . . . ⎰ ā a 32 gramm. ℥ j.
  Myrrhe choisie en poudre . . .

Formez du tout une poudre, que l'on allume avec des charbons ardens pour désinfecter les vêtemens, ou pour détruire les miasmes contagieux fixés sur quelque partie du corps. On peut aussi en faire usage dans les étables des bestiaux, pendant les épizooties. La myrrhe peut être supprimée sans inconvénient. Cette vapeur excite la toux et les larmes; en projetant cette poudre sur des charbons ardens, il se formerait de l'acide carbonique nuisible.

Clous odorans.

R. Benjoin choisi. . . . . 250 gramm. ℥ viij.
  Storax calamite . . . . 48 gramm. ℥ xij.
  Labdanum . . . .
  Oliban . . . .
  Mastic . . . . ⎰ ā a 6 gramm. ℥ j. ß.
  Girofle . . . .
  Charbon léger de tilleul ou de

bourdaine. . . . . 1128 gramm. ℔ ij. ℥ jv.
Gomme adragant . . . . Q. s.

On réduit en poudre ces matières, qu'on mêle, et dont on forme des cônes ou des clous de quelques lignes de haut, avec le mucilage de gomme. On y met le feu par la pointe. Ils répandent une bonne odeur, mais sans rendre l'air plus pur. (*Voyez* aux Trochisques, tom. II.)

Cassolette ou vase odorant.

R. Storax calamite. . . . . 32 gramm. ℥ j.
Benjoin. . . . .
Baume de Tolu . . . .⎫a͠a 16 gramm. ℥ jv.
Racine d'iris de Florence . . .⎬a͠a 8 gramm. ℥ ij.
Girofle . . . .⎭
Ambre gris. . . . .⎫a͠a 3 décig. Gr. vj.
Musc. . . . .⎭

Toutes ces substances, mises en poudre séparément, sont mêlées et renfermées dans un vase dont le couvercle est percé de plusieurs ouvertures. On peut former du tout une pâte avec de l'eau de roses. En chauffant légèrement ce mélange, il s'en exhale une odeur très-suave et délicieuse dans les appartemens. L'iris de Florence peut être supprimé. Les femmes nerveuses sont affectées de ces odeurs dans lesquelles entre le musc, l'ambre, la civette et autres substances animales. Elles déterminent des accès d'hystérie.

Fumigations de M. Guyton de Morveau.

Ce savant chimiste, dans son *Traité des moyens de désinfecter l'air et de prévenir la contagion* (in-8°. Paris, 1804, etc.), donne le procédé pour détruire les miasmes putrides dans les hôpitaux et autres lieux infectés par des malades ou par des corps en putréfaction. Il consiste à vaporiser du gaz-acide muriatique oxigéné. Le procédé de Cruiskshank, décrit plus loin, est le même.

Dès 1773, M. Guyton avait employé à Dijon les vapeurs d'acide muriatique simple pour détruire les miasmes contagieux. En 1794, l'on en fit usage dans les hôpitaux, avec cet acide oxigéné. Pour cet effet, on évacue les malades d'une salle qu'on veut désinfecter; on y laisse toutes les fournitures, excepté les objets en fer que l'acide fait rouiller ; on ferme bien les portes et les fenêtres, et on place des réchauds sur lesquels sont des capsules contenant le mélange désinfectant, humecté. Après douze heures, on ouvre la salle partout pour changer l'air. On peut aussi faire des fumigations plus légères lorsque les malades restent dans la salle ; mais la vapeur excite la toux.

En dirigeant ces vapeurs, au moyen d'un entonnoir de verre, sur des ulcères putrides, on en détruit le mauvais caractère ; il en est de même des gangrènes, des cancers, etc. Les couleurs des vêtemens peuvent être altérées par cette vapeur, qui blanchit d'ailleurs le linge.

Acide muriatique oxigéné extemporané de Guyton de Morveau et de Cruikshank.

> R. Muriate de soude (sel marin) pulvérisé 3 parties.
> Oxide de manganèse en poudre . . . . . 1 id.
> Eau . . . . $1\frac{1}{3}$
> Acide sulfurique à 66 degrés . . . . . . 2 id.

On met le tout dans une capsule pour faire la fumigation dans les lieux infectés. L'acide sulfurique se portant sur la soude du sel marin, en dégage l'acide muriatique, lequel réagissant à son tour sur l'oxide de manganèse, se surcharge d'oxigène et s'exhale en gaz par la chaleur. Ce gaz oximuriatique est très-propre à se combiner aux vapeurs ammoniacales, ou hydrogénées, ou hydrocarburées, enfin à tous les miasmes, qu'il décompose et neutralise. Ainsi le méphitisme des fosses d'aisance, des cimetières, en est détruit.

Fumigation nitrique de Carmichaël Smith.

> ℞ Acide sulfurique concentré . . . 32 gramm. ℥ j.
> Nitrate de potasse en poudre . . 32 gramm. ℥ j.

On met l'acide dans une capsule de verre ou de porcelaine ; ou y projette des pincées de nitre, et l'on agite avec un tube de verre. L'acide nitrique se dégage. Ce moyen, trouvé en Angleterre en 1780, a été ensuite employé pour les vaisseaux et la marine en 1795, tant de l'Angleterre que de la Hollande, avec succès. L'air est désinfecté par ce procédé, et ces vapeurs acides sont moins irritantes que celles de l'acide oximuriatique, qui sont, en revanche, bien plus actives.

L'acide nitromuriatique peut s'employer de la même manière.

Fumigation sulfureuse.

Le soufre brûlant exhale une vapeur vive, très-propre à désinfecter les vêtemens dans les maladies contagieuses, la gale, les fièvres adynamiques, etc. Elle décolore en partie les teintures, et l'acide sulfureux se dissipe moins aisément que le muriatique oxigéné; il est aussi très-suffoquant. Les vapeurs d'acide acétique sont plus faibles que ces acides minéraux.

Gaz hépatique extemporané.

R. Sulfure de potasse. . . . . 16 gramm. ℥ jv.
Eau . . . . 250 gramm. ℥ viij.
Acide muriatique . . . . 8 gramm. ℥ ij.

Mêlez; le gaz se dégagera.

Ce gaz, respiré en trop grande abondance, causerait la mort; mais il est utile, en petite quantité, aux phthisiques; il diminue, comme l'acide carbonique, la proportion de l'oxigène qui fatigue les poitrines délicates. Le gaz azote serait plus convenable. On le dégage de la chair musculaire en versant dessus de l'acide nitrique. On se sert encore du gaz hydrogène sulfuré pour guérir les dartreux et les galeux. C'est pour la même raison que les vidangeurs ne sont pas atteints de la gale, ou qu'ils en guérissent bientôt.

Le sulfure de potasse décompose l'eau, dont l'hydrogène s'unit au soufre, tandis que l'oxigène, brûlant une autre portion du soufre, forme de l'acide sulfurique qui s'unit à la potasse. L'acide muriatique versé sur l'hydrosulfure, s'emparant de la potasse, le gaz hydrogène sulfuré s'exhale abondamment, et sort de sa combinaison avec cet'alcali.

De quelques autres fumigations.

L'éther, l'acide acétique vaporisés, sont des fumigations agréables. Le premier est sédatif, très-calmant; le second est antiseptique et ranime les forces. D'ordinaire on les respire dans un flacon. L'esprit-de-Vénus, ou vinaigre radical, se verse sur des fragmens de sulfate de potasse qu'il imprègne; il se maintient ainsi plus longtems dans le flacon. L'eau de Luce, l'ammoniaque, le carbonate ammoniacal huileux (de corne de cerf ou de soie), sont des fumigatoires stimulans alcalins. L'acide volatil du succin sert aussi quelquefois comme antispasmodique.

Des Bains, Injections, Douches, Lotions, etc.

Les *bains* médicamenteux peuvent être de beaucoup d'espèces; il en est d'émolliens faits avec des décoctions de plantes malvacées, de graine de lin, etc.; il en est de toniques et aromatiques avec des plantes astringentes, contenant du tannin, des arômes; il en est d'adoucissans et restaurans avec le lait, le sang de bœuf, les décoctions de chairs, contre les consomptions; il en est de savoneux, de sulfureux, de ferrugineux, etc.

Les *injections* sont une sorte de bain ou lotion interne, qui se fait dans les principales ouvertures du corps, dans les ulcères fistuleux, les oreilles, le nez, le vagin, l'urèthre, l'anus. Ces dernières portent le nom de *clystères* ou *luvemens*. Il en est aussi d'aériformes, comme la fumée de tabac chez les noyés, les apoplectiques. Gaubius, médecin hollandais, a décrit un soufflet propre à ces injections aériformes.

Il y a des clystères aqueux, émolliens ou salins, ou purgatifs, ou nutritifs; d'autres contiennent de l'huile ou du vinaigre, ou des opiatiques qu'on délaie dans le liquide, ou de la térébenthine qu'il faut mêler à un jaune d'œuf. La chaleur doit être de 32 degrés Réaumur au plus, comme celle de l'intérieur du corps. La quantité de liquide pour un adulte ne passe guère 3 demi-septiers, environ 7 décilitres. L'adolescent n'en doit prendre que moitié, l'enfant, qu'un quart.

On nomme *douche* (du mot italien *doccie*, gouttière) une gouttière d'eau versée de haut sur une partie du corps, afin que le liquide le frappe mieux. Cette irroration est ou chaude comme dans les eaux thermales, ou froide comme celle qu'on fait tomber sur la tête des maniaques. On peut charger cette eau de divers principes médicamenteux.

Enfin les *lotions* sont des liqueurs dont on lave diverses parties malades du corps.

Bain de vapeurs.

Si c'est un bain partiel, on a un vase de la forme la plus convenable pour s'appliquer à la partie malade. Ce vase contient la substance ou le décoctum chaud des matières dont on veut recevoir la vapeur; c'est ainsi qu'on prend des demi-bains de vapeurs émollientes sur une chaise percée. On s'entoure de linges pour ne pas laisser dissiper la vapeur par quelque ouverture. Si ce sont des bains entiers, il faut avoir une baignoire couverte qui ne laisse passer que la tête. Cela est sur-tout nécessaire dans les bains dont la vapeur est nuisible, comme d'acide carbonique ou d'hydrogène sulfuré.

Bain sulfureux.

R. Sulfure de potasse. . . . . 16 gramm.   ℨ jv.
Eau . . . . 256 gramm.   ℥ viij.
Acide muriatique . . . . 4 gramm.   ℨ j.

Mêlez et versez dans le bain. Il faudra couvrir la baignoire et ne tenir que la tête dehors.

Liqueur pour une douche antiparalytique.

R. Espèces céphaliques. . . . . . . 196 gramm.   ℨ vj.
Baies de laurier . . . .⎫
         genièvre . . . . . .⎭ ãa 64 gramm.   ℥ ij.
Eau . . . . 3 litres.   ℔ vj.
Muriate d'ammoniaque . . . . . 128 gramm.   ℨ jv.
Alcool de genièvre. . . . . 500 gramm.   ℔ j.

On fait bouillir les substances végétales ; on ajoute le muriate d'ammoniaque ; on passe , et la colature se mêle à l'esprit de genièvre.

Lotion antidartreuse ou antiherpétique.

R. Oximuriate de mercure (sublimé⎫
   corrosif). . . . .⎬ãa 3 décig.   Gr. vj.
Oxide de cuivre (vert-de-gris). .⎭
Eau distillée. . . . . 1 kilog.   ℔ ij.

On fait cette solution dans un mortier de verre. Le vert-de-gris se dépose bientôt ; on doit remuer la liqueur pour s'en servir. Elle s'emploie à déterger les dartres squammeuses , tuberculeuses, et peut être utile aux lépreux.

LIVRE CINQUIÈME.

Du Dispensaire, ou Code officinal.

DANS cette partie de l'art, nous trouverions d'immenses réformes à faire ; la plupart des anciennes recettes étant surchargées de médicamens inutiles, ou formant des mélanges indigestes que repousse la science, nous n'aurions pas craint d'élaguer entièrement tant de compositions superflues. Mais nous avons dû rapporter toutes ces recettes consacrées par une longue expérience, en nous bornant à indiquer les suppressions, afin que chacun soit le maître de les adopter ou de les rejeter, selon son jugement. Nous avons dit ci-devant (p. 291 et suiv.) ce qu'on devait considérer en opérant ces réformations. Toutes nécessaires qu'elles sont aux yeux de la raison, elles ont besoin d'être mûries par l'expérience et confirmées par le tems.

Nous partageons la longue série de ces médicamens en officinaux internes et en externes. Les internes se présentent sous deux formes, soit solide, soit liquide. Les externes sont aussi sous ces deux formes.

DES COMPOSITIONS INTERNES, DE CONSISTANCE NON LIQUIDE.

Ce sont, 1°. les *poudres* ; 2°. les *fécules* ; 3°. les *extraits*, soit animaux, soit végétaux, ce qui comprend les gelées, les robs, etc. ; 4°. les *conserves*, marmelades, condits, tablettes et pastilles, etc. ; 5°. les *électuaires* mous, confections, opiats, etc. ; 6°. les *pilules* et *bols* ; 7°. les *trochisques*, plusieurs de ceux-ci ne servent qu'à l'extérieur.

REMARQUE.

Avant de donner le détail de ces compositions, il ne sera pas inutile de placer ici le tableau des pesanteurs spécifiques de plusieurs substances qui y entrent. Il est certain qu'on a peu de moyens plus assurés que celui-ci, après les autres caractères physiques, pour reconnaître la falsification de ces médicamens naturels que le commerce nous apporte des lieux lointains. Trop souvent des spéculateurs peu délicats ont imité les sucs, les gommes et les résines médicinales ; on ne peut pas aussi bien falsifier les autres substances végétales, comme les bois, écorces, fleurs, semences; on peut tout au plus les mêler à d'autres espèces inférieures; mais on a plus de facilité pour falsifier les produits qui s'extraient des végétaux.

TABLEAU DES PESANTEURS SPÉCIFIQUES

de plusieurs Gommes, Gommes-résines, Sucs, Fécules, etc.

DÉNOMINATION DES SUBSTANCES.	PESANTEUR spécifique comparée à l'eau supposée 10,000.	Poids du pouce cube.			Poids du pied cube.			
		onc.	gros.	gr.	liv.	onc.	gros.	gr.
Gomme de cerisier, prunier, etc....	14 817	0	7	49	103	11	4	2
— arabique.	14 523	0	7	38	101	10	4	44
— de Bassora.	14 346	0	7	32	100	6	6	1
— d'acajou.	14 456	0	7	36	101	3	0	41
— mombin.	14 206	0	7	26	99	7	0	41
— adraganthe	13 161	0	6	59	92	2	0	8
Gomme-résine, ou suc gommo-résineux; ammoniac	12 071	0	6	19	84	7	7	44
— sagapénum, ou séraphique	12 008	0	6	16	84	0	7	2
— de lierre.	12 948	0	6	51	90	10	1	29
— gutte.	12 216	0	6	24	85	8	1	39
— euphorbe	11 244	0	5	60	78	11	2	45
— myrrhe	13 600	0	7	4	95	3	1	43
— buellium.	13 717	0	5	65	79	10	1	57
— scammonée d'Alep . .	12 354	0	6	29	86	7	5	13
— id. de Smyrne.	12 743	0	6	44	89	3	1	52
— galbanum.	12 120	0	6	20	84	13	3	37
— assa fœtida.	13 275	0	6	64	92	14	6	29
— sarcocolle	12 684	0	6	42	88	12	4	62
— opopanax	16 226	1	0	30	113	9	2	36
Suc épaissi de réglisse . .	17 228	1	0	67	120	9	4	21
— d'acacia	15 153	0	7	62	106	1	1	6
— d'arèque.	14 573	0	7	40	102	0	1	29
— de cachou.	13 980	0	7	18	97	15	6	6
Aloës succotrin.	13 795	0	7	11	96	9	0	23
— hépatique	13 586	0	7	3	95	1	5	4
Hypociste	15 263	0	7	66	106	13	3	47
Opium brut	13 366	0	6	67	93	8	7	3
Fécules colorantes, rocou	5 956	0	3	6	41	11	0	41
Indigo guatimala . . .	7 690	0	3	71	53	13	2	17

PESANTEURS SPÉCIFIQUES *de quelques liqueurs animales, usitées.*

DÉNOMINATIONS.	PESANTEUR spécifique.	POIDS du pouce cube.			POIDS du pied cube.			
		onc.	gros.	gr.	liv.	onc.	gros.	gr.
Lait de femme.	10 203	0	5	21	71	6	5	64
de jument.	10 346	0	5	26	72	6	6	1
d'ânesse.	10 355	0	5	27	72	7	6	6
de chèvre.	10 341	0	5	26	72	6	1	3
de brebis	10 409	0	5	29	72	13	6	33
de vache	10 324	0	5	25	72	4	2	22
Petit-lait de vache, clarif.	10 193	0	5	20	71	5	4	67
Urine humaine.	10 106	0	5	17	70	1	6	70

Nota. Ces liqueurs varient cependant dans leurs densités et leurs pesanteurs spécifiques, selon l'âge, la saison, l'état de l'individu qui les produit, mais on a pris un terme moyen.

L'état vieux ou récent peut aussi changer les densités. M. Thenard a remarqué que la sueur, l'urine, le lait, contenaient un acide libre plus ou moins abondant, et que cet acide était l'acétique, formé par le corps vivant. Cet acide est en effet l'un des plus répandus de la nature, et se trouve non moins dans les humeurs de la plupart des animaux, que dans les sèves des végétaux.

DES POUDRES COMPOSÉES.

Nous avons parlé des manières de pulvériser les diverses drogues, à l'article de la pulvérisation. Ici nous ne traiterons que de leur mixtion.

Il faut d'abord éviter de réunir, à moins qu'il n'y ait une prescription formelle, des substances qui attirent l'humidité de l'air, comme des sels, des alcalis déliquescens, et qui réagissent même sur les composés végétaux. Les semences émulsives, les huiles grasses, rancissent dans les poudres; il ne faut donc les y introduire qu'au moment où l'on en veut faire usage. Les poudres de diverse densité, comme les substances minérales et végetales, ne sont point partout en même proportion; après un certain tems, les plus pesantes vont au fond : il faut donc les remêler. Lorsque des poudres réagissent l'une sur l'autre, il convient de faire attention à la combinaison, si elle est prévue ou non. On n'aurait jamais un mélange en proportions déterminées, si l'on pulvérisait ensemble les diverses substances ; car les unes se pulvérisent plutôt que d'autres. Les matières minérales doivent être porphyrisées pour plus d'exactitude ; les racines, les bois, les cornes, etc., ont des modes de pulvérisation différens des résines, des gommes, des corps huileux. Quant aux substances grasses ou onctueuses, on les incorpore dans la poudre déja faite des autres ingrédiens. On doit donc toujours prendre des poudres faites à part pour chaque substance, et mêler le tout, en le repassant au travers d'un tamis. Quant aux substances qu'on ne peut pulvériser seules, on les mêle en les pulvérisant.

Il faut distinguer si l'on doit prendre la poudre première ou dernière, du jalap, de l'ipécacuanha (1), du quinquina, etc., parce que les proportions de substance ligneuse ou résineuse ne sont point exactement les mêmes dans l'une et l'autre.

On doit conserver les poudres composées, sur-tout les odorantes, dans des flacons bien fermés. Il est à remarquer qu'exposées à la lumière, les poudres des feuilles et des fleurs surtout se décolorent promptement et perdent beaucoup de leur vertu, en quelques jours. Il faudrait donc, ou des flacons de verre noir, ou les tenir en un lieu obscur. Les poudres d'oxides métalliques, de mercure, de fer, le kermès, etc., subissent aussi beaucoup d'altérations par la lumière.

Diverses poudres sont *hygrométriques* : ce sont celles de presque toutes les fleurs des plantes. Elles augmentent en volume au bout de quelques jours. Celles des écorces éprouvent souvent un effet opposé, elles se dessèchent beaucoup, deviennent légères comme de la folle farine, et perdent un peu en poids. Les poudres des racines résineuses, comme la rhubarbe, le jalap, etc., se tassent au contraire, se prennent en masse ; il en est de même de la scille qui s'humecte. Le nitre et quelques autres sels qui ne s'effleurissent point, s'agglomèrent aussi bien que des résines en poudre.

Ce qu'on nomme *poudre de Sentinelli*, ou de *Valentini*, ou du comte de Paime, est le carbonate de magnésie.

La *poudre des Chartreux* est le kermès minéral.

La *poudre d'Algaroth* est l'oxide d'antimoine précipité de l'oximuriate ou beurre d'antimoine, etc.

(1) Son bois est émétique aussi bien que l'écorce, suivant Lassone et Cornette, *Mém. Soc. méd.* 1779.

I.

Poudre fumigatoire.

℞ Mastic . . . . ⎫
Encens . . . . ⎪ ā 64 gramm. ou ℥ ij.
Benjoin . . . . ⎬
Baies de genièvre . . . . . ⎭

Faites du tout un mélange en poudre, selon l'art. On en met sur les charbons ardens par pincée, pour en recevoir la vapeur sur les parties malades, par le moyen d'un entonnoir, comme dans l'odontalgie, l'otalgie, etc.

Poudre tempérante de Stahl.

℞. Sulfate de potasse . . . . ⎫ ā 285 gramm.   ℥ jx.
Nitrate de potasse . . . . ⎭
Cinnabre, oxide sulfuré rouge
de mercure . . . . 64 gramm.   ℥ ij.

Faites un mélange parfait sur le porphyre. On en prend depuis 6 grains jusqu'à Ͽj. dans les inflammations, l'ardeur d'urine; elle rafraîchit et adoucit. Le cinnabre, cru antispasmodique, nous paraît inutile ici.

Poudre purgative.

℞. Rhubarbe choisie en poudre . . . 2 gramm. 6 décig. ℈ 48.
Jalap en poudre . . . . 1 gramm. 3 décig. ℈ 24.
Tartrate acidule de potasse . . . . 4 gramm.   ℥ j.
Huile de canelle . . . . Gutt. N°. 1.

On mêle le tout qu'on prend en une seule dose, soit dans de l'eau, ou du vin, ou entre deux feuilles de soupe, ou dans du miel, ou des confitures, ou du pain azyme (pain à chanter). Elle purge bien et avec peu de coliques. Cette poudre est aussi magistrale.

Poudre fondante apéritive.

℞. Oxide d'antimoine hydrosulfuré rouge
(kermès minéral) . . . . 5 centig.   Gr. j.
Camphre . . . . 1 décig.   Gr. ij.
Nitrate de potasse . . . . ⎫ ā 6 décig.   Gr. xij.
Sucre blanc . . . . ⎭

On divise le camphre avec le sucre, et on le mêle aux autres poudres. Le tout se divise en six prises dont on donne une chaque trois heures dans du pain azyme ou une confiture. C'est un remède assez actif dans l'asthme, etc.

Poudre de James (*Gims*).

℞ Cendres d'os calcinés à blancheur
Sulfure d'antimoine. . . . . . . } $\tilde{a}$a 32 gramm. ℥ j.
Nitrate de potasse . . . .

Faites calciner dans un creuset ce mélange en poudre. Etant refroidi, on le pulvérisera. C'est un fort émétique qui se donne à la dose de 6 grains, ou qui se mêle à divers médicamens. Il s'opère dans cette combinaison une oxidation du sulfure d'antimoine par le nitre, dont la potasse se combine au soufre changé en acide sulfurique. L'oxide d'antimoine forme un sel trisule avec le phosphate calcaire. Ainsi cette poudre est un phosphate calcaréo-antimonié avec du sulfate de potasse.

Poudre arthritique amère.

℞. Racines de gentiane . . . .
de centaurée mineure. . . .
d'aristoloche ronde . . . . . } $\tilde{a}$a P. é.
Feuilles de germandrée. . . . .
de chamépytis ou ivette . .
Sommités de petite centaurée . . . .

On incise d'abord les racines; on dessèche les plantes qui, pulvérisées séparément et mêlées, forment une poudre dont on prend 1 gramme (18 grains), trois fois par jour, dans les maladies articulaires ou des jointures, les atonies de l'estomac, les fièvres intermittentes. Elle se prend dans du vin blanc.

Poudre arthritique purgative, ou de Pérard, pour la goutte.

℞. Semences de chardon bénit. . . . . .
de carthame . . . . } $\tilde{a}$a 48 gramm. ℥ jß.
Surtartrate de potasse (crême de
tartre). . . . . } $\tilde{a}$a 16 gramm. ʒ jv.
Senné mondé. . . . .
Canelle fine. . . . .
Scammonée d'Alep . . . . 4 gramm. ʒ j.
Racines de salsepareille. . . . .
de squine . . . . } $\tilde{a}$a 8 gramm. ʒ ij
Bois de gayac . . . .

Faites la poudre selon l'art. La scammonée se triture avec la

crême de tartre qui modifie l'action de ce suc gommo-résineux par
son acidité. On prend jusqu'à 4 grammes (ʒj.) de cette poudre,
tous les mois, pour prévenir les accès de la goutte. C'est un
purgatif assez âcre.

Poudre contre les vers.

R. Mousse de Corse . . . . ⎫
  Semen-contra. . . . . ⎪
  Semences d'absinthe . . . . ⎪
      de citron . . . . ⎬ a͞a P. é.
      de pourpier . . . . ⎪
      de tanaisie . . . . ⎪
  Feuille de scordium. . . . . ⎪
      de sené. . . . . ⎪
  Rhubarbe. . . . . ⎭

On pulvérise séparément chaque substance. La semence de
citron formant une pâte oléagineuse qu'on mêle aux autres
poudres, on repasse le tout au tamis. C'est un bon et assez doux
vermifuge. On en donne 6 grains aux enfans et jusqu'à un gros
pour les adultes.

Poudre diatragacanthe froide.

R. Gomme adragant bien blanche . . . 32 gramm.   ʒ j.
  Gomme arabique blanche. . . . . . 20 gramm.   ʒ v.
  Amidon . . . . 8 gramm.   ʒ ij.
  Racine de réglisse d'Espagne râclée. 4 gramm.   ʒ j.
  Sucre blanc . . . . 48 gramm.   ʒ j. ß.

Les gommes se pulvérisent dans un mortier chaud. Le mélange
fait, on pulvérise à part, des quatre grandes semences froides et
semences de pavots blancs, a͞a 4 gramm. ʒj. Celles-ci ne s'a-
joutent qu'à mesure qu'on emploie cette poudre, pour ne pas la
rendre rance par ces graines huileuses. Elle est pectorale, adoucissante, à la dose d'un gros ou 4 grammes.

Poudre hydragogue, de Quercétan, réformée.

R. Racine de jalap . . . .   8 gramm.   ʒ ij.
      de méchoacan. . . . .   4 gramm.   ʒ j.
  Gomme-gutte. . . . .   1 gramm.   g͞. 18.
  Canelle . . . . ⎫ a͞a 5 gramm. 3 décig. Ɗ jv.
  Rhubarbe. . . . . ⎭
  Feuilles de soldanelle. . . . ⎫
  Semences d'hièble . . . . . . ⎬ a͞a 4 gramm. ʒ j.
      d'anis . . . . . . ⎭

On fait une poudre S. a., qui se donne depuis 6 grains jusqu'à 36, et même ʒj., dans l'hydropisie, les maladies vermineuses, les cachexies.

Poudre d'iris composée, dite diairéos (1).

R. Poudre diatragacanthe froide⎫
Racine d'iris en poudre . . . ⎬a͂a 8 gramm. ʒ ij.
Sucre candi . . . . ⎭

Faites du tout une poudre. Elle est tempérante, pectorale; antiasthmatique, incisive; elle excite l'expectoration. La dose est d'un à 2 grammes, 18 à 36 grains.

Poudre sternutatoire.

R. Feuilles séchées de marjolaine.⎫
                      de bétoine . .⎬a͂a 4 gramm. ʒ j.
Fleurs sèches de muguet . . .⎭
Feuilles desséchées d'asarum . . 2 gramm. ʒ ß.

On pulvérise chaque substance à part. On les mêle au tamis. Cette poudre se prend en guise de tabac; elle fait éternuer. La millefeuille et la ptarmique opèrent de même, insinuées fraîches dans les narines. Il faut éviter ces médicamens dans les violentes irritations de la membrane pituitaire.

Poudre capitale, de Saint-Ange.

R. Feuilles d'asarum ou cabaret. . . . 32 gramm.   ʒ j.
Racines d'hellébore blanc . . . . . 1 gram. 3 décig. Ə j.

Quoique cette poudre ait été inventée par un empirique, elle n'en est pas moins active ni moins utile dans les cas où il faut exciter des secousses dans la membrane pituitaire. Elle fait vivement éternuer et cause une abondante secrétion du mucus nasal. Mais elle peut causer l'enchifrenement et ne doit se prendre qu'avec précaution; l'on peut diminuer la proportion d'hellébore; elle se prend comme le tabac, par le nez.

(1) La préposition grecque διὰ employée pour plusieurs compositions, signifie *par* ou *avec*. Ainsi, *dia iréos*, c'est-à-dire avec l'iris, *dia rhodon*, avec la rose, etc.

Poudre sternutatoire à l'œillet et à la violette.

R. Feuilles d'asarum . . . .⎱ a͠a 8 gramm. ʒ ij.
　　　　　 de marjolaine . . . .⎰
　Fleurs de lavande. . . . . . .⎱ a͠a 4 gramm. ʒ j.
　Iris de Florence. . . . .⎰
　Huile de girofle. . . . .　　　Gutt. vij.

L'odeur agréable de cette poudre et son action moins irritante que les précédentes, la font préférer. On en use de la même manière.

Poudre d'Haly.

R. Semences de coings . . . . .⎱
　　　　 de pavot blanc . . .⎰ a͠a 4 gramm. ʒ j.
　Amidon . . . .⎰
　Amandes douces mondées à sec.　8 gramm. ʒ ij.
　Sucre candi . . . .　26 gramm. ʒ vj.
　Gomme arabique . . . .⎱ a͠a 4 gramm. ʒ j.
　　　　 adraganthe. . . . . .⎰
　Réglisse d'Espagne . . . .　2 gramm. ʒ ß.

Cette poudre peut rancir à cause de ses semences huileuses, qu'on n'ajoutera qu'au moment de son emploi. La dose est de demi-gros à 1 gros ou 1 gros et demi par jour (de 2 à 6 gramm,), dans l'hémoptysie, les maux de poitrine, les irritations de la gorge, de l'estomac, les diarrhées, etc.

Poudre content ou cordiale.

R. Sucre blanc. . . . .　32 gramm. ʒ j.
　Farine fine de riz. . . . . . .　24 gramm. ʒ vj.
　Canelle fine. . . . .　1 gramm. 3 décig. Ɵ j.
　Girofles. . . . .　6 décig.　Ɵ ß.
　Vanille . . . .　3 décig.　6 grains.

On fait du tout une poudre dont la saveur et l'odeur sont fort agréables ; elle conforte et réjouit l'estomac, le cerveau ; on en prend de 6 à 12 grains dans le chocolat, les crèmes, les potages restaurans, de riz, vermicel, etc., pour relever les forces abattues, à la suite des maladies chroniques et des grandes évacuations.

Poudre de vacaca des Indes.

R. Cacao torréfié . . . .　64 gramm. ʒ ij.
　Canelle fine . . . .　8 gramm. ʒ ij.

Vanille. . . . .   2 gramm. Ʒ ß.
Sucre. . . . .   146 gramm. ℥ jv. ß.
Ambre gris. . . . .   30 millig. Gr. iij.
Musc. . . . .   15 millig. ou 1 grain ¼.

On dit que cette poudre est très-digestive et stomachique ; car, après en avoir pris 12 à 15 grains dans le chocolat ou autre véhicule, on éprouve le besoin de manger. Son emploi ressemble à celui de la précédente. Le cacao, étant butireux, la fait pelotonner.

Poudre létifiante de Nicolas de Salerne.

R. Safran gatinois . . . . . . ⎫
   Racines de zédoaire. . . . ⎪
   Bois d'aloës . . . . ⎪
   Girofles . . . . ⎪
   Zestes de citron . . . . . . ⎬ aã 20 gramm. Ʒ v.
   galanga mineur . . . . . . ⎪
   Macis . . . . ⎪
   Noix muscade. . . . . . . ⎪
   Storax calamite . . . . . . ⎭
   Semences de basilic. . . . ⎫
            d'anis. . . . . . ⎪
   Râpure d'ivoire . . . . . . ⎬ aã 8 gramm. Ʒ ij.
   Thym . . . . ⎪
   Epithym. . . . . ⎪
   Perles préparées. . . . . . ⎭
   Os de cœur de cerf . . . . ⎫
   Camphre. . . . . ⎬ aã 4 gramm. Ʒ j.
   Ambre gris . . . . ⎪
   Musc. . . . . ⎭

On peut rejeter de cette poudre la râpure d'ivoire, l'épithym ou cuscute, les perles et l'os de cœur de cerf, qui n'ont presque aucune vertu. On triturera le storax, on divisera le camphre par l'alcool ; la muscade se râpe ; le macis, le musc et l'ambre s'épistent avec les autres poudres. En faisant les suppressions indiquées, la poudre doit se prendre à une dose un peu moindre, ainsi de 12 grains à Əij, comme stomachique, cordiale, à la suite de longues affections et dans l'abattement mélancolique, pour réjouir et récréer les sens.

Poudre pectorale ou looch sec.

R. Nacre de perles. . . . .   4 gramm. Ʒ j.

Corne de cerf séparée de son épi-
    derme par la vapeur de l'eau
    bouillante. . . . .   ãã 4 gramm. ʒ j.
Ivoire calciné à blancheur. . . . .
Sucre candi . . . .   10 gramm. ʒ ij. ß.
Huile concrète (beurre) de cacao. .   6 gramm. ʒ j. ß.
Racines de guimauve. . . . . . .
       de réglisse . . . .
Gomme arabique. . . . .   ãã 2 gramm. 6 déc. Ɔ ij.
    adragant . . . .
Racine d'iris de Florence. . . . . .   2 gramm. ʒ ß.
Cachou purifié . . . .   1 gramm. 18 grains.

On racle la nacre, on râpe la corne de cerf, on mêle les poudres dans lesquelles on incorpore le beurre de cacao, et on passe le tout au tamis. La dose est de 12 grains à 1 gros, dans les maladies de poitrine. Les carbonate et phosphate calcaires rendent cette poudre utile dans les aigreurs. Les mucilages font expectorer.

Poudre de turbith composée.

R. Racines de turbith des Indes
       d'hermodactes. . . . ãã 40 gramm. ℥ j. ʒ ij.
       de rhubarbe. . . . . .   24 gramm. ʒ vj.
       scammonée. . . . . 20 gramm. ʒ v.
       gingembre. . . . .
Semences d'anis . . . . . . ãã 8 gramm. ʒ j.

C'est un purgatif tonique qu'on croit propre à dégager la pituite du cerveau. On en prend ʒ ß à ʒ j. Chaque gros contient 15 grains de turbith, 7 ½ de diagrède, 18 de rhubarbe.

Poudre d'ambre de Mesué.

R. Canelle fine . . . .
    Zédoaire . . . .
    Girofles . . . .
    Macis. . . . .   ãã 12 gramm. ʒ iij.
    Muscade . . . .
    Feuilles de malabathrum.
    Petit galanga. . . . . . .
    Bois d'aloës . . . . . .
    Santal citrin . . . .   ãã 8 gramm. ʒ ij.
    Zestes de citron secs . . .
    Bois de sassafras . . . . .
    Grand cardamome . . . .
    Cardamome mineur . . .   ãã 4 gramm. ʒ j.
    Ambre gris. . . . .

L'odeur de cette poudre est fort agréable. On la mêle à du sucre en poudre, à la dose de 12 grains à ℈j., comme cordiale, stomachique, analeptique, restaurante.

Poudre de Diospoli, de Galien.

℞ Semences de cumin . . . .⎫
Poivre long . . . . ⎬ aa 32 gramm. ℥ j.
Feuilles de rhue sèches. . ⎭
Nitrate de potasse . . . . . 16 gramm. ℥ ß.

Faites une poudre qui se prend depuis 12 grains jusqu'à 48, dans les vapeurs, les coliques venteuses, l'aménorrhée. On s'en servait en Égypte, dans la ville de Diospolis.

Poudre cachectique d'Hartmann.

℞ Carbonate de fer (safran de Mars apéritif) 16 gramm. ℥ ß.
Canelle ou cassia lignea en poudre. . . . 48 gramm. ℥ j. ß.
Sucre candi . . . . 64 gramm. ℥ ij.

Faites une poudre qui se prend dans la cachexie, à la dose de ℥ß jusqu'à ℥ij.

Poudre de guttète.

℞. Gui de chêne. . . . . ⎫
Racine de dictame . . . . ⎬ aa 16 gramm. ℥ ß.
      de pivoine mâle . . . . . . ⎭
Semences d'arroche puante . . . . . ⎫
Corail rouge préparé . . . . ⎬ aa 8 gramm. ℈ ij.
Ongle d'élan. . . . . 16 gramm. ℈ jv.

L'ongle d'élan ou d'autre animal, quoique inutile, à moins d'être brûlé, se doit râper et mêler à la poudre qui a joui autrefois d'une assez grande réputation contre les maladies spasmodiques, l'épilepsie, les convulsions des enfans, prise à la dose de 6 grains jusqu'à ℈j. Elle a beaucoup perdu de vogue. Les substances fétides et antispasmodiques animalisées sont plus actives. On joignait jadis des feuilles d'or à cette poudre. Mais, étant sans action, elles ont été supprimées. *Gutteta*, en languedocien, est le mal caduc.

Poudre antihystérique.

℞ Corne ou ongles d'animaux râpés . . . 32 gramm. ℥ j.
Assa fœtida. . . . . 4 gramm. ℈ j.

Faites une poudre qu'on projette par pincées sur des charbons ardens, et dont les femmes vaporeuses reçoivent la vapeur par les parties sexuelles.

Poudre antiscrophuleuse d'Arnaud de Villeneuve, réformée.

℟ Éponges charbonnées en vaisseaux clos. .⎫
Racines de zostère marine charbonnées. .⎪
Poivre long . . . . ⎪
 id. noir . . . . ⎬ã a 32 gramm. ℥ j.
Gingembre. . . . . ⎪
Canelle. . . . . ⎪
Pyrèthre. . . . . ⎭
Os de sèche. . . . . 64 gramm. ℥ij.
Muriate d'ammoniaque. . . . . 32 gramm. ℥ j.

Faites du tout une poudre ; on en prend de 6 grains à Ə j., par jour, dans du vin blanc, pour résoudre les tumeurs scrophuleuses. Ce remède est actif. Les éponges brûlées contiennent encore de l'huile empyreumatique. On peut supprimer l'os de sèche.

Poudre impériale.

℟ Canelle en poudre . . . . 4 gramm. ℥ j. ℈ ij.
Gingembre . . . . 32 gramm. ℥ j.
Girofle . . . . 16 gramm. ℈ jv.
Galanga . . . . ⎫
Macis . . . . ⎬ã a 8 gramm. ℈ ij.
Muscade. . . . . ⎭
Musc . . . . 6 décig. ℈̄ xij.

Faites une poudre qu'on doit conserver dans un vase bien fermé. La dose est de 12 grains jusqu'à 48, comme céphalique, stomachique, aphrodisiaque.

Sucre vermifuge.

℟. Mercure très-pur . . . . 32 gramm. ℥ j.
Sucre blanc . . . . 64 gramm. ℥ ij.

On divise par trituration le mercure coulant avec le sucre, jusqu'à ce qu'il forme une poudre d'un gris noir et qu'on n'apperçoive plus de globules. Cette extinction du mercure s'opère mieux avec la crême de tartre, ou à l'aide d'un peu de soufre. En dissolvant les sels dans l'eau, le mercure est disposé à se revivifier ; car il est peu ou point oxidé. On en prend de 6 à 24 grains par jour dans des confitures, contre les vers.

Baumé facilite l'extinction du mercure par le sulfure noir (*éthiops*) de ce métal.

Poudre antispasmodique.

℞. Gui de chêne. . . . . 48 gramm. ℥ j. ß.

Racines de valériane sauvage . . .

  de dictame blanc de Crète.   }a~a 16 gramm. ʒ jv.

  de pivoine. . . . .

Ongle d'élan . . . .

Semences d'arroche fétide . . . . . 8 gramm. ʒ ij.

  de pivoine . . . . 16 gramm. ℥ ß.

Corail rouge . . . .

Succin jaune. . . . . }a~a 6 gramm. ʒ j ß.

Corne de cerf mondée

 de son épiderme . . . .

Castoréum. . . . . 12 décig. Ə j.

Oxide de mercure sulfuré rouge , ou

 cinnabre. . . . . 8 gramm. ʒ ij.

Les semences de pivoine réduites en pâte, on les mêle aux autres poudres. Le corail et le succin, qui peuvent être supprimés, se doivent porphyriser. L'ongle d'élan et la corne de cerf sont limés. La dose de la poudre est depuis 24 grains jusqu'à ʒ j, dans l'hystérie, les convulsions, l'épilepsie ; c'est aussi un tonique astringent. On doit la conserver dans une bouteille bien fermée.

Poudre d'arum composée, ou stomachique de Birckmann.

℞. Racines d'arum. . . . . 64 gramm. ℥ ij.

  de calamus ou acorus verus. } a~a 32 gramm. ℥ ;.

  de pimprenelle. . . . .

Pierres d'écrevisses. . . . . 16 gramm. ʒ jv.

Canelle fine . . . . 12 gramm. ʒ iij.

Sulfate de potasse. . . . . 8 gramm. ʒ ij.

Muriate d'ammoniaque . . . . 24 décig. Ə ij.

Quoique l'auteur prescrive d'employer des racines d'arum à la pousse du printems , et après les avoir dépouillées par macération dans le vin, de leur âcreté, on ne leur fait plus subir cette préparation qui enlève une partie de leur vertu. Cette poudre à la dose de 12 grains jusqu'à un gros, purge dans les obstructions mésentériques , l'hypocondrie , la mélancolie , la fièvre quarte , les cachexies , les migraines et autres maladies du cerveau et de l'estomac.

Poudre antidysentérique.

℞ Racines d'ipécacuanha . . . . .   64 gramm.   ℥ ij.
Myrobolans citrins . . . . . . ⎱
Rhubarbe choisie. . . . . . . ⎰ ã a 12 gramm.   ʒ iij.
Semences de thalictron. . . . .   8 gramm.   ʒ ij.

Faites une poudre selon l'art ; il faut pulvériser les semences
de thalictron, qui sont huileuses, avec les corps précédens. La
dose est depuis 12 grains jusqu'à 1 gros. Elle fait vomir et purge
sans violence, puis elle resserre.

Poudre des trois santaux.

℞. Santal rouge . . . . ⎫
       citrin . . . . ⎬ ã a 12 gramm.   ʒ iij.
       blanc . . . . ⎭
Roses rouges mondées . . . . . . ⎫
Rhubarbe choisie . . . . ⎬
Spodium d'ivoire préparé. . . . . ⎬ ã a   8 gramm.   ʒ ij.
Racine de réglisse. . . . . ⎭

Le spodium, ou ivoire charbonné au feu en vaisseaux clos,
conserve une odeur empyreumatique. On mêle les poudres. La
dose est depuis demi-gros jusqu'à ʒ j., comme tonique, forti-
fiante, stomachique.

Poudre chalybée.

℞. Limaille de fer porphyrisée. . . .   64 gramm.   ℥ ij.
Canelle fine. . . . .   24 gramm.   ℥ vj.
Myrrhe . . . .   16 gramm.   ʒ jv.
Racines d'aristoloche ronde. . . ⎫
       de garance . . . . . . ⎬ ã a   8 gramm.   ʒ ij.
       de houcage saxifrage . . ⎭
Semences de livèche . . . . . ⎫
       d'âche. . . . . ⎬ ã a   6 gramm.   ʒ ß.
       de seseli . . . . ⎭
Sommités de thym . . . . . . ⎫
       de rhue. . . . . ⎬
       de matricaire. . . . . ⎬
       de calament . . . . . ⎬ ã a 16 gramm.   ʒ jv.
       d'armoise. . . . . . . ⎬
       de cataire. . . . . . . ⎬
       de sabine. . . . . . . ⎭
Macis . . . .   4 gramm.   ʒ j.

On épiste le macis avec les autres poudres ; l'on se sert de ce mélange contre les cachexies, l'aménorrhée, la chlorose, les obstructions, à la dose de 18 grains à ʒ j.

Poudre cornachine de tribus, *ou du comte de Warwick.*

R. Scammonée d'Alep. . . . .⎫
Surtartrate de potasse (crème de tartre)⎬ aᷠa P. é.
Oxide d'antimoine blanc, par le nitre,⎪
ou antimoine diaphorétique, lavé. ⎭

On fait le mélange exact de ces poudres sur le porphyre. Quoique l'acide du tartre puisse se combiner avec l'antimoine pour former de l'émétique, il ne s'en forme pas ordinairement dans cette poudre comme on l'a cru, parce que l'oxide d'antimoine est au *maximum* d'oxidation et que le mélange se fait à sec, de manière que la combinaison ne s'opère pas. On donne cette poudre jusqu'à ʒ j. ou 4 grammes, comme un bon purgatif dans les maladies dartreuses, la gale, etc.

Poudre astringente.

R. Racines de tormentille. . . . . . .⎫
de grande consoude. . . . ⎬aᷠa 12 gramm. ʒ iij.
de bistorte. . . . . ⎭
Fleurs de balaustes. . . . . ⎫
Kermès végétal. . . . . ·⎬aᷠa 8 gramm. ʒ ij.
Sang-dragon. . . . . ⎭
Semences de plantain . . . . . . ⎫
d'épine-vinette . . . . ⎬aᷠa 4 gramm. ʒ j.
Mastic . . . . ⎭
Râpure d'ivoire . . . .⎫
Succin. . . . . ⎪
Bol d'Arménie. . . . . ⎬aᷠa 6 gramm. ʒ j. ß.
Terre sigillée . . . . ⎪
Corail rouge. . . . . ⎭
Cachou purifié. . . . . 12 décig. Ɔ j.
Laudanum sec ou extrait d'opium . 3 décig. 6 grains.

Cette poudre est fort astringente, utile dans l'hémoptysie, le vomissement, la leucorrhée, la ménorrhagie, etc. on en donne Ɔ j. jusqu'à ʒ j. Au lieu de corail et de terre sigillée, on peut augmenter la dose du bol d'Arménie.

Poudre absorbante.

R. Sulfate de fer fortement desséché . 24 gramm. ʒ vj.
Écailles d'huitres calcinées . . . . ⎫
Pierres d'écrevisses . . . . ⎬aᷠa 48 gramm. ℥ j. ß.

Corail rouge . . . .
Oxide d'antimoine blanc . . . . . } a͞a 48 gramm. ℥ j. ß.
Oxide de mercure sulfuré rouge. .

Extrait d'opium . . . . } a͞a 4 gramm. ʒ j.
Huile volatile de girofles. . . . . .

On incorpore l'huile de girofles à la manière accoutumée. On donne cette poudre calmante et tonique dans les palpitations ; elle est aussi diaphorétique. La dose est de 12 grains à ℈j. Les carbonates calcaires décomposent le sulfate de fer, et il se forme du gypse et du safran de Mars.

Poudre absorbante de Mlle. Stéphens.

R. Coquilles d'œufs calcinées . . . . . 384 gramm. ℥ xij.
Limaçons de vigne entiers, brûlés
non à blancheur. . . . . 64 gramm. ℥ ij.

Il y a dans cette poudre, du charbon animal, des phosphate et carbonate de chaux. C'est un absorbant utile, dit-on, dans les dévoiemens que cause le remède de Mlle. Stéphens contre le gravier des reins. (*Voy.* p. 308).

Poudre diarhodon ou de roses composée, de l'Abbé.

R. Roses rouges sèches mondées   32 gramm. ℥ j.
Santal rouge . . . . } a͞a 6 gramm. ʒ j ß.
     citrin . . . .

Gomme arabique. . . . . .
Ivoire brûlé à blancheur. . } a͞a 24 décig. ℈ ij.
Mastic . . . .

Semences de fenouil. . . .
    de basilic . . . .
    de scariole. . . . } a͞a 2 gramm. ʒ ß.
    de pourpier . . .
    de plantain. . . .

Semences de berbéris . . .
Canelle. . . . .
Bol d'Arménie. . . . . . . } a͞a 12 décig. ℈ j.
Terre sigillée. . . . .
Perles préparées . . . . . .

Faites le mélange des poudres. L'union des terres aux corps astringens et toniques, rend cette poudre propre à absorber les aigreurs de l'estomac qu'elle fortifie. Elle arrête les vomissemens, les flux, aide à la digestion. L'on en donne depuis 12 grains jusqu'à ʒj. Les semeuces de scariole, pourpier, plantain, sont inutiles, ainsi que les perles, la terre sigillée, l'ivoire ; il suffirait de mettre en place un carbonate de chaux et de l'alumine. Un abbé a inventé cette poudre.

Poudre de Grimaldi.

R. Scammonée . . . . 72 gramm. ℥ ij. ʒ j.
Oxide de fer jaune préparé à la rosée (carbonate de fer) . . . . 144 gramm. ℥ jv. ß.
Magnésie blanche (carbonatée) } ã͞a 32 gramm. ℥ j.
Surtartrate de potasse. . . . . . }
Noir de fumée . . . . 40 gramm. ℥ j. ß.
Perles fines préparées ou écailles d'huitres . . . . } ã͞a 32 gramm. ℥ j.
Bézoard oriental. . . . . }
Huile volatile de genièvre. . . . } ã͞a 12 gramm. ʒ iij.
Baume de Copahu. . . . . }

L'huile et la térébenthine de Copahu se mêlent au noir de fumée; on y ajoute les autres poudres, et on passe le tout au travers d'un tamis. Cette poudre, de composition assez singulière, s'emploie à la dose de 36 à 40 grains dans les fièvres intermittentes, les affections dartreuses. Elle purge aussi. Nous ne voyons pas l'utilité des perles et du bézoard.

Poudre d'or, de Zell, ou panacée, de Kermann.

R. Oxide de mercure sulfuré rouge (cinnabre) 32 gramm. ℥ j.
Cinnabre d'antimoine brun. . . . . 2 gramm. ʒ ß.
Sucre candi . . . . 64 gramm. ℥ ij.
Ambre gris. . . . . }
Huile essentielle de canelle . . . . } ã͞a 4 gramm. ʒ j.

Le cinnabre d'antimoine n'est autre chose qu'un sulfure de mercure sublimé. C'est l'éthiops minéral qu'on a mêlé au sulfure d'antimoine. Celui-ci ne se sublimant pas, il s'ensuit qu'on n'obtient que du cinnabre ordinaire de mercure. (Hoffmann, *de cinnabari antimonii.*) On pulvérise le tout, et on y incorpore l'essence et l'ambre. Cette poudre se pelotonne, et doit être mêlée au tamis. Wepfer et d'autres médecins allemands ont donné au cinnabre, la réputation de guérir toutes les affections convulsives, nerveuses, épileptiques, hystériques, les palpitations. Cette poudre, au reste, est sudorifique, cordiale ; on en prend 6 à 8 grains dans une infusion de tilleul ou de sarriette. Le cinnabre ne paraît nullement attaquable dans les premières

voies, ainsi que l'éthiops minéral ou sulfure de mercure, comme
le remarquent Tralles, Cartheuser et Hoffmann.

Poudre fébrifuge et purgative d'Helvétius.

R. Quinquina.	24 gramm. ℈ vj.
Sulfate de potasse.	32 gramm. ℥ j.
Nitrate de potasse.	4 gramm. ℈ j.
Safran gatinois mondé. . . . . }ã~a 6 décig. 12 grains.
Gomme-résine gutte. . . . . }	
Diagrède ou scammonée	16 gramm. ℈ jv.
Crème de tartre ou surtartrate de potasse	56 gramm. ℥ j. ℈ vj.
Sel de Seignette ou tartrate de potasse	
et de soude	12 gramm. ℈ iij.
Tartrate de potasse antimonié	8 gramm. ℈ ij.
Cinnabre ou oxide de mercure sulfuré	
rouge	24 gramm. ℈ vj.
Jalap.	64 gramm. ℥ ij.
Suc d'ail.	32 gramm. ℥ j.

Chaque dose de cette poudre, qui est d'un gramme (18 grains)
jusqu'à 2 (ou 36 grains), contient près d'un grain à 1 grain et
demi d'émétique. Elle purge par bas, dans les fièvres intermittentes. Composition assez mal conçue.

Poudre de Dower.

R. Sulfate de potasse. . . . . }ã~a 6 gramm. ℈ j. ß.
Nitrate de potasse . . . . . }	
Ipécacuanha en poudre	1 gramm. (18 grains).
Opium purifié	2 décig. 4 grains.

Formez une poudre. La dose est de 12 grains, contre les
catarrhes et rhumes. On en use aussi dans les rhumatismes.

Poudre syphilitique.

R. Nitrate de mercure liquide. . . .	25 gramm. ℈ vj.
Nitromuriate d'antimoine liquide	20 gramm. ℈ v.
Scammonée en poudre	1 gramm. 18 grains.

On mélange les deux dissolutions métalliques. Il se forme
aussitôt du muriate de mercure qui se précipite lorsqu'on étend
le liquide dans l'eau. Il se dépose aussi de l'oxide d'antimoine.
Lavez le précipité, jusqu'à ce que l'eau soit insipide; mêlez à
ce précipité desséché la scammonée dans la proportion d'un
quart. La dose de cette poudre est 6 à 8 grains divisés dans ℈ j.

de sucre; ce qu'on partage en trois prises pour un jour, à 4 ou 5 heures de distance chacune.

Poudre vomitive d'Helvétius.

R. Tartrate de potasse antimonié. . . 32 gramm. ℨ j.
Ipécacuanha. . . . . 16 gramm. ℨ jv.
Surtartrate de potasse. . . . . 250 gramm. ℨ viij.

Faites un mélange bien exact dans un tamis. On en prend 1 gramme ou 18 grains. Elle fait vomir doucement et purge quelquefois aussi.

Poudre de corail anodine d'Helvétius.

♃ Opium . . . . 32 gramm. ℨ j.
Myrrhe . . . . 192 gramm. ℨ vj.
Cascarille. . . . . }
Canelle giroflée. . . . . . } a͂a 128 gramm. ℨ jv.
Corail rouge . . . . }
Bol d'Arménie. . . . . . } a͂a 32 gramm. ℨ j.

Toutes ces substances pulvérisées à part, mêlées au tamis, se gardent dans un flacon. Cette poudre sert dans les diarrhées et dysenteries, la pleurésie, les coliques d'estomac; elle est diaphorétique, calmante, astringente. La dose est depuis un gramme jusqu'à 3, ou de 18 gr. à 48.

Poudre de Vernix, pour l'usage extérieur.

♃ Sulfate de zinc . . . . }
        de cuivre . . . . }
        d'alumine desséché. . . . . } Parties égales.
Oxide blanc de plomb . . . . }
Alumine ferrugineuse, terre sigillée. }

On dessèche dans un creuset les trois sulfates que l'on pulvérise ensuite avec les autres substances. C'est un fort astringent et détersif, appliqué sur les plaies. On en fait aussi des solutions astringentes qui servent pour arrêter la gonorrhée et la leucorrhée.

Poudre de Villars.

♃ Cailloux calcinés porphyrisés. . . . . 32 gramm. ℨ j.
Craie de Briançon en poudre. . . . . 64 gramm. ℨ ij.
Carbonate de fer, ou safran de Mars. 12 décig. Ɗ j.

I.

24

Cette poudre, mêlée sur le porphyre, se met dans de l'eau de rivière, à la dose de 12 grains par pinte, et se donne comme apéritive, fondante.

Poudre pour farcir les chairs.

R. Canelle fine . . . . }
     blanche . . . .
     géroflée . . . .
Costus amer . . . .
Poivre de la Jamaïque noir.
Racines d'énula campana . . } a~a 250 gramm. ℔ ß.
    d'iris de Florence. .
    de souchet long . .
    d'acorus verus. . . .
Girofles. . . . .
Noix muscade . . . .
Myrrhe. . . . . } a~a   1 kil. 500 gramm. ℔ iij.
Aloës. . . . .
Bitume de Judée. . . . . . }
Benjoin . . . .
Tacamahaca . . . . } a~a   1 kil. ℔ ij.
Ladanum . . . .
Oliban. . . . .
Feuilles de laurier. . . . . }
    de marjolaine . . . . } a~a   5 hect. ℔ j.
    de thym. . . . . . .
Fleurs de lavande . . . . . .   1 kil. ℔ ij.

Formez du tout une poudre selon l'art, pour embaumer. (*Voyez* ce que nous disons de la conservation des substances animales par embaumement.) Le tan et quelques aromates moins dispendieux sont aussi actifs. On y joindra de même des résines de pin.

Poudre pour embaumer le cœur.

R. Canelle fine . . . . } a~a 250 gramm. ℥ viij.
Myrrhe. . . . .
Ladanum. . . . .
Benjoin. . . . . } a~a   12 gramm. ℥ iij.
Girofles. . . . .
Noix muscades . . . .

On fait la poudre à la manière ordinaire. Le cœur doit être d'abord dégorgé de ses humeurs dans une eau fortement aluminée et alcoolisée. Le tan et des aromates ordinaires sont aussi utiles pour cet objet.

Poudre pour embaumer les cavités internes.

R. Myrrhe	} aˉa	8 kilog.	℔ xvj.
Aloës			
Bitume de Judée		5 kilog.	℔ x.
Sel marin décrépité		3 kilog.	℔ vj.
Racines d'angélique			
d'imperatoire			
d'acorus verus, ou			
calamus aromáticus	aˉa 1,500 gramm.		℔ iij.
d'asarum			
d'iris de Florence			
de gingembre			
Bois de sassafras			
de santal citrin			
de genièvre	aˉa	1 kilog.	℔ ij.
de rhodes			
de cèdre			
Sommités de lavande			
de sabine			
de menthe			
de thym			
de romarin	aˉa	5 hectog. ou 500 gramm. ℔ j.	
de sauge			
de stœchas			
d'absinthe			

En général, ces poudres sont trop recherchées et n'ont pas plus d'effet que de plus simples. Le sel attire l'humidité et n'est pas suffisant pour saler bien la chair. L'on recommande de macérer auparavant le corps dans une lessive de carbonate de soude. Ce procédé vient des anciens Egyptiens. Ils en excluaient l'encens.

DES FÉCULES.

Le mot *fécule* dérive à *fœcibus*, parce qu'elle se recueille d'ordinaire par le dépôt, les fèces ou la lie des liquides. Il n'existe, à proprement parler, de vraie fécule que les *amidons nutritifs* des plantes; car la matière verte des sucs végétaux est de nature résineuse, les lies des liqueurs fermentées sont du gluten mêlé à un mucilage et à d'autres corps, etc. Les fécules colorantes ne sont pas de véritables amidons.

Nous avons décrit ci-devant (pag. 203) la nature de la fécule amylacée, qui est essentiellement la même dans tous les végétaux, à quelque variation près. Car, lorsqu'elle est bien lavée et dépouillée des sucs muqueux, ou glutineux, ou résineux ou extractifs, qui l'environnent, elle est douce ou insipide, inodore, toujours blanche, même lorsqu'on l'extrait de végétaux très-colorés, très-sapides ou très-odorans. Ainsi celles du glayeul, de la jusquiame, de la pivoine, de la scrophulaire, de l'âche, etc., n'ont point d'odeur. Celles de bryone, d'hellébore noir, de colchique, d'élatérium, ne purgent point; celles des racines de belladonne, de mandragore, d'œnanthe, de gouet, de renoncule, ne sont pas plus vénéneuses que la cassave tirée du manioc. Enfin celles de marron d'Inde, de gland, d'aristoloche, n'ont aucune saveur âcre ou amère.

C'est pour cela qu'on a rejeté des officines les fécules de plusieurs plantes, comme n'en possédant point les vertus, ainsi qu'on l'avait cru. Mais il est important de savoir les extraire, soit parce qu'elles peuvent devenir un aliment utile dans les tems de disette, comme l'a fait voir le célèbre M. Parmentier (*Recherches sur les végét. nourriss.*), soit à cause de leur emploi dans les arts. On en fabrique de l'empois, des colles, de la poudre à cheveux, etc. Toutefois l'amidon ou une fécule ne peut, par elle seule, se pétrir en pâte et former de bon pain. Il faut en faire des bouillies ou la mélanger.

De l'amidon des graines céréales.

Le froment et l'orge en fournissent le plus. Toutes les semences des céréales contiennent, en outre, du gluten et un principe mucoso-sucré, qu'il faut détruire par la fermentation pour dégager la fécule. Voici le procédé des amidonniers.

On place dans des *bernes* ou grands tonneaux défoncés d'un bout, des recoupes, des gruaux ou du bled gâté, grossièrement moulu; on en forme une bouillie avec de l'eau sure ou aigre, résultat d'une précédente opération. Si l'on manque de cette eau, on en fabrique avec quelques livres de levain de boulanger délayé dans plusieurs seaux d'eau tiède; la fermentation acide s'y établit, et au bout de deux jours, cette eau sure est faite.

Sur la bouillie d'eau sure et de recoupettes, on ajoute de l'eau pour l'étendre suffisamment, et on laisse reposer pendant deux ou trois jours en été, et quinze jours ou trois semaines en hiver. Ce mélange fermente, les matières visqueuses et glutineuses se décomposent. Alors on passe le tout au travers d'un tamis de crin pour séparer le son. L'eau sure, devenue *grasse*, est décantée de dessus le dépôt féculent qu'on lave plusieurs fois à grandes eaux; on le fait égoutter ensuite sur des toiles soutenues par des paniers d'osier, et on le divise en morceaux.

L'on fait un amidon de farine en prenant un morceau de pâte de froment non fermentée, et le malaxant sous un filet d'eau; l'amidon se sépare dans l'eau, d'où l'on peut l'extraire, par décantation. Il est mêlé à un principe mucoso-sucré et à de l'albumine, avec un peu de phosphate de chaux, substances que M. Vauquelin a reconnues dans la farine du froment; outre le gluten qui forme près du cinquième de la masse. Il a trouvé pareillement dans l'eau des amidonniers, de l'acide acétique, de l'alcool, de l'ammoniaque, une matière végéto-animale et ce phosphate calcaire.

Lorsqu'on lève les dépôts de l'amidon, les amidonniers trouvent la première couche noirâtre et sale; elle ne sert pas dans le commerce, mais pour engraisser les bestiaux. La seconde couche est l'amidon commun. Au-dessous est l'amidon le plus beau et le plus fin. Les bleds gâtés donnent moins de celui-ci. On doit bien sécher l'amidon avant de l'enfermer, car il deviendrait verdâtre par moisissure.

Les seules graines céréales produisent un amidon très-fin, qui peut servir de poudre et qui a du liant. L'odeur qu'exhale la fermentation dans les amidonneries, est très-fétide à cause de l'albumine et du gluten végéto-animal qui se putréfient.

De la fécule de pomme-de-terre et d'autres végétaux.

Les végétaux qui contiennent de la fécule, doivent être préalablement râpés ou écrasés, afin qu'elle puisse se dégager de leur parenchyme. On prend, par exemple, des pommes-de-terre lavées, sur-tout les grosses blanches, marquées de points rouges; on les met dans un moulin à râper pour les réduire en pulpe; on les délaie dans de l'eau. Ensuite on sépare au moyen d'un tamis de crin le parenchyme. La fécule déposée au fond de l'eau, et bien lavée, se sépare et se dessèche à l'étuve. Sa blancheur est éblouissante; on l'emploie dans les bouillies, les crèmes, les biscuits de Savoie et autres, etc. Les fécules des différens fruits ou racines s'extraient de même. On en trouve dans les fougères, les aroïdes, les cypéroïdes, les graminées, les moëlles des palmiers, dans l'igname, les oignons des liliacées, les racines des iris, des orchis, des morrènes, des aristoloches, les semences farineuses des polygonées, les racines de patate, de topinambour, d'aunée, de terre-noix, des ranonculées, des filipendules, du manioc, dans les semences des légumineuses, les fruits des amentacées, comme châtaignes, faînes, glands, etc.

Le moulin à râper consiste en un cône de tôle tout percé de trous, dont la bavure est en dedans. A l'intérieur de ce cône est emboîté un cylindre de forte tôle, aussi formé en râpe ou hérissé de clous. Ce cylindre tourne dans le cône qui est fixe. On place les matières à râper dans ce cône, et on tourne le cylindre qui les froisse et déchire leurs cellules. La pulpe sort par les trous du cône et se répand dans un tonneau plein d'eau, où l'on a fixé ce moulin. Au reste, on fabrique plusieurs sortes de moulins à râper.

Des fécules colorantes, des végétaux.

Nous avons dit que ce n'étaient point de véritables fécules amylacées. Toutefois elles s'obtiennent comme des fécules. L'indigo se prépare en faisant fermenter dans l'eau la plante *anil* jusqu'à un certain état (1). Cette eau de la *trempoire*, ou première cuve, tombe dans une seconde, la *batterie*; car on bat cette eau pour oxigéner et diviser mieux les parties colorantes dont elle est chargée. De là, l'eau s'écoule ensuite dans le *reposoir*, troisième cuve, où la fécule bleue se dépose, et d'où on la retire pour le commerce. On peut faire avec le pastel ou guède (*isatis*) un indigo par la même méthode; mais on se contente de faire putréfier la plante broyée en pâte, et on la met dans le commerce en cet état.

Le tournesol en pain se fabrique en Hollande, avec les chiffons imprégnés de suc de maurelle ou tournesol, et exposés à la vapeur ammoniacale de l'urine putréfiée, et mêlée à de la chaux vive.

On prépare le rocou à Cayenne, en écrasant dans l'eau les graines et les capsules du rocouyer; après quelques jours de macération, l'on passe au travers d'un tamis de crin; la fécule se dépose au fond de l'eau; on la sépare au moyen de la filtration sur un blanchet, on la fait ensuite bouillir légèrement avec un peu d'eau, puis on décante et on dessèche cette fécule d'un rouge de feu, d'une odeur de violette.

L'orseille et la parelle, ainsi que les autres lichens, fournissent des couleurs vives, mais fugaces, en les traitant avec l'urine putréfiée et la chaux.

---

(1) C'est une fermentation alcoolique et acide, tenant en dissolution la matière verte de la plante; ensuite l'action de l'oxigène atmosphérique colore en bleu cette substance et la rend insoluble à l'eau.

DES EXTRAITS.

On donne ce nom aux principes séparés des végétaux ou des animaux, avec ou sans l'aide d'un menstrue, et concentrés par évaporation sous un petit volume. Les substances minérales n'en fournissent point, et même les sels qui se trouvent dans les autres corps ne sont point des extraits.

Pris dans l'acception générale, le mot d'*extrait* comprend des principes fort différens. Ainsi la gélatine animale desséchée en tablettes, le suc des fruits concentré en rob ou sapa, le suc vert des plantes exprimées, le décoctum ou l'infusum des bois, écorces, racines, etc., rapprochés en consistance solide; les mucilages, ainsi que les diverses humeurs végétales ou animales, épaissis par évaporation, sont considérés en général comme des extraits. C'est pourquoi nous devons les distinguer en plusieurs genres par rapport à leur nature.

1°. Les *mucilages*, espèces de gommes végétales, solubles dans l'eau, le plus souvent fades et incolores, s'extraient au moyen de la décoction des racines de guimauve, des graines de lin, de psyllium, de sésame, de fenugrec, de gremil, de coings, des lichens, etc., des gommes proprement dites. (*Voyez* l'art. des Muqueux, tom. I, pag. 204.)

2°. Les *gelées animales*, ou gélatines solubles à l'eau, peu colorées, à moins qu'elles ne soient mêlées aux sucs de la chair, peu sapides; sont des colles fortes plus ou moins pures. Les tablettes de bouillon, les gelées d'os, celles de veau, de corne de cerf, les tablettes d'hockiack, etc., sont de ce genre. On assaisonne diversement celles qu'on destine à servir d'alimens restauraus. (*Voyez* l'article Gélatine, tom. I, pag. 210 et suiv.)

3°. Les *robs*, ou *defructum*, ou *sapa*, ou *myva*, quoique plusieurs de ces noms ne s'appliquent pas également à tous les sucs de fruits rapprochés en extraits, nous les emploierons cependant pour les désigner. Ainsi on fait des *robs* avec les baies de genièvre, de nerprun, de mûres, de sureau et d'yèble, la casse, les tamarins, les raisins (à qui le nom de raisiné, de *sapa*, etc., est spécialement appliqué), les cerises, les prunes, les abricots, les groseilles, l'épine-vinette, les jujubes, le suc de coings, de pommes, etc. On donne le nom de *gelées* à ces préparations qui, faites avec du sucre, forment des confitures.

4°. Les *sucs concrets*, tels que ceux de scammonée, de gomme kinô, d'aloës, de pavot, qui porte le nom d'opium et

de méconium , les gommes-résines et résines. Mais on doit
distinguer ceux qui découlent seulement des végétaux , de ceux
qu'on extrait par expression , et qui contiennent de la fécule
verte et d'autres substances ; tels sont les extraits de *sucs non
dépurés*, à la manière de Storck , ou ceux qui se préparent avec
les *sucs dépurés*.

5°. Les *extraits* par décoction ou macération des végétaux
sont de plusieurs natures , comme nous l'avons dit à l'article de
l'extractif (tom. I, pag. 190). Les extraits sont ou mous , ou
secs. Ceux-ci , préparés par macération à froid , et séchés sur
de larges surfaces, par la méthode de La Garaye, prenaient
mal-à-propos le nom de *sels essentiels* (1). Ils diffèrent des
extraits mous , en ce que n'ayant pas subi l'ébullition , ils contiennent moins de *tannate d'albumine* et d'autres combinaisons peu solubles. Ils attirent aussi davantage l'humidité de
l'air.

6°. Les *résines extractives* de jalap , de turbith , de scammonée , de gayac , de coloquinte , etc., se séparent au moyen
de l'alcool ou de l'éther , par digestion. Les extraits faits par le
vin ou l'alcool , comme ceux d'hellébore noir de Bacher, de
Rudius , etc. , sont de ce genre, ainsi que les extraits panchymagogues , qui contiennent encore des principes extracto-
gommeux.

7°. Enfin , on pourrait ranger parmi les *extraits animaux* ,
la bile desséchée , l'urine , ou le sang , ou le lait , réduits par
évaporation à l'état sec.

Il y a des extraits préparés au moyen des acides végétaux ,
comme l'extrait macrocostin avec le suc de citrons et le vinaigre
scillitique , moyen inusité maintenant.

Règles générales pour la préparation des extraits.

Il serait convenable , en général , de préparer tous les extraits
au bain marie , à l'alambic , pour éviter l'absorption de l'oxigène , qui y produit de grands changemens. On obtiendrait
aussi par ce procédé les eaux distillées des plantes odorantes ,
et les extraits seraient moins bruns, dissiperaient moins de leurs
principes volatils. Il est important de ne point forcer les décoctions par une forte ébullition , sur-tout pour les extraits des

_____

(1) La Garaye , *Chimie hydraulique*, nouvelle édit. *in-12* , par
M. Parmentier. La 1ʳᵉ. est de 1748.

écorces et des végétaux résineux, car il se dépose alors beaucoup de matière analogue aux corps ligneux, ou du *tannate
d'albumine*, selon M. Vauquelin. Lorsque ce sont des extraits
mucoso-sucrés ou extracto-muqueux, la portion muqueuse se
décompose facilement par la chaleur de l'ébullition, noircit,
devient âcre et amère. Les extraits de plantes jeunes contiennent beaucoup plus de ce muqueux que ceux des plantes plus
avancées dans la végétation ; aussi ces derniers contiennent plus
de molécules ligneuses, sont moins mous, moins susceptibles
de moisir et de se gâter, mais moins complettement solubles à
l'eau. D'ailleurs, il se trouve dans les extraits de jeunes plantes, de l'acétate de potasse et d'autres sels qui s'humectent à
l'air. Tels sont sur-tout les extraits salins des borraginées, de
l'oseille, du chardon-bénit, de la fumeterre. Il est nécessaire
de les préparer entièrement au bain marie. On se contente, pour
les autres, de les réduire des deux tiers, et de concentrer le
dernier tiers au bain marie, avec le soin de remuer pour que
la croûte supérieure qui se forme par dessèchement, se mêle
à tout l'extrait, et n'empêche point l'humidité intérieure de
s'exhaler. Lorsqu'il s'y trouve des sels assez abondans, comme
le tartrate de chaux dans celui de ciguë, ou des matières
résineuses ou de la fécule verte, ces extraits paraissent remplis
de grumeaux, quelque bien préparés qu'ils soient, à cause des
molécules qui s'agglutinent ou se coagulent.

On peut ajouter à la fin de la concentration des extraits des
plantes aromatiques, un peu de l'huile essentielle et de l'eau distillée de la plante, pour leur rendre l'odeur et les qualités
qu'une longue évaporation a dissipées. On reconnaît la cuisson
suffisante d'un extrait, lorsqu'en le versant chaud sur du papier
gris, il ne le traverse pas.

Les extraits astringens et amers qui contiennent du tannin,
deviennent, avec le tems, durs et ligneux; ils se redissolvent
difficilement dans l'eau. Les extraits mucilagineux prennent
aussi avec le tems beaucoup de retrait qui les détache du
vase; ils se fendillent et moisissent. Plusieurs praticiens pré-
viennent cet inconvénient en ajoutant quelques cuillerées d'eau-
de-vie à ces extraits encore mous. On fait paraître plus blancs
les extraits par l'agitation vive qui interpose de l'air dans leur
substance, mais il se dégage ensuite.

DES MUCILAGES PAR EXTRACTION.

Nous avons dit quelles substances les fournissaient. Leur
extraction s'opère facilement, par l'eau bouillante, des parties

des végétaux qui en contiennent. Il s'y mêle presque toujours une petite portion d'extractif, qui colore ces mucilages, celui de semences de coings ou de fenugrec, en rougeâtre, celui de la racine de guimauve en jaunâtre, celui des feuilles de senné (après les premières décoctions), en brunâtre. Ces mucilages, s'ils ne sont pas promptement desséchés, passent bientôt à la fermentation acide.

Mucilage de semences de coings.

℞ Semences de coings, fraîches.   500 gramm. ℔ j.
   Vous les concasserez et versez
      dessus eau bouillante. . . . 2 kilog. 500 gramm. ℔ v.

Laissez macérer à la chaleur, et passez après six heures, avec forte expression ; réduisez avec autant d'eau de riz, au bain marie, en colle épaisse qu'on peut sécher en tablettes. C'est un adoucissant utile en boisson dans les cours de ventre. On l'aromatise et on l'édulcore pour le rendre plus agréable.

Les mucilages d'orge, de guimauve, de gomme arabique ou adragant, servent dans les préparations de tablettes, de sirops, de pâtes pectorales et adoucissantes avec le sucre, les jujubes, le suc de réglisse, etc. Le mucilage des liliacées est émétique, béchique et d'odeur nauséeuse, sur tout celui de l'*hyacinthus comosus*, etc. Les dissolutions des métaux blancs y forment des coagulum et s'y précipitent.

Des Extraits gélatineux, *et des colles animales.*

Il a été parlé des gelées magistrales ci-devant (tome I, pag. 323 et suiv.). Nous traitons ici de celles qui se peuvent conserver par dessication. Ce sont des extraits de chairs dont on peut augmenter la saveur par des assaisonnemens. Le sel marin attirant l'humidité, n'y doit cependant pas entrer ; mais il est facile de l'ajouter au moment de l'usage ; et comme la putréfaction des matières animales est prompte, on doit conserver ces extraits toujours très-secs. Ils se font par l'ébullition dans l'eau, et l'on rapproche ces extraits au bain marie, après les avoir débarrassés de toutes leurs parties grasses, par le refroidissement.

Tablettes de bouillon, ou bouillons secs.

℞ Pieds de veau. . . . . N°. 4.
   Chair de cuisse de bœuf . . . 6 kilog.   ℔ xij.
   Gigot de mouton. . . . . . . 5 kilog.   ℔ x.
   Rouelle de veau . . . . 1 kilog. 500 gramm. ℔ iij.

Faites cuire à feu doux dans une suffisante quantité d'eau, qu'on écumera. Ce bouillon fait et passé avec expression des chairs, on verse de nouvelle eau pour une seconde ébullition. Les liqueurs réunies, refroidies, leur graisse séparée, on les clarifie avec six blancs d'œufs, et on filtre par une étamine; on évapore ensuite en consistance très-gélatineuse, on verse sur une pierre polie, et on divise la gelée par tablettes, que l'on dessèche parfaitement à l'étuve (ou au grand air sur des réseaux de ficelle, comme la colle forte). On tient ces tablettes dans un vase sec bien clos. Elles se gardent plus de cinq ans sans altération. 16 grammes ou ʒ ß de ces tablettes dissoutes dans une tasse d'eau chaude, forment un bon bouillon. Pour les rendre plus savoureuses, on peut joindre de la volaille, ou des légumes, ou des épices, à la décoction des chairs. Les os donnent bien de la gélatine, mais qui manque de l'extrait sapide ou osmazôme que fournit la chair musculaire. La gélatine de M. Seguin, donnée comme fébrifuge, n'est qu'un extrait de cartilages, membranes, ligamens et autres parties blanches des animaux, uni au sucre et aromatisé. C'est un restaurant ou consommé assez agréable. Mais il faut remarquer que cet aliment est pesant et gluant. Le défaut de graisse ôte aussi aux bouillons secs une qualité onctueuse utile. Plus on fait bouillir longtems les gelées animales, plus elles deviennent colorées, âcres et désagréables.

L'on a proposé des jus ou coulis de viandes, comme le soui des Japonais ou des Chinois. C'est, dit-on, un extrait liquide de jambons et de perdrix, rehaussé par des épices et salé. Il se garde longtems en vaisseaux de verre bien clos. M. Appert conserve aussi par son procédé, des consommés assaisonnés de légumes et d'herbes, agréables au goût. Un certain état de cuisson, aidé des assaisonnemens et de l'abri du contact de l'air, permet de garder ainsi plusieurs coulis ou extraits liquides. Les chairs des vieux animaux donnent des coulis plus sapides, plus colorés; les chairs molles et flasques des jeunes fournissent plus de gélatine insipide, mais qui se dessèche mieux que le coulis.

Tablettes d'hockiack.

Il nous vient de la Chine des tablettes de bouillon péparées, dit-on, avec la peau de zèbre ou d'âne. On les estime très-pectorales et stomachiques; elles sont aromatisées.

Des colles fortes.

Ce sont des extraits gélatineux tirés de plusieurs parties d'animaux et desséchés en tablettes. La *colle forte ordinaire* se prépare avec les rognures de peaux non tannées, les oreilles, les queues, les ligamens, aponévroses, tendons, etc., des animaux. La *colle fine* se fait avec les rognures de parchemin, de vélin, les peaux débourrées de lièvre, lapin, etc. Lorsque ces matières animales sont grasses, on les met macérer d'abord dans de l'eau de chaux, et on les lave ensuite. La décoction doit se faire en plaçant ou des cailloux ou des grils de bois au fond des chaudières, pour que ces peaux ne s'y attachent et ne s'y brûlent pas. On verse la décoction chaude au travers d'un tamis, et l'on distribue la gelée dans des moules. Étant concretée, cette gélatine se place ensuite sur des réseaux de ficelle, ou on l'enfile et on la suspend dans une étuve ou à l'air, pour sécher. La portion supérieure de ces décoctions gélatineuses étant la plus transparente, donne la plus belle colle; celle de *Flandres* et d'*Angleterre.*

Le sieur Granet a fait d'excellente colle forte blanche, avec des os râpés ou rognés, par une longue décoction et dépuration; ce que Duhamel avait déja tenté. On en retire près du sixième de belle colle, qui est très-tenace. Lorsqu'on veut rendre de la colle forte insoluble à l'eau, on la fait fondre et on l'incorpore avec l'huile siccative de lin, en l'employant dans l'ébénisterie. La *colle de Paris*, faite avec toute espèce de matière animale, est brune et fragile. Lorsqu'on fait avec ménagement les décoctions de gélatine, elle devient moins cassante. Celle des parties d'animaux vieux et maigres est plus tenace que celle des animaux jeunes et gras.

On fabrique de la *colle de morue* et d'autres poissons, avec leurs peaux, vessies, estomacs, etc. Elle est moins blanche et moins pure que l'*ichthyocolle* (*Voyez* aux Poissons). Les rubaniers, gaziers, papetiers, peintres en détrempe, fabricans de draps s'en servent; les menuisiers, chapeliers, marqueteurs, etc., emploient des colles plus brunes. La colle à bouche se fait avec de belle colle et un peu de sucre, dont on forme des tablettes. Les colles de poisson servent à clarifier les vins, la bière et autres liqueurs, et la colle des peaux de gants s'emploie par les doreurs en or bruni.

Des Robs.

Le mot *roob* ou *robub* est arabe, et désigne un suc de fruit cuit en extrait; *myva* est le nom d'une gelée de fruits; *sapa*, du moût de raisin évaporé en consistance de miel ou de raisiné; *d fructum*, du moût réduit aux deux tiers, par évaporation, et qu'on fait ensuite fermenter pour avoir du vin cuit.

La nature des robs n'est bien connue que depuis peu de tems. C'est un composé de sucre non cristallisable, d'un ou plusieurs acides végétaux, d'un corps muqueux, d'un principe colorant, soit extractif, soit résineux, et de ferment. (*Voyez* l'article des *Gélatines végétales*, tom. I, pag. 205.) Mais ce dernier se décomposant par la chaleur du feu, la plupart des robs ne passent plus à la fermentation spiritueuse, à moins qu'on ne leur rende de nouveau ferment. C'est au principe extractif et aux acides que les robs doivent leurs qualités médicinales, et il s'y forme presque toujours une portion d'acide acétique. Les gelées et confitures de fruits, faites avec du sucre, sont aussi des robs plus ou moins agréables.

Rob de baies de sureau.

♃ Baies de sureau non trop mûres Q. v.

Ecrasez-les dans un mortier, laissez macérer le tout pendant vingt-quatre heures, exprimez-les ensuite fortement à la presse. Clarifiez le suc avec des blancs d'œufs, passez-le et le faites concentrer en consistance de miel épais. On se contente quelquefois de laisser défécer le suc par le repos, sans le clarifier, avant de le concentrer. Dans les années humides, ces baies rendent jusqu'à un sixième de rob; dans les années sèches, un douzième seulement, mais meilleur. Ce rob, qui est astringent, tonique et excite légèrement la sueur, convient dans les dysenteries à la dose de 4 grammes, ʒj. Celui d'*yèble*, qui se prépare de même, a les mêmes vertus, mais plus astringentes.

Des autres robs médicamenteux.

Ils se préparent comme le précédent. Celui de *nerprun* est un hydragogue ou fort purgatif, depuis 1 jusqu'à 6 grammes, dans l'hydropisie, les rhumatismes, la paralysie. Les baies de nerprun donnent un seizième de rob. L'*épine-vinette* rend un douzième de rob fort astringent, rafraîchissant, qui contient beaucoup d'acide tartarique et citrique. Il désaltère et passe pour cordial. Les *cerises rouges acides* fournissent plus du dixième de rob rafraîchissant, laxatif, qui se prend jusqu'à 16 grammes, ℥ ß. Les *groseilles* donnent environ autant d'un rob acide, astringent, qui excite l'appétit et rafraîchit, à la même dose. L'*airelle* ou *myrtille* fournit un douzième de rob rouge brun, d'une agréable acidité, et qui a les vertus du précédent, mais est plus laxatif. L'*acacia nostras* est un rob en consistance sèche, fait avec le suc des prunes sauvages, acerbes et non mûres. C'est un très-puissant astringent. Le suc d'*acacia vrai* s'extrait du suc des gousses et pois d'acacie (*mimosa nilotica*); son astriction est encore plus considérable. Ce rob sec est envoyé en boules brunes, assez fragiles. Le *cachou*, de couleur rouge brune, est aussi un rob sec, tiré du suc des gousses d'un acacia. On le purifie par dissolution dans l'eau, et par concentration en extrait.

Les *robs* ou extraits de *casse* et de *tamarins* se préparent au moyen de la solution de leur pulpe dans l'eau. Ainsi l'on prend ce que l'on veut de bonne casse en bâtons, pesante et récente; on la brise, on délaie sa pulpe par l'eau; on laisse macérer, et l'on passe ensuite à travers une étamine, sans expression. L'évaporation se fait au bain marie, en consistance d'extrait. Si l'on faisait bouillir la casse, comme quelques personnes le pratiquent, on aurait un extrait âcre et amer, et ses semences fourniraient beaucoup de mucilage. Le rob ou extrait de tamarins se prépare comme celui de casse; il est laxatif doux et léger, et ne cause point de coliques. Sa dose est de 32 grammes ℥j. On obtient 250 grammes de ce rob par kilogramme de casse, ou ℥viij sur ℔ij. L'extrait de tamarins contient de l'acide tartarique; il purge également à la même dose. On doit éviter de le faire en vaisseaux de cuivre.

Le *rob* ou *extrait de genièvre* se prépare aussi par le moyen de l'eau, dans laquelle on fait bouillir les baies sans les écraser. On passe dans un linge après vingt minutes d'ébullition, sans expression. On opère, avec de nouvelle eau, une seconde décoction, de même. Les liqueurs rapprochées au bain marie, en consistance d'extrait, forment un rob assez agréable, aromatique, un peu amer, très-stomachique et tonique. On en prend 1 à 2 gros (de 4 à 8 grammes). Par ce procédé, les baies de genièvre rendent environ un huitième de rob. Mais si l'on écrase ces baies, comme quelques auteurs le recommandent, l'on obtient plus du double d'un extrait fort brun, épais, âpre, peu agréable : il a de plus l'inconvénient de se grumeler beaucoup par la cuisson, parce que les molécules de résine s'agglomèrent. En faisant cet extrait par la seule macération à froid, on obtient un rob suave et demi-transparent, de couleur ambrée, d'une saveur douce et sucrée. Il faut avoir soin de décanter la liqueur de macération pour séparer son dépôt résineux avant la concentration. Si l'on ajoute du sucre ou du miel, on obtient une confiture de genièvre recherchée dans les pays du Nord.

Le *rob diacaryon* de Galien et de Mesué est un médicament fort actif et trop oublié.

℞ Suc exprim. du brou de noix vertes 2 kilog. ℔ jv.
Miel despumé. . . . . 1 kilog. ℔ ij.

Faites un rob selon l'art. On prend le brou, au tems des cerneaux et de la canicule ; s'il est trop sec, on le pile avec de l'eau ou du décoctum de noix ; le suc exprimé doit se dépurer par une légère ébullition, et être filtré par un blanchet. Ce rob contient un principe âcre, hydro-carboneux, amer, et du tannin (1). C'est un stomachique puissant et un diaphorétique excellent dans les anciennes maladies syphilitiques et celles de la peau. On en prend depuis 4 grammes jusqu'à 16, ou d'un à quatre gros. Il est aussi détersif dans les gargarismes.

Le *diamorum* ou rob de mûres se préparait jadis de même. On s'en servait dans les gargarismes, contre les aphthes et les inflammations de la gorge. On forme aussi ce rob sans miel, quoique la coutume des anciens fût d'en mettre dans tous les autres robs.

Du Raisiné, et des Gelées de fruits, *non médicamenteuses, ou condits, marmelades, etc.*

Ce sont, à proprement parler, des confitures, *myvæ*. Elles se font soit avec le suc extrait par expression, soit par l'ébullition. Ces préparations se rapprochent des conserves et marmelades, dont nous traiterons, et dont la plupart appartiennent à l'art du confiseur.

Il y a des confitures sèches, d'autres liquides ou molles. Nous les rapporterons aux extraits et aux robs, parce qu'elles

---

(1) Braconnot, *Annal. chim.*, 1810, *juin*, *pag.* 303, *sq.* a trouvé dans le brou un principe colorant noir, analogue à celui du toxicodendron, de l'amidon, des phosphate, oxalate et malate de chaux, de l'acide citrique, de la potasse, etc., outre la matière verte et le tannin.

consistent principalement en sucs de fruits rapprochés. Le sucre n'est mis que pour les rendre plus agréables et pour les conserver.

Le *raisiné* se fait en rapprochant en extrait le moût des raisins les plus sucrés, bien mûrs, choisis, égrappés, doucement exprimés. Pour le rendre plus agréable, on y met cuire ou des poires moudées, pelées et coupées, comme celles de messire-jean, ou d'autres fruits. Tel est le bon raisiné de Bourgogne. On l'aromatise si l'on veut, en mettant dans la liqueur en ébullition un nouet de canelle et de girofle concassés, ou des zestes de citron. Au midi de l'Italie, on ajoute à la fin quelques cuillerées d'alcool pour mieux le conserver. La racine de carotte, les côtes de melon et de potirons entrent aussi dans quelques raisinés. Ces substances étrangères ne doivent former que la moitié ou le tiers du suc de raisins. Dans la cuisson du raisiné, on doit écumer des portions de surtartrate de potasse qui surnagent le liquide. Il faut éviter de brûler une partie du raisiné, qui prend une saveur de caramel peu agréable alors. (*Voyez* M. Parmentier, *Instruct. sur les Sirops et Conserves de raisins*, 3ᵉ. édit., pag. 189-208.) Les raisinés du Nord sont acides, ceux du Midi plus sucrés.

On procède à la *gelée de groseilles* avec

Suc de groseilles rouges ou blanches, sans râfles Q. v.
Sucre blanc. . . . . Moitié du poids.

On peut ajouter à l'agrément de la gelée, en y joignant, suc de framboises, un sixième.

Mettez, dans une bassine bien étamée vos groseilles égrappées; un feu doux en fera exsuder le suc. Egouttez au travers d'un tamis, exprimez les groseilles ensuite dans un linge fort; mettez le sucre concassé avec ce suc, auquel on joindra celui de framboises fait en même tems, si l'on veut. On fait évaporer le tout en consistance de gelée, ce qu'on reconnaît en laissant refroidir quelques gouttes du liquide. Alors on distribue le tout dans des pots, qu'on peut recouvrir, étant froids, d'un papier imbibé de forte eau-de-vie. La surface de cette confiture immédiatement touchée de ce papier, se candit et ne se moisit pas. C'est un aliment rafraîchissant, antiputride, astringent. Pour confire les groseilles entières dans le sucre, on les roule dans celui-ci en poudre, on les expose à une douce chaleur au bain marie, et lorsque le sucre s'est liquéfié avec le suc du fruit, la confiture est faite.

La *gelée de framboises* se prépare en cuisant celles-ci dans

du sucre blanc, que fond le suc de framboises, et en passant la
gelée au travers d'un tamis de crin, sans expression.

Gelée de coings ou cotignac.

℞ Coings non entièrement mûrs 2 kilog.   ℔ jv.
   Sucre blanc. . . . . 1 kilog. 500 gramm. ℔ iij.

On enlève le duvet des coings, on les divise en quatre morceaux, en ôtant les semences; on les fait cuire dans assez d'eau
pour former une gelée rougeâtre, transparente : on coule la
décoction en exprimant le fruit; on ajoute le sucre, on clarifie
avec les blancs d'œufs, et l'on réduit en consistance de gelée.
Si l'on desire du cotignac sec, on fait dessécher cette gelée à
l'étuve, dans des formes de fer blanc. C'est une confiture stomachique, astringente, antidiarrhoïque. Les *gelées de poires*, de
pommes, etc., se préparent de même; mais on les aromatise,
sur la fin de la cuisson, avec de l'eau de cauelle ou toute
autre.

DES EXTRAITS DE SUCS EXPRIMÉS DES PLANTES.

Ces extraits sont de deux sortes; ceux faits avec les sucs non
dépurés et chargés du parenchyme ou *la fécule verte* de la
plante, et ceux préparés avec les sucs clarifiés, selon la méthode
ordinaire.

Quoique les extraits avec la fécule verte soient d'ordinaire
grumeleux, parce que la résine verte s'agglutine et l'albumine
végétale se coagule par la chaleur, il a paru à Storck, médecin
de Vienne, qui recommande ce procédé, qu'ils produisaient
des effets plus marqués que ceux privés de cette substance
féculente. Cependant celle-ci perd beaucoup de sa solubilité
dans nos humeurs, par la coction. Quant à la nature de ce
parenchyme, nous en avons parlé ci-devant (pag. 192).

Extrait de suc non dépuré de ciguë, et des autres extraits semblables.

On choisit en juin une quantité de belle ciguë (*conium maculatum*) avant sa floraison, et on la pile dans un mortier de
marbre ou de bois. On exprime à la presse son suc, que l'on
passe dans un linge. Par une évaporation modérée sur un feu
doux, et en remuant toujours ce suc pour qu'il ne brûle pas
au fond de la bassine, on obtient un extrait mou. Storck recommande d'y mêler alors une quantité suffisante de poudre

de cigüe sèche, pour en former une masse propre à être divisée en pilules. Le suc de cigüe féculent donne environ un douzième d'extrait, lequel absorbe un neuvième de poudre ; mais quelques médecins le préfèrent sans cette poudre.

C'est, contre les maladies cancéreuses, les squirrhes, les scrophules, etc., un remède vanté que l'on prend en pilules de quatre grains, deux fois le jour, en augmentant la dose. On l'applique aussi à l'extérieur, comme résolutif, sédatif. L'extrait de cigüe avec le suc dépuré s'emploie également à l'intérieur. On trouve dans ces extraits des cristaux roux de tartrate de chaux et de quelques autres sels.

L'*extrait d'aconit*, fait aussi avec le suc de cette plante non dépuré, a été recommandé par Storck dans les maladies arthritiques, l'ankylose, les rhumatismes, comme un puissant remède. On divise 1 décigramme ou 2 grains de cet extrait dans 8 grammes ou ʒij de sucre en poudre, et l'on en prend depuis le douzième jusqu'aux trois quarts. Il purge d'abord assez bien. L'auteur employait l'*aconitum cammarum*, L. Il n'y mêlait pas la poudre de la plante sèche, non plus qu'aux suivans.

L'*extrait de jusquiame* est prescrit dans les maladies spasmodiques, les convulsions. Sa dose est d'un à trois grains, qu'on répète deux ou trois fois par jour. Il produit d'abord des anxiétés et une sueur froide pénibles. Il faut piler la plante avec un peu d'eau ; elle rend un dix-neuvième d'extrait.

L'*extrait de pomme épineuse*, utile aussi, selon Storck, dans l'épilepsie, la manie, les convulsions violentes, se prend depuis un demi-grain jusqu'à deux grains, deux fois le jour. Cette plante ne donne qu'un quarantième d'extrait.

Celui de *belladonne*, employé contre les cancers et contre la rage, est très-narcotique; appliqué sur l'œil, il paralyse l'iris; à l'intérieur, il excite quelquefois des spasmes. On doit l'employer avec prudence comme les précédens : il agit à petite dose. La plante donne un seizième d'extrait.

L'*extrait de toxicodendron*, selon M. Van-Mons, se prépare ou avec le suc exprimé non dépuré, ou avec les feuilles fanées et noircies, ou avec les feuilles sèches bouillies ou seulement macérées à froid. Celui par le suc exprimé non dépuré, paraissant plus actif que celui des décoctions ou infusions, a été trouvé très-efficace dans la paralysie, les dartres, les spasmes. Il est peu dangereux, même pris à haute dose. On commence par dix à quinze grains, jusqu'à deux à quatre gros par jour, et même plus. Les feuilles se doivent piler avec de l'eau. (Voyez *Pharmacopée manuelle* de Van-Mons, et le *tom. I des Mém. Soc. de méd. de Bruxelles*.)

L'ébullition fait perdre à ces extraits vireux une grande partie de leurs qualités délétères, qui consistent dans une huile volatile (Voyez au *Principe vireux*, pag. 198), ou ces extraits s'oxigènent. Ce principe narcotique est très-chargé d'azote et avide d'oxigène ; il se précipite par les dissolutions métalliques, surtout celles de plomb, de mercure, etc.

Des extraits de sucs dépurés.

Ceux-ci, privés du parenchyme ou fécule verte, par la dépuration, au moyen de la filtration, de la chaleur ou des blancs d'œufs (Voyez *Clarification de sucs*, tom. I, pag. 263), sont lisses, non grumeleux, et se dissolvent bien dans l'eau.

L'*extrait de bourrache*, qui est un bon dépuratif, apéritif et relâchant, se prend depuis 1 gramme jusqu'à 4, ou de 18 grains à 3j. On doit piler la plante avec de l'eau ; on ne retire qu'un quatrevingtième d'extrait.

Celui de *buglosse* ne diffère presque en rien du précédent.

Celui de *cochléaria* est diurétique, apéritif, lithontriptique, dépuratif ; il contient du soufre comme celui de *cresson* et des autres crucifères ; mais la concentration leur fait perdre presque toutes leurs propriétés antiscorbutiques, volatiles. Leur dose est d'un à 2 grammes.

L'*extrait de chicorée* est amer, dépuratif, hépatique, laxatif à pareille dose, comme celui de *pissenlit*, qui se prépare de même.

Celui d'*ortie grièche* est astringent, détersif, incisif dans l'hémoptysie. La dose est double de celle du précédent.

Celui de *cerfeuil*, très-apéritif, antiscorbutique, contient aussi du soufre.

L'*extrait de concombre sauvage*, dit *elaterium*, se tire du suc du fruit qui est aqueux, et se clarifie de même par dépôt. c'est un violent hydragogue dans l'hydropisie. La dose est d'un à 6 grains dans un véhicule mucilagineux.

L'*extrait de racines de bryone* a des vertus analogues, et se fait de même. Sa dose est un peu plus forte.

L'*extrait de trèfle d'eau* est fort amer, stomachique, fébrifuge, dépuratif du sang, recommandé comme apéritif, diurétique, antiscorbutique. Sa dose est de 12 grains à 48, ou d'un à 3 grammes.

Celui de *grande chélidoine*, celui de *fumeterre*, et plusieurs autres ont les vertus de leurs plantes ; leur dose est celle du précédent.

Des extraits d'opium.

Le *meconium* ou opium du commerce n'est pas la pure larme du pavot qui découle par incision, mais bien le suc exprimé de la plante et mêlé à son extrait, fait par décoction. Aussi a-t-il grand besoin d'être purifié des portions ligneuses qui forment le quart de sa masse, et lui communiquent de leurs qualités vireuses. Il les perd par une longue digestion ou par ébullition, car elles consistent dans une sorte d'huile essentielle et dans une substance glutineuse dont il convient de débarrasser cet extrait.

Le *laudanum opiatum* (1) ordinaire, se fait en coupant de l'opium par tranches, en le mettant dissoudre au bain marie dans une petite quantité d'eau, en passant la solution avec forte expression, et en formant un extrait de consistance pilulaire au bain marie. Il reste un peu moins d'un quart de marc. La dose est depuis demi-grain jusqu'à 3.

Le *laudanum*, selon le *Codex* de Paris, se prépare avec du vin blanc au lieu d'eau, et de la même manière que le précédent.

L'*extrait d'opium* de *Homberg* ou de *Baumé*, par longue digestion, s'opère en mettant bouillir dans douze ou quinze litres ou pintes d'eau, 2 kilogrammes ou 4 livres d'opium incisé; on passe avec expression après une demi-heure. Le résidu est soumis à plusieurs ébullitions dans d'autres eaux, jusqu'à ce qu'il ne fournisse plus rien. Les décoctum passés à l'étamine et clairs, sont réduits, par évaporation, à cinq litres; alors on continue de tenir cette solution d'opium en digestion dans une cucurbite d'étain, à la température de l'ébullition, pendant deux ou trois ou même six mois, continuellement, et en ajoutant de nouvelle eau à mesure qu'elle s'évapore. Il se précipite une résine qui s'attache aux parois du vaisseau, et il faut l'en détacher. La liqueur refroidie enfin, se passe au blanchet, et on la réduit en extrait pilulaire. Il reste pour sédiment, les sels de l'eau évaporée dans cette longue opération, sur-tout du sulfate de chaux, que Baumé a pris pour un sel essentiel d'opium.

L'opium perd environ 116 grammes (ou 3 à 4 onces) par dissipation; il se dépose environ 380 grammes (12 onces) de résine, et on obtient moitié à-peu-près de l'opium employé.

_____

(1) *Laudanum, quasi laudatum*, dit Lémery.

Cornette préparait son laudanum en faisant de l'extrait ordinaire d'opium, qu'il redissolvait et concentrait plusieurs fois, en séparant toujours la résine ; il obtenait un extrait plus gommeux.

Josse recommande de frotter dans les mains un morceau d'opium sous l'eau, à la température ordinaire, ou bien de le manier et pétrir sous un robinet d'eau, comme pour obtenir le gluten de la pâte. Il reste dans la main la matière glutino-résineuse de l'opium. On filtre la liqueur et on l'évapore en extrait. Celui-ci contient encore de la résine, mais il a bien moins d'odeur vireuse que les autres. C'est le meilleur calmant ; il ne cause plus d'agitation et de spasmes. La dose est depuis demi-grain jusqu'à deux. On l'applique aussi à l'extérieur. Ce procédé est le plus suivi encore.

Accarie a proposé de purifier l'opium au moyen du charbon en poudre. Voici son procédé. Il prend ℔ j. ß d'opium, qu'il incise menu ; il le fait digérer à une douce chaleur avec de l'eau et du charbon en poudre, en agitant le mélange ; après quelques jours, il passe la liqueur, la clarifie avec des blancs d'œufs, et l'évapore au bain marie, en consistance d'extrait bien pur. Il obtient moitié du poids de l'opium. Cet extrait gommeux est, dit-il, privé de toute odeur vireuse, et n'a plus que des qualités très-douces. Le résidu ou le marc contient la résine et une matière glutineuse. L'alcool dissout la première et donne une teinture anodine qu'on pourrait employer dans l'usage extérieur.

Beaucoup d'autres procédés ont été proposés ; mais la plupart sont trop inusités et trop mal conçus pour être consignés ici.

L'*extrait d'opium de Langelot* est fermenté avec le suc de coings (une pinte ou litre de suc par 10 gros, ou 40 grammes d'opium brut) ; on y dissout l'opium à une douce chaleur ; on laisse fermenter le tout pendant un mois ; on filtre et on évapore ensuite le liquide en extrait. Ses propriétés ressemblent à celles du laudanum du Codex, et sa dose est la même. (Voy. l'*Opium de Rousseau.*)

Les *extraits de cachou*, d'*aloës succotrin*, etc., se préparent par leur simple solution dans l'eau, par filtration et évaporation en consistance ordinaire. On débarrasse ainsi ces extraits de leurs impuretés.

DES EXTRAITS PAR DÉCOCTION.

Ils sont nombreux et peuvent se tirer de presque toute plante sèche ou fraîche. A beaucoup d'égards, ils diffèrent des extraits des sucs, car dans les végétaux secs, les principes sont en un autre état de combinaison qu'étant frais. La dessication y produit une sorte de maturation; plusieurs parties volatiles se dissipent, d'autres s'oxident, l'albumine végétale devient insoluble avec le tannin, des acides réagissent sur le parenchyme vert, et s'y combinent.

Il est certain qu'une décoction prolongée noircit les extraits, les charbonne, rend plus sèche, plus cassante leur substance, et décompose une grande partie du corps muqueux. De là vient qu'une portion de l'extractif perd de sa solubilité et se précipite en pellicules. Les extraits de racines ou d'écorces déposent cette combinaison de tan et d'albumine, que M. Vauquelin y a trouvée; car en perdant par l'ébullition une partie des acides qui la tenaient en dissolution tels que l'acide gallique, et du corps muqueux qui la divisait, elle se dépose en couches sur les parois des vases, comme on le remarque en faisant les extraits de quinquina. L'on prenait jadis ce dépôt pour une sorte de résine, quoiqu'elle ne soit pas soluble dans l'alcool. L'oxigène atmosphérique ou celui de l'eau ayant, par la chaleur, plus d'affinité pour le carbone que pour l'hydrogène qu'il préfère dans les basses températures, il change les combinaisons végétales les plus délicates. On doit donc préparer les extraits par la moindre chaleur possible, et même en vaisseaux clos.

La plupart des extraits faits sur-tout avec des plantes en sève, contiennent des sels végétaux, et notamment des malate et acétate de potasse et de chaux, sels déliquescens, attirant une humidité qui fait moisir et gâter les extraits. Il est nécessaire de les tenir dans un vase bien fermé. Lorsqu'on les délaie dans quelques potions, leurs sels y produisent souvent des décompositions que l'habile pharmacien doit prévoir et connaître. Plus les extraits sont préparés par forte décoction et chaleur, plus il s'y produit de l'acide acétique.

Les extraits se combinent avec les oxides d'étain, s'unissent à la chaux, à l'alumine, précipitent le fer en vert. On doit, autant qu'il se peut, les écarter de toutes ces substances.

On tire les EXTRAITS SAVONEUX de *saponaire*, de *garance*, de *salsepareille*, de *houblon*, de *fumeterre*, de *scabieuse*, etc., par décoction de ces plantes sèches; leur dose est depuis Ɔj jusqu'à 3 ß ou plus. Leurs propriétés sont celles de la plante, mais plus actives. On peut aussi prendre les sucs dépurés de quelques-unes de ces plantes pour former ces extraits.

Les EXTRAITS GOMMEUX SUCRÉS de racines de *réglisse*, de *galéga*, de *polypode*, ont les vertus de ces plantes. Leur dose est de 3ij ou plus. L'extrait ou suc de réglisse noir, en magdaléons de 1 à 2 décimètres (4 à 6 pouces), est envoyé d'Espagne enveloppé dans des feuilles de laurier. Il est sec, assez fragile, d'une saveur douceâtre, avec de l'âcreté et souvent un goût de brûlé, parce qu'il a été mal préparé. Comme on le fait dans des chaudières de cuivre, les spatules de fer avec lesquelles on l'agite, en râclent des paillettes qui s'incorporent dans cet extrait et s'y trouvent jusqu'à 8 grammes sur 500 (3ij par ℔j.) On le purifie en le faisant dissoudre dans de l'eau froide ; ou le passe et on le rapproche sur un feu ménagé. L'on peut ajouter à cet extrait purifié, ou une décoction de jujubes, ou de la gomme, ou d'autres corps doux et sucrés pour le rendre plus agréable. On l'aromatise avec l'huile d'anis, ou de citron, ou de roses, ou la vanille, l'ambre, etc. Mais si l'on prépare soi-même l'extrait de réglise avec des racines ratissées, incisées, macérées à froid dans l'eau, on obtient un beau suc de couleur de succin, de saveur douce, sans âcreté. Il sert pour la teinture de *Fuller* et autres préparations ; il se découpe en petits morceaux. On le prend comme adoucissant dans les affections de la poitrine, des reins, de la vessie, les dartres, etc.

Les EXTRAITS AMERS TONIQUES sont ceux de *quinquina*, de *chamæpytis*, de *petite centaurée*, de *gentiane*, de *chamædrys*, de *millefeuille*, de *chardon bénit*, d'*absinthe*, etc. Ils ont les qualités de leurs végétaux, mais sont plus actifs. On les prend depuis 9j jusqu'à 3j (1 à 4). Ceux de *dompte-venin* et de *petite centaurée* contiennent du soufre.

Les EXTRAITS AROMATIQUES STOMACHIQUES sont ceux de *camomille*, d'*armoise*, d'*aristoloche ronde*, de *petit galanga*, de *scordium*, de *valériane*, d'*aunée*, de *zédoaire*, etc. Le *safran* donne les trois quarts de sa substance en extrait gommeux. Sa dose est de 4 à 24 grains. On prend les autres à une dose double. Ils sont fort actifs et résineux.

Les EXTRAITS PURGATIFS sont ceux de *senné*, de *rhubarbe* (1), d'*hellébore noir*, d'*agaric*, de *coloquinte*, etc., faits par infu-

---

(1) Les extraits de rhubarbe, d'aloës, de safran, d'absinthe, etc., sont savoneux, solubles dans l'alcool comme dans l'eau.

sion, sont préférables à ceux tirés par ébullition. Ils contiennent
de la résine Le senné et la rhubarbe fournissent moitié de leur
poids d'extrait, qu'on doit aussi prescrire à moitié dose de ces
végétaux. Les suivans fournissent le quart d'extractif, qui est
très-résineux, drastique, et ne doit pas s'employer seul. L'extrait de coloquinte doit se débarrasser par une seconde solution
et filtration de son excès de résine. Leur dose est depuis 6 grains
jusqu'à 18, en pilules. Le senné, la coloquinte fournissent ensuite
par ébullition un mucilage inerte.

Les fleurs de coquelicot sèches fournissent moitié de leur
poids d'extrait pectoral, adoucissant. Les têtes de pavot blanc,
sans graines, donnent un quart d'extrait par décoction. Par
l'infusion prolongée, on obtient un huitième d'extrait plus pur
et plus actif que le premier, qui ressemble davantage au laudanum dans ses effets, et dont la dose est la même; mais l'extrait
par décoction se prend à double dose.

De l'extrait panchymagogue.

C'est une réunion de plusieurs extraits faits en même tems,
auxquels on incorpore des poudres.

℞ Coloquinte mondée de ses semences　48 gramm.　℥ j. ℈.
Senné mondé. . . . . ⎫
Racines d'hellébore noir. . . . . . ⎬ aˉa 64 gramm.　℥ ij.
　　　　　　　　　　　　　　　　⎭
Agaric . . . . 　32 gramm.　℥ j.
Scammonée en poudre. . . . . 　32 gramm.　℥ j.
Extrait d'aloës . . . . 　64 gramm.　℥ ij.
Poudre diarhodon . . . . · . . . 　32 gramm.　℥ j.

On fait digérer au bain marie, dans l'eau, à 60°, l'hellébore,
la coloquinte, le senné et l'agaric, pendant deux jours; on
passe l'infusum. On fait bouillir de nouvelle eau sur le résidu,
on passe avec expression. Les liqueurs réunies, clarifiées et
concentrées en consistance de miel, on y incorpore les poudres
de scammonée, d'extrait d'aloës, de diarhodon, lorsque l'extrait est refroidi. On dessèche le tout au bain marie. C'est un
violent hydragogue et drastique, usité dans les maladies lymphatiques, l'hydropisie, les empâtemens. Sa dose est de 12 à 18
grains en pilules. *Panchymagogue* signifie qui purge toutes les
humeurs.

Des Extraits secs par macération a froid.

Ceux-ci, formés par le procédé de La Garaye, se distinguent de ceux tirés par ébullition, qui sont plus chargés en principes et plus bruns. (*Voyez* l'article de l'*Extractif* , pag. 191.) En effet, la macération ne dissolvant guère que le principe gommeux extractif et les sels les plus solubles , on obtient un extrait plus pur ou moins résineux, demi-transparent, et qui s'humecte à l'air. On n'emploie plus les moussoirs horisontaux de La Garaye et la machine qui les faisait mouvoir , pour extraire plus vite les principes des corps en macération ; il suffit de pulvériser grossièrement les végétaux , et de les agiter de tems en tems dans l'eau froide. Après une macération suffisante , on filtre la liqueur, on évapore au bain marie jusqu'au huitième, et ensuite on met dessécher à l'étuve ou au soleil, sur des assiettes plates de faïence. L'extrait se réduit en écailles brillantes , que l'on conserve bien sèches dans un flacon fermé. L'*extrait sec de quinquina* ainsi préparé, est moins tonique et moins fébrifuge que l'extrait ordinaire ou la poudre de cette écorce ; mais il a des qualités plus douces et plus utiles pour les personnes délicates. Sa dose est de 12 à 36 grains. On forme de même des extraits secs de *réglisse* (qui est fort agréable), de *pareira-brava*, de *rhubarbe*. de *senné*, de *fumeterre* , d'oignons , etc. Quoique tombés en désuétude, ces extraits méritent encore d'être employés.

Des extraits résineux tirés par des menstrues spiritueux.

Quoiqu'on emploie de l'alcool pour ces extraits, il n'est pas tellement rectifié qu'il ne dissolve aucune substance gommeuse et extractive avec la résine. Mais si l'on emploie de l'éther, l'on obtient de la résine plus pure. Il est vrai qu'on l'obtient aussi plus difficilement et en moindre quantité , parce que toute celle qui est trop défendue par les matières végétales , n'est point extraite par ce menstrue. Baumé a extrait au moyen de l'éther, des résines vertes de la pariétaire, de la mercuriale , de la morelle , des feuilles de violettes, de plantain, de chardon bénit, et de la résine brune de la pulpe de casse. Ces résines se séparent de l'éther, moins par son mélange avec l'eau , que par la distillation ou l'évaporation, qui laisse à sec ces résines. Aucune n'est encore usitée.

Les résines extractives par l'alcool se tirent en faisant digérer le végétal résineux en poudre dans six à huit fois son volume d'esprit-de-vin, en agitant de tems en tems. On décante la teinture, on ajoute de nouvel alcool; la seconde et même une troisième digestion est nécessaire. Les teintures filtrées, réunies, on distille au bain marie jusqu'aux trois quarts; le résidu se mêle à vingt ou trente fois son volume d'eau pure pour précipiter la résine. Le dépôt formé, on décante l'eau et on le fait sécher. C'est ainsi qu'on obtient la résine de jalap. Cette racine contient jusqu'à un tiers de résine. C'est un violent purgatif, drastique, très-âcre, qui se prend depuis 6 grains jusqu'à 16. On le divise dans du sucre, ou du jaune d'œuf, ou des poudres, des potions, etc.

La résine de jalap précipitée par l'eau, de sa teinture concentrée, contient une portion d'extractif qui la rend molle comme la térébenthine; c'est pourquoi il est utile de la laver à grande eau pour séparer l'extrait, et ensuite on la dessèche à l'étuve. Ce lavage est d'autant plus nécessaire, qu'on s'est servi d'alcool moins déphlegmé. Si l'on traite par l'ébullition dans l'eau le jalap qui a été digéré dans l'alcool, il fournit un extrait gommeux qui tient encore un peu de résine, mais il est bien moins purgatif. On l'emploie jusqu'à 3 ß.

On obtient les résines extractives de *scammonée*, de *turbith végétal*, de *coloquinte*, de *gayac*, etc., par le même procédé que celle de jalap. A l'exception de celle de gayac, elles sont de puissans hydragogues dans l'hydropisie et autres maladies. On les prend à la même dose et de la même manière. (Boulduc *Mém. acad. sc.*, 1701, pag. 16.) Toutes sont très-irritantes et âcres; en les pulvérisant, leur poudre affecte les yeux, le nez et la gorge.

Des extraits gommo-résineux par le vin, ou par les menstrues aqueux et alcooliques.

Il y a des substances qui se dissolvent également bien dans l'eau et dans l'alcool; tels sont les principes colorans du safran, de la cochenille, du caffé rôti, des racines qui fournissent les brunitures ou pieds de couleur, etc. Ce sont des extraits gommo-résineux, de nature particulière.

Les extraits préparés par le vin sont de plusieurs sortes. On tire ainsi un extrait d'*absinthe* avec

Absinthe récente incisée} ā~a 12 kilog. ℔ xxiv.
Vin rouge . . . .}
Eau. . . . .   Q. s.

On fait bouilli le tout pendant trente minutes , on passe avec expression ; le marc est soumis à une seconde ébullition avec de l'eau. Les décoctum réunis, on évapore en consistance d'extrait, lequel sert pour la composition des pilules balsamiques de Stahl. Les extraits vineux de *chardon bénit*, de *fumeterre* se font de même.

L'*extrait vineux d'hellébore noir* de Bacher se prépare avec la racine d'*helleborus hyemalis* , L., concassée , 500 grammes ou ℔ j ; on verse dessus quatre fois son poids d'eau-de-vie avec 250 grammes de solution de sous-carbonate de potasse (1). Après vingt-quatre heures de digestion , l'on décante la liqueur, on verse sur le marc environ une ou deux livres de vin blanc du Rhin ou de Grave ; cette infusion, après quarante-huit heures , se passe avec expression, se mêle à la première liqueur , et doit être évaporée en consistance d'extrait. Celui-ci attire l'humidité et ne sert que pour des pilules. (Voyez *Pilules toniques* de Bacher.) La potasse agissant sur la résine de l'hellébore , en corrige beaucoup la violence et l'âcreté. L'extrait alcoolique pour les pilules catholiques.(ou universelles ou panchymagogues) de Rudius , est résino-gommeux , aromatique.

DE QUELQUES EXTRAITS ANIMAUX.

Le fiel de bœuf épaissi sur un feu doux , forme un extrait stomachique, convenable contre les obstructions ; il se prend en pilules de 4 à 8 grains , deux fois le jour. La *frangipane* se fait en desséchant le lait au bain marie ; le sucre de lait existe dans ce composé, ainsi que la partie butireuse et caseuse. On prépare un extrait d'urine pour obtenir l'urée. Le sang de bouquetin desséché et pulvérisé s'employait jadis comme antipleurétique , etc.

DES CONSERVES, CONDITS, CONFITURES , TABLETTES, PASTILLES, PATES, etc.

Ces médicamens se distinguent de tous les autres , en ce qu'ils contiennent une grande quantité de sucre qui les rend agréables à prendre. L'intention de ceux qui les inventèrent fut de garantir de la fermentation et de la décomposition les

---

(1) Liqueur de nitre fixé , ou huile de tartre par défaillance.

substances médicinales par le moyen du sucre. Les anciens ne connaissaient que quelques condits au miel et au sapa.

Les *conserves* contiennent le double au moins de sucre des substances qu'on veut conserver. Elles ont une consistance molle comme les électuaires. On était jadis dans l'usage de les préparer par la cuite du sucre à la plume. On préfère maintenant de les faire à froid avec le sucre en poudre. On employait aussi les substances végétales à l'état de pulpes; maintenant l'on préfère les poudres de ces substances desséchées. Nous en dirons les raisons ci-après.

Ce qu'on appelle *condits* ou *confitures* est bien analogue aux conserves; mais on emploie d'ordinaire des fruits ou d'autres parties nutritives des végétaux. La plupart des confitures se préparent par la cuite du sucre; elles sont plutôt des mets agréables que des médicamens, ou servent dans l'un et l'autre cas, comme celles de groseilles, etc. Nous avons laissé à l'article des *Robs* les gelées de fruits unies au sucre, car quoique ce soient aussi des confitures, elles se rapportent aux robs que les anciens combinaient toujours avec des matières sucrées.

Nous donnons le nom de *condits* aux tiges confites d'angélique, aux fruits confits et secs, aux pénides, au sucre d'orge, et le mot de *confitures* s'appliquera plutôt aux condits mous comme les marmelades et les confitures proprement dites.

Les *tablettes* et les *pastilles* sont des médicamens sucrés secs; il y en a de beaucoup d'espèces. Les unes se composent d'un assez grand nombre de médicamens et sont peu agréables au goût, plusieurs sont même purgatives. Ce sont des sortes d'*électuaires solides*. On les fait ou à froid ou par la cuite du sucre, avec les précautions indiquées en leur lieu; quoique la proportion du sucre n'y soit pas fixée, celles faites à froid en contiennent davantage.

Les tablettes simples ou avec un seul médicament portent souvent le nom de *pastilles*; on les prépare aussi par la cuite du sucre, ou plus fréquemment à froid et à l'aide d'un mucilage, pour incorporer les poudres. On les aromatise aussi pour l'ordinaire. Le mot tablette, qui vient de *tabula*, désigne la forme de petite table qu'on leur donne; car c'est une pâte qu'on étend en galette et qu'on découpe de diverses manières. Les morceaux desséchés sont secs et cassans. S'ils ont la forme de petites roues épaisses, ils prennent le nom de *rotules*, *à rotâ*. On les nomme encore *morsulis*, *à morsu*, parce qu'on les met fondre dans la bouche en les mâchant. Le nom de pastille dérive de *pasta*, *pastilla*, petite portion de pâte.

Les *pâtes* sucrées diffèrent des tablettes par leur consistance un peu molle, et parce qu'elles contiennent moins de sucre que d'autres substances. On les prépare toujours aussi à l'aide de la chaleur.

DES CONSERVES.

Conserve de cynorhodon.

R. Cynorhodon avant parfaite maturité.   5 hectog.   ℔ j.
Sucre très-blanc. . . . . 750 gramm.   ℔ j. ß.
Vin rouge . . . . Q. s.

On monde les *gratte-culs* de leur duvet et de leurs graines ; en les ouvrant ; on les met dans une terrine vernissée, à la cave, pendant vingt-quatre heures, jusqu'à ce que le fruit soit ramolli (quelquefois on l'humecte d'un peu de vin rouge). On le pile dans un mortier de marbre, et on en tire la pulpe sur un tamis de crin.

D'autre part, l'on fait cuire du sucre à la plume avec du vin, et on délaie la pulpe dans ce sucre. Le mélange exact, on le conserve. Je préfère de faire fondre le sucre avec un peu de vin au lieu d'eau, comme le prescrivent plusieurs pharmacopées, parce que cela est plus conforme à la nature du médicament. On le prépare aussi à froid, en mêlant la pulpe de cynorhodon à du sucre en poudre fine ; cette conserve reste même d'une plus belle couleur que celle faite par la cuite.

On l'emploie comme astringente et tonique dans les diarrhées, les relâchemens. On en prend depuis ʒij jusqu'à ℥j, ou de 8 à 32 grammes. Elle est aussi estimée diurétique. Au reste, elle peut être considérée comme une marmelade ou confiture de fruits.

Conserve de cochléaria.

℞ Feuilles mondées et sans tiges de
cochléaria frais . . . . 32 gramm.   ℥ j.
Sucre très-blanc. . . . . 96 gramm.   ℥ iij.

Ces deux substances se pilent en même tems dans un mortier de marbre, jusqu'à consistance de pulpe ; on passe alors au travers d'un tamis de crin, avec un pulpoir, cette conserve qui doit avoir une consistance homogène. Elle ne peut pas se conserver au-delà d'une semaine, sur-tout en été. Elle ne doit pas se préparer par le feu. Pour l'empêcher de se gâter si promptement, on peut augmenter un peu la dose du sucre, et ajouter à la pulpe ʒß d'alcool de cochléaria. Cette conserve doit se

tenir bien couverte. Elle convient dans le scorbut, est diurétique, apéritive, dépurative. On en prend de 2 à 6 gros ou de 8
à 24 grammes.

Observations sur les conserves.

A l'exception des conserves précédentes et de celles des plantes
antiscorbutiques qui ne peuvent pas être faites avec des végétaux
secs, il convient de réduire toutes les autres à un mode uniforme de préparation avec des plantes desséchées, comme le
recommande Baumé.

La raison en est qu'on n'a nul autre moyen d'obtenir des conserves bien semblables en tout tems, et qui peuvent se garder le
mieux avec le moins d'altération. Mais comme c'est principalement l'humidité des conserves molles qui les dispose le plus à la
fermentation, je pense qu'on devrait réduire plutôt ce médicament (sauf les exceptions citées plus haut) à l'état de tablettes
sèches. Par ce moyen on conserverait exactement, sans altération, toutes les substances végétales unies au sucre; et pour en
faire usage, il suffirait de les délayer ou de les prendre en tablettes, à l'ordinaire.

Par exemple, le Codex de Paris prescrit, pour les conserves
de racines, de faire cuire ces racines à l'eau et d'en tirer la
pulpe; mais l'ébullition enlève certainement une bonne partie
de leurs qualités. La conserve de violette préparée comme celle
de cochléaria, selon la méthode du Codex, s'altère très-
promptement, et le même procédé étendu à toutes les feuilles
et fleurs à l'état frais, ne produit que des compositions promptes à fermenter, même lorsqu'on les fait par la cuite du sucre,
parce que les principes muqueux des plantes sont très-disposés
à se détruire et à réagir sur le sucre. L'odeur, la saveur, la
couleur changent évidemment en peu de jours; il s'en dégage
de l'acide carbonique et une odeur vineuse. Ensuite ces
conserves moisissent en dessus et déposent à leur fond du sucre
candi.

Il n'en est pas de même avec les poudres des plantes desséchées, le principe muqueux est en partie détruit; l'union avec
le sucre n'opère plus une si prompte disposition à fermenter.
De plus, Baumé observe très-bien que la proportion ordinaire
de deux parties de sucre sur une de végétal frais pour toutes les
conserves, est fort défectueuse, puisque les végétaux contiennent inégalement de l'eau de végétation. Nous pensons
donc, avec lui, qu'il faut doser plus fort les plantes qui perdent
le plus par la dessication, pour garder la proportion convenable.

Nous donnons à l'article de la dessication les pertes proportionnelles que font les végétaux (pag. 281).

Quant à ceux qui perdent de l'odeur, comme les fleurs des
labiées, on peut remarquer que cette perte n'est pas si considérable qu'elle ne soit amplement rachetée par la déperdition
que ces mêmes fleurs feraient dans les conserves par l'ancienne
méthode ; et l'on peut y joindre de l'eau distillée de la plante.
Mais au total la préparation en tablettes offre le moins d'inconvéniens, et est préférable.

Conserve d'aunée.

R. Racine d'aunée en poudre fine   32 gramm.   ℥ j.
Sucre blanc en poudre. . . . . 250 gramm.   ℥ viij.

Il ne faut qu'ajouter assez d'eau pour faire du tout un mélange de consistance de miel ; ou si l'on veut faire des tablettes, on se servira de mucilage de gomme adragant, et
l'on procédera comme nous le disons à l'article des Tablettes.

Ce remède est un excellent stomachique et aussi anthelmintique. On l'emploie dans la chlorose, la cachexie, et même
dans l'asthme humide, à la dose de ℥ß ou 2 grammes.

On prépare de même les conserves de racines d'*angélique*,
d'*âche*, d'*orchis*, de *chardon-Roland*, etc. Les deux premières
sont carminatives, stomachiques, diaphorétiques. Celle d'orchis
est vantée comme aphrodisiaque, analeptique, restaurante.
La dernière se prend comme diurétique. Toutes se donnent à la
même dose.

Conserve d'absinthe.

R. Sommités d'absinthe séchées et pulvérisées   16 gramm.   ℥ ß.
Sucre blanc en poudre . . . . 250 gramm.   ℔ ß.

On mêle le tout avec quantité suffisante d'eau distillée d'absinthe. C'est un puissant stomachique, vermifuge, emménagogue. La dose est de ℥ß à ℥j avant le repas.

La conserve de *lierre terrestre*, qui est béchique, céphalique,
se fait et se prend de même. Celles de fleurs de *violettes*, de
bourrache, de *muguet*, de *pavots rouges*, de *romarin*, de
strechas, etc., se préparent en mettant un quart des poudres de
ces fleurs avec quatre fois plus de sucre et un peu d'eau,
ou du mucilage de gomme, si l'on veut les faire en tablettes.

Conserve de roses rouges.

R. Roses de Provins récentes, en boutons,
    mondées de leurs onglets . . . . 128 gramm. ℥ jv.
Eau froide . . . . Q. s.
Sucre. 256 gramm. ℥ viij.

On mouille ces fleurs avec de l'eau, on les exprime; on fait cuire à la plume le sucre dans cette eau, et d'autre part, on pile les roses en pulpe, qu'on délaie dans le sucre. Le tout se pulpe au travers d'un tamis de crin.

Conserve de roses rouges que l'on peut faire en tout tems.

R. Roses rouges en poudre fine. . . 96 gramm.   ℥ iij.
   Sucre en poudre très-fine . . . . 1 kilog.   ℔ ij.
   Eau essentielle de roses . . . . . Q. s.

On met macérer la poudre de roses avec l'eau de roses pendant quelques heures, et on mêle cette pâte au sucre en poudre; ou, si l'on veut, on cuit celui-ci à la plume. Cette conserve est astringente comme la précédente; elle arrête le vomissement et les diarrhées. On blâme les praticiens qui, pour aviver sa couleur, y ajoutent quelques gouttes d'acide sulfurique. Toutefois il ne paraît pas que cela nuise beaucoup à ce médicament.

La dose est d'un à 4 gros. Cette conserve sert aussi d'excipient à plusieurs poudres et bols.

Conserve de fleurs d'orangers.

R. Fleurs d'orangers séchées, mondées
    de leurs calices et pulvérisées. . . 16 gramm.   ℥ ß.
   Sucre très-fin blanc en poudre . . . 250 gramm.   ℔ ß.

Préparez à l'ordinaire avec de l'eau de fleurs d'oranges. C'est un bon cordial, un céphalique et un stomachique agréable. La dose est d'un ou 2 gros.

On prépare de même les conserves de

Fleurs de lavande,	Fleurs de tussilage,
mélisse,	buglosse,
pavots rouges,	bétoine,
pivoine,	souci,
primevère,	genêt,
romarin,	pied-de-chat,
sauge,	giroflee,
tilleul,	muguet, etc.
œillet,	

Des Condits au sucre, ou Confitures.

Nous ne traitons pas ici des gelées de fruits qui se rapportent aux robs, quoique unies au sucre, mais bien des parties des végétaux confites par le sucre, soit pour les conserver, soit pour en former des mets agréables. Ces préparations, jadis du domaine du pharmacien, sont devenues celui des confiseurs.

Marmelade d'abricots.

R. Abricots bien mûrs et sans noyaux   10 kilog.   ℔ xx.
Sucre blanc concassé . . . .   5 kilog.   ℔ x.

On place le tout sur le feu, on agite sans cesse; le sucre se fond dans le suc, et le fruit se divise en marmelade. Lorsque le mélange est bien uniforme et coule en épais sirop, on le retire du feu, on y ajoute les amandes des abricots mondées, et on divise la marmelade dans des pots. Le liquide refroidi se recouvre de papier imbibé d'alcool. Les marmelades de prunes de reine-claude, de mirabelle, etc., se préparent absolument de même, mais on n'y mêle point leurs amandes.

Des confitures molles, avec les fruits entiers.

Les *confitures de cerises* se font avec un sirop de sucre cuit à la petite plume, et versé chaud sur le double de son poids de cerises acides rouges et mondées. Elles exsudent leur suc dans ce sirop, que l'on décante après vingt-quatre heures, et que l'on recuit. On le verse chaud sur les mêmes cerises. On répète une troisième fois, jusqu'à consistance suffisante.

Les *confitures au verjus* ou à l'*épine-vinette* se préparent suivant le même procédé, mais on a soin d'ôter auparavant les pépins des fruits avec un cure-dent.

Des condits ou confitures sèches, et du sucre cuit à la plume.

Comme on ne peut préparer celles-ci qu'au moyen du sucre cuit, il convient d'indiquer les degrés nécessaires à sa cuisson.

Si l'on prend de la cassonade, il faut en faire un sirop que l'on clarifie aux blancs d'œufs d'abord. Si l'on emploie du sucre blanc raffiné concassé, on le fait fondre sur le feu avec son quart ou son tiers au plus d'eau; et à mesure qu'elle

I.   26

s'évapore, on agite le sucre fondu avec une grande cuiller, en laissant tomber de haut le sirop. Lorsqu'il s'étale en nappe ou en forme de toile mince en tombant, il est cuit *à la plume*, et donne hors du feu, mais encore chaud, 36° à l'aréomètre de Baumé : s'il donne un peu moins de degrés, et s'il ne produit qu'imparfaitement la nappe, il est cuit *à la petite plume*, ou *perlé*, ainsi nommé parce qu'en agitant vivement la cuiller chargée de sirop, celui-ci s'échappe en forme de barbes de plumes, ou en dégoutte en manière de perles. Celles-ci tombant dans un verre d'eau, doivent s'y précipiter au fond en globules solides et cassans. Alors le sucre est bien cuit. Si l'on pousse un peu au-delà sa cuisson, il produit mieux tous ces effets, et donne 37° à l'aréomètre. On le nomme cuit *à la grande plume*. Si on l'agitait alors jusqu'à ce qu'il fût refroidi, il deviendrait sec et à l'état pulvérulent. Comme il ne contient plus d'eau alors, en continuant la chaleur, ce sucre commence à roussir et à se brûler : on fait du *caramel*. Le sucre d'orge est légèrement caramélisé.

Les *tiges d'angélique confites* se font ainsi. On les fait bouillir d'abord un quart d'heure dans l'eau pour leur ôter un excès d'odeur et de l'amertume; cette opération s'appelle *faire blanchir*. On plonge ensuite dans du sucre à la grande plume, ces tiges, jusqu'à ce qu'elles paraissent solides et comme frites. Enlevées avec une écumoire et refroidies sur un marbre ou des ardoises, on les serre ensuite en lieu sec. C'est une confiture stomachique, apéritive, céphalique.

Les *fruits confits au sucre* se préparent à-peu-près de même, excepté qu'on ne les fait pas blanchir. Mais pour conserver plus de solidité aux fruits mous et très-succulens, comme les pêches, les abricots, les prunes, etc., on les met tremper pendant quelques heures dans une eau un peu séléniteuse (de sulfate de chaux) ou alunée; étant bien égouttés, on verse dessus du sucre cuit à la plume et à demi refroidi. Ce sucre se décuit par le suc du fruit; on décante le sirop, on le recuit à la plume, on le verse une seconde fois, ou même une troisième, pour les gros fruits entiers; enfin on retire ceux-ci et on les laisse égoutter; ils deviennent secs. On les conserve dans des boîtes, en lieu chaud. Les jeunes noix, les gousses naissantes de plusieurs fruits se confisent en cette sorte aussi. Les écorces d'oranges et de citrons, fraîches, immergées dans du sucre à la plume, s'y imprègnent de même et deviennent sèches.

En imprégnant les fruits d'une teinture alcoolique de jalap ou de scammonée, avant de les confire au sucre, on forme des

purgatifs agréables pour les enfans. Mais la quantité des principes purgatifs varie et rend ces remèdes irréguliers dans leurs
effets.

Fleur d'orange confite en tablettes.

R. Sucre cuit à la plume. . . . 1 kilog.   ℔ ij.
Pétales de fleurs d'oranges . 128 gramm. ℥ jv.

Les pétales mondés de leurs calices, des pistils et étamines,
sont mêlés au sucre cuit à la plume. C'est plutôt un mets qu'un
médicament. Toutefois c'est un agréable stomachique, antispasmodique.

Des pénides ou alphénic.

On fait concentrer un décoctum limpide d'orge mondé avec
du sucre pur, à l'état de sucre à la plume. Retiré du feu, on
ajoute quelques gouttes d'huile de bergamotte ou de citron, et
on le coule sur un marbre huilé. La masse refroidie en pâte,
on la malaxe avec les mains huilées, en la tirant en longueur
et la repliant sur elle-même à plusieurs reprises, jusqu'à ce
qu'elle paraisse bien blanche par l'interposition de l'air dans ses
molécules. Alors on la roule en cylindre sur le marbre, et on
la coupe en morceaux de quelques lignes (6 à 8 millimètres)
que l'on tord. On conserve ce sucre tors en lieu sec. Il convient
dans les rhumes secs, les toux opiniâtres. Le mot *alphénic*
annonce qu'on le préparait avec la décoction de dattes, et le
nom de *pénides* vient du verbe grec παίω, agiter, secouer. On
falsifie les pénides en y mêlant de l'amidon.

Le *nouga* est un mets fait avec du sucre caramélisé et des
amandes douces mondées, découpées, que l'on y mêle sur le
feu. Tandis que ce mélange est chaud, on le coule dans des
moules, où il prend la forme qu'on veut lui donner. Le sucre
caramélisé attire l'humidité de l'air.

Le *sucre rosat* se prépare avec du sucre bien blanc que l'on
fait fondre sur le feu avec de l'eau de roses incolore, ou colorée
si l'on veut en rose par une infusion de cochenille. On cuit à
la grande plume, et on verse sur un marbre huilé (1). On divise la glace de sucre en tablettes carrées ou en lozanges. On

---

(1) On doit se servir d'huile d'amandes douces ou d'olives non rance
sur-tout. Il faut une couche très-légère de cette huile et seulement
pour empêcher l'adhérence du sucre.

les fait fondre dans la bouche , comme pectorales , adoucissantes.

Sucre d'orge.

R. Safran du Gatinois. . . 6 décig. 12 grains.
Eau. . . . . Q. s.
Sucre. . . . . 500 gramm. ℔ j.

On fait cuire le sucre à la grande plume avec l'infusum clair
de safran dans l'eau ; on le coule sur un marbre huilé , et on le
roule en petits cylindres , que l'on place sur du papier gris
pour en ôter l'huile. D'autres personnes prennent , au lieu
d'eau , un décoctum d'orge clarifié par les blancs d'œufs. Quelquefois on y joint aussi de la gomme arabique pour rendre ce
sucre plus adoucissant , plus béchique. Il doit être d'un beau
jaune , sec et fragile.

Sucre candi , ou en cristaux.

Pour faire cristalliser le sucre , on prépare avec de la cassonade
clarifiée par les blancs d'œufs , ou encore mieux avec du sucre
raffiné , un sirop simple , très-cuit et présentant une sorte de
pellicule à sa surface. On le verse dans des terrines que l'on
place en un lieu assez chaud (de 25 à 30°). Il se forme de
beaux cristaux en prismes tétraèdres et à sommets dièdres. Si
l'on veut du sucre candi rose , on fait le sirop avec une eau
teinte en rouge par la cochenille.

La plupart des sucres candis des confiseurs se font avec tous
les résidus de sirops et de confitures , qu'ils clarifient et font
évaporer. Pour faciliter la cristallisation , ils placent des fils ou
de petits rameaux de bois dans le liquide , afin qu'en multipliant les surfaces , les cristaux se déposent plus abondamment.
Quoique les sirops soient quelquefois colorés par les sucs des
fruits ou d'autres parties des végétaux , les cristaux de sucre
qui s'y forment n'en sont pas moins incolores lorsqu'on s'est
servi de sucre raffiné ; mais si l'on a fait usage de sirops de
cassonades impures , le sucre candi est roussâtre , et se forme
moins facilement. En effet , les cassonades contiennent une
portion du suc mucoso-sucré de la canne , coloré par un peu
d'extractif, substance qui embarrasse les parties du sucre pur ,
et gêne sa cristallisation , ou qui s'interposant entre ses molécules ,
altère sa transparence.

En faisant fondre dans la bouche du sucre candi , on le

trouve utile contre la toux ; il fait expectorer, il adoucit. En le réduisant en poudre et le soufflant dans l'œil avec un cure-dent, il dissipe, dit-on, les taies de la cornée.

DES TABLETTES FAITES PAR LA CUITE DU SUCRE.

Quoique cette méthode soit presque entièrement abandonnée aujourd'hui à cause de son imperfection, elle doit être connue pour les préparations dans lesquelles on l'emploie.

On fait cuire du sucre *à la plume*, et lorsqu'il est à demi refroidi, l'on y mêle ou des poudres, ou des essences, selon l'espèce de tablettes qu'on veut faire. On coule le tout sur un marbre huilé d'huile d'amandes douces ou de ben, on applatit la surface de la tablette, et on la divise soit en carrés, soit en lozanges, soit en ronds, etc. Lorsque ces tablettes ou pastilles sont refroidies, elles doivent être bien sèches et sonnantes. On les conserve dans des flacons bien fermés et secs, parce qu'elles attirent toujours l'humidité de l'air. Il y a des espèces de sucres raffinés qui ne se dessèchent jamais parfaitement à la cuite, et qu'on ne peut pas employer à faire des tablettes. Tel est celui de Bercy.

On ne doit incorporer dans le sucre cuit à la plume, que depuis 64 jusqu'à 25o grammes de poudres (de ℥ij à ℥vij) par kilogramme (℔ij) de sucre. Si l'on en met davantage, la matière trop tôt refroidie ne permet plus de travailler les tablettes, de les étendre, de les couper. Si l'on incorpore des poudres résineuses, il faut éviter que la chaleur ne fonde et ne grumelle les résines, comme il arrive souvent dans les tablettes de *citron* ou celles *diacarthami*, ce qui les rend inégalement purgatives, et leurs ingrédiens sont mal répartis. On est alors obligé de les réduire en poudre et de les refaire en tablettes, à froid, par le moyen d'un mucilage de gomme adragant. Les tablettes par la cuite, dans lesquelles il n'entre que quelques essences, sont transparentes et plus belles que par le sucre en poudre, mais il faut n'ajouter la liqueur aromatique qu'au moment du refroidissement.

DES TABLETTES PRÉPARÉES PAR UN MUCILAGE.

Celles-ci sont beaucoup plus faciles. Il suffit de prendre du sucre bien blanc en poudre fine, d'y mêler les poudres prescrites, et de former du tout une pâte avec un mucilage de gomme adragant ou arabique, ou de racines mucilagineuses, etc. On étend sur un marbre couvert de sucre en poudre ou d'amidon fin, la masse, au moyen d'un rouleau. L'on forme une sorte de galette de l'épaisseur que l'on desire, et on la découpe soit avec un couteau, soit par un emporte-pièce. Les tablettes ou pastilles se dessèchent sur du papier, dans une étuve ou à une légère chaleur. Elles sont moins susceptibles de s'humecter à l'air que celles par la cuite du sucre. On doit cependant les conserver en lieu sec.

Dans ces tablettes, les proportions du sucre et des poudres sont moins limitées que chez les précédentes.

Des Tablettes composées, *dites électuaires solides.*

Autrefois on faisait beaucoup plus d'usage de ces préparations que maintenant. Le but qu'on se proposait était de donner à ces médicamens plus d'agrément par le moyen du sucre, de les rendre plus faciles à transporter sans altération; enfin d'en diminuer l'âcreté et la force par leur union avec le sucre, ou d'empêcher leur fermentation.

Ces tablettes, soit altérantes, soit purgatives, recevant plusieurs médicamens, sont moins agréables au goût que celles qui sont plus simples. On les préparait jadis toutes par la cuite du sucre; mais leurs parties toujours inégalement distribuées par ce procédé, et leur tendance à s'humecter ont porté les pharmaciens à préférer de les faire à froid avec des mucilages.

Tablettes purgatives diacarthami, ou diaturbith.

℞ Amandes mondées de carthame⎫
Poudre diatragacanthe froide . . ⎬ā~a 3₂ gramm. ℥ j.
     d'hermodactes . . . . . ⎪
     de scammonée . . . . . ⎭
Racine de turbith en poudre . . .   48 gramm. ℥ j. ß.
    gingembre. . . . . . .   16 gramm. ℥ ß.
Manne en larmes. . . . . 8o gramm. ℥ ij. ß.
Miel rosat. . . . . ⎫ā~a 64 gramm. ℥ ij.
Coings confits . . . . ⎭
Sucre très-blanc . . . . 69₂ gramm. ℔ j. ℥ vj.

Si l'on supprime, comme le veut Baumé, la manne, le miel et les coings, on incorporera les autres substances mêlées en poudre dans ℔ j ℥ iɟ de sucre cuit à la plume, et l'on fera les tablettes à l'ordinaire. Mais si l'on suit l'ancienne prescription, il faudra procéder par le moyen du sucre en poudre et du mucilage. Ces tablettes sont toujours promptes à s'humecter

à l'air. Pour les préparer, on monde les semences de carthame
que l'on pile avec les hermodactes afin de les diviser en poudre.
On fait une pulpe des coings, de la manne et du miel, qu'on
incorpore aux poudres. Celle diatragacanthe sert pour former le
mucilage. Les amandes de carthame s'altèrent et rancissent
moins par ce procédé que par la cuite du sucre.

Ces tablettes purgent jusqu'à la dose de 8 jusqu'à 52 grammes (de ʒij à ʒj); elles contiennent par gros, trois grains de
turbith, deux de scammonée, deux d'hermodactes, cinq de
manne. C'est, au reste, une composition assez mal imaginée ;
les coings, le miel, les amandes, sont inutiles. On pourrait
corriger l'âcreté des purgatifs par de meilleurs ingrédiens :
la manne est en quantité presque nulle, et on pourrait beaucoup
augmenter la dose de gomme adragant.

Tablettes de citrons purgatives.

R. Écorce de citron confit	16 grammi.	ʒ ß.
Poudre de fleurs de violettes .⎫a~a		
de fleurs de buglosse .⎭	6 décig.	12 grains.
diatragacanthe froide.⎫a~a		
de scammonée . . . .⎭	16 grammi.	ʒ ß.
de turbith végétal . . .	20 grammi.	ʒ v.
de gingembre, ...	2 gramm.	ʒ ß.
de senné	24 grammi.	ʒ vj.
de rhubarbe	10 grammi.	ʒ ij. ß.
de girofles . . . . . .⎫a~a		
de santal citrin. . . .⎭	12 décig.	Ə j.
Sucre en poudre	320 grammi.	ʒ x.
Mucilage de gomme adragant .	Q. s.	

C'est encore une composition indigeste. Les fleurs en poudre
ne servent à rien, non plus que la poudre diatragacanthe,
puisqu'on met du mucilage de gomme adragant. Mais si l'on
fait ces tablettes par la cuite du sucre (mauvaise manière, parce
que les résines s'y grumèlent souvent), on incorpore des conserves de citrons, de violettes et de buglosse dans le sucre que
l'on cuit. On supprime le mucilage de gomme adragant. Par
l'autre méthode, au contraire, on réduit en pâte l'écorce du
citron, et on la mêle aux poudres, dont le mucilage forme une
pâte.

Ces tablettes purgent de 8 à 16 grammi. ou ʒ ij à ʒ jv. Chaque
gros contient 4 grains de senné, 3 de turbith, 2 et demi de
diagrède. La rhubarbe, le gingembre, le santal, etc., sont
superflus.

Tablettes de suc de roses.

R. Suc de roses pâles.		5 hectog.	℔ j.
Sucre blanc		750 gramm.	℔ j. ß.
Poudre des trois santaux . . . . } a͡a		4 gramm.	ʒ j.
de mastic . . . . }			
de roses rouges.		16 gramm.	℥ ß.
de scammonée		44 gramm.	℥ j. ʒ iij.

Le sucre se cuit à la plume dans le suc de roses : les poudres s'ajoutent et les tablettes se font à l'ordinaire. Lorsqu'on les fait par un mucilage, on supprime le suc de roses. Quoique plus régulier que les précédens, cet électuaire solide pourrait encore être réformé; il suffit du santal rouge et du citrin au lieu des trois.

C'est un purgatif assez fort avec des astringens. On le recommande dans l'ictère et la chlorose. Il évacue la bile, dit-on, à la dose de 4 jusqu'à 24 grammes (ʒj à ʒvj). Chaque gros tient 4 grains ½ de scammonée.

Tablettes anticatarrhales de Tronchin.

℞ Gomme arabique pulvér.	250 gramm.	℥ viij.
Oxide d'antimoine hydrosulfuré brun. } a͡a	5 gramm.	϶ jv.
Anis vert . . . . }		
Extrait de réglisse par infusion	64 gramm.	℥ ij.
gommeux d'opium.	6 décigr.	xij grains.
Sucre blanc	1 kil.	℔ ij.

Formez des tablettes du poids de 6 grains. On les prend dans les maladies de poitrine.

Tablettes antimoniales de Kunckel.

R. Amandes douces mondées	32 gramm.	℥ j.
Canelle fine en poudre	8 gramm.	℥ ij.
Semences de petit cardamome . .	2 gramm.	℥ ß.
Sulfure d'antimoine porphyrisé. .	16 gramm.	℥ jv.
Sucre	224 gramm.	℥ vij.

La pâte d'amandes s'incorpore aux autres poudres et au sucre. On forme des tablettes avec un mucilage, plutôt que par la cuite, ce qui ferait bientôt rancir les amandes et humecter ces tablettes. Elles sont fondantes dans les maladies dartreuses et la gale. On les vante aussi comme diaphorétiques dans les rhumatismes, les anciennes gonorrhées, la goutte, etc. On en prend de 4 à 16 grammes (1 à 4 gros). Le cardamome peut être retranché.

Tablettes ou pastilles de soufre composées.

R. Soufre sublimé, lavé et séché . . . . . 8 gramm. ℥ ij.
Fleurs de benjoin ou acide benzoïque . 6 décig. xij grains.
Gomme arabique. . . . .⎫
Poudre d'iris composée . . . .⎬ a̅ a̅ 4 gramm. ℥ j.
Baume de soufre anisé . . . . 6 décig. ℈ ß.
Sucre très-blanc en poudre. . . . . . . 192 gramm. ℥ vj.
Mucilage de gomme adragant . . . . . Q. s.

On fait ces tablettes avec le mucilage, car elles perdraient beaucoup par la cuite. C'est un fort bon béchique, antiasthmatique. On prend quatre ou cinq de ces tablettes par jour.

Tablettes vermifuges.

R. Muriate de mercure doux . . . . 16 gramm. ℥ ß.
Résine de jalap en poudre . . . . 32 gramm. ℥ j.
Sucre en poudre. . . . . 5 hectog. ℔ j.
Mucilage de gomme adragant à l'eau rose Q. s.

Faites des tablettes selon l'art. Chacune doit peser 8 grains (4 décigrammes) et contenir un quart de grain de mercure doux et demi-grain de résine de jalap. C'est un vermifuge purgatif. On en donne deux par jour aux enfans, et le double aux adultes. Cette dose doit suffire à 1260 tablettes.

Tablettes ou pastilles de cachou, à la canelle.

R. Cachou purifié . . . . 48 gramm. ℥ j. ß.
Pierres d'écrevisses. . . . . . .⎫
Corail rouge. . . . .⎬porphyrisés a̅ a̅ 56 gramm. ℥ j. ℈ vj.
Nacre de perles . . . .⎭
Canelle fine en p udre. . . . . 36 gramm. ℥ j. ℈ j.]
Cassia lignea en poudre . . . . 6 gramm. ℥ j. ß.
Sucre blanc en poudre . . . . 5 hectog. ℔ j.
Mucilage de gomme adragant à l'eau de
canelle. . . . . Q. s.

Ces tablettes se font à l'ordinaire; mais au lieu de ces poudres de corail, de nacre et d'écrevisses, il suffit d'employer du carbonate calcaire pur. La magnésie serait encore préférable. La cassia lignea est inutile. Ces tablettes sont stomachiques,

toniques, absorbantes dans les aigreurs d'estomac. Elles rendent
l'haleine agréable. On les prend sans dose fixe.

Des Pastilles et Tablettes simples.

Nous distinguons les pastilles des tablettes, en ce qu'elles
exigent de la chaleur pour se préparer, et non un mucilage ;
qu'elles consistent en du sucre aromatisé par une huile volatile
ou une eau odorante ; on y joint quelquefois des sels agréables.
Ce ne sont point, à proprement parler, des médicamens ; c'est
pourquoi les confiseurs s'en sont emparés. Les tablettes simples
se font sans feu ; elles contiennent une poudre incorporée au
sucre par un mucilage. On leur donne la forme de petits disques, de lozanges, de carrés, de triangles, de trochisques, etc.,
et quelquefois on les colore comme les pastilles.

Pastilles de roses.

℞. Sucre très-blanc . . . . 1 kilog. ℔ ij.
Eau distillée de roses. . . . . 128 gramm. ℥ jv.

On triture le sucre, on le passe à travers un tamis large de crin ;
on sépare au tamis de soie la poudre la plus fine de la poudre
grosse et granulée. Cette poudre fine est fondue sur un
feu doux avec l'eau de roses, dans un poëlon à queue, ayant
un bec à droite pour verser. Au premier bouillon du sucre,
on y mêle la poudre granulée du sucre, on agite promptement
et on verse par goutte sur des tables d'ardoise ou de métal,
très-unies. On aide l'écoulement en gouttes par une lame ou
un fil de métal. Ces gouttes se figent en hémisphères. Si l'eau
de roses ne donnait pas assez d'odeur, on ajouterait au sucre
fondu un peu d'huile de bois de Rhodes. On colore si l'on veut
ces pastilles en rose, en infusant de la cochenille dans l'eau de
roses avec un peu d'alun. Les pastilles de *menthe poivrée*,
de *citrons*, de *fleurs d'oranges*, d'*anis*, de *basilic*, de *bergamotte*, de *canelle*, etc., se font de même. On les colore ou en
jaune par le curcuma, ou en bleu par du bleu de Prusse, ou en
vert par le mélange de ces couleurs, ou en vert-de-vessie, etc.

Pastilles de citrons pour la soif.

℞. Sel d'oseille, ou suroxalate de potasse 12 gramm. ℥ iij.
Sucre royal . . . . 5 hectog. ℔ j.
Huile volatile de citrons. . . . . Gutt. viij.

Ces pastilles se préparent comme les précédentes. Au lieu de sel d'oseille on peut prendre l'acide citrique ou l'acide du tartre. Il ne faut ajouter l'essence de citrons qu'au moment de couler ces pastilles. Elles rafraîchissent agréablement. On peut les colorer en jaune avec la *terra merita*.

Si l'on fait seulement un *œleo-saccharum* avec le sucre, l'huile de citrons et un de ces acides, mélange qui se conserve en poudre, on a la limonade sèche. Une forte pincée de cette poudre, dans un verre d'eau fraîche, fait sur-le-champ de la limonade.

Pastilles nitreuses.

R. Nitrate de potasse cristallisé 128 gramm. ℥ jv.
Sucre royal . . . . 5 hectog. ℔ j.
Eau . . . . 64 gramm. ℥ ij.

Le nitre dissous dans l'eau chaude, ainsi que le sucre, auquel on ajoute sa portion granulée, forme ces pastilles, que l'on coule à la manière ordinaire. On les aromatise comme on veut. Elles sont diurétiques, tempérantes.

Tablettes de guimauve.

R. Racine de guimauve en poudre fine 32 gramm. ℥ j.
Sucre très-blanc en poudre. . . . . 128 gramm. ℥ jv.
Mucilage de gomme adragant . . . Q. s.

Ces racines doivent être mondées avant qu'on les pulvérise. On en fait une pâte avec le sucre et le mucilage. Cette pâte, sur un marbre saupoudré de sucre, est étendue au moyen d'un rouleau. On la découpe par l'emporte-pièce, et on fait sécher ces tablettes, qui sont pectorales, adoucissantes. On peut les aromatiser.

Au lieu de sucre pour saupoudrer le marbre, quelques praticiens emploient l'amidon, ce qui serait assez indifférent si, en épistant de nouveau les rognures, cet amidon ne s'incorporait aux tablettes et ne les rendait pas farineuses. C'est, au reste, un inconvénient fort léger pour toutes les autres espèces de tablettes aussi.

On prépare également des tablettes de toutes les plantes qu'on veut soumettre à cette forme de médicament.

Tablettes d'ipécacuanha.

R. Ipécacuanha gris en poudre fine   16 gramm.   ℥ ß.
Sucre très-blanc en poudre fine   1 kilog.   ℔ ij.
Mucilage de gomme adragant. .   Q. s.

Préparez selon l'art. On les aromatise quelquefois avec du girofle, soit en poudre, soit en essence. On leur donne aussi la forme de *rotules*, qui sont des tablettes moins larges et plus épaisses. Elles sont béchiques, fondantes dans les catarrhes, les engorgemens visqueux de la lymphe. Elles font expectorer facilement. Chaque tablette contient, selon sa grosseur, depuis ½ grain à 1 grain d'ipécacuanha.

Tablettes ou pastilles de girofles.

R. Girofles en poudre. . . . . . .   8 gramm. 6 décig.   ℈ ij. Gr. xij.
Sucre en poudre. . . . . 750 gramm.   ℔ j. ß.
Mucilage de gomme adragant. Q. s.

Préparez à l'ordinaire. Cette dose doit faire cent cinquante tablettes, dont chacune tient deux grains de girofle. On en met une ou deux dans une tasse de chocolat pour le rendre stomachique, ou on les prend à l'ordinaire.

Tablettes ou pastilles de canelle.

R. Canelle fine en poudre . . . . . . 28 gramm.   ℥ vij.
Sucre en poudre. . . . . 48 gramm.   ℥ j. ß.
Mucilage de gomme adragant . . . Q. s.

Chaque tablette peut avoir jusqu'à cinq grains de canelle. C'est un bon et agréable stomachique.

Tablettes ou pastilles de soufre.

R. Fleurs de soufre lavées et porphyrisées   16 gramm.   ℥ ß.
Sucre en poudre. . . . . 128 gramm.   ℥ jv.
Mucilage de gomme adragant . . . . . Q. s.

On doit bien laver le soufre. On aromatise si l'on veut ces tablettes, qui conviennent beaucoup dans les maladies cutanées, dartreuses, et les longues affections de poitrine, comme l'asthme.

Cachou à la réglisse.

R. Cachou en poudre . . . . . . ; . . 64 gramm. ℥ ij.
Extrait de réglisse purifié. . . . 32 gramm. ℥ j.
Sucre . . . . 320 gramm. ℥ x.
Mucilage de gomme adragant . Q. s.

Cet extrait de réglisse, bien sec, se pulvérise et se mêle au cachou et au sucre.

On donne à ces tablettes la forme de trochisques ou de grains d'orge, et on les conserve dans un bocal sec, bien fermé, car elles s'humectent. C'est un stomachique et un pectoral. Si on les aromatise avec ℈ j ß ou 6 grammes d'iris de Florence en poudre, on a le cachou à la violette.

Tablettes ou pastilles de vanille.

R. Vanille en poudre . . . . 9 gramm. 3 décig. ℥ ij ℈ j.
Sucre en poudre . . . . 48 gramm.   ℥ j. ß.
Mucilage de gomme adragant Q. s.

Cette dose suffit pour cent tablettes, dont chacune tient près de deux grains de vanille. Elles sont très-odorantes, stomachiques, digestives. On peut diminuer la dose de vanille, ou augmenter celle du sucre.

Tablettes ou pastilles d'iris.

R. Iris de Florence en poudre . . . .⎱ā~a 8 gramm. ℥ ij
Gomme arabique blanche . . . . .⎰
Réglisse en poudre fine. . . . . 24 gramm. ℥ vj.
Sucre en poudre . . . . 750 gramm. ℔ j. ß.
Mucilage de gomme adragant à l'eau
de fleurs d'oranges . . . . Q. s.

Ce sont des tablettes fort pectorales, antiasthmatiques, béchiques. L'iris laisse une saveur de violettes dans la bouche.

Cachou sans odeur.

R. Cachou en poudre . . . . 96 gramm. ℥ iij.
Sucre . . . . 384 gramm. ℥ xij.
Mucilage de gomme adragant Q. s.

Faites des tablettes en trochisques comme les précédens. Ce stomachique convient quelquefois aux personnes sujettes à la

migraine. Si l'on ajoute à cette quantité 8 grains ou 4 décigrammes d'ambre gris, on a les pastilles de cachou à l'ambre,
ou l'on met 2 grains de musc si son odeur est préférée. Enfin
si l'on aime mieux celle de la fleur d'oranges, on mêle 6 gouttes
de son huile essentielle au cachou inodore.

Cachou à la canelle.

R. Cachou en poudre . . . . . . 96 gramm.   ℥ iij.
Sucre en poudre . . . . 444 gramm.   ℥ xiv.
Canelle fine en poudre . . . . 6 gramm.   ℥ j. ß.
Huile volatile de canelle . . .   Gutt. v.
Mucilage de gomme adragant   Q. s.

Faites des pastilles en forme de trochisques. C'est un très-
bon stomachique, astringent. Elles corrigent aussi la mauvaise
odeur de l'haleine et remédient aux digestions dépravées. On les
prend sur-tout après les repas, ou le matin, dans l'anorexie,
la dyspepsie, etc.

Tablettes ou pastilles de magnésie.

R. Magnésie blanche décarbonisée et en poud.   32 gramm.   ℥ j.
Sucre très—blanc pulvérisé. . . . . 128 gramm.   ℥ jv.
Mucilage de gomme adragant à l'eau de
fleurs d'oranges . . . . Q. s.

On fait ces tablettes à la manière ordinaire. Ce sont des absorbans contre les aigreurs de l'estomac, et qui neutralisent les
acides des premières voies. On en prépare de semblables avec
les autres absorbans de carbonate calcaire, tels que la nacre de
perles, le corail, les yeux d'écrevisses, etc., substances moins
estimées aujourd'hui en médecine qu'autrefois.

Tablettes ou pastilles de safran.

R. Safran du Gatinois en poudre . 16 gramm.   ℥ ß.
Sucre en poudre fine. . . . . . 5 hectog.   ℔ j.
Mucilage de gomme adragant .   Q. s.

Ces pastilles sont anodines, antihystériques, excitent les
règles; passent aussi pour pectorales.

Tablettes martiales.

R. Limaille de fer porphyrisée. . . 16 gramm.   ℥ ß.

Canelle fine en poudre . . . . . 4 gramm. ʒj.
Sucre très-blanc . . . . 100 gramm. ʒ iij. ß.
Mucilage de gomme adragant
à l'eau de canelle.. . . . . . Q. s.

C'est un très-bon stomachique, tonique dans les leucorrhées, la chlorose et l'ictère, les maladies *a serosâ colluvie*, les
cachexies, etc.

Tablettes de rhubarbe.

R. Poudre de rhubarbe . . . . . . 16 gramm. ʒ j.
Sucre en poudre . . . . 192 gramm. ʒ vj.
Mucilage de gomme adragant
à l'eau de canelle. . . . . . Q. s.

Ces tablettes ne sont pas aussi agréables à prendre que les
précédentes, mais elles servent aux enfans comme vermifuges. C'est encore un stomachique ; elles lâchent un peu le
ventre.

DES PATES.

Il y a de l'analogie entre ce genre de préparations et les tablettes; mais les pâtes ont moins de consistance et sont flexibles ; le sucre n'y entre pas d'ordin..re en aussi grande quantité. Elles contiennent plus de substances mucilagineuses
ou quelquefois oléagineuses, comme dans le chocolat, ou animalisées comme dans la pâte de guimauve. Elles sont aussi
nourrissantes la plupart. On les aromatise, ou l'on y ajoute diverses substances médicamenteuses, suivant le besoin.

Pâte de réglisse noire.

R. Extrait de réglisse purifié. . . . . 266 gramm. ʒ viij. ß.
Gomme arabique . . . . 1 kilog. ℔ ij.
Sucre blanc . . . . 5 hectog. ℔ j.
Poudre de racine d'aunée. . . .⎫
d'iris de Florence. . . .⎬ãã 2 gramm. ʒ ß.
Huile volatile de citron ou autre Gutt. (quelques).

On dissout la gomme dans de l'eau chaude, on passe et on
ajoute à la solution le sucre et l'extrait de réglisse, qui se
liquéfient au bain marie. Le tout évaporé en consistance de
sirop très-épais, on mêle les poudres et l'huile essentielle
qu'on préfère. La pâte se place dans des moules carrés de fer
blanc, comme pour le chocolat, et s'expose dans une étuve à

40 ou 50° de chaleur pour être bien desséchée; ensuite on la divise par petits carrés. C'est un excellent remède adoucissant dans les rhumes, les catarrhes et autres affections de la poitrine.

Suc de réglisse anisé.

Il vaudrait mieux employer, pour le faire, un extrait de réglisse qu'on aurait préparé soi-même, et qui serait pur, d'une belle couleur ambrée (*Voyez* l'article des Extraits p. 391), que le suc de réglisse du commerce, toujours noirâtre et brûlé.

Quoi qu'il en soit, on prend de l'extrait de réglisse que l'on purifie en le faisant dissoudre dans l'eau et en passant la solution. Évaporée en consistance d'extrait mou, on y mêle quelques gouttes d'huile volatile d'anis. (On peut employer toute autre huile, si l'on aime mieux, comme celles de roses, de bergamotte, de néroli, etc.) On forme avec cette pâte des cylindres, en la roulant sur un marbre. On découpe ces cylindres en petits tronçons; en les agitant dans une boîte, on les rend plus lisses. C'est un remède très-usité et très-utile pour faire expectorer dans les rhumes.

Pâte de tussilage à l'anis.

C'est du suc de réglisse pur, qu'on fait dissoudre dans une décoction chargée avec l'anis, les fleurs de tussilage et de pied-de-chat, qu'on évapore ensuite en extrait, et qu'on aromatise avec l'essence d'anis. La dose et les qualités sont les mêmes que dans le précédent. On le regarde comme plus béchique.

Pâte de jujubes.

R. Raisin de caisse	5 hectog.	℔ j.
Jujubes . . . . }ā̃ā 128 gramm.		℥ jv.
Raisins de Corinthe. . . . . .}		
Sucre	1128 gramm.	℔ ij. ℥ jv.
Gomme arabique.	1250 gramm.	℔ ij. ß.
Eau	Q. s.	

☞ Les raisins mondés de leurs râfles, les jujubes pressées pour les entr'ouvrir, on les met bouillir dans l'eau, on passe avec expression, et l'on fait un sirop concentré avec le sucre, dans cette décoction. La gomme arabique bien nette, concassée, se met dissoudre à part dans de l'eau; on passe, on fait évaporer à consistance épaisse; on réunit les liquides, que l'on épaissit et que l'on verse dans des moules en fer-blanc. La pâte se doit dessécher à l'étuve, et retirée des moules, on la divise en tablettes quadrangulaires. Leur saveur est douceâtre, assez agréable. C'est un bon expectorant dans les catarrhes, les rhumes, etc.

Pâte béchique, dite tablettes de Spitzlait.

℞ Raisins secs de Damas. . . . . 500 gramm. ℔ j.
Orgé germé. . . . . 750 gramm. ℔ j. ß.
Anis en poudre . . . . 12 gramm. ʒ iij.
Cassonade rouge ou brune . . 2 kilog. ℔ jv.
Opium . . . . 2 gramm. ℈ ß.
Gomme arabique . . . . 128 gramm. ℥ jv.
Suc de réglisse purifié. . . . . 32 gramm. ℥ j.

On fait cuire dans suffisante quantité d'eau, l'orge et les raisins. Dans d'autre eau, l'on fait dissoudre l'opium, la gomme, le suc de réglisse. Les liqueurs réunies, passées à la chausse, où ajoute la cassonade; on fait un sirop que l'on clarifie. Evaporé ensuite en consistance de pâte, on incorpore l'anis. Le mélange se coule sur un marbre huilé, et se divise en tablettes, qu'on fait sécher.

Ce remède est un bon adoucissant, un calmant très-pectoral. On fait fondre ces tablettes dans la bouche, contre les rhumes opiniâtres.

Quelques pharmaciens modifient cette recette, soit en mettant plutôt de l'huile d'anis que sa poudre, soit en supprimant le suc de réglisse, etc.

Pâte de guimauve.

℞. Racine de guimauve récente mondée
de son écorce . . . . 128 gramm. ℥ jv.
Gomme arabique blanche. . . . . .⎫
Sucre très-blanc. . . . .⎬ā~a 1250 gramm. ℔ ij. ß.
Blancs d'œufs. . . . . N°. 6.
Eau de fleurs d'orange . . . . 16 gramm.

L'usage ancien était d'employer la décoction de guimauve pour cette pâte. On la supprime aujourd'hui, parce que sa saveur diminue l'agrément, et sa couleur grisâtre diminue la blancheur de cette préparation. Cette suppression diminue peu l'efficacité du remède.

On fait dissoudre dans de l'eau chaude non bouillante, ou dans la décoction de guimauve, la gomme pure concassée, en évitant que quelque portion ne brûle et ne donne un goût de

I. 27

brûlé. On passe au travers d'un linge propre humecté, ensuite on ajoute le sucre et on fait évaporer, sans ébullition, en remuant sans cesse, et jusqu'à ce que le liquide soit comme un miel épais. Alors les six blancs d'œufs, bien fouettés avec des brins d'osier dans de l'eau de fleurs d'oranges, et jusqu'à ce qu'ils soient tout en écume volumineuse, se mêleront par parties au liquide. On retire pour cela le mélange du feu, et on agite avec vivacité pour bien mêler les blancs d'œufs à la matière. On repose sur le feu, en agitant toujours le fond de la masse avec une large spatule de bois, pour éviter qu'elle ne brûle. La totalité des œufs bien mêlée, on diminue le feu, on continue l'évaporation jusqu'à ce que la matière frappée avec la main n'y adhère plus. Alors on la verse dans des boîtes carrées ou sur un marbre saupoudré d'amidon. Les confiseurs qui en préparent, la font moins cuire, et y mêlent vers la fin un peu d'amidon. Ils la battent avec force.

L'interposition de l'air, l'albumine concrétée des œufs dans cette pâte, sont les causes de sa grande blancheur. Elle est spongieuse et assez légère.

L'on prépare une *pâte blanche de réglisse* en prenant une infusion de cette racine en place de celle de guimauve.

Ces pâtes sont très-adoucissantes, humectent, tempèrent dans les irritations violentes de la toux, et font expectorer plus facilement. On les prend par petites bouchées.

Chocolat.

R. Cacao caraque terré . . . .   4 kilog.   ℔ viij.
Cacao des Iles . . . .   1 kilog.   ℔ ij.
Sucre en poudre grossière . . . . .   5 kilog.   ℔ x.

Pour le *chocolat à la vanille*, on ajoute :

Canelle fine. . . . . }
Vanille du Mexique . . . . } a͞a 96 gramm. ℥ iij.
Girofle. . . . .   12 décig.   ℈ j.

Le cacao caraque, qui est la meilleure sorte, et dont l'âpreté est adoucie par son séjour dans de la terre humide, est souvent moisi et moins huileux que celui des Iles, lequel est aussi plus âpre ; mais le mélange de ces deux sortes, dans les proportions données, forme la meilleure pâte à chocolat. Dans le Nord, où l'on n'emploie souvent que le cacao des Iles, on ajoute de l'amidon pour absorber l'excédent de la matière grasse et butireuse. Si l'on n'employait que le caraque, le chocolat serait trop sec ; alors quelques préparateurs y incorporent de la pâte d'amandes douces, ce qu'ils font aussi lorsqu'ils prennent de la pâte du cacao dont ils ont extrait une portion de beurre.

On doit choisir le caraque non vermoulu et le moins moisi (quoiqu'il soit difficile d'en trouver d'exempt d'une partie de ces défauts) ; on le torréfie sans le brûler avec celui des Iles , soit dans une poële de fer , soit dans un tambour, comme pour le caffé.

On l'écrase légèrement avec un rouleau de bois lorsqu'il est à demi refroidi ; l'écorce se détache, et par le moyen d'un crible à larges mailles, se sépare de l'amande. Celle-ci doit s'agiter sur un van, pour que l'air et le mouvement enlèvent les portions de l'arille qui restent; enfin on monde ces amandes une à une sur une table, et même on enlève leur germe, qui est ligneux et se pile mal.

Ces amandes nettes sont jetées de nouveau dans une marmite en fer, chauffée, et on les agite pour qu'elles ne brûlent pas. On les vanne vivement, et encore chaudes , pour les mieux nettoyer ; on les pile dans un mortier de fer bien chauffé avec de la braise ardente qu'on y a mise, et après l'avoir essuyé. On ne l'emplit qu'aux deux tiers de cacao. Lorsque l'action du pilon a réduit celui-ci en pâte, et que le pilon s'y enfonce par son seul poids , on la met refroidir sur un papier ou un marbre.

Il s'agit alors de faire le chocolat. On a une pierre à broyer ou porphyre , sous lequel on place de la braise allumée et à demi couverte de cendres. On met sur cette pierre la pâte de cacao , qui s'y ramollit et s'y échauffe pendant six à huit heures ; on ne laisse qu'une portion de cette pâte sur le porphyre (℔ j environ), et le reste est déposé dans une marmite posée sur des cendres chaudes. Avec un cylindre de fer poli l'on broie successivement toute la pâte sur la pierre, qui doit toujours être assez chaude pour n'y pouvoir pas laisser la main. Enfin on mêle dans une bassine, avec le sucre prescrit, cette pâte bien broyée, et on la repétrit sur la pierre , afin de la bien mêler. Tel est le *cocholat* sans aromates , appelé mal-à-propos *de santé*, puisqu'il est alors moins facile à digérer, et que l'estomac a besoin d'être aidé dans son action sur cet aliment oléagineux. Il est vrai que trop d'aromates peut échauffer, et les Mexicains y mêlent du gingembre ou du piment, qui est âcre ; mais la vanille, la canelle et le girofle qu'on mêle au chocolat ordinaire lui conviennent.

Pour incorporer ces aromates, il faut découper la vanille et la triturer, ainsi que le girofle , avec du sucre. Ce mélange se passe au tamis avec la canelle en poudre, pour être mieux uni, et s'incorpore avec le chocolat de santé déja fait, sur le phorphyre chaud. Le chocolat fini et placé dans une bassine échauffée, on le remue bien, et on coule cette pâte à demi liquide dans des moules de fer-blanc. Sa surface s'unit en frappant ces moules sur une table. On marque, si l'on veut, les tablettes d'un cachet.

La pâte refroidie, on la détache des moules en tordant légèrement ceux-ci, et les tablettes se conservent dans du papier, en lieu sec. Il faut une once (32 gram.) de chocolat pour une tasse; on le râcle et on le délaie dans une tasse ou d'eau chaude ou de lait, avec l'agitation d'un moulinet ou moussoir, ou d'une cuiller. Quelques personnes y mêlent des jaunes d'œufs.

Les quantités de cacao et de sucre ici établies, donnent 11 kilogrammes de chocolat, ou ce qu'un ouvrier peut broyer par jour. La torréfaction enlève au cacao l'odeur de moisi.

On falsifie le cholocat soit en prenant du cacao déja privé d'une portion de son beurre, soit en y ajoutant de l'amidon, ou de la farine, ou de la pâte d'amandes.

Les chocolats communs en Espagne se font avec la semence huileuse d'*arachis hypogæa*, ou pistache de terre, et la farine de maïs. Le storax calamite remplace la vanille.

On prétend qu'il est plus avantageux de griller le cacao au printems, de laisser la pâte séjourner en été, et de faire le mélange du chocolat en automne. Alors le beurre du cacao s'incorpore mieux. La cassonade serait préférable au sucre trop raffiné, quoique le sucre blanc ordinaire soit le meilleur.

De toutes les farines dont on se sert pour les chocolats falsifiés, celles de pois ou de lentilles s'y lient le mieux. Les fécules rendent le chocolat cassant et pesant.

Le bon chocolat est un aliment très-nutritif, pectoral, restaurant. Avec le lait, il est plus pesant et moins digestible. Il nuit à quelques personnes, car le beurre végétal qu'il contient, fatigue les estomacs trop délicats.

Le mot *chocolate* est mexicain. On prétend qu'il vient de *choco*, son ou bruit, et de *latté*, eau, car les Mexicains qui l'ont inventé, le prenaient en le faisant mousser dans l'eau chaude.

Fin du Tome premier.

CORRECTIONS ET ADDITIONS.

TOME Ier.

Page 3, à la note, membres postérieurs, *lisez* antérieurs.

12, au mot CARPE, *ajoutez* Son fiel sert en peinture.

14, à l'article VERS, lig. 24, *ajoutez que* Les vers intestinaux sont privés de branchies.

16, lig. 2, la prunelle, *lisez* l'iris.

30, au mot COLCHIQUE, *ajoutez à la fin* dangereux.

35, à MUSCADE, *il faut citer* Thunberg.

Id. Ajoutez aux RHUBARBES, le *Rheum compactum*, L., qui est l'espèce le plus communément cultivée maintenant en France, et tirée de Tartarie, où elle croît. (Forster, *Voyag. au Nord*, etc.) Sa racine, plus pesante que les autres, paraît avoir des propriétés médicinales plus actives, et être plus résineuse ; elle perd ⅔ par dessication. Le *Rheum ribes*, L., de Perse, nouvellement acclimaté, n'est pas encore employé.

44, lig. 22, du Pérou, *lisez* de Virginie et de la Caroline.

48, après l'article IPECACUANHA BATARD, *ajoutez l'article qui suit :*

ARGUEL, *Cynanchum arguel*, Delisle, *Ægypt.* ou *Cynanch. oleafolium* de Rouillare, *Annal. Chim.* tom. LVI. Ses feuilles purgent avec violence. Les négocians du Caire ont continué de les mêler à deux espèces de sennés, la *Cassia lanceolata* de Forskahl, à feuilles étroites et aigues (*Cassia acutifolia*, Lamarck) et la *Cassia senna*, L., à feuilles rondes. Les proportions de ce mélange sont : arguel 200 parties, senné rond 300, senné long 500.

49, après le BOIS-DE-COULEUVRE, *ajoutez ce qui suit :*

M. Leschenaud vient de décrire les plantes qui fournissent les poisons upas, dont les habitans des îles Moluques enduisent leurs flèches. L'écorce de la racine de la liane qu'il appelle *Strychnos teute*, bouillie, donne un extrait fort vénéneux. Ceux qui le préparent l'avivent encore en ajoutant à sa décoction du zérumbeth, du gingembre, du costus arabique, du poivre d'Inde (*capsicum*), de l'ail, et autres matières âcres, mais il produit autant d'effet sans cela. Il cause des convulsions tétaniques, agit sur les nerfs, et tue en quelques minutes. Il paraît que le TICUNAS, poison des Américains, produit par la liane *curare*, est aussi une espèce de *Strychnos*, suivant MM. Humboldt et Bonpland.

Pag. 64, *ajoutez à l'article du* CAFFÉYER : Le caffé à la sultane se
fait par l'infusion des arilles ou seules enveloppes de la
fève, torréfiées. — *A la fin*, au lieu d'*astragalus bœuticus*,
lisez *astragalus bœticus*, Pallas, *Species astragal.*, p. 79.
Plante de la Chersonnèse.

83, *ajoutez* :

ANGUSTURA, *Angustura officinalis* : arbre à feuilles
trifoliées, à fleurs blanches axillaires en grappes, décrit
dans les *Mém. Ac. Berlin*, 1802; ensuite par M. Bonpland,
dans les *Plantes équinox.*, tom. II, pl. 59. Son écorce, grise
à l'extérieur, jaunâtre, plate à l'intérieur, d'une amertume
nauséeuse, sert comme le quinquina. On trouve cet arbre
dans l'Amérique méridionale. Il paraît appartenir à la famille des azédarachs (*meliæ*), plutôt qu'à celle quassies
ou simaroubas.

87, au TULIPIER, *ajoutez que* L'écorce des branches est amère,
aromatique, et remplace avec succès le quinquina, selon
Hildebrandt et Humboldt.

104, placez parmi les sennés dont le mélange se fait en Égypte,
la *Cassia absus*, L.

108, lig. 12, qui en est une variété, *ajoutez* rougeâtre.

110, après ANGELIN, *il faut mettre* : M. Leschenaud a trouvé
une seconde espèce, *Andira alstedii*, qui passe pour un
excellent contre-poison et alexipharmaque, dans l'Inde et
les îles Moluques.

119, *Ajoutez à l'article de* l'EUPHORBE : L'officinale se tire
sur-tout de l'*Euph. canariensis*, L. Elle contient 19 parties
de cire, 37 de résine, 13,5 de matière ligneuse, le reste est
du malate de chaux, des sels, et de l'eau.

126, après les Mûriers, *ajoutez* l'IPPO ou UPAS, poison
violent des Moluques, que produit, selon M. Leschenaud,
un arbre qu'il nomme *Antiaris toxicaria* ; c'est le suc
concret qui en découle par incision. L'on en enduit des
flèches : il produit une prompte mort, avec des convulsions
affreuses.

139, lig. 2, M. Vauquelin l'a trouvée encore dans une mine
d'argent de Guadalcanal, en Estramadure. (*Annal. Chim.*,
tom. LX, p. 317.)

140, lig. 35, muriate d'étain, *lisez* nitro-muriate.

145, lig. 15, alun de Rome, *lisez* alun de roche. Au contraire,
celui dit de Rome est exempt de fer ; c'est ce qui le rend
bien préférable à d'autres pour les teintures.

149, lig. 26, après pierre-à-fusil, *ajoutez* ou silex pyromaque.

150, lig. 3, phosphate de fer, *lisez* phosphate de cobalt.

256, après la ligne 29, *ajoutez le tableau suivant* :

DES DÉCHETS QU'ÉPROUVENT DIVERSES SUBSTANCES
par la pulvérisation, d'après M. Henry.

DÉNOMINATION.	QUANTITÉS sèches, entières.	PRODUITS en poudre.	DÉCHETS éprouvés.
Ipécacuanha.	100 kil.	87. kil.	13 kil.
Jalap.	Id.	92.	8.
Rhubarbe	Id.	93.800	6.200
Scille.	Id.	87.500	12.500
Quinquina.	Id.	93.700	6.300
Gomme arabique . . .	Id.	93.500	6.500
adraganthe. .	Id.	93.600	6.400
Canelle	Id.	93.600	6.400
Scammonée.	Id.	95.	5.
Cantharides	Id.	92.700	7.300
Muriate d'ammoniaq.	Id.	98.	2.
Surtartrate de potasse, ou crème de tartre .	Id.	97.	3.
Antimoine sulfuré. . .	Id.	97.	3.

Pag. 300, après la lig. 2, mettez :

Espèces pectorales.

♃ Scolopendre . . . . ⎫
   Capillaire . . . . ⎪
   Fleurs de guimauve. . . . . . ⎪
      de violettes, ou mauve. ⎬ aᵃa Part. ég.
      de coquelicot. . . . . . ⎪
      de pied-de-chat . . . . ⎪
      de pas-d'âne . . . . . . ⎪
   Lierre terrestre . . . . ⎭

On en prend une pincée en infusion pour une tasse d'eau sucrée, dans les rhumes et maladies de poitrine. On peut aussi couper cette infusion avec du lait et l'édulcorer avec du sirop de guimauve.

338, après le Taffetas d'Angleterre, ajoutez :

Taffetas vésicatoire.

On fait concentrer dans une cornue ou autre vase de verre, de la teinture alcoolique de cantharides bien chargée et filtrée. Quand la teinture est très-rapprochée, on l'étend à l'aide d'un pinceau et à chaud sur le taffetas tendu au moyen d'un châssis; on fait ensuite sécher ce taffetas, et on l'enduit d'une seconde et troisième couche de cette teinture, afin qu'il agisse bien sur la peau lavée avec du vinaigre. On l'applique à la manière des vésicatoires.

On prépare aussi un papier fort pour mettre sur les cautères, en place de feuilles de lierre. C'est du papier enduit comme un sparadrap à deux faces, avec un emplâtre adoucissant. On a soin que ce sparadrap de papier soit bien lisse. On le coupe en carrés, ou en autre forme.

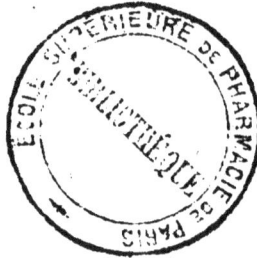

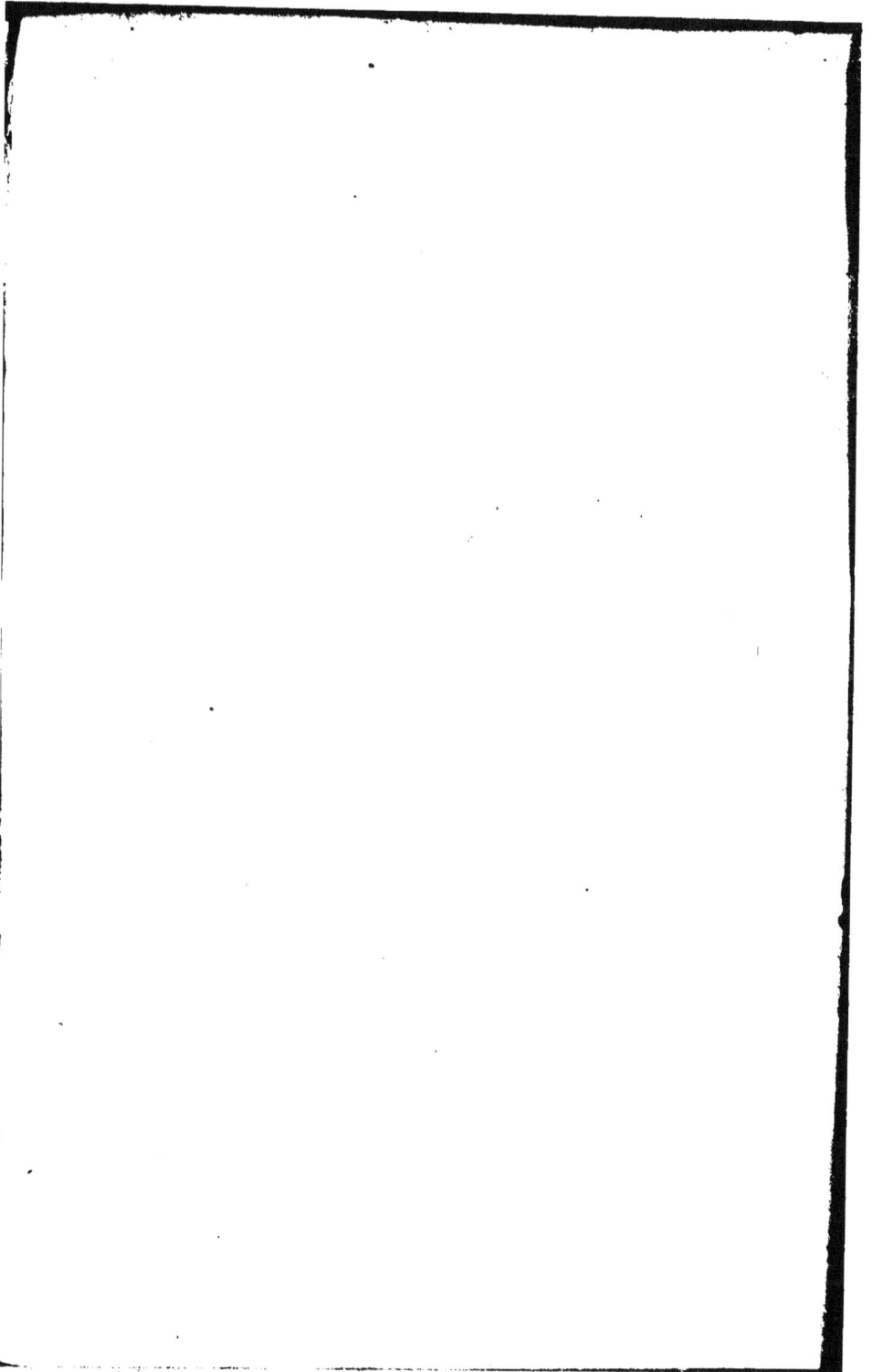

www.ingramcontent.com/pod-product-compliance
Lightning Source LLC
Chambersburg PA
CBHW031352210326
41599CB00019B/2741